全国高职高专药学类专业规划教材（第三轮）
高等职业教育新型活页式、工作手册式教材

社会药房工作实务

（供药品经营与管理、药学及中药学类等专业用）

主　审　陈君丽（河南应用技术职业学院）
主　编　李禄辉　耿广平　易　军
副主编　何方方　汤　静　迟　栋　王晓平
编　者（以姓氏笔画为序）
王晓平（天济大药房连锁有限公司）
冯　欣（南阳医学高等专科学校）
华迎春（河南医药健康技师学院）
汤　静（河南应用技术职业学院）
杨明江（河南张仲景大药房股份有限公司）
李禄辉（河南应用技术职业学院）
何方方（河南应用技术职业学院）
迟　栋（南阳医学高等专科学校）
张平平（河南医药健康技师学院）
易　军（湖南诺舟大药房连锁有限公司）
耿广平（河南医药健康技师学院）
徐　磊（河南应用技术职业学院）
高　洁（郑州铁路职业技术学院）

中国健康传媒集团
中国医药科技出版社

内容提要

本教材结合社会药房工作岗位要求和我国高等职业教育发展特点编写，为活页式、工作手册式教材。全书共分为六个工作领域和两个附录，内容涵盖社会药房工作认知、专业基础知识、常见病症的健康管理、慢病管理、营养与健康、社会药房规范化管理，附录分别为行业常见术语、常见药品通用名与别名。每个工作领域中提炼出若干项目和任务，各工作领域中有岗位对接，各项目中设有项目导读和项目目标，每个任务均设有任务情境、任务目标、知识储备、任务实施、任务评价，任务实施中穿插情景问答和知识拓展。全书配套有思维导图、课件、习题、视频等，还配有“医药大学堂”在线平台，供教师教学参考和读者自学之用。

本教材主要供高职高专院校药品经营与管理、药学及中药学类等相关专业师生教学使用，也适用于五年制高职、技师学院的相关专业，还可作为药学技能大赛、药品购销员比赛、1+X 药品购销（中级）和社会药房相关人员的培训教材及参考用书。

图书在版编目（CIP）数据

社会药房工作实务 / 李禄辉，耿广平，易军主编 . —北京：中国医药科技出版社 , 2023.12

全国高职高专药学类专业规划教材 . 第三轮

ISBN 978-7-5214-4380-6

Ⅰ . ①社… Ⅱ . ①李… ②耿… ③易… Ⅲ . ①药房 – 药政管理 – 高等职业教育 – 教材 Ⅳ . ① R952

中国国家版本馆 CIP 数据核字（2023）第 236135 号

美术编辑 陈君杞

版式设计 友全图文

出版 **中国健康传媒集团** | 中国医药科技出版社

地址 北京市海淀区文慧园北路甲 22 号

邮编 100082

电话 发行：010-62227427 邮购：010-62236938

网址 www.cmstp.com

规格 889 × 1194 mm $^{1}/_{16}$

印张 22 $^{1}/_{4}$

字数 668 千字

版次 2023 年 12 月第 1 版

印次 2023 年 12 月第 1 次印刷

印刷 天津市银博印刷集团有限公司

经销 全国各地新华书店

书号 ISBN 978-7-5214-4380-6

定价 59.00 元

数字化教材编委会

主　审　陈君丽（河南应用技术职业学院）

主　编　李禄辉　耿广平　易　军

副主编　何方方　汤　静　迟　栋　王晓平

编　者　（以姓氏笔画为序）

王晓平（天济大药房连锁有限公司）

冯　欣（南阳医学高等专科学校）

华迎春（河南医药健康技师学院）

汤　静（河南应用技术职业学院）

杨明江（河南张仲景大药房股份有限公司）

李禄辉（河南应用技术职业学院）

何方方（河南应用技术职业学院）

迟　栋（南阳医学高等专科学校）

张平平（河南医药健康技师学院）

易　军（湖南诺舟大药房连锁有限公司）

耿广平（河南医药健康技师学院）

徐　磊（河南应用技术职业学院）

高　洁（郑州铁路职业技术学院）

PREFACE

前言▶

社会药房工作实务是培养学生药房工作的职业技术能力与职业道德素养的一门综合性应用性课程，是从事药品零售经营、药品使用工作的核心职业技能课。

本教材以全面贯彻党的教育方针，落实立德树人根本任务，以岗位和社会发展需求为切入点，以促进学生全面发展为出发点，融入时代元素，将“岗、课、赛、证”内容有机融合，基于“产教融合”理念，通过校企合作，共同打造具有真实岗位情景的项目化、任务驱动式理实一体化活页式教材。

本教材采用岗位任务—课程教学—技能竞赛—1+X证书四位一体编写模式，教材内容与岗位任务紧密对接，将社会药房岗位知识和技能要求、药学技能大赛、医药行业特有职业竞赛、1+X药品购销员职业技能等级证书标准有关内容（详见目录中标★内容）有机融入教材，实现岗课融通、课证融通、赛证融通。

本教材基于社会药房工作过程，通过创设任务情境，提出任务目标，学习知识储备、任务实施、任务评价等“五步”行动导向教学，使学生获得专业知识，习得专业技能，提升职业素养，以满足医药职业教育高素质技术技能型人才培养的需求；编写注重理论与实践等相结合，既体现学科与专业知识，又融合医药企业场景实例；以典型工作任务为载体，体现项目化、任务式、模块化，体现活页式、工作手册理念。同时，本教材中提供了丰富的数字化资源，包括思维导图、课件、习题、视频等，可通过扫码进行学习，有效提升教学手段、促进师生交流、增强学生协作式学习，实现以学习者为中心的教学理念。

全书共有6个工作领域，30个项目，2个附录。全书由李禄辉、耿广平、易军、王晓平提供编写大纲，具体编写分工为王晓平（工作领域五项目三，工作领域六项目一、二），冯欣(工作领域三项目一、项目七)，华迎春(工作领域一项目一、项目三)，汤静(工作领域三项目三、项目十)，何方方(工作领域三项目九、项目十一，工作领域六项目五任务一)，张平平(工作领域三项目二，工作领域六项目五任务二)，易军（工作领域四任务一，工作领域五项目一、项目二，工作领域六项目六任务一），杨明江(工作领域三项目四，附录1、附录2),迟栋(工作领域三项目十二，工作领域五项目四、项目五)，李禄辉(工作领域三项目五、项目八，工作领域六项目六任务二)，耿广平（工作领域一项目二，工作领域二项目一，工作领域四任务二，工作领域六项目四），高洁(工作领域二项目二、项目三，工作领域六项目三)，徐磊(工作领域三项目六)。何方方老师做了统筹教材编写过程、书稿收集、书稿汇总工作，李禄辉、耿广平负责全书统稿，最终由陈君丽教授审定全书。

在本教材编写过程中，我们汲取和借鉴了大量企业专家的意见和建议，湖南诺舟大药房连锁有限公司、天济大药房连锁有限公司、河南张仲景大药房股份有限公司提供大量社会药房工作案例素材。山东港通深度智能科技有限公司、河南张仲景大药房股份有限公司、湖南麓辰教育科技有限公司三家企业为本教材提供了数字资源支持，在此表示诚挚的感谢。由于受编者学术水平所限，书中难免存在疏漏之处，敬请各位专家和读者批评指正，以便进一步修订完善。

编　者

2023年9月

CONTENTS

目录

工作领域三 社会药房常见病症的健康管理

◉ 工作领域四 慢病管理 ◉

工作领域五　营养与健康

工作领域六　社会药房规范化管理

工作领域一
社会药房工作认知

岗位对接

本工作领域是药学、药品经营与管理、药品营销、医药电子商务、药品服务与管理等专业学生必须掌握的内容，为成为合格的药学服务人员奠定坚实的基础。本工作领域对应岗位包括社会药房营业员、收银员、店长、电商专员、客服专员、非处方药（OTC）销售专员、督导专员、招商加盟专员、药品信息顾问、资料管理员、新媒体运营、药品配送员等，上述从事药学服务及药品销售相关所有岗位的从业人员应具备良好药学服务职业道德，熟悉并遵守医药行业相关的法律法规，具有本专业所必需的各类营销能力、策划能力；具有医理、药理基本知识及接待礼仪与技巧。

项目一　社会药房工作的职业素养要求

项目导读

社会药房是直接面向消费者重要的药品销售终端。随着医药产业的快速发展，社会药房的数量也在快速增长，并且承担着重要的药学服务任务，确保人们能获得安全有效的药品并给予合理用药指导。数据显示，从社会药房数量来看，我国社会药房数量从2015年44.8万家增至2021年的58.7万家，2021年同比增长5.96%，预计未来将持续增长。在日常经营过程中要按照《药品经营质量管理规范》中对社会药房的要求进行管理，以服务顾客为荣，努力提高经营管理水平，通过社会药房认知、社会药房岗位认知、社会药房工作人员的素养要求认知三个任务的设计与实施实现对社会药房职业素养要求的认知。

项目目标

通过本项目的学习，学生能掌握药品零售企业的概念、社会药房布局要求及设施设备种类、社会药房人员从业条件、社会药房人员工作中的基本礼仪及职业道德，熟知社会药房的现状及发展趋势、社会药房主要岗位的岗位职责，了解社会药房工作人员职业发展路径。能学会制定社会药房布局图，明确社会药房人员资质要求，编写社会药房各岗位的岗位职责，运用常用基本礼仪接待顾客。

任务一　社会药房认知

PPT

一、任务情境

小杨是某零售连锁药妆店的一名店长，现根据企业整体安排，需要对店铺进行重新装修，小杨要根据实际需要绘制布局图。

二、任务目标

1.知识目标　①掌握药品零售企业的概念；社会药房布局要求及设施设备种类。②熟悉社会药房的现状及发展趋势。

2.能力目标　①能制定社会药房布局图。②能对社会药房配备设施设备。

3.素质目标　①具有良好的药品质量意识。②具有爱岗敬业的职业道德。

三、知识储备

（一）核心概念

1.药品零售企业　是指将购进的药品直接销售给消费者的药品经营企业。

2.药品经营方式　是指《药品经营许可证》依法核准的经营方式。目前，我国药品监督管理部门核准的药品经营方式有批发、零售连锁和零售三种。

3.零售单体药店　是指单个独立经营管理的门店，或由多个门店组成的、但没有获得连锁经营资质的药店。

4.零售连锁药店 是指在一个连锁总部统一管辖下，将有着共同的理念、经济利益、服务管理规范的众多药店，以统一进货或授权特许等方式连接起来，实现统一标准化经营，共享规模效益的一种组织形式，即把独立的、分散的药店联合起来，形成覆盖面更广的规模进行经营。连锁药店是药品零售业的一个最重要的组成形式。

本教材中讲述的社会药房将以零售连锁企业门店为主。

（二）基本知识

1.社会药房发展现状 目前，我国的零售药店主要包括单体药店与连锁药店。其中，单体药店大多分布在零售连锁药店难以覆盖的城乡市场。零售连锁药店在我国起步较晚，但发展迅速，自1996年全国第一家连锁药店“采芝林”在广州诞生以来，许多投资商将目光投向药店，连锁药店扩张迅速。较单体药店，连锁药店具有以下优势：制度、品种、装潢、价格等统一，品牌优势明显；员工受过正规培训，素质较高；药品统一采购，进货量大，降低了进货价格，节约了成本，具有低价优势。

2.社会药房发展趋势

（1）品牌化 包含两层意思：连锁药店的品牌化，经营品种的自主品牌化。

（2）多元化 随着新医改对城市、农村基层卫生机构重点投入的方向越来越清晰，随着药店的日益增多、竞争的日趋激烈、利润的日益变薄，走多元化道路似乎已经成为很多药店的必然选择。

（3）差异化 一般而言，不同规模、不同地区、不同产品的药店会具有不同的目标人群。因此首先要对目标人群进行差异化分析，根据目标人群，明确自身的经营品种结构，明确主营品种、高毛利品种、吸引更多顾客的大众品种等。

（4）连锁化 国家鼓励零售药店发展连锁经营。连锁经营也是国际上的发展趋势，连锁药店的品牌建设、经营战略、运营管理、销售技能等经营水平明显高于单体药店，而且连锁经营能有效解决药店发展规模化与规范化的问题，有效提高盈利能力，这也是连锁药店优于单体药店的重要因素。

3.目前我国社会药房的类型 《2022零售药店发展状况报告》将中国零售药店业态概括如下：①专科药房；②药诊店；③DTP药房；④国医馆；⑤健康城（含线上医药商城）；⑥健康药房；⑦中医养生馆；⑧中药精品店；⑨中医项目+药店；⑩直销+会销+药店；⑪店中店；⑫店中柜；⑬超市药店；⑭药妆店；⑮网上药店；⑯O2O药店平台；⑰智能售药机（房）；⑱数字药房。

4.社会药房的内部分区布局 根据功能定位、实际情况、经营特色以及国家的相关法律法规、部门要求，社会药房的空间布局一般分为下面几个区。

（1）药品空间区 是药店主要的经营区及药品展示区域，是药品的陈列场所，有药品陈列柜或陈列架，有平台型、展台型等多种选择。

（2）营业员空间区 指销售服务人员接待顾客和从事售前售后服务工作所需要的场所。

（3）顾客活动空间区 指顾客进店后，参观、浏览、选择和购买药品以及顾客休闲的地方。

5.顾客流动线的设计 顾客流动线是指店内顾客的流动方向（图1-1）。由于店内顾客的流动方向是被店方有计划地引导的，所以也把顾客流动路线称“客导线”。药店的客流量多少对于销售额有很重要的影响。

（1）直线式通道 起点是药店的入口，终点是药店的收款台。顾客依照货架或柜台排列的方向单向购物，以药品陈列不重复，顾客不回头为设计特点，使顾客在最短的线路内完成药品购买行为。

（2）斜线式通道 是货架或柜台和通道呈葵形分段布局。这种形式可供顾客看到更多的商品，顾客的流动不受约束，药店的气氛比较愉快，但不能充分利用药店面积。

（3）曲线式通道　用不规则的方法设置通道，可任意布置柜台。顾客四处浏览无拘无束，气氛比较活跃、温馨，从而增加了随意购买的机会。但这种布局易浪费场地面积，顾客寻找货位不够方便。

（4）“回”字形通道　通道布局以流畅的圆形或椭圆形按从右到左的方向环绕整个药店，使顾客依次浏览药品，购买药品。

（5）“口”字形通道　一般适用于中、小规模的药店，在店堂内放置货架摆放成口字，这种客导线有利于顾客在店内的回游，让顾客多浏览药品，增加顾客的购买机会。另外，药店也可以在店堂内摆放货架，形成“日”字形的通道。

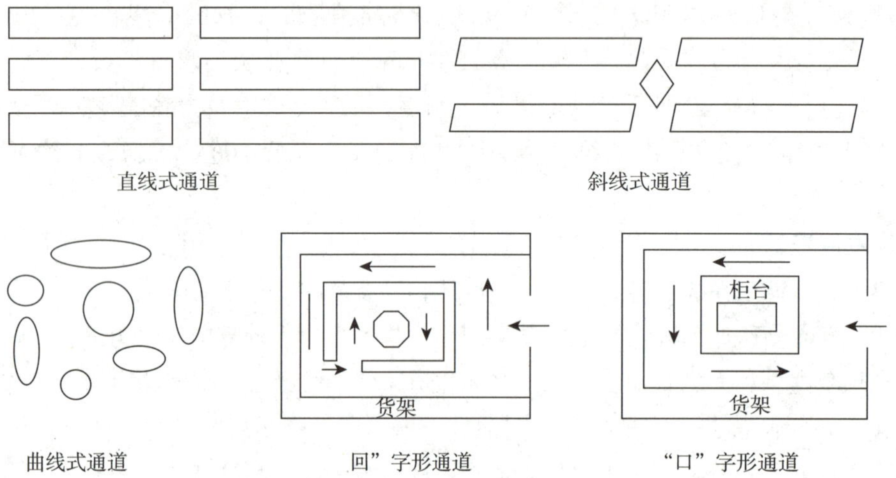

图1-1　顾客流动线

6.社会药房设施设备　药品零售企业固定的营业场所应与其药品仓库、办公及生活区域分开或隔离，对营业场所及药品仓库环境、设施、设备的具体要求如下。

（1）营业场所环境和设施设备要求

1）企业营业场所应宽敞、明亮、清洁、无污染物。

2）具有陈列药品的货柜、货架。

3）柜台及货架整齐合理，各柜台或展示货架的药品分类标志醒目。

4）营业场所要有监测和调控室温和湿度的设备，要安装温湿度计和空调。

5）对保存温度有不同要求的药品应设有符合药品特性要求的常温、阴凉和冷藏存放的设备，如冰箱或冷柜。

6）具有调配药品处方、临方炮制和药品拆零销售的必要设备和包装用品如调配中药的调配台与预分装台，冲筒，乳钵，铁研船，药筛，天平，包装纸，戥秤，发药牌，小型粉碎切片干燥设备，煎药设备等；具有存放中药的斗柜（百子柜）等。

7）营业用计算工具、衡器、开票用具和包装用品齐全、完好、卫生，计算器具必须按规定检测合格。

8）经营第二类精神药品、毒性中药品种和罂粟壳的，有符合安全规定的专用存放设备，如保险柜等。

9）位于县级以上城市的药品零售企业应建立计算机管理信息系统，能够满足经营管理全过程及质量控制的有关要求，并有接受当地药品监督管理部门监督的条件。

（2）仓库环境和设施设备要求

1）仓库环境清洁、干燥，远离汽车库、油库。

2）仓库墙壁及地面整洁，选用发尘量少、便于清扫、隔热性好、不开裂、不易燃的建筑材料和装饰材料，砖木结构库房应吊顶。

3）有存放需要低温储存药品的冷库、冷柜等。

4）门窗结构严密、坚固、密封。

5）应配备必要的药品验收、养护的设备，如澄明度检测仪、分析天平、崩解仪、标准比色液，企业可以根据经营规模和经营范围自行决定。

6）应有为保证药品正常储存的货架。

7）有合适材料制成的衬垫物，保持药品与地面之间有不小于10cm距离。

8）应有符合安全用电要求的照明设备和消防设施。

9）有特殊管理药品的保管设施，如经营麻醉中药和医疗用毒性药品，还应专柜存放，双人双锁管理。

10）应有防鼠、防虫、防尘、防潮、防污染、防霉变的设施。

11）仓库应有监测和调节温湿度的设备。

12）各设施设备应登记造册，由保管人员统一管理。

四、任务实施

1.资料查询

（1）识读任务书　明确任务完成关键点。

（2）查询资料

1）不同类型社会药房的特点。

2）社会药房内部布局要求。

3）社会药房设施设备要求。

2.制定方案　根据任务书及任务关键点制定布局图绘制方案。

3.绘制布局图　根据布局图绘制方案完成布局图。

情景问答

【问题情景】药店顾客流动线设计的原则是什么？

答：①方便顾客出入；②笔直平坦无障碍；③明亮清洁；④“迂回曲折”，留住顾客。

知识拓展

自动售药机

在鼓励“互联网＋医药”的大背景下，据不完全统计，目前全国共有陕西省、湖北省、山东省等多地正在探索自动售药机销售处方药的新路径。该自动销售模式一经推出后，相关消费者对其便利性给予肯定。在国家药品监管部门能够管控降低用药风险的情况下，“自动售卖”能够起到便利作用，但处方药的用药安全问题仍需注意。自动售卖处方药可能会带来处方药滥用的风险，患者更不能道听途说利用这样的便利擅自购药治疗疾病。因此，建议消费者仍需要在专业医生诊疗以及药师指导下进行处方药的购买与使用，并提醒广大消费者就医环节必不可少。

五、任务评价

序号	步骤	评价标准	评价结果
1	资料查询（30分）	①准确识读任务书 ②查询信息完整、全面	
2	制定方案（30分）	制定布局图绘制方案合理、全面	
3	绘制布局图（40分）	①布局图完整、合理 ②布局图与任务书要求契合	

书网融合……

思维导图　　习题

任务二　社会药房岗位认知

PPT

一、任务情境

小徐是某零售连锁药店人事处的一名工作人员，现由于公司新增了1家门店，需招聘店长、营业员及驻店执业药师。请根据相关法律法规及用人需要制作招聘启事。

二、任务目标

1.知识目标　①掌握社会药房人员从业条件。②熟悉社会药房主要岗位的岗位职责。③了解社会药房工作人员职业发展路径。

2.能力目标　①能明确社会药房人员资质要求。②能编写社会药房各岗位的岗位职责。

3.素质目标　①具有良好的药学服务意识。②具有良好的职业道德和行为规范。③具备一定的法律意识。

三、知识储备

（一）核心概念

《药品经营质量管理规范》（GSP），是为加强药品经营质量管理，根据《中华人民共和国药品管理法》《中华人民共和国药品管理法实施条例》制定的规范。

执业药师是指经全国统一考试合格，取得《中华人民共和国执业药师职业资格证书》并经注册，在药品生产、经营、使用和其他需要提供药学服务的单位中执业的药学技术人员。

（二）基本知识

1.社会药房人员从业条件及岗位职责

（1）社会药房人员从业条件　人员是药品经营活动中最活跃、最关键的因素。有资质的人员是开办药品经营企业的重要前提，也是企业从事药品经营活动的必备条件，高素质的人员能够自觉地、创造性地按照GSP的要求经营，更好地保证药品质量。

根据《药品经营质量管理规范》要求，药品零售企业有关人员的资质要求见表1-1。

表1-1　药品零售企业有关人员的资质要求

人员	学历及专业技术职称要求	综合能力及岗位要求
企业法定代表人或企业负责人	具有执业药师资格	
处方审核人员	执业药师	在职在岗，不得挂名
质量管理、验收、采购人员	①药学或相关专业学历或者具有药学专业技术职称 ②中药饮片质量管理、验收、采购人员应当具有中药学中专以上学历或者具有中药学专业初级以上专业技术职称	经培训，考试合格上岗。在职在岗，不得兼职
营业员	高中以上文化程度或者符合省级药品监督管理部门规定的条件	经培训，考试合格上岗。在职在岗，不得兼职
中药调剂人员	中药学中专以上学历或者具备中药调剂员资格证	经培训，考试合格上岗。在职在岗，不得兼职

（2）门店主要岗位的岗位职责　药店的岗位一般包括店长、店员（健康顾问）、收银员（可兼任）、审方药师、质量管理员（可兼任）。如有中药柜台还需增设中药技工，有的门店为了提升服务能力还增设了坐堂大夫等岗位。

1）店长　负责贯彻执行公司经营理念与经营策略，确保门店的规范化运作，实现公司下达的经营目标及管理目标，主要职责如下。①负责门店所有人员的管理工作。②负责门店的经营数据管理工作。③负责门店的商品管理工作。④负责门店的促销管理工作。⑤负责门店的财务、资产管理工作。⑥负责门店的会员管理工作。⑦负责门店的信息管理工作。⑧执行公司赋予门店管理的职责与使命，了解门店综合资源，合理有效利用各种资源提高门店竞争力。

其具体工作流程见图1-2。 微课1　微课2　微课3　微课4

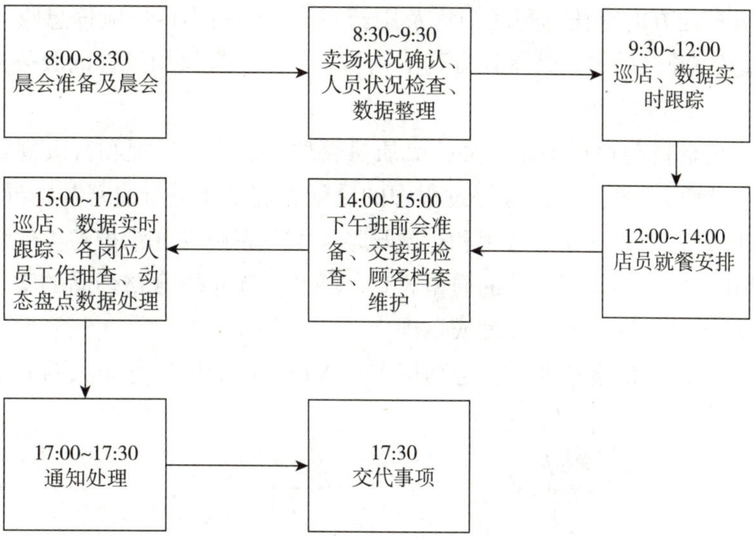

图1-2　店长的工作流程

2）店员　负责当班责任区域销售促进工作，保证营业的正常进行及本区域的商品管理工作，其主要职责如下。①掌握服务技巧、销售技能及商品知识，做好商品销售工作。②负责当班责任区的日常事务工作。③负责门店的商品管理工作。④遵守公司纪律及规章制度。⑤完成会员开发与会员维护工作，协助完成门店组织的社区活动工作。⑥遵守GSP管理流程，协助做好门店GSP相关工作，提升门店规范化管理工作水平。⑦做好本区域内的销售，商品质量监督、价格调整、销售情况的掌握并为补货提供依据。⑧完成上级领导交办的临时任务。

其具体工作流程见图1–3。微课5 微课6 微课7 微课8

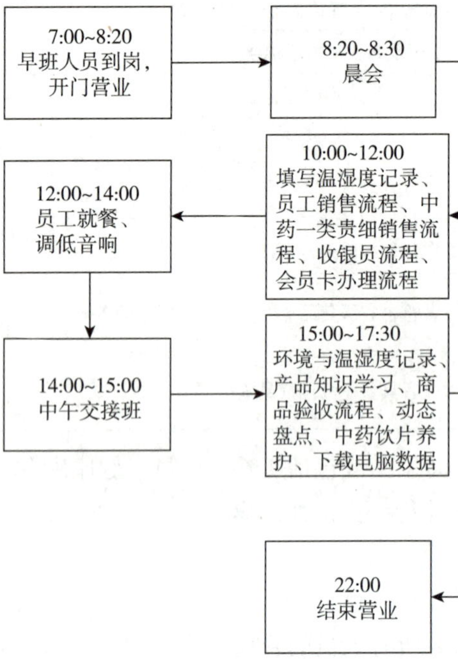

图1–3　店员的工作流程

3）收银员　负责门店的收银工作及协助现金管理工作，其主要职责如下。①遵守公司纪律及规章制度。②保证收银的服务质量。③收银区清洁及销售防盗工作。④当班结账工作，缴款及时、准确，并遵守收银制度。⑤上级交办的临时工作。微课9

4）审方药师　负责处方的审核、药品销售及用药咨询、药品不良反应信息收集工作，其主要职责如下。①负责处方的审核及药品（尤其是处方药）销售工作。②提供用药咨询服务、指导门店店员药学服务。

5）质量管理员　负责贯彻执行国家有关药品质量管理的法律、法规和行政规章，并对本人所在门店的药品进货、验收、陈列、养护、销售等过程中的质量管理工作进行监督与指导，其主要职责如下。①贯彻执行有关药品质量管理的法律、法规和行政规章。②负责建立并维护各类质量档案。③负责药品的验收和检验，指导和监督药品保管养护的质量工作。④负责质量不合格药品的案例收集及上报。⑤协助开展对门店店员药品质量管理方面的教育或培训。

2.社会药房工作人员职业发展路径　社会药房工作人员的职业发展方向如图1–4。

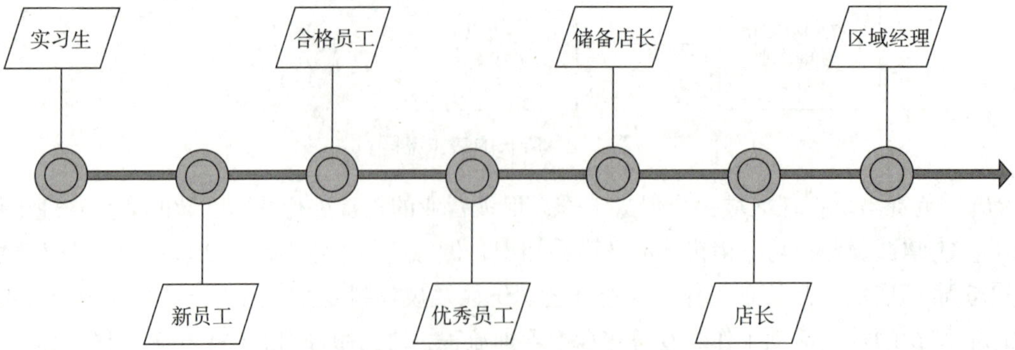

图1–4　社会药房工作人员的职业发展方向

（1）实习生　入职0~1个月。

1）技能要求　学习考核合格。

2）培训课程　企业文化、门店工作流程、吸客不伤客的接待流程、门店基本操作、应急情况处理等。

3）培养形式　门店实操带教为主，线下集中培训、线上课程辅助。

（2）新员工　入职1~3个月。

1）技能要求　能独立在门店营业、掌握重点商品知识。

2）培训课程　基本技能、重点商品、FABE销售法则（特征、优点、利益、证据）、门店常见药品关联销售模型。

3）培训形式　线上学习、日常培训。

（3）合格员工　入职3个月以上。

1）技能要求　熟练运用重点商品知识，学习常见疾病知识和关联销售技能，学习慢病管理知识和技能。

2）培训课程　常见疾病基础知识及关联销售，常见慢病病种基础知识及慢病服务。

3）培养形式　线上学习、日常培训。

（4）优秀员工　入职3个月以上。

1）技能要求　熟练掌握销售技能、新政策、新品的特点。

2）培训管理方案　以考代训，每月组织一次商品+疾病+销售技巧考核，综合考核90分以上者不再分配常规的学习任务，考核低于90分，进入上一学习环节。

3）管理目的　减少日常培训量，精力聚焦销售。

（5）储备店长　优秀员工中选拔

依据：拓店区域、数量、更替率、流失率、态度积极进取、学习能力强，有带教员工的意愿和能力。

（6）店长　在职店长的胜任力培养。

结合店长素质模型和在职店长的专业能力对店长进行专业能力、执行力、岗位胜任能力等进行培训。

（7）区域经理　工作职责如下。

1）团队管理　门店店型的认知与人员匹配；店长及核心人员的管理、工作的分派与追踪；心态管理。

2）门店管理　门店诊断、分析及改进计划；门店的商品管理；门店的陈列管理；门店培训管理。

3）工作执行　区域经理每日、每周、每月工作清单。

4）外部关系　医药行业市场认知；区域经理需应对的外部关系及应对处理原则。

四、任务实施

1.资料查询

（1）识读任务书　明确任务完成关键点。

（2）查询资料

1）社会药房人员从业条件。

2）门店主要岗位的岗位职责。

2.制定方案　根据任务书及任务关键点制定招聘启事编写方案。

3.绘制布局图　根据方案完成招聘启事。

情景问答

【问题情景】设置质量管理机构时一般应注意哪些问题？

答：1. 质量管理机构的设置应符合GSP的要求。

2. 质量管理机构的设置应与企业的经营规模、经营模式相适应。

3. 为保证质量管理工作的有效性，企业必须设置专门的质量管理机构，保证质量管理机能独立行使职权、开展工作。

4. 质量管理机构在企业的组织结构中，应具有直属行政部门的地位，不得在行政级别上低于其他部门或从属于其他部门。

五、任务评价

序号	步骤	评价标准	评价结果
1	资料查询（30分）	①准确识读任务书 ②查询信息完整、全面	
2	制定方案（30分）	制定招聘启事方案合理、全面	
3	编写招聘启事（40分）	①招聘启事完整、合理 ②招聘启事与任务书要求契合	

书网融合……

微课1　微课2　微课3　微课4　微课5　微课6

微课7　微课8　微课9　思维导图　习题

任务三　社会药房工作人员的素养要求认知

PPT

一、任务情境

根据工作需要某社会药房新招聘了一批营业人员，为了更好地让新入职人员了解工作内容与职责，现需制定一份适宜的培训方案，重点对新员工的职业素养进行培训。

二、任务目标

1. 知识目标　掌握社会药房人员工作中的基本礼仪；社会药房工作人员应具备的职业道德。

2. 能力目标　①能运用常用基本礼仪接待顾客。②能正确履行工作中的职责。

3. 素质目标　①具有良好的药学服务意识。②具有良好的职业道德和行为规范。③具备严谨认真的工作态度。

三、知识储备

（一）核心概念

职业素养是人类在社会活动中需要遵守的行为规范。个体行为的总和构成了自身的职业素养，职业素养是内涵，个体行为是外在表象。

礼仪是人们在社会交往活动中，为了相互尊重，在仪容、仪表、仪态、仪式、言谈举止等方面约定俗成的，共同认可的行为规范。礼仪是对礼节、礼貌、仪态和仪式的统称。

（二）基本知识

1.社会药房工作人员素质要求

（1）具有一定的专业知识与服务技能，熟悉了解各类药品的药理作用、功效、规格、适应证及价格。

（2）认真执行国家有关法律法规，恪尽职守，爱岗敬业。

（3）注意观察、分析顾客心理，正确引导消费。

（4）规范服务和营业用语。

2.社会药房工作人员礼仪要求

（1）仪容仪表　保持个人清洁卫生，面容干净。男员工不留长发，要求前不过眉、后不过领，禁止剃光头，不留胡须，不得有纹身，不染发、不留怪异发型。女员工化淡妆，忌浓妆艳抹，指甲不得超过2mm，不得涂指甲油，不染发（黑色除外），不烫发，不留奇异发型，留长发应以发带或发夹固定，不得留披肩发。避免头发蓬乱、有头屑、头油过多，有口臭或体臭。

精神饱满，精力充足。保持充足睡眠，调整自己的情绪，体现文明礼貌的职业形象，避免不掩口打喷嚏、打哈欠等不雅姿态。

着装规范，尽可能统一服装，并保持服装的干净、整洁。

饰物佩戴简单大方。可佩戴一枚戒指或项链，但式样不应过于夸张，整体文雅端庄。

着装统一、整洁。应着统一制服，保持制服干净整洁，左胸前佩戴好胸卡。

（2）仪态

1）站姿　站立时，要保持上身挺直、舒展，站要站得直、立得正；头部要摆正，脖颈挺拔，双肩舒展，保持水平并稍微下沉。两臂自然下垂，手指自然弯曲。身躯直立，身体重心在两脚之间。挺胸、收腹、立腰，臀部肌肉收紧，重心有向上升的感觉；女士双膝和双脚要靠紧，男士两脚间可稍分开点儿距离，但不宜超过肩宽。站立时，头顶要平，双目平视前方，微收下颏，面带微笑，表情自然。

2）走姿　起步时，双目平视，下颌微收，表情自然而平和；身体稍向前倾，脚尖向正前方伸出，脚跟先落地，脚掌紧跟落地，使身体前移。行走时，上身基本保持站立时的标准姿势，挺胸收腹，挺直腰背，两臂以身体为中心，前后自然摆动，前摆约35°，后摆约15°，手掌向内。脚落在地面时，两脚内侧行走的线迹为一条直线。跨步时，两脚间的距离一般应该是前脚跟与后脚脚尖相距为一脚或者是一脚半，但因性别和身高不同会有一定的差异。穿着不同的服装，步幅也不同。总之，女士的步履要优雅，步伐适中，不急不缓，突出健康的曲线，显示优美的体态和风姿，步态轻盈，展现出温柔之美；男士的步履要雄健有力，不慌不忙，展现阳刚之气。

其他举止。如在为顾客服务过程中，取物、开具票据等都要表现出训练有素，不慌慌张张、手忙脚乱，动作幅度不宜过大并始终面带微笑，给顾客以大方、亲切、健康而朝气蓬勃之感。

（3）电话礼仪　通常在电话铃声响起2声后接起电话，不要超过3声，否则顾客会认为公司员工精神状态不佳；接起电话后应主动向对方问好，并首先报出药店名称；确定来电者的姓氏、身份，听清楚来电的目的；在接电话时注意声音和表情，养成礼貌用语随时挂在嘴边的习惯，可以让顾客感到轻松和舒适；接打电话时要保持端坐的姿势，不要趴在桌子边缘，这样可以使声音自然、流畅、动听；给顾客打电话要注意时间，不影响顾客休息；电话接听完毕前，要复述来电要点；最后要道谢，并让顾客先挂断。

（4）接待话术 微课10

1）顾客进店时标准话语：先生/小姐，早上好（中午好，下午好，晚上好）！先生/小姐，新年快乐！【服务要领】积极主动地打招呼，微笑及目光与顾客接触，亲切开朗的语气，态度诚恳。

2）顾客不需要协助时的标准话语：先生/小姐，请随便看看或请慢慢看，需要时请随时叫我。【服务要领】友善的目光与笑容。

3）主动向有需要的顾客提供协助的标准话语：先生/小姐，请问有什么可以帮到您？【服务要领】立即放下工作，主动走近顾客，礼貌询问。

4）顾客指明需要某种商品时的标准话语：先生/小姐，您需要××是吗？好的，请稍等！我这就拿给您。每天服用N次，每次服用Y粒，另外还要注意……【服务要领】立即放下手头上的工作，主动替顾客拿取商品，不能只说："在那边！"

5）顾客所需商品缺货时的标准话语：顾客所需商品缺货，应主动介绍其他同类产品，禁止硬性将商品推荐给顾客。

【标准用语】先生/小姐，很抱歉，您需要的××商品现有××瓶，如果可以的话，您先买××瓶，其他××瓶将在××到货（如果您急需，我立即帮您组织调货，大约需要××时间，请您稍等）。若无货，可以说：先生/小姐，很抱歉，您需要的××暂时没有，不过，这里有跟它同样功效的另一种产品××，我给您介绍一下，好吗？

6）主动帮助手持大量物品的顾客的标准话语：小姐，我帮你拿个购物篮装上。【服务要领】主动递上购物篮，有可能的话，帮助顾客将货物拿到收银台。

7）顾客咨询专业问题，没有把握回答时的标准话语：这个问题，请我们的药师给您解答好吗？先生/小姐，请您到这边来，这位是我们的王药师。王药师，刘小姐胃痛，请您帮助一下。【服务要领】引领顾客到药师咨询处。介绍药师给顾客，简要向药师介绍顾客情况。避免直接说"我不懂"或向顾客乱解释。

（5）递接物品　递物和接物在社会药房中要注意首先应当双手递物，双手接物，表示出恭敬与尊重的态度。不方便双手并用时，要尽量采用右手，左手递接物品被视为失礼之举。递给他人的物品，应尽量递交到对方手中。若双方距离过远，递物者应主动走近接物者，接物者坐着的话，要主动起身站立接物。在递物时，要为对方留出接取物品的地方且注意方向。递交带有文字的物品时要使之正面朝向对方；递交带尖、带刃的物品时，记得将尖、刃对着自己或是朝向他处；如给顾客递送医药产品时，应将药品包装正面朝客人，一手托底，一手握住产品，并亲切的和顾客介绍药品的功效和使用方法等。

四、任务实施

1.资料查询

（1）识读任务书　明确任务完成关键点。

（2）查询资料

1）社会药房人员职业道德要求。

2）社会药房人员素质要求。

3）社会药房人员礼仪要求。

2.制定大纲 根据任务书及任务关键点制定培训方案编写大纲。

3.编写培训方案 根据大纲完成培训方案。

情景问答

【问题情景】社会药房人员服务过程中忌语有哪些？

答：服务中最需要注意的是不讲粗话、脏话，不讲讥讽挖苦的话，不讲催促埋怨的话，不讲与营业活动无关的话。需要练好语言基本功，不断提高语言应用技巧，用语言为顾客营造一个和谐、文明、礼貌的购物环境。

知识拓展

销售工作人员待客要点

1.称呼得体 称呼有礼、大方得体。

2.接待有声 来有迎声，问有答声，去有送声。

3.用语礼貌 多用“请”“您”“谢谢”“您好”“谢谢配合”“对不起”“再见”。

4.热情三到 眼到、口到、意到。

五、任务评价

序号	步骤	评价标准	评价结果
1	资料查询（30分）	①准确识读任务书 ②查询信息完整、全面	
2	制定方案（30分）	制定培训方案大纲合理、全面	
3	编写培训方案（40分）	①培训方案完整、合理 ②培训方案与任务书要求契合	

书网融合……

微课10 思维导图 习题

项目二　社会药房工作所需技能与技巧认知

项目导读

社会药房直接面向消费者，营业员需要直接与顾客打交道，因此要满足顾客需求完成销售必须熟练进行顾客接待，以热情的态度和巧妙的语言引导顾客从而达成交易。通过顾客优质接待程序认知、常用销售技巧认知两个任务的设计与实施，实现对社会药房工作所需技能与技巧的认知。

项目目标

通过本项目的学习，学生能掌握顾客接待的程序、顾客接待的技巧及注意事项、FABE销售法则，熟悉顾客的类型及不同年龄顾客的购买心理特点。能根据顾客需要完成顾客接待，区分不同的顾客类型，熟练运用FABE销售法则销售药品。

任务一　顾客优质接待程序认知

PPT

一、任务情境

今天一名顾客进入社会药房，想购买退烧药，作为营业员的你上前接待。请按照顾客接待程序完成接待。

二、任务目标

1.知识目标　①掌握顾客接待的程序；顾客接待的技巧及注意事项。②熟悉顾客投诉处理流程。

2.能力目标　①能根据顾客需要完成顾客接待。②能根据投诉原因进行处理。

3.素质目标　①具有良好的药学服务意识。②具有良好的职业道德和行为规范。③具有用药安全意识。

三、知识储备

（一）核心概念

1.适应证　指药物、手术等方法适合运用的范围、标准。

2.引导　指营业员针对顾客购买主导动机指向，运用各种方法和手段，向顾客提供商品信息资料，对商品进行说明，使顾客购买动机得到强化，对该商品产生喜欢倾向，进而采取购买行为的过程。

（二）社会药房接待程序

1.等待时机　等待消费者进店的时间段，营业员要随时做好迎接顾客的准备，精力充沛。

2.初步接触　顾客进店之后，营业员可以根据顾客类型一边和顾客寒暄，一边和顾客接近，这一行动称之为“初步接触”。判断顾客所属类型，以采取相应的接待方法。

根据购买意图分为全确定型顾客、半确定型顾客、难为情的顾客、随意浏览的顾客。针对全确定性顾客应业务熟练，熟知同类药品的价格及摆放位置，对于顾客提出的购买要求，可以迅速而准确地进行取货、报价、包装、收银等操作。对于主动开口询问的半确定型顾客应熟悉各种药品的功效、适用人群及价格，热情介绍、对答如流，必要时转给驻店药师进行处理。对于难为情的顾客，应细心观察顾客，主要留意哪一方面的药品，不怕尴尬，大方主动地进行询问及推介，应注意控制音量，以免引起顾客尴尬。对于随意浏览的顾客，应顺其自然，不主动向顾客询问或推介，应让顾客自然、舒适地在店内浏览，一旦顾客发现兴趣商品，有所示意，则应立即上前服务。

3.药品展示 营业员向顾客推荐药品，并介绍药品知识，或对顾客所提出的有关药品的性能、特点、使用、保管等方面问题进行答询，让顾客了解药品的详细说明。

4.揣摩需求 营业员要善于揣摩顾客的需要，明确顾客究竟要买什么样的药品、治什么病，这样才能推荐最合适的药品给顾客，帮助顾客做出最明智的选择。

5.药品说明 顾客在产生购买欲望之后，并不能立即决定购买，还要进行比较、权衡，直到对药品充分信赖之后才会购买，在这个过程中，营业员就必须做好药品的专业说明工作。介绍药品要注意严格遵守医药职业道德规范，实事求是地介绍药品。

6.劝说引导 营业员的引导，可促使顾客的心理倾向购买方向，有利于帮助实现销售。

7.把握要点 顾客对于药品往往会有较多需求，但其中必有一个需求是主要的，而能导致顾客购买的药品特性便称之为销售要点，当营业员把握住了销售要点，并有的放矢地向顾客推荐药品时，交易是最易于完成的。

8.促成成交 在与顾客接触的过程当中，要密切注意掌握最佳成交时机。所谓最佳成交时机，就是指顾客购买欲望最强、最渴望占有商品的时机，也就是各方面条件都成熟的时候。

9.收款包装 在收款时，营业员必须唱收唱付、清楚准确，以免双方出现不愉快。

10.送客 包装完毕后应将药品双手递给客人，并再次核对药品，逐一交代用法、用量及注意事项。最后，应当双目注视着顾客，有礼貌地向顾客道别，微微点头，说："您的东西请拿好，请慢走"，或"谢谢您，请慢走"等，使顾客在整个购买过程中始终处于心情愉快的气氛里。

接待顾客的操作流程如图1-5所示。

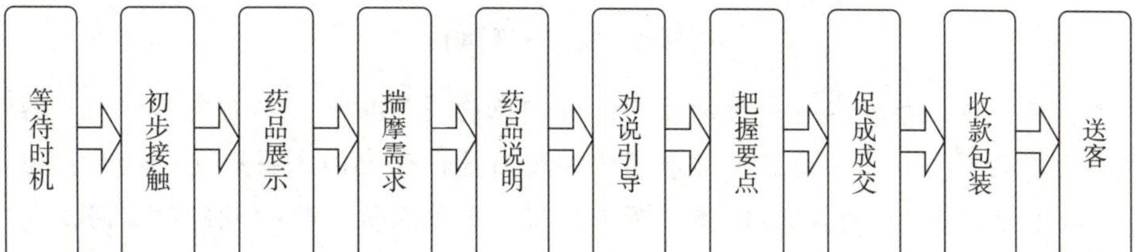

图1-5 接待顾客操作流程

四、任务实施 微课11

1.等待时机

（1）做好接待前准备工作。

（2）精力充沛地站在正确的位置，保持正确的姿势。

2.初步接触

（1）顾客进店后与顾客打招呼。

（2）询问顾客购买意愿。

3.药品展示说明

（1）根据顾客需求展示药品。

（2）揣摩顾客需求，正确、有针对性地说明推荐药品价格、适应证、特点、用法和保管方法等。

4.促成成交

（1）把握销售要点。

（2）密切掌握最佳成交时机，促成成交。

5.收款包装

（1）根据顾客所购药品进行收银。

（2）将顾客所购药品包装后交给顾客。

6.送客

（1）再次核对药品，并逐一交代用法、用量及注意事项。

（2）礼貌送客。

情景问答

【问题情景】主要的引导方式有哪些？

答：主要的引导方式有证明性引导、转化性引导、建议性引导。

1.证明性引导包括实证引导、证据引导和论证引导。实证引导就是在购物现场向顾客提供实物证明的方法，如电视机当场释放给顾客观看等。证据引导就是向顾客提供间接使用效用证据的方法，如向顾客提供已使用过该商品的顾客的资料，作为引导顾客产生购买动机的证据。论证引导就是以口语化的理论说明取得顾客信任的方法，如介绍商品的成分、生产工艺、性能、使用方法等。

2.转化性引导是指在买卖交往中出现买卖僵局时，通过先肯定再陈述、转移注意等方式进行转化引导缓解矛盾，缓和气氛，重新引起顾客的兴趣，使无望购买行为转变为现实购买行为。

3.建议性引导是指在证明性引导或转化性引导成功后，不失时机地向顾客提出购买建议，抓住时机推介代用性或连带性商品，以达到扩大销售的目的。

知识拓展

特殊情况，特殊接待

接待老、幼、病、残、孕顾客时应特别注意，他们在购买药品时，更需要工作人员的帮助、关心与照顾，在顾客多的情况下，工作人员应主动和其他顾客商量，让他们先买先走。同时，还要根据不同情况，妥善接待。如老年顾客，一般记性较差，听力不好，工作人员应耐心地仔细询问，逐字逐句地慢慢地对药品进行介绍。对病残顾客，尤其是聋、哑、盲人和手脚伤残的顾客，更要关怀备至。接待盲人，要仔细询问病情，认真负责地帮助他们挑选好药品，钱货应逐件放在他们手中，并一一交代清楚。接待聋、哑人，要多出示药品让他们挑选，并要学会一些哑语，必要时可用书写的方法进行交流。儿童来买药品，接待时工作人员要特别关照，询问用途后向家长电话核实，销售后还要关照他们收好药品、钱票，防止丢失。对怀孕的女顾客，应优先接待，注意关照。

五、任务评价

序号	步骤	评价标准	评价结果
1	等待时机（10分）	①做好接待前准备工作 ②站位正确、精神饱满、姿势正确	
2	初步接触（20分）	①热情接待顾客 ②询问、正确判断顾客购买意愿类型	

续表

序号	步骤	评价标准	评价结果
3	药品展示说明（30分）	①根据顾客需求展示药品 ②揣摩顾客需求，正确、有针对性地说明推荐药品价格、适应证、特点、用法和保管方法等，药品介绍通俗易懂	
4	促成成交（20分）	①正确把握销售要点 ②密切掌握最佳成交时机，促成成交	
5	收款包装（10分）	①收银时唱收唱付、清楚准确 ②包装时牢固、安全、整齐、美观，快捷稳妥，不拖沓	
6	送客（10分）	①再次核对药品，双手将药品递给顾客，并详细、耐心、逐一交代用法、用量及注意事项 ②送客时礼貌，热情	

书网融合……

微课11　思维导图　习题

任务二　常用的销售技巧认知

PPT

一、任务情境

今天一名顾客进入社会药房，在药店保健食品区闲逛，想买一些日常保健品给家人。作为营业员的你上前接待。请结合顾客需求及销售技巧完成销售。

二、任务目标

1.知识目标　①掌握FABE销售法则。②熟悉顾客的类型及不同年龄段顾客的购买心理特点。

2.能力目标　①能区分不同的顾客类型。②能熟练运用FABE销售法则销售药品。

3.素质目标　①具有良好的药学服务意识。②具有良好的职业道德和行为规范。③具有归纳总结能力。

三、知识储备

（一）核心概念

FABE法则　是非常典型的利益推销法，它通过四个关键环节来处理顾客关心的问题，从而实现产品的销售，即特征、优点、利益、证据。

（二）基本知识

1.顾客的类型　按消费者的购买行为类型不同，消费者可分为六大类：理智型、习惯型、经济型、冲动型、犹豫不定型和求名型。

（1）理智型顾客　此类顾客特点是对所要购买的商品的厂家、名称、规格等都问得比较详细，往往在购买前从价格、质量、包装等方面进行反复比较，仔细挑选。接待这类顾客，要求工作人员服务要耐心，做到问不烦、拿不厌。接待时可以说“不要紧”“您再看看这个药”。

（2）习惯型顾客　此类顾客特点是进店后直奔向所要购买的商品，并能讲出其厂家、名称和规格，不买别的代替品。接待这类顾客，工作人员要记住这类顾客及其所用的商品，尊重顾客的习惯，满足他们的需求。接待时可以说“您需要这个吗？我给您拿”。

（3）经济型顾客　此类顾客特点是以价格低廉作为选购商品的前提条件，喜欢买便宜一些的商品，进店后需要熟悉商品，精挑细选。接待时要在“拣”字上下功夫，让他们挑到满意的商品为止。另有少部分顾客专买高档保健食品类商品作为礼品，此时要求工作人员能够说明商品价格、性能、用途、优越性，让顾客相信物有所值。接待时可以说“请您仔细挑选，别着急”。

（4）冲动型顾客　此类顾客一般购物目标明确，但在购买商品前通常没有足够的准备，以主观感觉为主，容易受商品的外观、包装、商标、广告宣传和工作人员劝说的影响，不太注重商品的价格，能迅速做出购买决定。接待这类顾客，要在“快”字上下功夫，同时要细心介绍医药商品的性能、特点和用途，提醒顾客注意比较。接待时可以说“需要什么品牌的我马上给您拿”。

（5）犹豫不定型顾客　此类顾客购买医药商品时，顾虑较多，对事物体验深刻，行动谨慎迟缓。针对这类顾客，要求接待者要在“帮”字上下功夫，耐心介绍不同医药商品的差别，结合顾客实际情况，帮助顾客确定要选购的医药商品。有些顾客由于患有难言之隐的疾病，或者药品涉及顾客隐私，接待时应由年龄相近、性别相同的工作人员就近进行接待，在接待过程注意小声说话，尊重和保护顾客的隐私。接待时可以说“请您看看这种，这个药品比较适合您”。

（6）求名型顾客　此类顾客爱赶“时髦”、讲“奇特”，追求商品的新颖样式，往往不问价格、质量。针对这种类型顾客，营业员应该多讲解商品最适合高层次的人使用，给予其成就感和肯定，多顺应其心理。

2. FABE销售技巧

（1）FABE推销法　是非常典型的利益推销法，而且是非常具体、具有高度、可操作性很强的利益推销法。可通过其四个关键环节，极为巧妙地处理好顾客关心的问题，从而顺利地实现产品的销售。

1）F（features）　特征。指产品的特质、特性等最基本功能，以及它是如何用来满足我们的各种需要的。例如从产品名称、产地、材料、工艺定位、特性等方面深刻地去挖掘这个产品的内在属性，找到差异点、特性，毫无疑问就是要自己品牌所独有的。简单理解就是，我们的产品是什么，人有我有，人没有我也有。例如布洛芬，如果顾客的购买需求是为了止痛，那你就应该告诉顾客布洛芬的止痛特点，而不是它的退热特点。

2）A（advantage）　优点。指的是产品的特征所带来的优点，这往往就是顾客要购买你的产品的理由，为什么要买你的，你有什么优势。和同类产品相比较，罗列出自身产品的优点，或者产品独特之处。简单的理解就是，我们的产品怎么好，人有我精。

3）B（benefits）　利益。即产品能给顾客带来的好处，自身产品的优势带给顾客的利益。

4）E（evidence）　证据。如何证明产品功能、特性，以及产品能带给顾客的利益。并不是你说产品好，顾客就会无条件相信，需要有足够客观、权威、可靠的证据材料。

（2）具体实例

1）菊花　①F：菊花茶可以清热解毒，清肝明目。②A：这是正宗的杭白菊，不含色素，没有被硫黄熏过。③B：夏秋季节喝点菊花茶，不容易上火，还可以明目。④E：你们一个写字楼里有个公司，前两天刚从这里买了很多，放办公室里，让大家泡水喝。

2）奥利司他胶囊　①F：奥利司他胶囊用于肥胖或体重超重患者。②A：这是OTC减肥药，安全性较高。③B：减肥成功，可以拥有一个好身材，而且有利于健康。④E：有个同事，也吃的这种减肥药，她感觉效果不错。

3）维生素C加维生素E片 ①F：维生素C加维生素E片具有协同抗氧化作用，能够美白淡斑。②A：服用一片，可以补充两种维生素，服用方便，效果好。③B：夏天时阳光强烈，皮肤容易晒伤，出现晒斑，补充维生素C加维生素E片，可以修复晒伤皮肤，淡化晒斑。秋季皮肤干燥，皮肤容易缺水，补充维生素C加维生素E片，让你的皮肤更加水润、细腻和白净。④E：很多注重养生的女士，都会到店里来买。

四、任务实施

1.初步接触

（1）顾客进店后与顾客打招呼。

（2）询问顾客购买意愿。

2.药品展示说明

（1）根据顾客需求展示药品。

（2）揣摩顾客需求，运用FABE销售法则正确、有针对性的说明推荐药品等。

3.促成成交

（1）运用销售技巧，把握销售要点。

（2）密切掌握最佳成交时机，促成成交。

4.收款包装

（1）根据顾客所购药品进行收银。

（2）将顾客所购药品包装后交给顾客。

5.送客

（1）再次核对药品，并逐一交代用法、用量及注意事项。

（2）礼貌送客。

情景问答

【问题情景】不同年龄段顾客购买心理特点有什么不同？

答：1.青年群体的购买心理特点：青年群体一般指16~35岁的人群，青年群体的消费心理特征是重时尚、赶潮流，喜欢新颖、奇特、有创意的商品，注重商品的科技成分以及商品的个性化、形象化。

2.中年群体的购买心理特点：中年是由青年向老年的过渡时期，年龄一般在35~55岁，中年购买行为比较理智，冲动性小而计划性强，重视商品的实用性，较为理性，对商品的品质、效用、价格更加重视，容易建立对商品品牌的忠诚度。

3.老年群体的购买心理特点：老年群体主要指55岁及以上的人群，是药房的主要消费人群，老年人对老字号倍感亲切，注重产品的质量和功能，消费理性强，要求服务周到，对保健品的需求增大。

知识拓展

药品销售中的“望、闻、问、切”

中医讲究望闻问切，销售亦是如此。在社会药房销售时，我们也可以通过“望闻问切”四步法为顾客提供专业的服务，从而挖掘顾客的真正需求。

第一步：望（察言观色）。对初次接触的顾客，观察其面部表情、言谈举止，并对其作出初步的了解和判断。

第二步：闻（聆听诉求）。店员在了解顾客需求时，倾听是了解顾客的重要技巧之一。

第三步：问（了解需要）。问是其中最重要的一步，大部分顾客对产品都不是很在行，往往很难陈述自己的真正需求，而且有的顾客又不喜欢主动说话，通过前面营造的友好氛围，以及前面步骤的初步判断，我们就要进入销售的关键阶段，问。

第四步：切（判断推荐）。根据望闻问三步骤得来的信息，综合分析和判断，确定顾客的真正需求，切入到我们准备向顾客推荐的产品，然后在我们的引导下，让顾客知道使用我们推荐的产品会对他们有什么好处，从而购买此产品。

五、任务评价

序号	步骤	评价标准	评价结果
1	初步接触（20分）	①热情接待顾客 ②询问、正确判断顾客购买意愿类型	
2	药品展示说明（30分）	①根据顾客需求展示药品 ②揣摩顾客需求，正确、熟练运用FABE销售法则介绍药品特点、适应证、价格及用法等	
3	促成成交（20分）	①正确把握销售要点 ②密切掌握最佳成交时机，促成成交	
4	收款包装（20分）	①收银时唱收唱付、清楚准确 ②包装时牢固、安全、整齐、美观，快捷稳妥，不拖沓	
5	送客（10分）	①再次核对药品，双手将药品递给顾客，并详细、耐心、逐一交代用法、用量及注意事项 ②送客时礼貌，热情	

书网融合……

思维导图　　习题

项目三　专业与智能化药房建设

项目导读

2018年7月，国家卫生健康委员会、国家中医药管理局发布了《关于深入开展“互联网+医疗健康”便民惠民活动的通知》，鼓励有条件的医疗机构推进“智慧药房”建设，实现处方系统与药房配药系统无缝对接，方便群众及时取药。智慧药店是指通过互联网、大数据、人工智能等创新技术，加速制药工业与零售终端从传统商业模式向创新产业模式的升级，通过智慧化武装的药店将具备三大核心竞争力：数字化营销能力、品类协同能力和服务升级能力，它将推动中国的药品营销进入智慧化阶段 。通过DTP药房建设、智能化药房建设两个任务的设计与实施实现对专业智能化药房建设的认知。

项目目标

通过本项目的学习，学生能掌握DTP药房概念、DTP药房售药及送药工作流程、智慧药房概念、O2O销售流程，熟悉DTP药房特征、智能化药房发展现状及常见智能化药房类型。能根据流程完成DTP药房售药与送药及O2O销售流程。

任务一　DTP药房建设

PPT

一、任务情境

某药品零售连锁企业根据现在药品零售行业发展现状，将在门店新开DTP药房，现在安排你对该领域进行调研，完成调研报告。

二、任务目标

1.知识目标　①掌握DTP药房概念；DTP药房售药及送药工作流程。②熟悉DTP药房特征。

2.能力目标　能自主完成DTP药房售药与送药。

3.素质目标　①具有良好的药品质量意识。②具有良好的职业道德和行为规范。③提升发现问题与解决问题的能力。④具有团结合作能力。

三、知识储备

（一）核心概念

DTP药房　DTP是英文direct to patient的缩写，中文简称为“直接面向患者”。患者在医院开取处方后，药房根据处方以患者或家属指定的时间和地点送药上门，并且关心和追踪患者的用药进展，提供用药咨询等专业服务。DTP药房也被称为高值新特药直送平台。

（二）基本知识

1. DTP药房特征　DTP药房主要销售高毛利专业药物、新特药、自费药等，如抗肿瘤、神经系统、艾滋病、罕见病及慢性病（丙型肝炎、血液病）药物等，并配备执业药师提供专业指导意见及服务，是零售药店的高端模式，因此DTP也被称为高值新特药直送平台。DTP药房与普通药房存在以下三点经营差异。

（1）DTP药房凭借其专业优势，经营药品品种主要以抗肿瘤、抗丙肝、治疗自身免疫系统疾病等的新特药为主，专注领域集中。目前，DTP药房基本已成为创新药上市后的第一落脚点。

（2）不同于普通药房的分销模式，DTP药房不经过经销商，直接从制药企业获得授权，作为药品经销代理销售药物。制药企业的销售链条更为精简，直接面向患者，从而获得稳定客源。

（3）DTP药房和普通药房的经营理念也有所差异，其不是简单的销售渠道，而是扮演了连接枢纽的角色，包括满足药企创新药推广与数据回收需求，承接医院处方外流业务及用药管理需求，以及为患者提供全程药事管理专业服务。在普通药房的基础上，DTP药房实现了高价值服务。

2. DTP药房发展现状 DTP药房不仅是简单的渠道终端，更是连接制药企业、医院及患者的平台化存在，强调满足多方需求，包括药企创新药推广与数据回收，医院接纳处方流出及承担用药管理，患者便捷地获得专业药品同时获取专业用药指导服务等。DTP药房的应用结局应该是让每一位患者看好病，用对药，付起钱。

我国DTP药房承担特药配送、提供药学服务和为慢病患者服务的重要功能，是和医院药房配合最紧密的渠道。预计随着抗肿瘤和免疫类等药品可及性的提升，以及人口老龄化所带来的慢病发病率和用药依从性的提高，DTP药房将成为创新零售业态中发展最快的零售模式。

3. DTP药房售药工作流程 见图1-6。

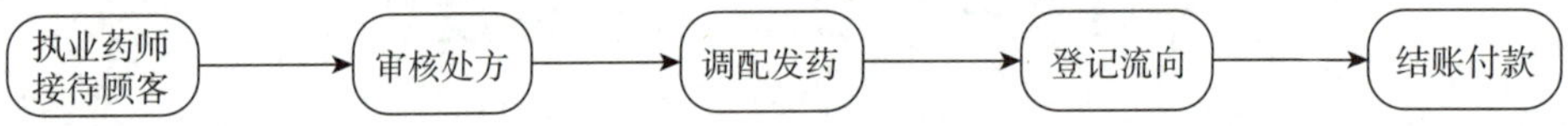
执业药师
接待顾客
审核处方
调配发药
登记流向
结账付款

图1-6 DTP药房售药工作流程

4. DTP药房送药流程 见图1-7。

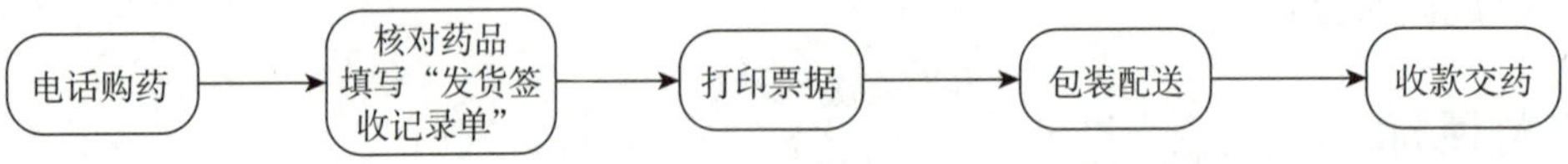
电话购药
核对药品
填写"发货签
收记录单"
打印票据
包装配送
收款交药

图1-7 DTP药房送药流程

四、任务实施

1. 资料查询

（1）识读任务书 明确任务完成关键点。

（2）查询资料

1）DTP药房的特征。

2）DTP药房的发展现状。

3）DTP药房工作流程。

2. 制定方案 根据任务书及任务关键点制定调研方案。

3. 完成调研报告 根据方案完成调研并书写调研报告。

五、任务评价

序号	步骤	评价标准	评价结果
1	资料查询（30分）	①准确识读任务书 ②查询信息完整、全面	
2	制定方案（30分）	制定调研方案合理、全面	
3	完成调研报告（40分）	①调研报告完整、全面 ②调研报告与任务书要求契合	

书网融合……

思维导图　　习题

任务二　智能化药房建设

PPT

一、任务情境

某药品零售连锁企业根据现在药品零售行业发展现状，将新开智能化药房，现在安排你对该领域进行调研，完成调研报告。

二、任务目标

1.知识目标　①掌握智慧药房概念；O2O销售流程。②熟悉智能化药房发展现状及常见智能化药房类型。

2.能力目标　能独立完成O2O销售流程。

3.素质目标　①具有良好的药品质量意识。②具有良好的职业道德和行为规范。③提升发现问题与解决问题的能力。④具有团结合作能力。

三、知识储备

（一）核心概念

智慧药房　是应用物联网和互联网技术，通过数据资源辅助人工决策，利用自动化的控制系统代替传统药房的储存、调配、核对、发放等流程，并利用条形码技术实现药品安全追溯，以及通过传感技术实现药房环境智能化管理。所以，智慧药房建设的核心是信息化和设备自动化。

（二）基本知识

1.智能化药房发展现状　智慧药房是传统药店的智能化转型，指通过互联网、大数据、人工智能等创新技术，加速制药工业与零售终端从传统商业模式向创新产业模式的升级，通过智慧化武装的药店将具备三大核心竞争力：数字化营销能力、品类协同能力和服务升级能力，它将推动中国的药品营销进入智慧化阶段。

智慧药房摆脱了传统营业员销售为主的模式，不单向消费者解释药品信息、指导消费者服用，还可以提供智慧医疗服务，其智能设备可以帮助消费者监测身体状况，形成购买记忆，有的智慧药店还会提供专门的APP，邀请多名专业医生常驻，在线为患者问诊、指导用药，并嘱咐注意事项。可以说，未来的智慧药店将会是一个浓缩的网上医院，为消费者提供更加便捷、智能和安全的药品购买体验。

但是，公立医疗机构药品的消费主要通过患者到医院就医拿药实现，药品采购占比在70%以上。药品管控的行政垄断，限制了药品市场化水平。经营者为药品零售连锁企业的，不得通过网络销售国家有专门管理要求的药品等，由于处方药占整个医药市场规模的85%左右，这在很大程度上制约了医药电商的销售规模。另外，消费者对网购药品最大的担忧就是药品的质量得不到保证，部分有网上购药经历的消费者由于自己无法辨识药品的真伪，会使其对所购药物的真假、品质产生怀疑。一些网店在平台上打着卖保健品的幌子卖假药，也对消费者的人身安全和消费权益造成侵害，让消费者对网上药店产生不信任心理。而且，目前我国医药电商发展模式还处于摸索阶段，其供应链模式虽多种多样，但依然存在行业集中度低、供应链各节点之间信息不对称、企业运营成本高等问题。

总体而言，智慧药房虽然存在一定的问题，但其可以提供更加便捷、安全和智能的药品购买体验，还可以提高消费者的健康意识和医疗服务质量。未来，随着医药科技的不断进步和人们对健康需求的不断增加，智慧药店将会成为药品销售的主流模式。

2. 目前常见的智能化药房类型

（1）网上药店　这是互联网时代的产物。主要是利用互联网实现信息的发布，并通过互联网实现与顾客之间的信息交流。

（2）O2O药店平台　O2O是online to offline的缩写，即线上到线下的商业模式，是指将线下的商务机会与互联网结合，让互联网成为线下交易的平台。

（3）数字药房　应用大数据、云计算、物联网等信息技术，利用各类数据资源辅助科学决策，结合智能控制系统，对药品的申领、调拨、储存、调配、核对、发放、使用等流程进行可追溯和精细化管理，为患者提供处方审核、药品调剂、药物重整、用药交代、用药提醒、用药随访等药学服务，实现工作任务、场所环境等智能化管理的药房。建设数字药房的目的在于提升药事服务方面的效率和节约人力物力成本。

3. O2O销售流程　见图1-8。微课12

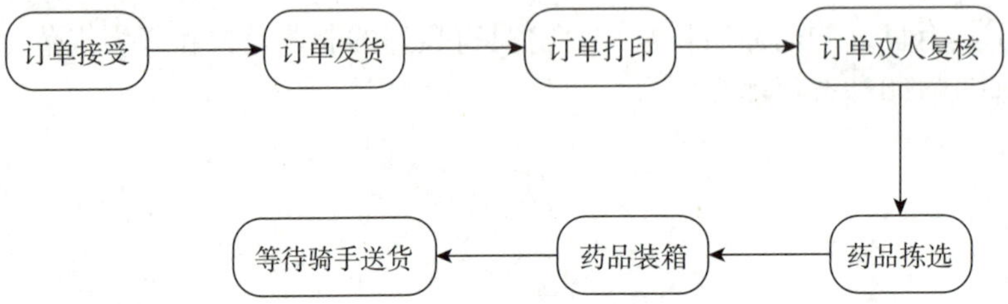

图1-8　O2O销售流程

O2O药品发货时需双人复核，复核后票据上签字。非处方药直接拣选药品，处方药需打印处方，经药师审方后拿药，随赠爱心卡（有店长电话）。

四、任务实施

1. 资料查询

（1）识读任务书　明确任务完成关键点。

（2）查询资料

1）智慧药房的概念。

2）智慧药房的发展现状及目前常见的智能化药房类型。

3）O2O销售流程。

2. 制定方案 根据任务书及任务关键点制定调研方案。

3. 完成调研报告 根据方案完成调研并书写调研报告。

五、任务评价

序号	步骤	评价标准	评价结果
1	资料查询（30分）	①准确识读任务书 ②查询信息完整、全面	
2	制定方案（30分）	制定调研方案合理、全面	
3	完成调研报告（40分）	①调研报告完整、全面 ②调研报告与任务书要求契合	

书网融合……

微课12　思维导图　习题

工作领域二
社会药房专业基础知识

岗位对接

本工作领域是药学、药品经营与管理等专业学生必须掌握的内容，为成为合格的药学服务人员奠定坚实的基础。本工作领域对应岗位为社会药房营业员、药师、执业药师，其从事药学服务需具备药品认知、处方调剂、用药安全等专业知识和技能，以更好地服务于公众健康，促进“健康中国”建设。

项目一　药品相关知识

项目导读

社会药房医药产品多种多样，我们如何判定其类别归属呢？另外，从药品说明书我们可以获取哪些药品信息，以及不同药品剂型使用有哪些注意事项？带着这些问题我们进入本项目学习。

项目目标

通过本项目的学习，学生能根据批准文号、专有标识辨识处方药、非处方药、保健食品和医疗器械；能正确解读药品说明书和标签；能进行不同剂型药品的使用交代。

任务一　药品与非药品认知

PPT

一、任务情境

新入职员工小王对于药店的两种维生素E胶囊陈列在药店不同区域产生疑问，向老员工请教。

二、任务目标

1.知识目标　掌握药品、处方药、非处方药的概念；药品、保健食品、医疗器械批准文号格式。
2.能力目标　能根据批准文号、专有标识辨识处方药、非处方药、保健食品和医疗器械。
3.素质目标　①具有依法从事药事活动的意识。②具有为“健康中国”服务的意识。

三、知识储备

（一）核心概念

1.药品　《中华人民共和国药品管理法》中关于药品的定义，药品是指用于预防、治疗、诊断人的疾病，有目的地调节人的生理机能并规定有适应证或者功能主治、用法和用量的物质，包括中药、化学药和生物制品等。规定有适应证或者功能主治、用法和用量是药品与食品的本质区别。

2.保健食品　《保健食品管理办法》中关于保健食品的定义为，保健食品指具有特定保健功能的食品，即适宜于特定人群食用，具有调节机体功能，不以治疗疾病为目的的食品。

3.医疗器械　指单独或者组合使用于人体的，包括所需要的软件在内的仪器、设备、器具、材料或者其他物品，其使用旨在达到下列预期目的：对疾病的预防、诊断、治疗、监护、缓解；对损伤或者残疾的诊断、治疗、监护、缓解、补偿；对解剖或者生理过程的研究、替代、调节；妊娠控制。医疗器械同药品一样，是防病治病的武器，是关系到人民群众身体健康和生命安全的特殊商品。

（二）药品的分类

根据不同的分类原则，药品被分为多种形式。

1.现代药与传统药　药品按照出现时间的不同，可分成现代药与传统药。

现代药，是指19世纪以来发展起来的，主要包括化学药品、抗生素、生化药品、放射性药品、血清疫苗、血液制品和诊断药品等。

传统药，又称天然药物，是指各国历史上流传下来的药物，主要是动、植物和矿物药，我国的传统药主要是中药，包括中药材、中药饮片、中成药和民族药。

2. 处方药与非处方药 为保障公众用药安全、有效，方便公众自主购药、自我药疗，按照药品的安全性、给药途径和注册、零售、使用管理模式的不同可分为处方药和非处方药。

（1）处方药（Rx） 是指凭执业医师或执业助理医师处方方可购买、调配和使用的药品。属于以下情形之一的，列为处方药：①易致药物依赖性的药品。②因毒副作用大或使用时需要医疗专业人员参与（如注射剂），而不宜用作公众自我用药的药品。③新药，除非有充分的材料证实其适于自我用药。④卫生行政部门批准为“药试字”的药品。⑤血清、疫苗、血液制品。⑥口服及注射用抗生素。⑦在使用时，有关法规规定的需凭医师或医疗专业人员开写处方的药品，如麻醉药品。

（2）非处方药（over the counter drug，OTC） 是指不需要凭执业医师或执业助理医师处方即可自行判断、购买和使用的药品。根据药品的安全性，非处方药分为甲、乙两类。

1）甲类非处方药 只能在具有“药品经营许可证”、配备执业药师或药师以上药学技术人员的社会药店、医疗机构药房零售的非处方药。

2）乙类非处方药 除社会药房和医疗机构药房外，还可以在经过批准的普通零售商业企业零售的非处方药。

被列为非处方药的药品具有以下特点。①药品适应证可自我诊断、可自我治疗，通常限于自身疾病。②药品的毒性在公认的安全范围内，其效用、风险比值大。③药品滥用、误用的潜在可能小，药品作用不掩盖其他疾病，药品不致耐药性。④一般公众能理解药品标签的忠告性内容，使用无须医师监督和实验监测。

3. 国家基本药物、基本医疗保险用药和特殊管理的药品

（1）国家基本药物 我国于 1982 年首次公布《国家基本药物目录》。2018 年9月调整后的2018 年版《国家基本药物目录》总品种由原来的520种增至685种，包括西药 417 种、中成药 268 种。国家基本药物主要来源于国家药品标准的品种、生产上市新药和进口药品。国家基本药物的遴选原则是：“临床必需、安全有效、价格合理、使用方便、中西药并重。”

（2）基本医疗保险用药 基本医疗保险药品是指保证职工临床治疗必需的，纳入基本医疗保险给付范围内的药品，分为甲类和乙类两种。《基本医疗保险药品目录》由劳动保障部组织制定并发布。《基本医疗保险药品目录》分为甲类目录和乙类目录。

纳入《基本医疗保险药品目录》的药品是国家药品标准收载品种、进口药品，并符合“临床必需、安全有效、价格合理、使用方便，市场能保证供应”的原则。纳入“甲类目录”的药品是指全国基本统一的、能保证临床治疗基本需要的药物，这类药物的费用纳入基本医疗保险基金给付范围，并按基本医疗保险的给付标准支付费用；纳入“乙类目录”的药品是指基本医疗保险基金有部分能力支付费用的药物，这类药物先由职工支付一定比例的费用后，再纳入基本医疗保险基金给付范围，并按基本医疗保险给付标准支付费用，可供临床治疗选择使用，疗效好，同类药品中比“甲类目录”药品价格略高。

（3）特殊管理的药品 麻醉药品、精神药品、医疗用毒性药品、放射性药品等属于特殊管理药品。在管理和使用过程中，应严格执行国家有关管理规定。

1）医疗用毒性药品 指毒性剧烈、治疗剂量与中毒剂量相近，使用不当会致人中毒或死亡的药品，如阿托品。医疗用毒性药品储存、使用应严格控制。医疗用毒性药品处方不得超过 2 日极量。

2）麻醉药品 指连续使用可以产生躯体依赖性和精神依赖性的药品、药用原植物或者物质。包括天然、半合成、合成的阿片类、可卡因、大麻类等。麻醉药品不准零售。

3）放射性药品 指用于临床诊断或者治疗的放射性核素制剂或者其标记化合物。放射性药品与其他药品的不同之处在于，放射性药品含有的放射性核素能放射出射线。因此，凡在分子内或制剂内含有放射性核素的药品都称为放射性药品。

4）精神药品　指作用于中枢神经系统使之兴奋或者抑制，不合理使用或者滥用可以产生药物依赖性的药品或者物质，包括兴奋剂、致幻剂、镇静催眠剂等。分为第一类精神药品和第二类精神药品。第一类精神药品不准零售，药品零售连锁企业经药品监督管理部门批准可凭医疗机构处方进行第二类精神药品的零售业务。

（三）批准文号

1. 药品批准文号　是国家药品监督管理局授予药品生产企业（公司）生产、销售药品的法律文件的序号，是药品进入市场流通和使用必不可少的标志。《药品管理法》规定，生产药品“须经国务院药品监督管理部门批准，并发给药品批准文号”。

境内生产药品批准文号格式为：国药准字H（Z 、S）+四位年号+四位顺序号。中国香港、澳门和台湾地区生产药品批准文号格式为：国药准字H（Z、S）C +四位年号+四位顺序号。境外生产药品批准文号格式为：国药准字H（Z、S）J+四位年号+四位顺序号。其中，H 代表化学药，Z 代表中药，S 代表生物制品。

2. 医疗器械注册号　编排方式为：×（食）药监械（×）字 ××××第 ××××××号。

3. 保健食品批准文号　2003年7月后保健食品的审批移交到国家药品监督管理局，2003 年7月之前由原卫生部批准。

（1）原卫生部批准文号格式

1）国产　卫食健字（年份）第 ××××号。

2）进口　卫进食健字（年份）第××××号。

（2）国家药品监督管理局批准文号格式

1）国产　国食健字 G200× ××××。

2）进口　国食健字J200× ××××。

四、任务实施

1. 找产品包装上标识　“OTC”：非处方药；“蓝帽子”：保健食品。

2. 找产品包装上批准文号

（1）药品　国药准字+1 位字母+8 位数字。

（2）医疗器械　医疗器械注册号的编排方式为：×(食）药监械（×）字 ××××第×××××××号。

（3）保健食品　卫（进）食健字（年份）第×××× 号或国食健字 G/J 200× ××××。

五、任务评价

序号	步骤	评价标准	评价结果
1	找信息（30分）	从产品包装查找信息。	
2	判定结果（30分）	准确判定产品类别。	
3	判定理由（40分）	说出理由。	

书网融合……

思维导图　　习题

任务二 药品标签、说明书

PPT

一、任务情境

药店营业员可以通过什么途径获取方便快捷且科学的用药信息。

二、任务目标

1. 知识目标 掌握药品标签内容和要求；药品说明书内容和要求。
2. 能力目标 能正确解读药品说明书和标签。
3. 素质目标 ①具有依法从事药事活动的意识。②具有科学严谨的工作态度。

三、知识储备

（一）药品标签

1. 核心概念 药品的标签是指药品包装上印有或者贴有的内容，分为内标签和外标签。药品内标签指直接接触药品的包装的标签，外标签指内标签以外的其他包装的标签。

2. 标签内容要求 药品的内标签应当包含药品通用名称、适应证或者功能主治、规格、用法用量、生产日期、产品批号、有效期、生产企业等内容。包装尺寸过小无法全部标明上述内容的，至少应当标注药品通用名称、规格、产品批号、有效期等内容。

药品外标签应当注明药品通用名称、成分、性状、适应证或者功能主治、规格、用法用量、不良反应、禁忌、注意事项、贮藏、生产日期、产品批号、有效期、批准文号、生产企业等内容。适应证或者功能主治、用法用量、不良反应、禁忌、注意事项不能全部注明的，应当标出主要内容并注明“详见说明书”字样。

同一药品生产企业生产的同一药品，药品规格和包装规格均相同的，其标签的内容、格式及颜色必须一致；药品规格或者包装规格不同的，其标签应当明显区别或者规格项明显标注。同一药品生产企业生产的同一药品，分别按处方药与非处方药管理的，两者的包装颜色应当明显区别。对贮藏有特殊要求的药品，应当在标签的醒目位置注明。

药品标签中的有效期应当按照年、月、日的顺序标注，年份用四位数字表示，月、日用两位数表示。其具体标注格式为“有效期至××××年××月”或者“有效期至××××年××月××日”；也可以用数字和其他符号表示为“有效期至××××.××.”或者“有效期至××××/××/××”等。有效期若标注到日，应当为起算日期对应年月日的前一天，若标注到月，应当为起算月份对应年月的前一月。

（二）药品说明书

1. 基本要求 药品说明书应当包含药品安全性、有效性的重要科学数据、结论和信息，用以指导安全、合理使用药品。药品说明书的具体格式、内容和书写要求由国家药品监督管理部门制定并发布。

药品说明书应当列出全部活性成分或者组方中的全部中药药味。注射剂和非处方药还应当列出所用的全部辅料名称。药品处方中含有可能引起严重不良反应的成分或者辅料的，应当予以说明。

药品生产企业应当主动跟踪药品上市后的安全性、有效性情况，需要对药品说明书进行修改的，应当及时提出申请。根据药品不良反应监测、药品再评价结果等信息，国家药品监督管理部门也可以要求药品生产企业修改药品说明书。药品说明书获准修改后，药品生产企业应当将修改的内容立即通知相关药品经营企业、使用单位及其他部门，并按要求及时使用修改后的说明书和标签。

药品说明书应当充分包含药品不良反应信息，详细注明药品不良反应。药品生产企业未根据药品上市后的安全性、有效性情况及时修改说明书或者未将药品不良反应在说明书中充分说明的，由此引起的不良后果由该生产企业承担。

2.药品说明书格式、内容

（1）化学药品处方药说明书格式、内容

核准和修改日期

特殊药品、外用药品标识位置

×××说明书

请仔细阅读说明书并在医师指导下使用

警示语位置

【药品名称】
【成　　份】
【性　　状】
【适 应 症】
【规　　格】
【用法用量】
【不良反应】
【禁　　忌】
【注意事项】
【孕妇及哺乳期妇女用药】
【儿童用药】
【老年用药】
【药物相互作用】
【药物过量】
【临床试验】
【药理毒理】
【药代动力学】
【贮　　藏】
【包　　装】
【有 效 期】
【执行标准】
【批准文号】
【生产企业】

（2）化学药品非处方药说明书格式、内容

非处方药、外用药品标识位置

×××说明书

请仔细阅读说明书并按说明使用或在药师指导下购买和使用

警示语位置

【药品名称】
【成　　份】
【性　　状】
【作用类别】
【适 应 症】
【规　　格】
【用法用量】
【不良反应】
【禁　　忌】
【注意事项】
【药物相互作用】
【贮　　藏】
【包　　装】
【有 效 期】
【执行标准】
【批准文号】
【说明书修订日期】
【生产企业】

四、任务实施

1.药品标签解读

（1）专有标识　红OTC、绿OTC、红底白色“外”。

（2）名称　通用名、商品名。

（3）有效期　使用期限。

2.药品说明书解读　①适应证；②用法用量；③不良反应；④禁忌；⑤注意事项；⑥药物相互作用。

五、任务评价

序号	步骤	评价标准	评价结果
1	解读药品标签标识、通用名、有效期（30分）	准确阐明药品类别、通用名称、使用期限	
2	解读说明书药品适应证（10分）	①描述全面、准确 ②通俗易懂	
3	解读说明书药品用法用量（10分）	①描述全面、准确 ②通俗易懂	
4	解读说明书药品不良反应（15分）	①描述全面、准确 ②通俗易懂	
5	解读说明书药品禁忌（10分）	①描述全面、准确 ②通俗易懂	
6	解读说明书药品注意事项（15分）	①描述全面、准确 ②通俗易懂	
7	解读说明书药物相互作用（10分）	①描述全面、准确 ②通俗易懂	

书网融合……

思维导图　　习题

任务三　常见药品剂型及使用方法

PPT

一、任务情境

一顾客来药店购买了维生素C泡腾片和布地奈德鼻喷雾剂，请进行正确的用药指导。

二、任务目标

1.知识目标　①掌握药品常见剂型的使用方法。②熟悉药品剂型分类。

2.能力目标　能说出药品常见剂型的使用方法。

3.素质目标　①具有为患者用药进行专业服务的意识。②具有严谨认真的工作作风。

三、知识储备

任何药物在供给临床使用前，均必须制成适合于医疗和预防应用的形式，这种形式称为药物的剂型，简称药剂。药物制成不同的剂型后患者使用方便，易于接受，不仅药物用量准确，同时增加了药物的稳定性，有时还可减少毒副作用，也便于药物的储存、运输和携带。

（一）药品的剂型种类

按照给药途径分类，即将给药途径相同的剂型作为一类，与临床使用密切相关。

1.经胃肠道给药剂型 是指药物制剂经口服用后进入胃肠道，起局部作用或经吸收而发挥全身作用的剂型，如常用的散剂、片剂、颗粒剂、胶囊剂、溶液剂、乳剂、混悬剂等。容易受胃肠道中的酸或酶破坏的药物一般不能采用这类简单剂型。口腔黏膜吸收的剂型不属于胃肠道给药剂型。

2.非经胃肠道给药剂型 指除口服给药途径以外的所有其他剂型，这些剂型可在给药部位起局部作用或被吸收后发挥全身作用。

（1）注射给药剂型 如注射剂，包括静脉注射、肌内注射、皮下注射、皮内注射及腔内注射等多种注射途径。

（2）呼吸道给药剂型 如喷雾剂、气雾剂、粉雾剂等。

（3）皮肤给药剂型 如外用溶液剂、洗剂、搽剂、软膏剂、硬膏剂、糊剂、贴剂等。

（4）黏膜给药剂型 如滴眼剂、滴鼻剂、眼用软膏剂、含漱剂、舌下片、粘贴片及贴膜剂等。

（5）腔道给药剂型 如栓剂、气雾剂、滴剂及滴丸剂等，用于直肠、阴道、尿道、鼻腔、耳道等。

（二）剂型的使用

1.剂型的使用方法

（1）口服 是药物疗法最常采用的给药方式，药物经胃肠道黏膜吸收。优点是给药方式简便、不直接损伤皮肤或黏膜、药品生产成本较低价格相对较低廉，故能口服给药者不首选注射给药。缺点是意识不清或昏迷患者不宜采用，吸收较慢且不规则，药效易受胃肠功能及胃肠内容物的影响，某些药物会对胃肠产生不良刺激作用。某些药物，如青霉素、胰岛素，口服易被破坏而失效，只能注射给药。

（2）注射 是指将无菌药液注入体内，达到预防和治疗疾病的目的。注射的方法主要有静脉注射、肌内注射和皮下注射，其他还包括腹腔注射、关节内注射、结膜下腔注射和硬膜外注射。静脉滴注可立即产生药效，并可以控制用药剂量。药物从肌内、皮下注射部位吸收一般30分钟内达峰值。

（3）局部用药 是临床常用的一种治疗方法，具有局部药物浓度高疗效好、用药方便等优点，但不良反应也时有发生。局部给药的目的主要是起局部作用，例如涂擦、撒粉、喷雾、含漱、洗涤、滴入、灌肠吸入、植入、离子透入、舌下给药、肛门塞入、阴道给药等。

2.剂型的正确使用

（1）滴丸剂 主要供口服用，也可供外用和局部如眼、耳、鼻、直肠、阴道等使用，滴丸剂多用于病情急重者，如冠心病、心绞痛、咳嗽、急慢性支气管炎患者。服用滴丸时应注意，仔细阅读药物的服法，剂量不能过大；宜以少量温开水送服，有些可直接含于舌下；滴丸在保存中不宜受热。

（2）泡腾片 泡腾片应用时宜注意，供口服的泡腾片一般宜用100~150ml凉开水或温水浸泡，可迅速崩解和释放药物，应待完全溶解、气泡消失后再饮用；不应让幼儿自行服用；严禁直接服用或口含；药液中有不溶物、沉淀、絮状物时不宜服用。

（3）舌下片 舌下片应用时应注意，给药时宜迅速，含服时把药片放于舌下；含服时间一般控制在5分钟左右，以保证药物充分吸收；不要吸烟、进食、嚼口香糖，不能用舌头在嘴中移动舌下片以加速其溶解，不要咀嚼或吞服药物，保持安静，不宜多说话；含服后30分钟内不宜吃东西或饮水。

（4）咀嚼片　咀嚼片常用于维生素类、解热药和治疗胃部疾病的氢氧化铝、硫糖铝、三硅酸镁等制剂。服用时宜注意，在口腔内的咀嚼时间宜充分，如复方氢氧化铝片、氢氧化铝片，嚼碎后进入胃中很快地在胃壁上形成一层保护膜，从而减轻胃内容物对胃壁溃疡的刺激，如酵母片，因其含有黏性物质较多，如不嚼碎易在胃内形成黏性团块，影响药物的作用；咀嚼后可用少量温开水送服：用于中和胃酸时，宜在餐后1~2小时服用。

（5）含漱剂　含漱剂多为水溶液，使用时宜注意，含漱剂中的成分多为消毒防腐剂，含漱时不宜咽下或吞下；对幼儿及恶心、呕吐者暂时不宜含漱；按说明书的要求稀释浓溶液；含漱后不宜马上饮水和进食，以保持口腔内药物浓度。

（6）眼膏剂　使用眼膏剂时，宜按下列步骤操作：清洁双手，打开眼膏管口；头部后仰，眼向上望，用食指轻轻将下眼睑拉开成一袋状；压挤眼膏剂尾部，使眼膏呈线状挤出，将约1cm长的眼膏挤进下眼袋内（如眼膏为盒装，将眼膏抹在玻璃棒上涂敷于下眼睑内），轻轻按摩2~3分钟以增加疗效，但注意眼膏管口不要直接接触眼或眼睑；眨眼数次，尽量使眼膏分布均匀，然后闭眼休息2分钟；用脱脂棉擦去眼外多余眼膏，盖好管帽；多次开管和连续使用超过1个月的眼膏不要再用。

（7）滴耳剂　滴耳剂主要用于耳道感染或疾病。如果耳聋或耳道不通，不宜应用。滴耳剂的使用方法：将滴耳剂用手捂热以使其接近体温；头部微偏向一侧，患耳朝上，抓住耳垂轻轻向后上方使耳道变直，一般一次滴入5~10滴，一日2次，或参阅药品说明书的剂量；滴入后稍事休息5分钟，更换另一侧；滴耳后用少许药棉塞住耳道；注意观察滴耳后是否有刺痛或烧灼感；连续用药3次，患耳仍然疼痛，应停止用药，及时去医院就诊。

（8）滴鼻剂　滴鼻剂的使用方法：滴鼻前先呼气；头部向后仰依靠椅背，或仰卧于床上，肩部放一枕头，使头部后仰；对准鼻孔，瓶壁不要接触到鼻黏膜，一次滴入2~3滴，儿童1~2滴，一日3~4次或间隔4~6小时给药1次；滴后保持仰卧位1分钟后坐直；如滴鼻液流入口腔，可将其吐出；过度频繁使用或延长使用时间可引起鼻塞症状的反复，连续用药3天以上，症状未缓解者应向执业医师咨询；同时使用几种滴鼻剂时，首先滴用鼻腔黏膜血管收缩剂，再滴入抗菌药物；含剧毒药的滴鼻剂尤应注意不得过量，以免引起中毒。

（9）鼻用喷雾剂　鼻用喷雾剂是专供鼻腔使用的气雾剂，其包装带有阀门，使用时挤压阀门，药液以雾状喷射出来，供鼻腔外用。鼻用喷雾剂的使用方法：喷鼻前先呼气；头部稍向前倾斜，保持坐位；用力振摇气雾剂并将尖端塞入一个鼻孔，同时用手堵住另一个鼻孔并闭上嘴；按压气雾剂的阀门喷药，一日3~ 4次，或参阅说明书的剂量，同时慢慢地用鼻子吸气；喷药后将头尽力向前倾，置于两膝之间，10秒后坐直，避免药液流入咽部，用嘴呼吸；更换另一个鼻孔重复前一过程，用毕后可用凉开水冲洗喷头。

（10）膜剂　膜剂供口服或黏膜外用，包括口服膜剂、外用膜剂和控释膜剂。膜剂应用时宜注意，避孕药壬苯醇醚膜以女用为好，房事前取药膜对折两次后揉成松软小团，以食指推入阴道深处；男用将药膜贴于阴茎头推入阴道深处，10分钟后（不超过30分钟）行房事。注意在放置药膜时，抽出动作要快，否则薄膜遇到阴道液体后粘在手指上，会导致剂量不足。

四、任务实施

1.判定药物剂型。
2.简述不同剂型使用步骤。
3.简述不同剂型使用注意事项。

五、任务评价

序号	步骤	评价标准	评价结果
1	剂型判定（10分）	准确判定药品剂型	
2	剂型使用步骤（60分）	①描述全面、准确 ②通俗易懂	
3	剂型使用注意事项（30分）	①描述全面、准确 ②通俗易懂	

书网融合……

思维导图

习题

项目二　处方调剂

项目导读

国家规定处方药必须凭医师处方才能销售，社会药房销售处方药需要执业药师审方，那么，处方审核需要关注哪些方面，一个合理的处方需要满足哪些要求？带着这些问题我们开启本项目学习。

项目目标

通过本项目的学习，学生能结合药理学、临床药物治疗学等知识进行处方审核。

任务一　认识处方

PPT

一、任务情境

药店执业药师现需要向门店员工做处方管理知识的培训，其培训内容应从哪几方面着手？

二、任务目标

1.知识目标　掌握处方格式及书写规则；处方限量、处方保存规定。

2.能力目标　能判断处方书写是否符合要求。

3.素质目标　①具有依法从事药事活动的意识。②具有良好的药学服务意识。

三、知识储备

（一）核心概念

《处方管理办法》中定义，处方是指由注册的执业医师和执业助理医师在诊疗活动中为患者开具的，由执业药师或取得药学专业技术职务任职资格的药学专业技术人员审核、调配、核对并作为患者用药凭证的医疗文书。

（二）处方的格式

处方由前记、正文、后记三部分组成。

1.前记　包括医疗、预防、保健机构名称，费别（支付与报销类别），患者姓名、性别、年龄，门诊或住院病历号、科别或病区和床位号，临床诊断，开具日期等，并可添加特殊要求的项目。麻醉药品、第一类精神药品和毒性药品处方还应当包括患者身份证明编号，代办人姓名、身份证明编号。

2.正文　以“Rp”或“R”标示，分列药品名称、剂型、规格、数量和用法、用量。

3.后记　有医师签名或加盖专用签章，药品金额以及审核、调配、核对、发药的药师签名或加盖专用签章。

（三）处方的种类

处方分为麻醉药品处方、急诊处方、儿科处方、普通处方等。印刷用纸根据实际需要用颜色区分，并在处方右上角以文字注明。普通处方的印刷用纸为白色；急诊处方的印刷用纸为淡黄色，右上角标注“急诊”；儿科处方的印刷用纸为淡绿色，右上角标注“儿科”；麻醉药品和第一类精神药品处方的印刷用纸为淡红色，右上角标注“ 麻、精一”；第二类精神药品处方的印刷用纸为白色，右上角标注“精二”。

（四）处方管理制度

1.处方书写规则 《处方管理办法》规定，处方书写应当符合下列规则。

（1）患者一般情况、临床诊断填写清晰、完整，并与病历记载相一致。

（2）每张处方限于一名患者的用药。

（3）字迹清楚，不得涂改；如需修改，应当在修改处签名并注明修改日期。

（4）药品名称应当使用规范的中文名称书写，没有中文名称的可以使用规范的英文名称书写；医疗机构或者医师、药师不得自行编制药品缩写名称或者使用代号；书写药品名称、剂量、规格、用法、用量要准确规范，药品用法可用规范的中文、英文、拉丁文或者缩写体书写，但不得使用“遵医嘱”“自用”等含糊不清字句。

（5）患者年龄应当填写实足年龄，新生儿、婴幼儿写日、月龄，必要时要注明体重。

（6）西药和中成药可以分别开具处方，也可以开具一张处方，中药饮片应当单独开具处方。

（7）开具西药、中成药处方，每一种药品应当另起一行，每张处方不得超过5种药品。

（8）中药饮片处方的书写，一般应当按照“君、臣、佐、使”的顺序排列；调剂、煎煮的特殊要求注明在药品右上方，并加括号，如布包、先煎、后下等；对饮片的产地、炮制有特殊要求的，应当在药品名称之前写明。

（9）药品用法用量应当按照药品说明书规定的常规用法用量使用，特殊情况需要超剂量使用时，应当注明原因并再次签名。

（10）除特殊情况外，应当注明临床诊断。

（11）开具处方后的空白处画一斜线以示处方完毕。

（12）处方医师的签名式样和专用签章应当与院内药学部门留样备查的式样相一致，不得任意改动，否则应当重新登记留样备案。

2.药品剂量与数量的规定 《处方管理办法》对药品剂量与数量的规定如下。

药品剂量与数量用阿拉伯数字书写。剂量应当使用法定剂量单位：重量以克（g）、毫克（mg）、微克（μg）、纳克（ng）为单位；容量以升（L）、毫升（ml）为单位；国际单位（IU）、单位（U）；中药饮片以克（g）为单位。

片剂、丸剂、胶囊剂、颗粒剂分别以片、丸、粒、袋为单位；溶液剂以支、瓶为单位；软膏及乳膏剂以支、盒为单位；注射剂以支、瓶为单位，应当注明含量；中药饮片以剂为单位。

3.处方限量的规定 《处方管理办法》规定，处方一般不得超过7日用量；急诊处方一般不得超过3日用量；对于某些慢性病、老年病或特殊情况，处方用量可适当延长，但医师应当注明理由。第二类精神药品一般每张处方不得超过7日常用量；对于慢性病或某些特殊情况的患者，处方用量可以适当延长，医师应当注明理由。

4.处方保存的规定 《处方管理办法》规定，普通处方、急诊处方、儿科处方保存期限为1年，医疗用毒性药品、第二类精神药品处方保存期限为2年，麻醉药品和第一类精神药品处方保存期限为3年。

四、任务实施

1.判定处方类别。

2.指出处方结构并说明各部分内容。

3.结合处方，阐明处方书写应注意的规则。

4.说明处方保存时间。

五、任务评价

序号	步骤	评价标准	评价结果
1	判定处方类别（10分）	准确判断处方类别	
2	指出处方结构并说明各部分内容（30分）	①指出处方结构 ②全面说出各部分内容	
3	结合处方阐明处方书写应注意的规则（50分）	结合处方全面阐明处方书写应注意的规则	
4	说明处方保存时间（10分）	正确说明处方保存时间	

书网融合……

思维导图　　习题

任务二　处方审核

PPT

一、任务情境

判断下面处方是否合理？

患者信息：男，65岁　　临床诊断：扁桃腺炎、高脂血症

克拉霉素胶囊 250mg × 12　Sig：250mg　bid　口服

辛伐他汀片　20mg × 14　Sig：20mg　qn　口服

二、任务目标

1.知识目标　掌握处方审核的主要内容；处方结果处理方法。

2.能力目标　能从规范性和适应性审核处方。

3.素质目标　①具有良好的行为规范。②具有提供专业性药学服务的意识。③具有服务“健康中国”的意识。

三、知识储备　微课1

（一）处方规范性审核

1.处方书写　应符合《处方管理办法》处方书写规则的要求。（见本项目任务一认知处方）

2.药品通用名　《处方管理办法》规定，医师为患者开具处方必须使用药品通用名，药品通用名是由国家药典委员会按照《药品通用名称命名原则》组织制定并报国家药品监督管理局备案的药品法定名称，是同一种成分或相同配方组成的药品在中国境内的通用名称，具有强制性和约束性。每一种药品只有一个通用名，因此，使用通用名可避免重复用药的情况。

3.处方缩写词　医师在书写处方正文中有关药物的用法（包括剂量、服用时间及次数）和调配方

法等内容，有时还会采用拉丁文或英文缩写表示。药师应掌握处方中常用的外文缩写，并理解其中文含义。

（二）用药适宜性审核

1. 处方用药与病症诊断的相符性 药师应审查处方用药与临床诊断的相符性，以加强合理用药的监控。处方用药与临床诊断不相符的典型情况如下。

（1）无适应证用药 临床上无明显细菌感染指征，但常被给予抗菌药物。例如患者咳嗽但无感染诊断（白细胞计数、C反应蛋白正常），给予阿奇霉素口服。

（2）无正当理由超说明书用药 超说明书用药是指药品使用的适应证、剂量、疗程、途径或人群等未在药品监督管理部门批准的药品说明书记载范围内的用法。

（3）不合理联合用药 不合理联合用药表现在：无明确指征联合用药；单一抗菌药已能控制的感染而应用2~3种抗菌药；盲目应用辅助治疗药；重复用药。

（4）过度治疗用药 表现在滥用抗菌药物、糖皮质激素、人血白蛋白、辅助治疗药等。

（5）有禁忌证用药 药品使用有禁忌证时，绝对禁止使用；因为患者服用后会出现严重的不良反应甚至中毒。表现在：忽略药品说明书的提示；忽略病情和患者的基础疾病。如胃溃疡患者禁用阿司匹林，否则易造成胃出血甚至胃穿孔；吗啡有抑制呼吸中枢的作用，故支气管哮喘及肺源性心脏病患者禁用。

“慎用”是指一般不轻易使用。但“慎用”不等于“不能使用”，使用药物后，应注意观察；一旦出现不良反应，须立即停药，尤其是特殊人群应在医生指导下应用。如脂肪乳用于急性肝损伤、急性胰腺炎、脂质肾病、脑卒中、高脂血症患者，容易出现脂质紊乱，遇到必须使用时，应严密监测患者血三酰甘油水平。

2. 剂量、用法和疗程的正确性 药师应掌握药品说明书推荐的剂量和用法。老年人由于肝、肾功能减退，肝脏对药物代谢能力下降，肾脏的排泄减慢。因此老年人用药剂量应酌减。

儿童用药应按药品说明书推荐的儿童剂量（每千克体重或每平方米体表面积用量），按儿童体重或体表面积计算。

3. 选用剂型与给药途径的合理性 药物剂型选择与临床疗效的关系非常密切。不同的药物剂型，药理作用也不相同。例如，硫酸镁静脉注射可用于治疗先兆子痫，而口服用于导泻，外用湿敷则消肿。因此，药师应掌握各种剂型及不同给药途径的特点，正确审核处方。

根据临床治疗需要选择合理的给药途径，能口服（有效）者不肌内注射，能肌内注射者不静脉给药。

4. 是否有重复用药现象

（1）一药多名 我国同一通用名药品常有多种不同的商品名，在临床用药上存在较大的安全隐患，易致重复用药、用药过量或中毒风险。

（2）中成药中含有化学药成分 在我国批准注册的中成药有部分是中西药复方制剂。医师、药师及患者都必须清楚，这类制剂不能仅作为一般的中成药使用。伴随着中药、化学药联合应用和复方制剂的出现，合并使用2种或多种药物的现象增多。若不注意其处方成分，将会导致重复用药。因此在应用中成药前一定要先搞清成分，避免滥用或与化学药累加应用，以防药物过量。中成药中含有化学药成分的品种很多，在《国家基本药物目录》中列选的鼻炎康片，含有马来酸氯苯那敏；消渴丸中含有格列本脲；妇科十味片中含有碳酸钙。

5. 对规定必须做皮试的药品，处方是否注明过敏试验及结果判定 对规定必须做皮试的药品，处方医师应当注明过敏试验及结果判定。试验结果为阴性时方可开具处方和调配药品；对未进行皮试者、结果阳性或结果未明确者应拒绝调配药品。

6.是否有潜在临床意义的药物相互作用和配伍禁忌 从临床使用角度，一般将药物相互作用分为药效学相互作用和药动学相互作用两大类。药师审方时应注意药效拮抗作用、药物毒副作用相加的药效学相互作用，以及药物代谢酶或药物转运蛋白的药动学相互作用。如消化不良、胆汁反流症状患者，多潘立酮和山莨菪碱合用存在山莨菪碱减弱多潘立酮作用，可能加重胃动力不足的症状；心功能不全的高血压患者，硝苯地平与阿替洛尔联用会减慢心肌收缩力，二者联用存在用药不适宜；克拉霉素为CYP3A4强抑制剂，可抑制辛伐他汀的代谢，提高其血药浓度，因此高脂血症患者合并感染不能使用克拉霉素；维拉帕米可抑制地高辛的转运蛋白，导致地高辛的肾脏清除率降低，血清地高辛浓度增加，二者合用时需监测地高辛血浆浓度，并按需要酌情调整剂量减半或选用其他钙通道阻滞剂。

7.特殊人群用药情况 注意审核特殊人群如儿童、老年人、妊娠期及哺乳期妇女、器官功能不全患者用药禁忌。如妊娠高血压禁用ACEI类、ARB类药物。

（三）审核结果判读

处方审核结果分为合理处方和不合理处方。不合理处方包括不规范处方、用药不适宜处方及超常处方。

1.不规范处方 有下列情况之一者，应当判定为不规范处方。

（1）处方的前记、正文、后记内容缺项文字不规范或不清晰。

（2）医师签名、签章不规范或与签名、签章的备案留样不一致；电子处方无医师的电子签名。

（3）药师未对处方进行审核（处方后记的审核、调配、核对、发药栏目无审核调配药师及核对发药药师签名，或者单人值班调剂而未执行双签名规定）。

（4）早产儿、新生儿、婴幼儿处方未写明体重或日、月龄。

（5）化学药、中成药与中药饮片未分别开具处方。

（6）未使用药品规范名称开具处方。

（7）药品的剂量、规格、数量、单位等书写不规范或不清楚。

（8）用法、用量使用“遵医嘱”“自用”等含糊不清字句。

（9）处方修改未签名并注明修改日期，或药品超剂量使用未注明原因以及未再次签名确认。

（10）开具处方未写明临床诊断或临床诊断书写不全。

（11）单张门、急诊处方超过5种药品。

（12）无特殊情况下，门诊处方超过7日用量，急诊处方超过3日用量；慢性病、老年病或特殊情况下需要适当延长处方用量，但未注明理由。

（13）开具麻醉药品、精神药品、医疗用毒性药品、放射性药品等特殊管理药品处方未执行国家有关规定（包括处方用纸颜色、药品用量、证明文件等）。

（14）医师未按照《抗菌药物临床应用管理办法》开具抗菌药物处方。

（15）中药饮片处方药物未按照“君、臣佐、使”的顺序排列，或未按要求标注药物调剂、煎煮等特殊要求。

2.用药不适宜处方 有下列情况之一者，应当判定为用药不适宜处方。

（1）处方用药与诊断不相符。

（2）对规定必须做皮试的药品，未注明过敏试验及结果判定。

（3）药品剂型或给药途径不适宜。

（4）无正当理由不首选国家基本药物。

（5）用法、用量不适宜。

（6）联合用药不适宜。

（7）重复用药。

（8）有配伍禁忌或不良药物相互作用。

（9）有用药禁忌，包括特殊人群用药。

（10）其他用药不适宜情况。

3.超常处方 有下列情况之一者，应当判定为超常处方。

（1）无适应证用药。

（2）无正当理由开具高价药。

（3）无正当理由超说明书用。

（4）无正当理由为同一患者同时开具2种以上药理作用机制相同的药物。

四、任务实施 微课2

1. 对随机抽取的2张处方做出合理性审核。

2. 对于合理处方，要说明处方中各药的药理作用、作用机制、联合用药的理由，并进行用药交代。

3. 对于不合理处方，要点评处方的规范性和适宜性，详尽指出处方中的所有不规范或（和）不适宜之处并说明理由，同时给出合理性建议。

五、任务评价

项目	考核要求	分值	得分	
			处方1	处方2
处方审核	1.能正确判断处方的合理性	5		
合理处方	2.能正确说明处方中各药的药理作用、作用机制	15		
	3.能正确说明联合用药的理由	10		
	4.能正确进行用药交代，说明用法、用量、服用时间、主要不良反应及用药注意事项等	25		
不合理处方	5.能正确点评该处方属于不规范处方或（和）不适宜处方	5		
	6.能正确指出处方中的所有不规范或（和）不适宜之处并说明理由，同时给出合理性建议	40		
小计				
总计				

备注：①若对处方合理性做出错误判断，则“考核要求”中2~6得分为零；②若对处方合理性做出正确判断，则合理处方的“考核要求”为2~4，不合理处方的“考核要求”为5~6。

书网融合……

微课1　微课2　思维导图　习题

项目三　用药安全

项目导读

药品不良反应、用药错误、药源性疾病等均会影响用药的安全，通过本项目，我们学习如何处理已发生的药品不良反应，纠正用药错误，减少药源性疾病。

项目目标

通过本项目的学习，学生能按规定填报不良反应并报告；能说出常用药物可能导致的药源性疾病，能科学表述药源性疾病的防治措施；能正确交代常用药物的用药时间、用药间隔、给药途径、给药方法、用药注意事项等。

PPT

任务一　药品不良反应

一、任务情境

一位顾客使用某种新药后产生较为严重的皮疹后到药店询问情况，你该如何处理。

二、任务目标

1.知识目标　掌握不良反应相关概念、报告范围及填报注意事项。

2.能力目标　能按规定填报不良反应并报告。

3.素质目标　①具有依法从事药事活动的意识。②具有良好的药学服务意识。

三、知识储备

（一）核心概念

1.药品不良反应（ADR）　是指合格药品在正常用法用量下出现的与用药目的无关的有害反应。

2.严重药品不良反应　是指因使用药品引起以下损害情形之一的反应：导致死亡；危及生命；致癌、致畸、致出生缺陷；导致显著的或者永久的人体伤残或者器官功能的损伤；导致住院或者住院时间延长；导致其他重要医学事件，如不进行治疗可能出现上述所列情况的。

3.新的药品不良反应　是指药品说明书中未载明的不良反应。说明书中已有描述，但不良反应发生的性质、程度、后果或者频率与说明书描述不一致或者更严重的，按照新的药品不良反应处理。

（二）药品不良反应报告

1.报告基本要求　药品生产、经营企业和医疗机构获知或者发现可能与用药有关的不良反应，应当通过国家药品不良反应监测信息网络报告；不具备在线报告条件的，应当通过纸质报表报所在地药品不良反应监测机构，由所在地药品不良反应监测机构代为在线报告。报告内容应当真实、完整、准确。

药品生产、经营企业和医疗机构应当主动收集药品不良反应，获知或者发现药品不良反应后应当详细记录、分析和处理，填写《药品不良反应/事件报告表》并报告。

2.报告范围 新药监测期内的国产药品应当报告该药品的所有不良反应；其他国产药品，报告新的和严重的不良反应。进口药品自首次获准进口之日起5年内，报告该进口药品的所有不良反应；满5年的，报告新的和严重的不良反应。

3.报告填写注意事项

（1）ADR 报告是药品安全性监察工作的重要档案资料。报告中的内容必须填写齐全和确切，不能缺项。

（2）“不良反应过程描述”主要是对不良反应的主要临床症状和体征进行明确、具体的描述，如过敏性皮疹的类型、性质、部位、面积大小等。

（3）“引起不良反应的怀疑药品”主要填写报告人认为可能是引起不良反应的药品，如认为有几种药品均有可能，可将这些药品的情况同时填上；药品名称要求填写通用名和商品名；生产厂家要求填写全名；一定要有批号；用量填写准确，用法应填口服、肌注、静脉滴注或静脉注射等。

（4）“用药起止时间”是指药品同一剂量的起止时间，均需填写至“×月×日”。用药过程中剂量改变时应另行填写或在备注栏中注明；如某药只用一次或只用一天，可具体写明。

（5）“用药原因”应填写具体，如患卵巢囊肿合并肺部感染患者因注射头孢曲松引起不良反应，此栏应填写“肺部感染”

（6）“并用药品”主要填写可能与不良反应有关的同时并用药品。

（7）“不良反应的结果”一栏是指本次药物不良反应经采取相应医疗措施后的结果，而不是指原患疾病的结果。例如患者的不良反应已经好转，后又死于原患疾病或与不良反应无关的并发症，此栏仍应填写“好转”；如有后遗症，需填写其临床表现。

（8）“关联性评价”一栏中，评价结果、报告人的职业和签名、报告日期均须填写齐全。

四、任务实施

填写药品不良反应/事件报告表，见表（2-1）。

表 2-1 药品不良反应/事件报告表

首次报告□　　跟踪报告□　　编码：

报告类型：新的□　严重□　一般□　　报告单位类别：医疗机构□　经营企业□　生产企业□　个人□　其他□________

<table>
<tr><td colspan="3">患者姓名：</td><td>性别：男□女□</td><td>出生日期：　年　月　日
或年龄：</td><td>民族：</td><td>体重（kg）：</td><td colspan="2">联系方式：</td></tr>
<tr><td colspan="4">原患疾病：</td><td>医院名称：
病历号/门诊号：</td><td colspan="4">既往药品不良反应/事件：有□________　无□ 不详□
家族药品不良反应/事件：有□________　无□ 不详□</td></tr>
<tr><td colspan="9">相关重要信息：吸烟史□　饮酒史□　妊娠期□　肝病史□　肾病史□　过敏史□________其他□________</td></tr>
<tr><td>药品</td><td>批准文号</td><td>商品名称</td><td>通用名称（含剂型）</td><td>生产厂家</td><td>生产批号</td><td>用法用量（次剂量、途径、日次数）</td><td>用药起止时间</td><td>用药原因</td></tr>
<tr><td rowspan="3">怀疑药品</td><td></td><td></td><td></td><td></td><td></td><td></td><td></td><td></td></tr>
<tr><td></td><td></td><td></td><td></td><td></td><td></td><td></td><td></td></tr>
<tr><td></td><td></td><td></td><td></td><td></td><td></td><td></td><td></td></tr>
<tr><td rowspan="3">并用药品</td><td></td><td></td><td></td><td></td><td></td><td></td><td></td><td></td></tr>
<tr><td></td><td></td><td></td><td></td><td></td><td></td><td></td><td></td></tr>
<tr><td></td><td></td><td></td><td></td><td></td><td></td><td></td><td></td></tr>
</table>

续表

<table>
<tr><td colspan="3">不良反应/事件名称：</td><td colspan="3">不良反应/事件发生时间：　年　月　日</td></tr>
<tr><td colspan="6">不良反应/事件过程描述（包括症状、体征、临床检验等）及处理情况（可附页）：</td></tr>
<tr><td colspan="6">不良反应/事件的结果：痊愈□　好转□　未好转□　不详□　有后遗症□　表现：________
死亡□　直接死因：________　死亡时间：　年　月　日</td></tr>
<tr><td colspan="6">停药或减量后，反应/事件是否消失或减轻？　是□　否□　不明□　未停药或未减量□
再次使用可疑药品后是否再次出现同样反应/事件？　是□　否□　不明□　未再使用□</td></tr>
<tr><td colspan="6">对原患疾病的影响：不明显□　病程延长□　病情加重□　导致后遗症□　导致死亡□</td></tr>
<tr><td>关联性评价</td><td colspan="5">报告人评价：　肯定□　很可能□　可能□　可能无关□　待评价□　无法评价□　签名：
报告单位评价：　肯定□　很可能□　可能□　可能无关□　待评价□　无法评价□　签名：</td></tr>
<tr><td rowspan="2">报告人信息</td><td colspan="2">联系电话：</td><td colspan="3">职业：医生□　药师□　护士□　其他□________</td></tr>
<tr><td colspan="3">电子邮箱：</td><td colspan="2">签名：</td></tr>
<tr><td>报告单位信息</td><td>单位名称：</td><td>联系人：</td><td colspan="2">电话：</td><td>报告日期：年　月　日</td></tr>
<tr><td>生产企业请填写信息来源</td><td colspan="5">医疗机构□　经营企业□　个人□　文献报道□　上市后研究□　其他□________</td></tr>
<tr><td>备注</td><td colspan="5"></td></tr>
</table>

五、任务评价

序号	步骤	评价标准	评价结果
1	基本信息填写（20分）	完整正确	
2	药品信息填写（20分）	完整正确	
3	不良反应填写（40分）	完整正确	
4	其他内容填写（20分）	完整正确	

书网融合……

思维导图　　习题

任务二　用药错误

PPT

一、任务情境

一位顾客因孩子腹泻到药店购买蒙脱石散和枯草杆菌二联活菌颗粒，其询问两个药物能否一起服用，请给予指导。

二、任务目标

1.知识目标　掌握常用药物的用药时间、用药间隔、给药途径、给药方法、用药注意事项；饮水、饮食对药物的影响。

2.能力目标　能正确交代常用药物的用药时间、用药间隔、给药途径、给药方法、用药注意事项等。

3.素质目标　①具有为患者提供正确用药服务的意识。②具有人文关怀精神。③具有工匠精神。

三、知识储备

社会药房药师及销售人员应全面学习医药学专业知识以减少用药错误的发生。

（一）进行全面的用药交代

应根据患者的具体病情及所需药品特点，把用药过程中需要注意的相关知识以通俗易懂的语言介绍给患者。

1.正确交代给药时间　服用药物应结合人体的生物钟规律。如肝脏合成胆固醇的时间多在夜间，他汀类调脂药晚间临睡前服药比白天更加有效。糖皮质激素的分泌呈昼夜节律性变化，峰值一般在清晨7：00~8：00，谷值则在午夜0：00。对于氢化可的松、泼尼松、泼尼松龙等药物，可每日1次，于早晨7：00~8：00给药。多数平喘药宜于临睡前服用，因为凌晨0：00~2：00是哮喘者对乙酰胆碱和组胺反应最为敏感的时间，即哮喘的高发时间。但氨茶碱则以清晨7：00应用效果最好。

钙通道阻滞剂于早晨或晚间服药对24小时平均血压的作用相同，但晚间服药可更有效地降低夜间平均血压，进而有助于非杓型血压向杓型血压的转化。晚间服用长效β受体阻断剂可以在不影响整体血压控制的同时，更有效降低清晨血压。因此，可以利用疾病和药物的时间节律特点，合理分配剂量，以有效控制病情。

2.多药合用，交代服药间隔时间　有些药物不能和其他药物同时服用，如枯草杆菌-肠球菌二联活菌、双歧杆菌-嗜酸乳杆菌-肠球菌三联活菌等活菌制剂不能和抗菌药物同服，因为抗菌药物能降低活菌活性，所以需间隔服用；蒙脱石散剂具有吸附作用，可影响其他药物疗效，因此与其他口服药物也需间隔服用；含金属离子药物如铝、铁、铋等因能与四环素类、喹诺酮类药物螯合，影响药物的吸收，因此应间隔服用。若药品说明书中没有明示间隔时间，则一般间隔为2小时。

3.交代给药途径及给药方法　向患者交代清楚是口服或含化，是直肠给药或阴道给药，是滴眼、滴鼻或滴耳，是外擦、外洗或外敷等。①对于第一次用硝酸甘油片的患者，要提示患者随身携带，在心绞痛发作时将其含于舌下，才能迅速缓解病情。②高锰酸钾有强氧化作用，其片剂需临用前加水配制成溶液，即取1片加水500ml用于湿敷、清洗或坐浴。③甲硝唑片可口服也可阴道给药，需告知患者。④混悬剂用前须摇匀。⑤胰酶肠溶胶囊不宜嚼碎服用，应整粒吞服，以免药粉残留在口腔内而致严重的口腔溃疡。⑥肠溶片（胶囊）、缓释片（胶囊）、控释片（胶囊）等剂型需建议患者整片（粒）吞服，另外有些缓、控释制剂如氯化钾缓释片、硝苯地平控释片、甲磺酸多沙唑嗪控释片等服用后，药物骨架不能被吸收，会随粪便排出体外，而排出体外的缓、控释结构酷似完整药片，故需提前告知患者，以免引起患者的误解。⑦活菌制剂不能用超过40℃的水送服。⑧抗酸药碳酸氢钠、复方氢氧化铝、铝碳酸镁片，助消化药乳酸菌素片、酵母片等，建议患者嚼碎后服用，有利于增加药物的吸收。⑨不同剂型的药物在给药时会有不同的要求，应向患者进行用药交代。⑩给患者滴眼剂、滴耳剂、滴鼻剂鼻喷剂、气雾剂、吸入干粉剂时，要指导患者掌握这些药品的正确使用方法。

4.交代用药注意事项 应及时向患者交代有关用药的注意事项，以避免误用或错用药物，减轻患者不必要的恐慌，提高用药依从性。①用药期间不饮酒（或含酒精的饮料），尤其当使用对中枢神经系统具有抑制作用的药物（如催眠药地西泮等，抗抑郁药氟西汀、舍曲林等）时，以免加深中枢神经抑制；此外头孢哌酮、甲硝唑等制剂能与酒精发生“双硫仑样反应”，提示患者用药期间应避免酒精的摄入。②对于可能引起眩晕、倦怠、嗜睡、视物不清等不良反应的药物，如卡马西平、苯妥英钠、普萘洛尔、维拉帕米、氯苯那敏等，应交代患者服用此类药物期间不要驾车、操作机械或高空作业等。③可在尿中产生结晶的药物，送服时要喝约250ml水，服药后也要多喝水，保持高尿流量，如磺胺类、氟喹诺酮类药物。④可引起体位性低血压的药物如特拉唑嗪等，服用后，患者由卧位坐起或由坐位站起等从低位向高位的转换动作时均应缓慢，动作不能突然。⑤使用吸入性糖皮质激素的患者，提示患者吸入药物后应漱口，并将漱口水吐出。⑥提示患者服用铋制剂后舌苔、大便可呈灰褐色；利福平服后尿液、泪液可呈橙红色；服用吲哚美辛可使类便呈绿色；服用铁剂的患者大便会呈无光泽的黑色；服用维生素B_2后尿液呈黄色等。⑦提示常见的不良反应，例如，服用ACEI类抗高血压药，应告知患者可能出现咳嗽，若咳嗽厉害而无法耐受，应暂停用药并及时复诊。

5.交代药物贮存条件与方法 应向患者具体交代药品贮存条件与方法，并在每次用药前检查药品外观有无变化，发现异常立即停用；要特别提醒患者注意药品的有效期，超过有效期的药品无论其外观有无变化均不得使用。①所有药物都应保存在原始包装中，并不要将药瓶的外标签撕掉；外用药品与内服药品分开摆放并置于儿童不能拿到的地方。②一般药品均应在室温中存放，注意防霉、防潮；避免阳光直射，即使药品装在深色瓶中或装在可反射阳光的容器中，也应避免阳光直射。③双歧杆菌-嗜酸乳杆菌-肠球菌三联活菌等活菌制剂必须置于冰箱2~8℃冷藏，随用随拿，以防药品变质而致失效；胰岛素注射剂未开启包装时应置于2~8℃保存，开始使用后不要存放于冰箱中，可在室温下（不超过25℃）存放4周。④外用栓剂如吲哚美辛栓、复方甲硝唑栓等，平常应放置在凉暗处贮存；如因温度变高而软化，可以将其放入冰箱冷藏室，待其定型后重新使用。⑤米索前列醇遇热（30℃以上）或遇潮则分解，造成效价下降，应交代患者保存药品时避免受热与受潮。

（二）服用药品的特殊提示

1.饮水对药物疗效的影响

（1）宜多饮水的药物　平喘药，如氨茶碱；利胆药，如熊去氧胆酸；蛋白酶抑制剂，如利托那韦；双磷酸盐，如阿仑膦酸钠；抗痛风药，如苯溴马隆；抗尿结石药；电解质，如口服补液盐粉；磺胺类药，如磺胺甲噁唑；氨基糖苷类抗生素，如阿米卡星；氟喹诺酮类药。

（2）限制饮水的药物　某些治疗胃病的药物，如胃黏膜保护剂，硫糖铝、果胶铋；止咳药，如止咳糖浆；预防心绞痛发作的药物，如硝酸甘油；抗利尿药。

（3）不宜用热水送服的药物　如助消化药、维生素类、含活菌类药物。

2.饮食与吸烟对药物疗效的影响

（1）饮酒　药与酒精的相互作用结果有两方面，一是降低疗效，二是增加不良反应发生率。

（2）饮茶　茶叶中含有大量的鞣酸、咖啡因、儿茶酚、茶碱。鞣酸能与药物中的多种金属离子如钙、铁、铋、铝结合而发生沉淀，从而影响药物的吸收。鞣酸能使酶或益生菌失去活性，减弱助消化药效。鞣酸与四环素类、大环内酯类抗生素相结合而影响抗菌活性。鞣酸也可与生物碱及苷类相互结合而形成沉淀。

（3）饮咖啡　咖啡因易与人体内游离的钙结合，结合物随尿液排出体外。因此，长期大量饮用咖啡易致缺钙，诱发骨质疏松症。

（4）饮葡萄柚汁　葡萄柚汁主要影响CYP3A4代谢并抑制CYP3A4的活性。因此，通过CYP3A4代谢的药物与葡萄柚汁同服，会引起生物利用度增加。

（5）吸烟　吸烟者在服药时要注意吸烟对药效的影响，特别是在应用镇痛药、镇静药、解热镇痛药和催眠药期间，最好不要吸烟。

四、任务实施

1.交代给药时间；多药合用时，交代服药间隔时间。
2.交代给药途径及给药方法。
3.交代用药注意事项。
4.交代药品贮存条件。

五、任务评价

序号	步骤	评价标准	评价结果
1	交代给药时间；多药合用时，交代服药间隔时间（30分）	表达准确、全面	
2	交代给药途径及给药方法（20分）	①表达全面、准确 ②通俗易懂	
3	交代用药注意事项（40分）	①表达全面、准确 ②通俗易懂	
4	交代药品贮存条件（10分）	表达准确	

书网融合……

思维导图　　习题

任务三　药源性疾病

PPT

一、任务情境

一位高脂血症患者询问药师为什么使用瑞舒伐他汀药物需要检查肝功能，并对药物可能产生肝功能异常表示担心。请给予知识普及。

二、任务目标

1.知识目标 掌握药源性疾病涉及的相关药物临床表现；药源性疾病临床表现及防治措施。

2.能力目标 ①能说出常用药物可能导致的药源性疾病。②能科学表述药源性疾病的防治措施。

3素质目标 ①具有为患者提供正确用药服务的意识。②具有人文关怀精神。

三、知识储备

（一）药源性疾病临床表现

1.药源性胃肠道疾病 非甾体抗炎药常引起消化系统疾病，布洛芬、吲哚美辛、萘普生、吡罗昔康、阿司匹林等，均曾有引起胃出血、胃穿孔、十二指肠溃疡穿孔、粪隐血的报道。即使选择性环氧化酶-2（COX-2）抑制剂塞来昔布等理论上能够避免胃肠出血的新药品种，也不能完全避免。其他如呋塞米、依他尼酸、利血平、吡喹酮、维生素D等亦可诱发消化道溃疡及出血。

某些药由于对胃肠黏膜或迷走神经感受器有刺激作用，能引起恶心、呕吐。如硫酸亚铁、抗酸药、吡喹酮、丙戊酸钠、氨茶碱都可引起恶心、呕吐，偶可致腹泻。

某些药能引起肠蠕动减慢甚至肠麻痹，如抗精神病药氯丙嗪、丙米嗪、阿米替林、氯氮平、多塞平；抗组胺药、阿托品、东莨菪碱、苯海索等。

2.药源性肝脏疾病 又称药物性肝损伤，是最主要的药源性疾病之一。药物性肝损伤可以出现各种肝脏疾病的表现，药物因素、宿主基因型和患者因素共同决定药物性肝损伤的发生，其中药物因素是由于直接毒性作用和代谢产物所致。常见药物如下：①抗菌药物，异烟肼、利福平、磺胺类药物；②抗癫病/惊厥药物，苯妥英（苯妥英钠）、丙戊酸（丙戊酸钠）、卡马新平；③非甾体抗炎药/解热镇痛药，对乙酰氨基酚、吡罗昔康、双氯芬酸、舒林酸；④唑类抗真菌药，酮康唑、氟康唑、伊曲康唑；⑤洛伐他汀、辛伐他汀、普伐他汀、氟伐他汀和阿托伐他汀等他汀类都能导致肝酶（氨基转移酶）升高或肝功能损害；⑥其他，如沙坦类抗高血压药、拉贝洛尔、烟酸、丙硫氧嘧啶、水杨酸类、奎尼丁、甲基多巴。患者因素则包括其他疾病状态、药物相互作用、年龄、性别等。

3.药源性肾脏疾病 氨基糖苷类药物有直接肾毒性，此类药物在肾组织的蓄积使肾单位功能广泛紊乱，肾小球滤过率下降，肾浓缩功能下降，肾近曲小管呈退行性病变。临床最早表现为尿浓缩功能减退及轻度蛋白尿、血尿；后期出现肾小球滤过率降低。此类药物主要引起非少尿型急性肾衰竭，常伴有肾性失钾和失镁，可引起低钾血症和低镁血症。通常在用药数日即可有血肌酐增高，但大多数不严重，故可被忽略。个别病例也可呈重症少尿型急性肾衰竭，并需透析。氨基糖苷类药物促发肾损害除与疗程和总药量密切相关外，还受机体多种因素影响，如年龄超过60岁、血容量减少、代谢性中毒、既往肝病基础、低钾血症或同时应用头孢菌素类均为危险因素，可在肾功能减退时导致药物蓄积造成肾毒性。

非甾体抗炎药抑制肾脏的环氧化酶，从而使前列腺素合成障碍，遂引起多种肾损害，如肾小球滤过率下降、急性肾衰竭、钠潴留或尿潴留等。这类药物包括丙酸衍生物类（如布洛芬）、吲哚乙酸衍生物类（如吲哚美辛）、水杨酸类（如阿司匹林）。

血管收缩药去甲肾上腺素、苯肾上腺素等，因可引发肾血管痉挛而致急性肾衰竭、少尿或无尿。

其他可引起肾损害的药物有：头孢菌素类、磺胺类、喹诺酮类、四环素类、两性霉素B、多黏菌素、含汞制剂、白消安、利福平、糖皮质激素、促皮质激素、甲睾酮、苯丙酸诺龙、丙酸睾酮、环孢素、利尿剂等。

4.药源性血液疾病

（1）引起再生障碍性贫血的药物 氯霉素、吲哚美辛、阿司匹林、对乙酰氨基酚、环磷酰胺、甲氨蝶呤、氯喹、苯妥英钠、甲硫氧嘧啶、丙硫氧嘧啶、卡比马唑、磺胺异噁唑、复方磺胺甲噁唑等。

（2）引起溶血性贫血的药物　苯妥英钠、氯丙嗪、吲哚美辛、保泰松、奎尼丁、甲基多巴、氯磺丙脲、甲苯磺丁脲、维生素K、异烟肼、利福平、对氨基水杨酸、氯喹、磺胺类等。

（3）引起粒细胞减少症的药物　氯霉素、磺胺类、复方阿司匹林、吲哚美辛、异烟肼、甲硫氧嘧啶、丙硫氧嘧啶、氯氮平等。

（4）引起血小板减少症的抗肿瘤药　阿糖胞苷、环磷酰胺、白消安、甲氨蝶呤等。另外噻嗪类利尿药亦可引起血小板减少。

有些药能引起血小板减少性紫癜，如利福平、阿苯达唑等。

5.药源性神经疾病

（1）可引起锥体外系反应的药物　氯丙嗪及其衍生物的锥体外系反应发生率高，此外，利血平、氟哌啶醇、五氟利多、甲基多巴、左旋多巴、碳酸锂、甲氧氯普胺和吡罗昔康等也可致锥体外系反应。

（2）可引起癫痫发作的药物　中枢神经兴奋药物中的哌甲酯、茶碱、咖啡因、苯丙胺、可卡因、麻黄碱等；几乎所有的抗精神病药包括佐替平、锂盐、氯氮平、吩噻嗪类，抗抑郁药丙咪嗪及马普替林；抗心律失常药如利多卡因、美西律；抗菌药如异烟肼、两性霉素B等；抗疟药如氯喹、乙胺嘧啶、奎宁。此外抗组胺药、驱虫药、麻醉药、抗肿瘤药都可能引起癫痫发作。

（3）可引起听神经障碍（主要为耳聋）的药物　氨基糖苷类抗生素、奎宁、氯喹、水杨酸类及依他尼酸等。

6.药源性高血压　常规剂量应用三环类抗抑郁药可致体位性低血压和心动过速，同时增加交感神经兴奋药物的升压作用，使嗜铬细胞瘤患者血压升高，亦可抑制可乐定、甲基多巴和胍乙啶等药物进入神经末梢而减弱其降压作用。单胺氧化酶抑制剂可使组织内酪胺蓄积，导致血压增高。酒精及含酒精制剂（如左卡尼汀口服溶液、氢化可的松注射液、霍香正气液等）、咖啡因及含咖啡因药物（如复方氨酚烷胺胶囊、复方酚咖伪麻胶囊等）、哌甲酯及苯丙胺等中枢神经系统兴奋药也可通过兴奋交感神经而使血压升高，或通过肾素-血管紧张素-醛固酮系统的激活以升高血压（如雌激素类避孕药）。

含钠抗感染药物（如青霉素钠、头孢呋辛钠等）和抗酸剂（如碳酸氢钠等）均可通过肾性水钠潴留而引起高血压。非甾体抗炎药可通过抑制环氧化酶活性，升高血压。糖皮质激素可促进肾小管对钠的重吸收，而盐皮质激素可促进远端肾小管对钠的重吸收和钾的排泄，均可导致血压升高。另外，中药甘草的有效成分为甘草酸，其水解产物甘草次酸有醛固酮样作用，长期使用可致水钠潴留、低钾血症、低肾素血症、高血压和醛固酮分泌增多，即假性醛固酮增多症，继而引起轻至中度高血压。

通过收缩血管平滑肌，使血压升高的药物有萘甲唑啉、麻黄碱、伪麻黄碱等。

（二）药源性疾病防治

1.停用致病药物　使用致病药物是药源性疾病的起因，因此，治疗首先要考虑停用致病药物。药源性疾病在停药后多能自愈或缓解。但是，有些药源性疾病所致器质性损伤在停药后不一定能立即恢复，甚至是不可逆的，对器质性损伤的治疗可按相应疾病的常规方法处理。

2.排出致病药物　停药终止了致病药物继续进入体内，排除了病因，但体内残留的致病药物仍在发挥作用。为了排出这部分药物，可以采用输液、利尿、导泻、洗胃、催吐、吸附、血液透析等方法，加速残留药物的排出，去除病因。

3.拮抗致病药物　有些药物的作用可被另外一些药物抵消，例如鱼精蛋白可使肝素失去抗凝活性。如果致病药物有特异性拮抗剂存在，及时使用拮抗剂可有效治疗或缓解症状。

4.调整治疗方案　根据患者具体情况，必须继续用药时，宜权衡利弊，调整治疗方案，如延长给药间隔时间、减少给药剂量等，必要时进行治疗药物监测。

5.对症治疗　症状严重时，应注意对症治疗，即根据症状用药治疗。例如，皮肤过敏症状可用抗过敏药物治疗，发热则用解热镇痛药治疗，过敏性休克则应抗休克抢救治疗并进行循环支持等处置。

四、任务实施

1. 简述药物可能导致的药源性疾病症状。
2. 科学表述药源性疾病的防治措施。

五、任务评价

序号	步骤	评价标准	评价结果
1	可能导致的药源性疾病症状（50分）	①描述全面、准确 ②通俗易懂	
2	药源性疾病的防治措施（50分）	①描述全面、准确 ②通俗易懂	

书网融合……

思维导图　习题　岗课赛证

工作领域三
社会药房常见病症的健康管理

岗位对接

本工作领域是中药学、药学、药品经营与管理、健康管理、药品服务与管理专业学生必须掌握的内容，是成为合格的药房工作人员必备的职业技能。该工作领域对应的社会药房岗位包括驻店药师、药品销售岗、慢病管理岗、健康管理岗等相关工种，从业人员需掌握常见病症的病因、临床表现、常用药物等方面的相关知识，并对顾客进行用药指导和健康教育，以促进合理用药，提高患者生命质量，帮助居民养成健康的生活方式，提高居民的健康素养，做大众健康的守护神，助力建设“健康中国”。

项目一 发 热

项目导读

发热是临床上较为常见的症状，是人体的保护性反应。正常人的体温在37℃左右，人体在体温调节中枢的作用下，通过产热和散热平衡，使体温在一天内保持相对恒定。发热是机体在致热原作用下或各种原因引起体温调节中枢功能障碍时，体温升高超出正常范围，引起发热的疾病很多且复杂。发热主要为对症治疗，通过对发热的概念、常见病因、临床表现、常用药物、用药指导和健康教育等内容的学习，能对发热进行健康管理。

项目目标

通过本项目的学习，学生能掌握发热的概念，熟知发热的治疗药物和用药注意事项。能根据发热的表现和病因正确选择治疗药物，并对患者进行用药指导和健康教育。

任务 发 热

PPT

一、任务情境

患儿，男，10岁，因着凉而发热1天，在家测量体温达39.3℃，甚至出现寒战，无其他不适表现，患儿无传染疾病接触史，无药物过敏史。其母亲到药店咨询买药。

任务：请根据上述情境，为患者推荐合适的药品并进行用药指导。

二、任务目标

1.知识目标 ①掌握发热的概念；发热的治疗药物和用药注意事项。②熟悉发热的病因。

2.能力目标 ①能根据发热的表现和病因正确选择治疗药物。②能对患者进行用药指导和健康教育。

3.素质目标 ①树立“安全、有效、合理用药”的理念，以高质量的药学服务保障公众健康。②培养辩证思维和临床药学思维。③培养严谨、仔细、认真、精益求精的职业精神。

三、知识储备

（一）核心概念

1.发热的概念 当机体在致热原作用下或各种原因引起体温调节中枢功能障碍时，体温升高并超出正常范围，即为发热。

2.发热的分类 以腋窝温度为标准，发热可分为低热（37.4~38.0℃）、中热（38.1~39.0℃）、高热（39.1~41.0℃）、超高热（>41.0℃）。

（二）常见病因

1. 西医病因

西医	具体原因
感染性疾病	多见于各种病原体引起的感染、全身性或局灶性感染，其中以细菌感染引起的发热最常见，病毒、支原体、衣原体、寄生虫等引起的感染性发热也比较常见
非感染性疾病	多见于变态反应性疾病，如风湿热、药物热、器官排斥反应等；血液病与恶性肿瘤，如白血病、结肠癌、恶性淋巴瘤、原发性肝细胞癌等；结缔组织病，如结节性多动脉炎、混合性结缔组织病、系统性红斑狼疮、皮肌炎等；其他还有严重失水或出血、甲状腺功能亢进症、甲状腺危象、中暑、骨折、大面积烧伤、脑出血、组织坏死等

2. 中医病因

中医	具体原因
外邪入侵	由于外感六淫之邪或温热疫毒之气，导致营卫失和、脏腑阴阳失调而出现病理性体温升高，伴有恶寒、面赤、烦渴、脉数等为主要临床表现的一种病症。可分为外感风寒、外感风热、外感暑热、半表半里、热在气分、热入营分、热入血分、湿热蕴结等类型
湿阻内伤	是以内伤为病因，脏腑功能失调，气、血、阴、阳亏虚导致的发热，以低热为多，或自觉发热而体温并不升高。可分为虚实两大类。由气郁化火、瘀血阻滞及痰湿停聚所致者属实，其基本病机为气血湿等郁结，壅遏化热而引起发热。由中气不足、血虚失养、阴精亏虚及阳气虚衰所致者属虚。其基本病机是气血阴阳亏虚，或因阴血不足，阴不配阳，水不济火，阳气亢盛而发热，或因阳气虚衰，阴火内生，阳气外浮

（三）临床表现

1. 体温上升期 常有疲乏无力、皮肤苍白、肌肉酸痛、畏寒或寒战等现象。体温上升有两种方式：①骤升期型，体温在几小时内达39.0~40.0℃，常伴有寒战。见于大叶性肺炎、疟疾、流行性感冒、败血症、急性肾盂肾炎、输液或某些药物反应等。②缓升型，体温逐渐上升在数日内达高峰，多不伴寒战，如结核病、伤寒、布鲁菌病等。

2. 高热期 指体温上升达高峰之后保持一定时间，持续时间的长短可因疾病不同而不同。

3. 体温下降期 此期表现为多汗、皮肤潮湿。有两种方式：①骤降，指体温数小时内迅速下降至正常，甚至略低于正常，常伴有大汗淋漓。常见于急性肾盂肾炎、疟疾、输液反应和大叶性肺炎等。②渐降，指体温在数日内逐渐将至正常，如风湿热和伤寒等。

（四）常用药物

1. 化学药品 常用于发热的化学药品分类、通用名、药品推介提示、用法用量等见表3-1。

表3-1 常用于发热的化学药品一览表

序号	药品分类	通用名	药品推介提示	用法用量
1	解热镇痛药/OTC	对乙酰氨基酚片	1.用于普通感冒或引起的发热。也用于缓解轻至中度疼痛如头痛、关节痛、偏头痛、肌肉痛、神经痛、痛经 2.不能同时服用其他含有解热镇痛药的药品 3.用于解热连续使用不得超过3天，用于止痛不得超过5天 4.严重肝肾功能不全患者及对本品过敏者禁用 5.服用对乙酰氨基酚期间应避免饮酒或含酒精的饮料	一次0.3~0.6g（一次1~2片），根据需要一日3~4次，一日用量不宜 超过2g
2		贝诺酯分散片	1.用于发热、头痛、神经痛、牙痛及手术后轻中度疼痛等 2.对其他解热镇痛药（如阿司匹林）过敏者禁用。严重肝肾功能不全患者禁用 3.用于解热连续使用不超过3天，用于止痛不超过5天 4.不应与抗凝血药（如华法林和肝素）同时使用 5.主要药物不良反应为轻度胃肠道反应，如呕吐、便秘、烧心等	成人一次1~2片，一日3~4次。老年人一日用量不超过5片

续表

序号	药品分类	通用名	药品推介提示	用法用量
3	解热镇痛药/OTC	布洛芬片	1.用于缓解轻至中度疼痛如头痛、关节痛、偏头痛、牙痛、肌肉痛、神经痛、痛经。也用于普通感冒或流行性感冒引起的发热 2.主要药物不良反应为消化道症状，如恶心、呕吐等 3.哺乳期妇女禁用，晚期妊娠妇女使用可使孕期延长，引起难产及产程延长 4.6个月以下的婴儿或者孕妇需避免服用 5.不宜和对乙酰氨基酚同时使用	口服。成人一次1片，若持续疼痛或发热，可间隔4~6小时重复用药1次，24小时不超过4次
4	解热镇痛药/Rx	尼美舒利分散片	1.可用于上呼吸道感染引起的发热，也可用于慢性关节炎症、手术和急性创伤后的疼痛和炎症；耳鼻咽部炎症引起的疼痛；痛经 2.12岁以下儿童及消化性溃疡患者禁用 3.药物不良反应偶见胃灼热、恶心和胃痛	口服：一次0.05~0.1g，一日2次，餐后服用。最大单次剂量不超过100mg，疗程不能超过15天
5		洛索洛芬钠胶囊	1.除解热作用外，还应用于类风湿关节炎、骨关节炎等消炎和镇痛 2.洛索洛芬比萘普生、吲哚美辛、酮洛芬的镇痛作用强10~20倍 3.餐后服药，不要空腹时服用 4.禁用于儿童 5.禁用于妊娠期和哺乳期女性	成人一次顿服60mg（1粒），应随年龄及症状适宜增减。但原则上一日2次，每日最大剂量不超过180mg（3粒）或遵医嘱

2.中成药 常用于发热的中成药的药品分类、名称、功能主治、用法用量、禁忌证等见表3-2。

表3-2 常用于发热的中成药介绍一览表

序号	药品分类	通用名	功能主治	用法用量	注意事项
1	清热剂/OTC	清热解毒口服液	具有清热解毒的功效。用于热毒壅盛所致的发热面赤、烦躁口渴、咽喉肿痛；流感、上呼吸道感染	口服。一次10~20ml（1~2支），一日3次，儿童酌减；或遵医嘱	1.如有少许摇之易散沉淀，请摇匀后服用 2.忌烟、酒及辛辣、生冷、油腻食物 3.不宜在服药期间同时服用滋补性中药 4.风寒感冒者不适用
2	解表剂/OTC	双黄连口服液	具有疏风解表，清热解毒的功效。用于外感风热所致的感冒，症见发热、咳嗽、咽痛	口服。一次10ml（每1ml相当于饮片3.0g），一日3次；小儿酌减或遵医嘱	1.对本品及所含成分过敏者禁用 2.风寒感冒者禁用
3	清热剂/OTC	板蓝根颗粒	具有清热解毒，凉血利咽的功效。用于肺胃热盛所致的咽喉肿痛、口咽干燥	开水冲服，一次5~10g（含蔗糖），或一次3~6g（无蔗糖），一日3~4次	1.忌烟酒、辛辣、鱼腥食物 2.不宜在服药期间同时服用滋补性中药 3.风寒感冒者不适用
4	清热剂/Rx	蒲地蓝消炎口服液	具有清热解毒，消肿利咽的作用。用于疖肿、腮腺炎、咽炎、扁桃体炎等	口服。一次10ml，一日3次，小儿酌减。如有沉淀，摇匀后服用	1.孕妇慎用 2.过敏体质者慎用 3.症见腹痛、喜暖、泄泻等脾胃虚寒者慎用
5	清热剂/OTC	连花清瘟胶囊	具有清瘟解毒，宣肺泄热的功效。用于治疗流行性感冒属热毒袭肺证	口服。一次4粒，一日3次	1.忌烟、酒及辛辣、生冷、油腻食物 2.不宜在服药期间同时服用滋补性中药 3.风寒感冒者不适用 4.高血压、心脏病患者慎用

3.辅助治疗

（1）退热贴、刮痧等。

（2）物理降温 用冰袋或冷毛巾冷敷，或用25%~50%乙醇擦拭胸背、四肢、头颈部，以帮助退热。

（3）饮食休息 应注意控制饮食，多饮水、果汁等，补充电解质，加强营养支持。多休息，保证充足的睡眠。风寒感冒可服用适量红糖姜水等。

（4）中药饮片

1）解表退烧　金银花15g+大青叶10g+蜂蜜50g，代茶饮。

2）阴虚发热　银耳20g+冰糖20g+茶叶5g，代茶饮。

（五）用药指导与健康教育

1.原因不明的发热不要急于退热。解热镇痛药用于退热属于对症治疗，用药后可能掩盖病情，影响疾病诊断，应予以重视。

2.解热镇痛药用于解热一般不超过3天，如症状未缓解应及时向医师咨询，不得自行长期服用。

3.应严格掌握用量，避免滥用，用药间隔至少应为4~6小时。

4.为避免药物对胃肠道的刺激，多数药（肠溶制剂除外）宜在餐后服用，不宜空腹服用。

5.不宜同时应用两种及以上的解热镇痛药，以免引起肝、肾、胃肠道的损伤。

（六）特殊用药指导

用于退热的肛门栓剂使用方法：用药前先把双手洗干净，取塑料指套一只，套在示指上，取出栓剂，将栓剂尖端向内轻轻推入肛门，保证栓粒尾端距肛门口2cm，塞住以后要保持俯卧或者侧卧，以防止栓剂滑脱。

四、任务实施

1.疾病评估与判断

（1）患者基本情况，包括年龄、性别、职业等。

（2）询问疾病史，包括主要症状、诱因。

（3）询问就医史、用药史、过敏史，是否妊娠期或哺乳期，患者不良生活习惯（如卫生习惯、饮食习惯等）等。

（4）疾病评估。

2.用药方案　推荐化学药品或医疗器械（至少1个主治药物+1个联合用药），至少1个中成药；推荐理由：说明药物/医疗器械的适应证/功能主治、作用机制、特点等。

3.用药指导　主治药物的用法用量、疗程，常见不良反应（不少于1条），注意事项（不少于4条），贮藏方法，退热栓剂的特殊使用方法等。

4.健康教育　卫生习惯、辅助治疗、饮食习惯、心理情绪等。

情景问答

【问题情景一】解热镇痛抗炎药为什么有退热作用？使用完此类药物后，体温会低于正常值吗？

答：1.对乙酰氨基酚、布洛芬、阿司匹林均属于解热镇痛抗炎药，此类药物是通过抑制前列腺素合成酶（环氧酶，COX），减少前列腺素的合成，发挥解热、镇痛、抗炎作用。前列腺素是人体内的一种致热、致痛、致炎物质。

2.不会。此类药物通过减少前列腺素的合成，使体温调节中枢的调定点恢复正常水平，通过增强散热过程达到解热作用，能使发热者体温下降，而对正常体温几乎无影响。

【问题情景二】用酒精擦浴进行物理降温时有哪些注意事项？

答：1.擦浴用酒精浓度不可过高，否则大面积使用高浓度酒精可刺激皮肤，吸收表皮大量水分。

2.避开患者的枕后、耳廓、心前区、腹部、阴囊及足底部位。

3.小儿退热不建议使用酒精，易致中毒。

知识拓展

生理性体温升高

在某些生理条件下，如剧烈运动、月经前期、心理应激时，其体温也可超过正常值0.5℃，但其本质并非发热，而属于生理性反应。例如，剧烈运动时体温可升至38℃，甚至更高，这是由于产热过多所致。女性月经前期、妊娠期体温可轻度升高，与孕激素分泌过多有关。

五、任务评价

序号	步骤	评价标准	评价结果
1	疾病评估与判断（20分）	询问患者信息完整、全面，疾病判断准确	
2	用药方案（20分）	准确推荐药物/医疗器械	
3	推荐理由（20分）	①至少3条 ②表达准确、流利 ③通俗易懂	
4	用药指导（30分）	①描述全面、准确 ②通俗易懂	
5	健康教育（10分）	指导合理、全面、准确	

书网融合……

思维导图　　习题

项目二　呼吸系统病症

项目导读

呼吸系统疾病是一类常见疾病。主要病变在气管、支气管、肺部及胸腔。轻者多咳嗽、胸痛，重者呼吸困难、缺氧，甚至呼吸衰竭致死。在中国，肺炎是导致儿童死亡的主要原因之一，而且随着人口老龄化，老年人有大量的患病风险。据统计，我国约有3%的人口患有哮喘，并以每年2%的速度持续增长。感冒、支气管炎及鼻炎在我国也是常见的呼吸系统疾病。在冬季和春季，气温和湿度的变化会导致发病率上升。通过对感冒、咳嗽、咽炎和扁桃体炎、鼻炎和过敏性鼻炎、支气管哮喘、急性气管-支气管炎的概念、常见病因、临床表现、常用药物、用药指导和健康教育等内容的学习，能对呼吸系统常见疾病进行健康管理。

项目目标

通过本项目的学习，学生能够了解呼吸系统常见疾病感冒、咳嗽、咽炎和扁桃体炎、鼻炎和过敏性鼻炎、支气管哮喘、急性气管-支气管炎的概念等基本知识，熟知这些疾病的治疗药物和用药注意事项。能根据疾病的表现和病因正确选择治疗药物，并对患者进行用药指导和健康教育。

任务一　感　冒

PPT

一、任务情境

患者，男，56岁，因近日天气变化受凉，出现头痛、流涕、鼻塞、打喷嚏、低热、畏寒、轻微咳嗽等症状2天，其他无明显不适，故自行到药房购买感冒药物。经询问，患者每天开车上下班，有三年的高血压病史且有青光眼，没有药物过敏史，也没有看过医生。

任务：请根据上述情境，为患者推荐合适的药品并进行用药指导。

二、任务目标

1. 知识目标　掌握感冒和流感的区别；感冒的治疗药物和用药注意事项。

2. 能力目标　①能根据感冒的表现和病因正确选择治疗药物。②能对患者进行用药指导和健康教育。

3. 素质目标　①培养学生专业的语言表达能力和沟通能力。②培养学生的职业自豪感、荣誉感、使命感。

三、知识储备

（一）核心概念

1. 普通感冒　属于急性上呼吸道感染（简称急性上感）的一种。急性上感是鼻腔、咽部和喉部急性炎症的总称。

2. 流行性感冒　是流行性感冒的简称，专指由流感病毒（influenza virus）引起的呼吸道传染病。

（二）常见病因

1. 西医病因

西医	具体原因
普通感冒	由鼻病毒（RV）、冠状病毒、副流感病毒等引起的
流行性感冒	由流感病毒引起的呼吸道传染病，流感病毒分为甲、乙、丙三型

2. 中医病因

中医	具体原因
风寒	风寒感冒是风寒之邪外袭、肺气失宣所致，其起因通常因劳累，再加上吹风或受凉
风热	风热之邪侵袭肺卫，致卫表不和，肺失清肃所致。多发生于春季，春季多风，气候转温，故风与温热之邪多相兼致病
暑湿	人体感受了夏季暑湿时邪，又因喜欢纳凉和饮冷，使体内的暑湿为风寒所遏，疏泄受阻，因而发病。此病的病位在于肌表与中焦脾胃，所以症状表现外则发热不扬，头身困重；内则胸脘痞闷，脾胃不和，出现消化系统功能障碍，脉数，口虽干而饮不多，舌苔虽腻而少黄。若暑湿犯肺，肺气不清，还会有咳嗽痰黏，鼻流浊涕的症状
体虚	由于脾肺气虚、卫外不固而易于感受外邪。体虚感冒会反复发生。有些患者往往感冒刚有好转，又因冷天外出、保暖不足，或在洗头、洗澡、换衣服时不小心受凉而复发感冒

（三）临床表现

症状	普通感冒	流行性感冒
起病方式	逐渐发作	突然发作
发热	罕见，低热	常见，高热
疼痛	偶见	常见
寒战	不常见	常见
疲惫、虚弱	有时	常见
打喷嚏	常见	有时
鼻塞	常见	有时
咽痛	常见	有时
头痛	罕见	常见

（四）常用药物

1. 化学药品 常用于感冒的化学药品的药品分类、通用名、药品推介提示、用法用量见表3-3。

表3-3 常用于感冒的化学药品介绍一览表

序号	药品分类	通用名	药品推介提示	用法用量
1	复方抗感冒药物/OTC	复方氨酚烷胺片	①驾驶员及高空作业者需慎用 ②孕妇、哺乳期妇女、活动性消化性溃疡患者禁用	一次1片，一日3次
2		酚麻美敏片	①用药3~7天，症状未缓解，请咨询医师或药师 ②服用期间不得饮酒。应尽量避免合并使用含有对乙酰氨基酚或其他解热镇痛药的药品 ③服药期间不得驾驶机、车、船，从事高空作业、机械作业及操作精密仪器 ④孕妇及哺乳期妇女慎用	成人和12岁以上儿童每6小时服1次，一次1片
3		氨咖黄敏胶囊		成人，一次1~2粒，一日3次

续表

序号	药品分类	通用名	药品推介提示	用法用量
4	神经氨酸酶抑制剂/Rx	磷酸奥司他韦胶囊	①适用于成人和1岁及1岁以上儿童的甲型和乙型流感治疗，成人和13岁及13岁以上青少年的甲型和乙型流感的预防 ②常见药物不良反应为恶心、呕吐等 ③不能替代退热药物的对症退热效果，如果持续高烧，可以服用解热镇痛药对症治疗	成人和13岁以上青少年的推荐口服剂量是每次75mg，每日2次，共5天。预防流感的推荐剂量为75mg，每日1次
5	血凝素抑制剂/Rx	阿比多尔片	①抗流感病毒药物 ②主要药物不良反应为恶心、腹泻、头晕等 ③在服用阿比多尔时请注意清淡饮食	口服。成人一次0.2g，一日3次，服用5日。

2.中成药 常用于感冒的中成药的药品分类、名称、功能主治、用法用量、注意事项见表3-4。

表3-4 常用于感冒的中成药介绍一览表

序号	药品分类	通用名	功能主治	用法用量	注意事项
1	祛湿剂/Rx	暑湿感冒颗粒	清暑去湿、芳香化浊。用于外感风寒引起的感冒，胸闷呕吐，腹泻便溏，发热不畅	口服。一日3次，一次1袋；小儿酌减	①孕妇慎用 ②服药期间忌服滋补性中药，饮食宜清淡，以免助热生湿
2	扶正解表剂/OTC	玉屏风颗粒	具有益气、固表、止汗之功效。用于表虚不固，自汗恶风，面色㿠白，或体虚易感风邪者	开水冲服。一次5g，一日3次	①忌油腻食物 ②本品宜饭前服用 ③对本品过敏者禁用，过敏体质者慎用
3	清热剂/OTC	四季感冒胶囊	清热解表。用于四季风寒感冒引起的发热头痛，鼻流清涕，咳嗽口干，咽喉疼痛，恶心厌食	口服。一次3~5粒，一日3次	①忌烟、酒及辛辣、生冷、油腻食物 ②不宜在服用期间同时服用滋补性中成药 ③对本品过敏者禁用，过敏体质慎用
4	清热解毒剂/OTC	感冒退热颗粒	具有清热解毒，疏风解表之功效。主治上呼吸道感染，急性扁桃体炎，咽喉炎属外感风热，热毒壅盛证，症见发热，咽喉肿痛	开水冲服。一次1~2袋，一日3次	①忌烟、酒及辛辣、生冷、油腻食物 ②不宜在服药期间同时服用滋补性中药 ③风寒感冒者不适用
5	清热解毒剂/OTC	抗病毒口服液	具有清热祛湿，凉血解毒的功效。用于风热感冒、流感	口服。一次10ml，一日2~3次（早饭前和午、晚饭后各服一次）	①忌烟、酒及辛辣、生冷、油腻食物 ②不宜在服药期间同时服用滋补性中药 ③孕妇、哺乳期妇女禁用 ④脾胃虚寒泄泻者慎服

3.辅助治疗 常用中药饮片。

（1）气虚感冒 党参15g+紫苏叶10g+红茶1g，代茶饮。

（2）外感风寒 板蓝根30g+羌活15g，代茶饮。

（五）用药指导与健康教育

1.普通感冒的药物治疗应以对症治疗药物为主。

2.目前市场上的感冒药大多为复方制剂，尽量单一用药。

如同时服用两种以上药物，可导致重复用药、超量用药，增加上述药物不良反应的发生率。伪麻黄碱和氯苯那敏作为经典复方组合，推荐用于治疗早期仅有鼻部卡他症状的感冒的治疗。当在鼻部卡他症状基础上出现咳嗽、全身酸痛、发热等症状时，建议服用含镇咳成分和解热镇痛成分的感冒药。

3.由于感冒是一种自限性疾病，因此普通感冒用药不应超过7天，如果1周后上述症状仍未明显好转或消失，应及时去医院明确诊断，给予进一步治疗。

四、任务实施 微课1

1. 疾病评估与判断

（1）患者基本情况，包括年龄、性别、职业等。

（2）询问疾病史，包括主要症状、诱因。

（3）询问就医史、用药史、过敏史，是否有高血压、青光眼，肝肾功能的状态，是否是孕妇及哺乳期妇女等。

（4）疾病评估。

2. 用药方案 推荐化学药品或医疗器械（至少1个主治药物+1个联合用药），至少1个中成药；推荐理由：说明药物/医疗器械的适应证/功能主治、作用机制、特点等。

3. 用药指导 主治药物的用法用量、疗程，常见不良反应（不少于1条），注意事项（不少于4条），贮藏方法，有中枢抑制作用的药物，告诉患者服药后尽量不要开车、从事高空作业等。

4. 健康教育 卫生习惯、辅助治疗、饮食习惯、心理情绪等。

情景问答

【问题情景】 既然得过感冒后产生了抗体，为什么还会再次得感冒？

答： 因为引起感冒的病毒变异性极强，每次病毒入侵都与以往携带的特异性抗原不一样。所以，以往在体内形成的抗体，便不会发生作用。因此，感冒不可能用注射疫苗的方式获得终身免疫，但可以获得阶段性免疫，如半年甚至一年内对感冒病毒具有一定的抵抗力。

知识拓展

常见复方感冒药组方成分

药品分类	作用	药品成分
非甾体类	退热	对乙酰氨基酚
		布洛芬
		阿司匹林
H_1受体拮抗剂	抗过敏	马来酸氯苯那敏
		苯海拉明
		特非那定
拟交感胺类	缓解鼻塞	伪麻黄碱
		甲基麻黄碱
镇咳药	镇咳	右美沙芬
中枢兴奋药	提神	咖啡因
抗病毒药	甲流	金刚烷胺
祛痰药		愈创木酚甘油醚
清热解毒药		人工牛黄、板蓝根

五、任务评价

序号	步骤	评价标准	评价结果
1	疾病评估与判断（20分）	询问患者信息完整、全面，疾病判断准确	
2	用药方案（20分）	准确推荐药物/医疗器械	
3	推荐理由（20分）	①至少3条 ②表达准确、流利 ③通俗易懂	
4	用药指导（30分）	①描述全面、准确 ②通俗易懂	
5	健康教育（10分）	指导合理、全面、准确	

书网融合……

微课1　思维导图　习题

任务二　咳　嗽

PPT

一、任务情境

患者，男，45岁，3天前淋雨后出现咳嗽、咳痰，痰色白、难咳出，夜间平卧后咳嗽明显，无法入睡。去医院进行血常规检测，有细菌感染指征，但不明显，其他无明显不适，故自行到药房购买治疗药物。经询问，患者有糖尿病史、无用药史，无药物过敏史。

任务：请根据上述情境，为患者推荐合适的药品并进行用药指导。

二、任务目标

1.知识目标　①掌握咳嗽的概念；咳嗽的治疗药物和用药注意事项。②熟悉咳嗽的分类和病因。

2.能力目标　①能根据咳嗽的表现和病因正确选择治疗药物。②能对患者进行用药指导和健康教育。

3.素质目标　①树立“安全、有效、合理用药”的理念，以高质量的药学服务保障公众健康。②培养辩证思维和批判性思维，以发展的眼光看问题。

三、知识储备

（一）核心概念

咳嗽是机体的一种保护性反射，有助于清除气道中的分泌物和病原体。

（二）咳嗽的分类和病因

1.西医分类及病因

分类标准	类型
性质	干咳
	湿咳（每天痰量>10ml）

续表

分类标准	类型	
X线胸片检查	有明确病变者，如肺炎、肺结核等	
	无明显异常，以咳嗽为主的症状，即通常说的慢性咳嗽	
病程	急性咳嗽（<3周）	感冒（常见原因）、急性气管-支气管炎
	亚急性咳嗽（3~8周）	感染后咳嗽（PIC）（常见原因）、咳嗽变异性哮喘、嗜酸粒细胞性支气管炎、上气道咳嗽综合征
	慢性咳嗽（>8周）	咳嗽变异性哮喘、嗜酸粒细胞性支气管炎、上气道咳嗽综合征、胃食管反流性咳嗽（GERC）、变应性咳嗽

2. 中医病因

中医	具体原因
外感六淫	六淫之邪，从口鼻或皮毛而入，侵袭肺系，郁闭肺气，肺失宣肃，而致肺气上逆作声，咳吐痰液。多因起居不慎、气候失常、冷暖失宜，或过度疲劳，正气不足，以致肺的卫外功能减退或失调，邪从外而入，内舍于肺，导致咳嗽
饮食不节	因嗜好烟酒等辛温燥烈之品，熏灼肺胃，酿生痰热，或因过食肥甘厚味，伤及脾胃，痰浊内生，或因平素脾失健运，水谷不能化为精微上输以养肺，反而聚为痰浊，痰邪干肺，肺气上逆，乃生咳嗽
情志内伤	情志不遂，郁怒伤肝，肝气郁结，失于条达，气机不畅，日久气郁化火，因肝脉布胁而上注于肺，故气火循经犯肺，发为咳嗽
肺脏自病	肺系疾病反复迁延不愈，伤阴耗气，肺主气司呼吸功能失常，以致肃降无权，肺气上逆

（三）临床表现

由于病因、病程、时间、性质的不同，咳嗽的表现也不同。

1. 流行性感冒的咳嗽为干咳或有少量白痰，多伴有背痛、发热（体温在39℃以上）、头痛、咽痛。
2. 上呼吸道感染多为突发性咳嗽。
3. 百日咳引起的为阵发性咳嗽。
4. 慢性支气管炎、支气管扩张多引起连续性咳嗽。黄色或淡黄色痰提示呼吸系统有化脓性感染。
5. 黄绿色痰则见于肺结核、慢性支气管炎。
6. 铁锈色痰多见于大叶性肺炎。
7. 大量黏稠痰则多见于支气管扩张、哮喘发作、肺炎初期等。

（四）常用药物

1. 化学药品 常用于止咳的化学药品、药品分类、名称、药品推介提示、用法用量见表3-5。

表3-5 常用于止咳的化学药品介绍一览表

序号	药品分类	通用名	药品推介提示	用法用量
1	中枢性止咳药/Rx	氢溴酸右美沙芬片	①用于干咳 ②妊娠3个月内妇女及有精神病史者忌用；服用单胺氧化酶抑制剂停药不满两周的患者禁用 ③用药后应避免从事高空作业和汽车驾驶等危险的操作 ④本品不能与含酒精的饮品同时服用	口服。成人一次1~2片，一日3~4次
2		复方福尔可定口服溶液	①服用本品不应超过5天，服药后若症状持续5天以上，应即请医生诊治 ②心律失常患者、驾驶员慎用 ③本品有一定的成瘾性	口服。成人每日3次，每次10~15ml，儿童用量酌减或遵医嘱
3	外周性镇咳药物/Rx	磷酸苯丙哌林片	①苯丙哌林对口腔可产生麻醉作用，服用时不可嚼碎，应整片服用 ②孕妇、咳痰患者慎用	口服。一次1~2片，一日3次
4	中枢性止咳药/OTC	枸橼酸喷托维林片	①用于各种原因引起的干咳，不可祛痰 ②有镇静作用，服药期间不得开车等 ③青光眼及心力衰竭患者慎用 ④偶有便秘、轻度头痛、头晕等不良反应	口服。成人：一次1片，一日3~4次。儿童：5岁以上儿童一次0.5片，一日2~3次

续表

序号	药品分类	通用名	药品推介提示	用法用量
5	祛痰药/OTC	愈创木酚甘油醚片	①肺出血、肾炎和急性胃肠炎患者禁用 ②妊娠3个月内妇女禁用 ③消化道溃疡患者慎用	口服。成人一次1片，一日3~4次
6	祛痰药/OTC	盐酸氨溴索片/口服液	①用于痰液黏稠、咳痰困难。具有一定镇咳作用 ②应避免与中枢性镇咳药同时使用 ③妊娠期前3个月内妇女禁用 ④有消化性溃疡患者应慎用	片剂：成人：一次1-2片，一日3次，饭后服 口服液：一次10ml，一日3次
7		盐酸溴己新片	①用药期间如果使用7天后症状未见好转，需及时就医 ②偶有恶心、胃部不适、氨基转移酶升高等	口服。成人，一次1-2片，一日3次
8	祛痰药/Rx	乙酰半胱氨酸泡腾片	①不可直接吞服 ②胃溃疡或有胃溃疡病史的患者慎用 ③乙酰半胱氨酸可能有硫磺气味	每次取药1片，放入低于40℃温水中，完全溶解后饮用，一天2次

2. 中成药 常用于止咳的中成药药品分类、名称、功能主治、用法用量、注意事项见表3-6。

表3-6 常用于咳嗽的中成药介绍一览表

序号	药品分类	通用名	功能主治	用法用量	注意事项
1	温化寒痰剂/OTC	通宣理肺颗粒	解表散寒，宣肺止嗽。用于风寒感冒咳嗽，咯痰不畅，发热恶寒，鼻塞流涕，头痛无汗，肢体酸痛	开水冲服。一次1袋，一日2次	①忌烟、酒及辛辣食物 ②有支气管扩张、肺脓疡、肺结核、肺心病、高血压的患者及孕妇，应在医师指导下服用
2	清热剂/Rx	羚羊清肺丸	具有清肺热，止咳嗽，利咽膈的功效。主治肺热咳嗽，咽喉肿痛，鼻衄咯血，舌干口燥	口服。小蜜丸每次6g，大蜜丸一次1丸，一日3次	①对本品过敏者禁用 ②过敏体质者慎用
3	祛痰剂/OTC	止咳橘红丸	具有清肺，止咳、化痰之功效。主治痰热阻肺引起的咳嗽痰多、胸满气短、咽干喉痒	口服。一次2丸，一日2次	①忌食辛辣，油腻食物 ②本品适用于肺热燥咳。其表现为干咳，咽喉干燥，痰少而质黏，不易咳出
4	补益剂/OTC	百合固金丸	具有养阴润肺，化痰止咳之功效。用于肺肾阴虚，燥咳少痰，痰中带血，咽干喉痛	口服。水蜜丸一次6g，大蜜丸一次1丸，一日2次	①忌烟、酒及辛辣、生冷、油腻食物 ②对本品过敏者禁用，过敏体质者慎用
5	止咳剂/OTC	枇杷止咳颗粒	止嗽化痰。用于咳嗽，及支气管炎咳嗽	开水冲服。一次3g，一日3次	①忌烟、酒及辛辣、生冷、油腻食物 ②不宜在服药期间同时服用滋补性中药 ③儿童、孕妇及哺乳期妇女禁用；糖尿病患者禁服

3. 辅助治疗

（1）饮食休息　加强生活调理，饮食适宜，保证睡眠。

（2）雾化　若咳嗽比较严重或口服药物的效果有限，也可以采取雾化的方法进行治疗。

（3）食疗　可以用冰糖与雪梨煮水喝，能够起到一定的辅助作用，还可以适当泡一些陈皮茶，并增加饮水量，有助于促进代谢，从而有利于不适症状的缓解。

（4）中药饮片

1）燥湿化痰　陈皮10g+冰糖6g，代茶饮。

2）润肺止咳　红茶5g+黑芝麻200g+甜杏仁50g+蜂蜜100g，代茶饮。

（五）用药指导与健康教育

1. 中枢性镇咳药，如福尔可定、右美沙芬等，服药期间不得驾驶机、车、船，不得从事高空作业、机械作业及操作精密仪器。

2. 中枢性镇咳药服药期间不宜与乙醇和其他中枢神经抑制药联用。

3. 肺出血、肾炎与急性胃炎者禁用愈创甘油醚。

4. 活动性胃溃疡者禁用羧甲司坦。

5. 患者有痰时应避免与强力镇咳药并用。

四、任务实施

1. 疾病评估与判断

（1）患者基本情况，包括年龄、性别、职业等。

（2）询问疾病史，包括主要症状、诱因。

（3）询问就医史、用药史、过敏史，是否妊娠期或哺乳期，有无不良生活习惯（如卫生习惯、饮食习惯等），婚育史等。

（4）疾病评估。

2. 用药方案 推荐化学药品或医疗器械（至少1个主治药物+1个联合用药），至少1个中成药；推荐理由：说明药物/医疗器械的适应证/功能主治、作用机制、特点等。

3. 用药指导 主治药物的用法用量、疗程，常见不良反应（不少于1条），注意事项（不少于4条），贮藏方法，口服液或者止咳糖浆开口后储存时间等。

4. 健康教育 卫生习惯、辅助治疗、饮食习惯、心理情绪等。

情景问答

【问题情景】所有咳嗽都要用药物治疗？

答：咳嗽需要明确病因，对症用药，并不是所有的咳嗽都要用药。有些咳嗽甚至要停药。如服用一些血管紧张素转化酶抑制剂（ACEI）的降压药，如卡托普利等药物导致的咳嗽，需要停用这一类药物，改用其他的降压药物。

五、任务评价

序号	步骤	评价标准	评价结果
1	疾病评估与判断（20分）	询问患者信息完整、全面，疾病判断准确	
2	用药方案（20分）	准确推荐药物/医疗器械	
3	推荐理由（20分）	①至少3条 ②表达准确、流利 ③通俗易懂	
4	用药指导（30分）	①描述全面、准确 ②通俗易懂	
5	健康教育（10分）	指导合理、全面、准确	

书网融合……

思维导图　　习题

任务三　咽炎和扁桃体炎

PPT

一、任务情境

患者，女，30岁，教师，今日上课后，喉咙出现不适感，略有干疼，发声困难，偶有疼痛加重并放射至耳痛，无其他病症，无药物过敏史，到药房咨询买药。

任务：请根据上述情境，为患者推荐合适的药品并进行用药指导。

二、任务目标

1. 知识目标　①掌握咽炎和扁桃体炎的概念；咽炎和扁桃体炎治疗药物和用药注意事项。②熟悉咽炎和扁桃体炎的病因。

2. 能力目标　①能根据咽炎和扁桃体炎的表现和病因正确选择治疗药物。②能对患者进行用药指导和健康教育。

3. 素质目标　①养成健康的生活方式，培养健康理念，助力“健康中国”。②启发学生用矛盾的观点和辩证思维看待问题。

三、知识储备

（一）核心概念

1. 咽炎　急性咽炎是指咽部黏膜及黏膜下组织的急性非特异性炎症，常累及咽部淋巴组织，多呈自限性，平均病程约1周。通常表现为咽喉痛，进而表现为吞咽困难。

2. 扁桃体炎　是一种常见的舌根部淋巴组织团块炎症性病变疾病，多同时伴有程度不等的咽部黏膜和淋巴组织急性炎症，多见于学龄前期和学龄期儿童。

（二）常见病因

1. 西医病因

西医	具体原因
咽炎	①最常见的病因是病毒感染，如流感病毒、柯萨奇病毒等，病毒常常通过飞沫和亲密接触传播，戴口罩可以预防 ②细菌感染，如链球菌 ③物理化学刺激，如高温（开水）、粉尘、有害气体刺激等，或剧烈呕吐导致胃酸腐蚀咽腔黏膜 ④诱发因素：感冒、受凉、疲劳、烟酒过度等
扁桃体炎	①感染因素：细菌和病毒感染，病毒感染是最主要的感染因素，常见的有腺病毒、流感病毒等；细菌以乙型溶血性链球菌为主 ②免疫因素：当受凉、过度劳累、烟酒过度等原因引起全身或局部免疫力下降时，病原体易侵入体内或原有病原体大量繁殖则可致病 ③邻近器官的急性发炎：如急性咽炎、鼻炎、口腔炎症等蔓延而累及腭扁桃体 ④继发于某些急性传染病：如猩红热、流感、白喉、麻疹等

2. 中医病因

中医	具体原因
风热外侵	多因起居不慎，肺卫失固，致风热邪毒乘虚侵犯，由口鼻而入直袭咽喉，以致咽部红肿疼痛而发为风热喉痹
风寒袭肺	素体虚寒者，风寒之邪犯于皮毛，内应于肺，壅结于咽喉，则可表现为风寒喉痹
肺胃热盛	因失治误治，或平素肺胃积热，则邪热传里而出现肺胃热盛的重症

（三）临床表现

1.急性咽炎 由呼吸道病毒（如鼻病毒或冠状病毒）引起的急性咽炎通常不严重，常与一系列卡他症状有关；发热罕见，有轻微的颈淋巴结肿大，无咽部渗出物。相比之下，流感病毒引起的急性咽炎可能很严重，可出现发热、肌肉疼痛、头痛和咳嗽。

2.急性扁桃体炎 发热、扁桃体渗出、咽喉痛和颈前淋巴结肿大等，患者还可感觉到扁桃体肿胀引起的吞咽困难。一般而言，急性病毒性扁桃体炎常表现为扁桃体充血、肿大，同时还常伴有咳嗽、声音嘶哑和流鼻涕等卡他症状；而急性细菌性扁桃体炎则更多伴有扁桃体渗出物。

（四）常用药物

1.化学药品 急性咽炎和扁桃体炎对大多数患者而言是一种自限性疾病，可以给予对症治疗，对于咽喉痛的患者可使用非甾体抗炎药，如布洛芬、双氯芬酸钠等。目前尚无特效抗病毒药物，仅当诊断为细菌感染时，才考虑给予抗菌药物。急性咽炎和扁桃体炎常用化学药品见表3-7。

表 3-7 急性咽炎和扁桃体炎常用化学药品一览表

序号	药品分类	通用名	药品推介提示	用法用量
1	口腔科用药类/OTC	西地碘含片	①含在口腔当中，逐渐溶解至含化释放即可，不能直接把药片吞服 ②甲状腺疾病患者应该慎用，既往对碘制品过敏者禁用此种药物 ③多喝水，少熬夜	成人一次1片，一日3~5次
2	抗菌药物/Rx	阿莫西林胶囊	①青霉素过敏及青霉素皮肤试验阳性患者禁用 ②有哮喘、花粉症等过敏性疾病史者需慎用	成人一次0.5g，每6~8小时一次，一日剂量不得超过4g
3		头孢呋辛酯片	①对头孢菌素类抗生素过敏者禁用 ②用药期间不能喝酒	成人一般每次0.25g，每日2次，一般的疗程为5~10天
4		阿奇霉素胶囊	①应餐前1小时或餐后2小时服用 ②若出现耳鸣、听力下降、心悸、肝炎症状和体征，立即停用并就诊 ③用药期间不要饮酒	成人用量：第1天，0.5g顿服，第2~5天，一日0.25g顿服；或一日0.5g顿服，连服3天

2.中成药 常用于咽炎和扁桃体炎的中成药见表3-8。

表 3-8 常用于咽炎和扁桃体炎的中成药介绍一览表

序号	药品分类	通用名	功能主治	用法用量	注意事项
1	清热剂/OTC	复方鱼腥草片	具有清热解毒的功效。主治外感风热所致的急喉痹、急乳蛾，症见咽部红肿、咽痛；急性咽炎、急性扁桃体炎见上述证候者	口服。一次4~6片，一日3次	①忌烟酒、辛辣、鱼腥食物 ②不宜在服药期间同时服用滋补性中药
2	清热剂/OTC	清咽丸	具有清热利咽，生津止渴的功效。用于肺胃热盛所致的咽喉肿痛、声音嘶哑、口舌干燥、咽下不利	口服或含化。大蜜丸一次1丸，一日2~3次	①忌烟、酒、辛辣之物 ②不宜在服药期间同时服用滋补性中药
3	清热剂/OTC	复方草珊瑚含片	具有疏风清热，消肿止痛，清利咽喉的功效。用于外感风热所致的喉痹，症见咽喉肿痛、声哑失音；急性咽喉炎见上述证候者	含服。一次2片，每隔2小时1次，一日6次	①忌烟、酒、辛辣之物 ②不宜在服药期间同时服用滋补性中药
4	化痰止咳平喘剂/Rx	三拗片	具有宣肺解表的功效。用于风寒袭肺证，证见咳嗽声重，咳嗽痰多，痰白清稀；急性支气管炎病情轻者见上述症候者	口服。一次2片，一日3次。7天为一疗程	①风热犯肺所致咳嗽、发热恶风及寒邪入里化热等热邪导致相关症状者禁用 ②运动员慎用

续表

序号	药品分类	通用名	功能主治	用法用量	注意事项
5	清热剂/OTC	清喉利咽颗粒	具有清热利咽，宽胸润喉的功效。用于外感风热所致的咽喉发干、声音嘶哑；急慢性咽炎、扁桃体炎见上述证候者，常用有保护声带作用	开水冲服。一次1袋，一日2~3次	①忌烟、酒、辛辣之物 ②不宜在服药期间同时服用滋补性中药

3.辅助治疗

（1）吹喉法　将药物研成极细粉末，吹于咽部患处，以起到清热利咽、消肿止痛的作用，常用的药物如双料喉风散、喉康散、复方西瓜霜、冰硼散、锡类散等。

（2）含漱法　将具有清热解毒作用的中药煎成汤剂或提取有效成分制备水剂进行频频含漱，可起到消肿止痛的作用，如银连漱口液。

（3）含服法　将中药制成片剂含服，使药物能在咽部停留较长时间而发挥局部治疗作用，常用药如咽喉片、草珊瑚含片、银黄含化片、薄荷喉片等。

（4）蒸气吸入或超声雾化法　将具有清热解毒、消肿止痛作用的中药煎汤。反复过滤，取滤液行蒸气吸入或超声雾化，使药物直接作用于咽部而发挥治疗作用，方剂如银花、大青叶、黄芩、荆芥、牛蒡子、甘草。

（5）点刺放血法　用三棱针或5号注射针头在双侧耳尖（耳轮上缘中点）及少商穴点刺，挤出恶血数滴，每日1次，有显著的利咽止痛作用。

（6）穴位敷贴法　取蝎尾两只（末节有毒针部分），分别置两块胶布中心（约1cm×1cm大小），贴压在双侧扶突穴上，1~2天后取下。

（7）中药饮片

1）肺热咳嗽　生地黄30g+玉竹30g+桂枝3g，代茶饮。

2）理气止咳　桔梗10g+甘草10g+绿茶3g，代茶饮。

（五）用药指导与健康教育

1.大部分急性咽炎和急性扁桃体炎的病原体是病毒，病程通常不超过1周，抗菌药物对于缓解症状获益极少，并且可致药物不良反应，诱导细菌耐药。

2.对乙酰氨基酚及其他非甾体抗炎药（如布洛芬、双氯芬酸钠）在成人患者中使用是安全的；儿童患者不建议使用双氯芬酸钠，目前证据不足于证明其安全性。

3.饮食及生活方式干预建议：增加液体摄入量；清淡饮食；咳嗽或打喷嚏时使用一次性纸巾遮住口鼻；经常洗手；避免吸烟；环境湿润，保持足够的通风；不要强行发声；避免环境温度突然变化。

四、任务实施

1.疾病评估与判断

（1）患者基本情况，包括年龄、性别、职业等。

（2）询问疾病史，包括主要症状、诱因。

（3）询问就医史、用药史、过敏史，是否妊娠期和哺乳期，患者有无不良生活习惯（如卫生习惯、饮食习惯等）等。

（4）疾病评估。

2.用药方案　推荐化学药品或医疗器械（至少1个主治药物+1个联合用药），至少1个中成药；推荐理由：说明药物/医疗器械的适应证/功能主治、作用机制、特点等。

3.用药指导　主治药物的用法用量、疗程，常见不良反应（不少于1条），注意事项（不少于4条），贮藏方法，含片使用注意事项等。

4.健康教育 卫生习惯、辅助治疗、饮食习惯、心理情绪等。

情景问答

【问题情景】咽炎治不治无所谓的说法对吗？

答：若咽炎长期拖延不治，就会成为人体中一个危险的疾病因素。由急性发展为慢性，由慢性引发其他器官的损害，如扁桃体炎、中耳炎、心肌炎甚至是肾炎等，使治疗困难加大。所以，越早治疗越好。

知识拓展

含片的使用注意

含片通常是由抑菌、消毒的药物成分与挥发性的药物一起制成的，具有消肿止痛、清咽利喉、生津、抗炎、解毒的作用。需要注意的是，含片不宜常服，更不应该用来预防慢性咽炎，甚至长期当“糖”吃。西药含片主要是以消毒剂（例如碘）和表面活性剂（例如季铵盐）为主药，以针对细菌感染引起的咽喉红肿。但长期含服可能会抑制口腔及咽部的正常菌群生长，刺激性较强，并易引起口腔溃疡。

五、任务评价

序号	步骤	评价标准	评价结果
1	疾病评估与判断（20分）	询问患者信息完整、全面，疾病判断准确	
2	用药方案（20分）	准确推荐药物/医疗器械	
3	推荐理由（20分）	①至少3条 ②表达准确、流利 ③通俗易懂	
4	用药指导（30分）	①描述全面、准确 ②通俗易懂	
5	健康教育（10分）	指导合理、全面、准确	

书网融合……

思维导图　　习题

任务四　鼻炎和过敏性鼻炎

PPT

一、任务情境

患者，男，24岁，最近半年常出现鼻塞、打喷嚏、流鼻涕等症状。近日，随着天气转暖，柳絮纷飞，患者自觉症状加重，故来到药房购买药物。经询问，患者为食品检测人员，无用药史。

任务：请根据上述情境，为患者推荐合适的药品并进行用药指导。

二、任务目标

1. 知识目标 ①掌握鼻炎的治疗药物和用药注意事项。②熟悉鼻炎的病因。③了解鼻炎和过敏性鼻炎的概念。

2. 能力目标 ①能根据鼻炎的表现和病因正确选择治疗药物。②能对患者进行用药指导和健康教育。

3. 素质目标 ①养成健康的生活方式，培养健康理念，助力“健康中国”。②树立全局意识和整体调节思想。

三、知识储备

（一）核心概念

1. 鼻炎 是指鼻腔黏膜和黏膜下组织的炎症。从发病的缓急及病程长短来说，可分为急性鼻炎和慢性鼻炎。

2. 过敏性鼻炎 是指由过敏原刺激引发的鼻炎，属于一种特殊的鼻炎。

（二）常见病因

1. 西医病因

西医	具体原因
鼻炎	①病毒感染：主要为鼻病毒和冠状病毒 ②过敏原刺激：如尘螨、花粉、动物皮毛或皮屑、真菌、蟑螂等 ③物理因素：如突然的气温变化、冷空气、潮湿、空气污染等 ④精神因素：如精神紧张、恐惧、沮丧、怨恨等
过敏性鼻炎	主要原因是由过敏原刺激，如尘螨、花粉、动物皮毛或皮屑、真菌、蟑螂等

2. 中医病因

中医	具体原因
肺气虚寒	肺气虚寒，卫表不固，则腠理疏松，乘虚而入
脾气虚弱	脾为后天之本，化生不足，鼻窍失养，外邪或异气从口鼻侵袭
肾阳不足	肾阳不足，则摄纳无权，气不归元，温煦失职，腠理、鼻窍失于温煦
肺经有热	肺经素有郁热，肃降失职，邪热上犯鼻窍，邪聚鼻窍，邪正相搏，肺气不宣，津液骤停，致喷嚏、流鼻涕、鼻塞等

（三）临床表现

1. 鼻炎 通常会出现鼻塞、流鼻涕、打喷嚏等症状。除鼻部症状外，患儿还可出现咽痛、头痛、发热等表现，持续时间为7~10天。体格检查可见鼻腔黏膜充血、水肿、有清水样分泌物，咽部轻度充血，胸部检查多无异常。

2. 过敏性鼻炎

（1）具有明显的季节性和地区性，主要表现为眼部发痒、流泪、眼睑红肿。

（2）鼻腔发痒，阵发性喷嚏连续性发作，多在晨起、夜晚或接触变应原后发生，主要症状为大量水样清涕、鼻塞和鼻痒。

（3）咽部发痒、咽干、干咳等，部分患者听诊可闻哮鸣音。

（4）部分患者可有暂时性嗅觉减退和头痛。

（四）常用药物

1. 化学药品 常用于鼻炎的化学药品的药品分类、名称、药品推介提示、用法用量见表3-9。

表3-9 常用于鼻炎的化学药品介绍一览表

序号	药品分类	通用名	药品推介提示	用法用量
1	抗组胺药物/OTC	氯雷他定片	①服用3~7天症状未缓解，请及时就医 ②服药之后严禁从事高空作业、驾驶等危险性工作 ③妊娠期及哺乳期妇女慎用；2岁以下的儿童不推荐使用	晚上睡前服药。成人一天1次，每次1片；2~12岁的儿童：体重体重>30kg的儿童，一天1次，每次1片。体重≤30kg者一日1次，一次半片
2		马来酸氯苯那敏片片	①主要副作用为嗜睡、口渴、多尿 ②早产儿、新生儿、孕妇、哺乳期妇女及老人不宜服用；高血压、青光眼、甲亢、前列腺肥大患者慎用，癫痫患者禁用，可诱发癫痫 ③感冒发热的患者不宜服用	口服。成人每次1片，一日1~3次
3		盐酸西替利嗪片	①季节性鼻炎、常年性过敏性鼻炎、过敏性结膜炎及过敏引起的瘙痒和荨麻疹的对症治疗 ②避免驾车、操作机器、饮酒 ③做皮试时告知医生服用此药	口服。成人，每次5~10mg，每日一次。6~12岁儿童：一次1片，一日1次；或一次半片，一日2次。2~6岁儿童：一次半片，一日1次；或一次1/4片，一日2次
4	皮质类固醇/Rx	布地奈德鼻喷雾剂	①不可接触眼睛，若接触眼睛，立即用水冲洗 ②不可冷冻	成人及6岁和6岁以上儿童，推荐起始剂量为一日256μg，此剂量可于早晨一次喷入或早晚分2次喷入
5	缓解鼻塞用药/Rx	盐酸赛洛唑啉鼻用喷雾剂	①用于减轻急、慢性鼻炎、过敏性鼻炎等疾病引起的鼻塞症状 ②起效迅速，给药后可快速缓解症状	鼻用喷雾剂，揿压阀门，药液即呈液滴喷出。6~12岁儿童一次一侧2~3喷，早晨和睡前各1次

2. 中成药 常用于鼻炎的中成药的药品分类、名称、功能主治、用法用量、注意事项等见表3-10。

表3-10 常用于鼻炎的中成药介绍一览表

序号	药品分类	通用名	功能主治	用法用量	注意事项
1	解表剂/Rx	辛芩颗粒	益气固表，祛风通窍。用于肺气不足、风邪外袭所致的鼻痒、喷嚏、流清涕	开水冲服。一次1袋，一日3次。20天为一疗程	①本品宜在饭后服用，如偶感胃痛有不适，应慎用 ②儿童及老年人慎用，孕妇，婴幼儿肾功能不全禁用
2	解表剂/Rx	通窍鼻炎片	具有散风消炎，宣通鼻窍之功效。主治鼻渊，鼻塞，流涕，前额头痛	口服。一次5~7片，一日3次	①忌烟酒、辛辣、鱼腥食物 ②不宜在服药期间同时服用滋补性中药
3	补益剂/OTC	参苓白术散	补脾胃，益肺气。用于脾胃虚弱，食少便溏，气短咳嗽，肢倦乏力	口服。一次6~9g，一日2~3次	①泄泻兼有大便不通畅，肛门有下坠感者忌服 ②不宜喝茶和吃萝卜，以免影响药效 ③不宜和感冒类药同时服用
4	补益剂/OTC	补中益气丸	具有调补脾胃，益气升阳，甘温除热之功效。主治脾胃虚弱、中气下陷	口服。小蜜丸1次9g，大蜜丸1次1丸，1日2~3次	阴虚发热者，感冒发热者，暴饮暴食、脘腹胀满实证者及命门火衰、虚寒或湿热泻痢者均不宜服用
5	补益剂/Rx	金匮肾气丸	温补肾阳，化气行水。用于肾虚水肿，腰膝酸软，小便不利，畏寒肢冷	口服。一次20粒（4g）~25粒（5g），一日2次	①孕妇忌服 ②忌房欲、气恼。忌食生冷物
6	解表剂/OTC	防风通圣丸	具有解表通里，清热解毒之功效。主治外寒内热，表里俱实，恶寒壮热，头痛咽干，小便短赤，大便秘结，瘰疬初起，风疹湿疮	口服。水丸一次6g，一日2次；浓缩丸一次8丸，一日2次	①孕妇及虚寒证者慎用 ②服药期间，忌烟酒及辛辣、生冷、油腻食物

3. 辅助治疗

（1）外治法　可选用芳香通窍的中药滴鼻剂滴鼻。可用白芷、川芎、细辛、辛夷共研细末，置瓶内，时时嗅之。

（2）中药饮片

1）祛湿通窍　苍耳子20g+薄荷10g+白芷5g+辛夷5g，代茶饮。

2）养阴生津　人参30g+乌梅10g，代茶饮。

（五）用药指导与健康教育

1. 加强锻炼，劳逸结合。

2. 避免感冒，接种相关疫苗。

3. 敏性鼻炎患儿宜进行过敏原检测，尽量避免接触过敏原。对尘螨过敏者，可进行脱敏治疗。

4. 加强日常护理，早晨多用冷水洗脸，增强鼻黏膜适应性。

（六）特殊用药指导

鼻炎喷雾使用方法如下。

1. 使用前准备　①洗手，清理鼻腔分泌物；②上下振摇鼻喷雾剂，使药液充分混匀；③大拇指顶住瓶底，食指和中指夹住喷嘴，喷嘴朝上；④正确拿取喷雾剂后对着空气空按几下，检查喷雾剂是否能均匀喷出。

2. 使用方法　①采取坐位，头稍向前倾；②一手拿药，另一手手指按压暂不吸药的鼻孔，将喷嘴放进鼻腔；③放入鼻腔的喷嘴指向鼻孔后方，不要顶住鼻黏膜，在吸气的同时按住鼻喷雾剂。每按一次为一揿，注意按照处方用法使用，避免喷到鼻中隔。

3. 注意事项　①用干纸巾擦干净喷嘴，盖上防尘帽，注意定期清洁鼻喷雾剂；②用药后15分钟内避免擤鼻，必要时漱口；③喷嘴喷不出药时，不要用尖锐器具刺穿喷嘴；可以对着空气空按几下直到气雾均匀喷出。

四、任务实施

1. 疾病评估与判断

（1）患者基本情况，包括年龄、性别、职业等。

（2）询问疾病史，包括主要症状、诱因。

（3）询问就医史、用药史、过敏史，是否肝损伤、前列腺肥大、青光眼等，患者有无不良生活习惯（如卫生习惯、饮食习惯等）等。

（4）疾病评估。

2. 用药方案　推荐化学药品或医疗器械（至少1个主治药物+1个联合用药），至少1个中成药；推荐理由：说明药物/医疗器械的适应证/功能主治、作用机制、特点等。

3. 用药指导　主治药物的用法用量、疗程，常见不良反应（不少于1条），注意事项（不少于4条），贮藏方法，喷雾剂的特殊使用方法等。

4. 健康教育　卫生习惯、辅助治疗、饮食习惯、心理情绪等。

情景问答

【问题情景】过敏性鼻炎可以预防吗？

过敏性鼻炎可以在一定程度上进行预防。首先，过敏性鼻炎多发生于春秋季节，通常是由于花粉、尘埃等致敏原引起，因此在春秋季节，应该注意佩戴口罩，尽量避免接触过敏原，以减少过敏性鼻炎的发生。此外，过敏性鼻炎通常见于体质虚弱、正气不足者，因此应该注意加强锻炼，提高体质，增强免疫力，以避免发生过敏性鼻炎。

知识拓展

过敏性鼻炎常用治疗药物推荐

一线用药推荐（推荐使用）	鼻用糖皮质激素、口服第二代抗组胺药物、鼻用第二代抗组胺药物、口服白三烯受体拮抗剂（LTRA）
二线用药推荐（酌情使用）	口服糖皮质激素、口服肥大细胞膜稳定剂、鼻用肥大细胞膜稳定剂、鼻用减充血剂、鼻用抗胆碱药物

1. **轻度和中－重度间歇性** 使用一线药物单一治疗通常能获得良好的疗效。
2. **中－重度持续性** 鼻用糖皮质激素＋第二代抗组胺药物和（或）白三烯受体拮抗剂。
3. **季节性过敏性鼻炎** 鼻用糖皮质激素＋第二代口服或鼻用抗组胺药物。
4. **常年性过敏性鼻炎** 鼻用糖皮质激素＋鼻用抗组胺药物。

五、任务评价

序号	步骤	评价标准	评价结果
1	疾病评估与判断（20分）	询问患者信息完整、全面，疾病判断准确	
2	用药方案（20分）	准确推荐药物/医疗器械	
3	推荐理由（20分）	①至少3条 ②表达准确、流利 ③通俗易懂	
4	用药指导（30分）	①描述全面、准确 ②通俗易懂	
5	健康教育（10分）	指导合理、全面、准确	

书网融合……

思维导图　　习题

任务五　支气管哮喘

PPT

一、任务情境

患者，女，50岁，反复咳嗽5年，自述每年春季及天气骤变时咳嗽加重，伴气短，入秋以来咳嗽加重1周，尤其是清晨比较严重，既往有支气管哮喘病史，随即到药店购买药物。

任务：请根据上述情境，为患者推荐合适的药品并进行用药指导。

二、任务目标

1.知识目标 ①掌握支气管哮喘的概念、分级；支气管哮喘的治疗药物和用药注意事项。②熟悉支气管哮喘的病因。

2.能力目标 ①能根据支气管哮喘的表现和病因正确选择治疗药物。②能对患者进行用药指导和健康教育。

3.素质目标 ①树立“安全、有效、合理用药”的理念，以高质量的药学服务保障公众健康。②养成健康的生活方式，培养健康理念，提高健康素养，助力“健康中国”。③树立严谨求实、精益求精、无私奉献的职业精神。

三、知识储备

（一）核心概念

支气管哮喘，简称哮喘，是由多种细胞以及细胞组分参与的慢性气道炎症性疾病。

（二）常见病因

1.西医病因

西医	具体原因
遗传	在家族亲缘中有过敏性疾病的人有25%~50%的遗传倾向
环境	①过敏原（吸入和食入性），即各种特异和非特异性吸入物，如尘螨、花粉、真菌、动物毛屑等 ②化学物质，如二氧化硫、氨气、油漆类 ③食物，如鱼、虾、蟹、蛋类、牛奶等 ④药物，如普萘洛乐、阿司匹林等 ⑤感染/微生物，如细胞、病毒、原虫、寄生虫等 ⑥营养因素，如缺乏维生素D ⑦环境污染，如烟雾环境、雾霾、从事家居装修

2.中医病因

中医	具体原因
外邪侵袭	外感风寒或风热之邪，未能及时表散，邪蕴于肺，壅阻肺气，气不布津，聚液生痰
饮食不当	过食生冷，寒饮内停，或嗜食酸咸甘肥，积痰蒸热，或进食海膻发物，以致脾失健运，痰浊内生，上至于肺，壅塞气道，而致诱发
体虚病后	部分哮病患者因幼年患麻疹、顿咳，或反复感冒，咳嗽日久等病，以致肺气亏虚，气不化津，痰饮内生；或病后阴虚火旺，热蒸液聚，痰热胶固而病哮。体质不强多以肾虚为主，而病后所致者多以肺虚为主

（三）临床表现

哮喘的分期	临床表现
哮喘急性发作	喘息、气促、咳嗽、胸闷等症状突然发生，或原有症状加重，并以呼气流量降低为其特征，常因接触变应原、刺激物或呼吸道感染诱发
慢性持续期	每周均不同频度和（或）不同程度地出现喘息、气促、胸闷、咳嗽等症状
临床控制期	患者无喘息、气促、胸闷、咳嗽等症状4周以上，1年内无急性发作，肺功能正常

（四）常用药物

1.化学药品 常用于支气管哮喘的化学药品的药品分类、名称、药品推介提示、用法用量见表3-11。

表 3-11　常用于支气管哮喘的化学药品介绍一览表

序号	药品分类	通用名	药品推介提示	用法用量
1	白三烯受体拮抗剂/OTC	孟鲁司特钠咀嚼片	①适用于2~14岁儿童哮喘的预防和长期治疗 ②适用于减轻2~14岁儿童过敏性鼻炎引起的症状 ③睡前服用 ④初始服用或增加剂量时，应密切监测患儿是否出现神经和精神异常	①治疗和预防哮喘：2~5岁的儿童，4mg，一日1次；6~14岁，5mg，一日1次 ②预防运动诱发性哮喘：10mg口服，运动前至少2小时单次剂量服用
2	复方制剂/Rx	沙美特罗替卡松吸入气雾剂	①不适用于哮喘急性发作 ②对乳糖及牛奶过敏的患者禁用 ③在用药期间，应规律使用，不可随意停用，以免加重病情	成人和12岁及12岁以上的青少年：每次两揿25g沙美特罗和50g（或125g或250g）丙酸氟替卡松，每日2次
3		复方甲氧那明胶囊	①未满8岁的婴幼儿禁用；哺乳期妇女禁用，妊娠妇女慎用 ②服用后出现皮疹、发红、呕吐、食欲不振、眩晕、排尿困难等症状时，应停止服药并请教医师 ③有时引起困倦，故不要驾驶或操作机械	8~15岁，一日3次，每次1粒。15岁以上，一日3次，每次2粒，饭后口服
4		布地奈德福莫特罗吸入粉雾剂	①不建议6岁以下儿童使用 ②对乳糖或牛乳蛋白过敏者慎用 ③请避免药物接触眼睛。如果不小心接触，请立即用清水冲洗 ④避免饮酒或含有酒精的饮料 ⑤经常洗手，远离感染（如感冒）人群	成年人（18岁和18岁以上）：1~2吸/次，一日2次。有些患者可能需要使用量达到4吸/次，一日2次。青少年（12~17岁）：1~2吸/次，一日2次
5		噻托溴铵粉吸入剂	①不可作为急救用药 ②给药后要漱口 ③避免让粉末进入眼内，可能会引起或加重闭角型青光眼、眼疼痛或暂时性的视物模糊晕轮或彩色影像 ④有闭角型青光眼、前列腺增生或膀胱颈梗阻的患者应慎用	每日1次（不得超过1次），每次应用药粉吸入器等吸入装置吸入1粒胶囊
6	β_2受体激动剂/Rx	沙丁胺醇片	①服用口腔崩解片时药片置于舌面，不需用水，无须咀嚼 ②缓、控释片服用时应用水将整片吞服，不能咀嚼 ③常见副作用有心悸、震颤、头痛等	普通片剂、口腔崩解片、普通胶囊剂：成人每次2.4~4.8mg（1~2片），一日3~4次。控释片：成人一次1片，一天2次，早、晚服用。缓释片：一次8mg，一日2次
7	磷酸二酯酶抑制剂/Rx	氨茶碱片	①常见不良反应为胃肠道反应如恶心、呕吐、腹痛等 ②茶碱与多种药物有相互作用，与其他药物合用请咨询药师	成人常用量：口服，一次0.1~0.2g，一日0.3~0.6g；极量：一次0.5g，一日1g。小儿常用量：口服，每次按体重3~5mg/kg，一日3次

2. 中成药　常用于支气管哮喘的中成药的药品分类、名称、功能主治、用法用量、注意事项等见表3-12。

表 3-12　常用于支气管哮喘的中成药介绍一览表

序号	药品分类	通用名	功能主治	用法用量	注意事项
1	解表剂/Rx	金水宝胶囊	用于肺肾两虚，精气不足，久咳虚喘，神疲乏力，不寐健忘，腰膝酸软，月经不调，阳痿早泄	口服。一次3粒，一日3次；用于慢性肾功能不全者，一次6粒，一日3次。	①忌不易消化食物 ②感冒发热患者不宜服用
2	补益剂/Rx	百令胶囊	具有补肺肾，益精气之功效。用于肺肾两虚引起的咳嗽、气喘、咯血、腰背酸痛，面目浮肿，夜尿清长	口服。一次2~6粒，一日3次。慢性肾功能不全：一次4粒，一日3次；疗程8周	忌辛辣、生冷、油腻食物

续表

序号	药品分类	通用名	功能主治	用法用量	注意事项
3	平喘剂/OTC	蛤蚧定喘丸	具有滋阴清肺，止咳平喘的功效。用于肺肾两虚，阴虚肺热所致的虚劳咳喘、气短烦热、胸满郁闷、自汗盗汗	口服。一次5~6g，一日2次	①忌烟、酒及辛辣、生冷、油腻食物 ②本品用于虚劳咳喘，咳嗽新发者不适用 ③高血压，心脏病患者慎用
4	祛痰剂/OTC	复方鲜竹沥液	具有清热化痰，止咳的作用。用于痰热咳嗽，痰黄黏稠	口服。一次20ml，一日2~3次	①忌烟、酒及辛辣、生冷、油腻食物 ②不宜在服药期间同时服用滋补性中药 ③风寒咳嗽者不适用 ④儿童、孕妇、哺乳期妇女慎用
5	宣肺止咳剂/Rx	苏黄止咳胶囊	疏风宣肺、止咳利咽。用于风邪犯肺、肺气失宣所致的咳嗽、咽痒、痒时咳嗽，或呛咳阵作，气急、遇冷空气、异味等因素突发或加重，或夜卧晨起咳剧等	口服。一次3粒，一日3次。疗程7~14天	①服药期间忌食辛辣等刺激性食物 ②孕妇忌用 ③运动员慎用

3.辅助治疗

（1）饮食休息　平时清淡饮食，不要吃辛辣刺激的食物，多注意休息。

（2）中药饮片

1）清气化痰　百药煎30g+细茶5g+荆芥穗10g+海螵蛸5g，代茶饮。

2）肺虚痰多　柿饼30g+冰糖10g，代茶饮。

（五）用药指导与健康教育

1.哮喘尚不能根治，但通过有效的管理可使哮喘病情得到理想的控制。

2.通过对哮喘患者的教育提高其自我管理能力：适当进行体育锻炼，可增强抵抗力；生活中戒烟并避免被动吸烟，气温变化时，注意保暖，预防感冒，避免呼吸道感染，每年接种流感疫苗。

3.有数据表明，母亲孕期肥胖和体重增加会增加儿童哮喘的风险，建议孕期均衡膳食，多吃一些吃富含维生素D和维生素E的食物。婴幼儿抵抗力差，易发生感染和过敏性疾病，提倡母乳喂养婴儿，可以降低儿童哮喘的发生。

4.适当摄入益生菌，一定程度或许能预防过敏性疾病，从而减少哮喘发生。

5.尘螨过敏是中国南方儿童哮喘患病率上升的重要危险因素，需尽可能避免过敏原暴露或诱导耐受。

（六）特殊用药指导

单剂量干粉吸入剂使用方法如下。

1.打开装置　打开防尘帽和吸嘴。

2.装药　从铝箔板上抠出药物胶囊，然后打开防尘帽和吸嘴，把胶囊塞入胶囊室中，盖上吸嘴，直到听到“咔嗒”声为止，再缓慢按压针刺按钮1~2次。

3.呼气　握住准纳器，远离吸嘴，尽量缓慢呼气。

4.含住吸嘴　不要换气，将吸嘴放入上下牙齿之间，用双唇包裹住吸嘴，不要漏气。

5.吸入药物　头微微后仰，快速且尽全力吸气，直到能听到胶囊转动的“呼呼”声。

6.屏气　将吸嘴拿出，屏气5~10秒后再缓慢呼出气体。

7.重复 为避免药物浪费，尽可能将药物吸入，可重复呼气、含住吸嘴、吸入药物、屏气（以上步骤3~6）。

8.清洁与关闭 用完后打开吸嘴，倒出吸过的胶囊，及时用干纸巾擦拭吸嘴，再关闭吸嘴和防尘帽。

9.漱口 为防止用药后的不良反应，吸药后5分钟内充分漱口2~3次，并将漱口水吐出。

四、任务实施

1.疾病评估与判断

（1）患者基本情况，包括年龄、性别、职业等。

（2）询问疾病史，包括主要症状、诱因。

（3）询问就医史、用药史、过敏史、家族史，是否有前列腺肥大、青光眼等，患者有无不良生活习惯（如卫生习惯、饮食习惯）等。

（4）疾病评估。

2.用药方案 推荐化学药品或医疗器械（至少1个主治药物+1个联合用药），至少1个中成药；推荐理由：说明药物/医疗器械的适应证/功能主治、作用机制、特点等。

3.用药指导 主治药物的用法用量、疗程，常见不良反应（不少于1条），注意事项（不少于4条），贮藏方法，气雾剂/粉雾剂的特殊使用方法等。

4.健康教育 卫生习惯、辅助治疗、饮食习惯、心理情绪等。

情景问答

【问题情景】长期吸入糖皮质激素对儿童的生长发育有影响吗？

答：吸入用糖皮质激素通常需要长期、规范使用才能起预防作用，一般在用药1~2周后症状和肺功能有所改善；雾化吸入时糖皮质激素用量小、作用直接、安全性高，不影响生长发育；而儿童哮喘治疗不规范或是反复发作、缺氧、运动锻炼少等因素对身体的生长反而造成一定的影响。

五、任务评价

序号	步骤	评价标准	评价结果
1	疾病评估与判断（20分）	询问患者信息完整、全面，疾病判断准确	
2	用药方案（20分）	准确推荐药物/医疗器械	
3	推荐理由（20分）	①至少3条 ②表达准确、流利 ③通俗易懂	
4	用药指导（30分）	①描述全面、准确 ②通俗易懂	
5	健康教育（10分）	指导合理、全面、准确	

书网融合……

思维导图　　习题

PPT

任务六　急性气管－支气管炎

一、任务情境

患者，女，48岁，自述鼻腔脓性分泌物，咽喉肿疼，咳嗽，咳黄脓痰，并伴夜间咳嗽，有喘息，诊断为急性支气管炎，遂到药店购买药物。

任务：请根据上述情境，为患者推荐合适的药品并进行用药指导。

二、任务目标

1. 知识目标　①掌握急性气管－支气管炎的概念；急性气管－支气管炎的治疗药物和用药注意事项。②熟悉急性气管－支气管炎的病因。

2. 能力目标　①能根据急性气管－支气管炎的表现和病因正确选择治疗药物。②能对患者进行用药指导和健康教育。

3. 素质目标　①树立"安全、有效、合理用药"的理念，以高质量的药学服务保障公众健康。②树立全局意识和整体调节思想。

三、知识储备

（一）核心概念

急性气管－支气管炎是由感染、物理、化学刺激或过敏等因素引起的急性气管－支气管黏膜炎症，常发生于寒冷季节或气温突然变冷时。

（二）常见病因

1. 西医病因

西医	具体原因
感染	可以由病毒和细菌直接感染所致，多由流感病毒、呼吸道合胞病毒和副流感病毒、鼻病毒等引起，细菌、支原体和衣原体引起者少见。多数发生于受凉、淋雨、过度疲劳等诱因导致机体气管－支气管防御功能受损时，可在病毒感染的基础上继发细菌感染
物理、化学刺激	冷空气、粉尘、刺激性气体或烟雾（如二氧化硫、二氧化氮、氨气、氯气、香烟燃烧和烟雾及臭氧等）的吸入，均可引起气管－支气管黏膜的急性炎症
过敏反应	多种过敏原均可引起气管和支气管的变态反应。常见花粉、有机粉尘、真菌孢子等的吸入引起的过敏反应；钩虫、蛔虫的幼虫在肺内移行及细菌蛋白质也可引起机体过敏反应

2. 中医病因

中医	具体原因
风寒袭肺	风寒袭肺，肺气郁闭不宣，故咳嗽声重；肺气郁闭，水谷精微失于输布，聚湿成痰，故咳痰、痰白。舌苔薄白、脉浮紧，为风寒之邪束表客肺之象
风热犯肺	风热之邪从口鼻而入，内迫于肺，肺失宣降，故咳嗽、咳声高亢重浊。热灼肺津可见痰黏难咳，痰稠黄绿，口干苦、便干。风热之邪炎上，则见咽干。风热客表，营卫失和，故发热、汗出、恶风。舌红苔薄黄，脉浮数为风热客表之象
风燥伤肺	外感风燥之邪或风寒风热之邪化燥，致肺失清润，故见干咳作呛。燥热灼津则咽喉口鼻干燥，痰黏不易咳吐。苔薄白或薄黄，质红、干而少津，脉浮数，属风燥伤肺之象
痰湿蕴肺	若饮食不节，嗜酒好烟，或过食肥甘厚味辛辣，或平素脾失健运，饮食精微不归正化，脾湿生痰，上渍于肺，壅遏肺气，故咳嗽，咳声重浊，痰多；湿邪困脾，则脘痞，体倦，大便时溏；舌苔白腻，脉象濡滑为痰湿蕴肺之象

（三）临床表现

1. 急性气管-支气管炎起病较急，往往先有上呼吸道感染的症状，如鼻塞、流涕、咽痛、声音嘶哑等。在成人，流感病毒、腺病毒和肺炎支原体感染时可有发热（有的可达38℃左右），伴乏力、头痛、全身酸痛等全身毒血症症状，而鼻病毒、冠状病毒等引起的急性支气管炎常无这些表现。

2. 咳嗽、咳痰是急性支气管炎的主要表现，先为刺激性干咳或咳少量黏液性痰，3~4天后鼻咽部症状减轻，咳嗽转为持续，随后可转为黏液脓性或脓性痰量增多，咳嗽加剧，偶可痰中带血，咳嗽延续2~3周才消失，如迁延不愈，可演变成慢性支气管炎。如支气管发生痉挛，可出现程度不等的气促，伴胸骨后发紧感。

3. 有慢性阻塞性病及其他损害肺功能的基础疾病者可有发绀和呼吸困难。

（四）常用药物

1. 化学药品 急性气管-支气管炎的治疗药物包含止咳化痰药、平喘药、抗过敏药和抗菌药物。前述咳嗽、过敏性皮炎、支气管哮喘和肺炎等疾病的某些治疗药物同样适用于该种疾病。为避免重复，以下仅列举上述病症未涉及的药物（表3-13）。

表 3-13 常用于急性气管-支气管炎的化学药品介绍一览表

序号	药品分类	通用名	药品推介提示	用法用量
1	止咳化痰药/OTC	溴己新片	①主要用于支气管炎、哮喘等引起的黏痰不易咳出 ②用溴己新后可能出现恶心、腹痛、皮肤过敏反应等副作用	口服。成人，一次1~2片（每片8mg），一日3次
2	止咳化痰药/OTC	羧甲司坦片	①避免和中枢性镇咳药合用 ②消化道溃疡活动期患者禁用	口服。小儿2~4岁一次1片，5~8岁一次2片，一日3次
3	止咳化痰药/OTC	枸橼酸喷托维林片	①用于各种原因引起的干咳 ②偶有便秘、轻度头痛、头晕副作用 ③服药期间不得驾驶汽车等	口服。成人：每次1片，一日3~4次。儿童：5岁以上儿童每次半片，一日2~3次
4	抗感染药物/Rx	罗红霉素分散片	①对本品、红霉素或其他大环内酯类药物过敏者禁用 ②肝功能不全者慎用 ③服用本品后可影响驾驶及机械操作能力	空腹口服。一般疗程为5~12天。成人一次150mg（1片），一日2次；也可一次300mg（2片），一日1次。儿童一次按体重2.5~5mg/kg，一日2次
5	抗感染药物/Rx	左氧氟沙星片	①妊娠及哺乳期妇女、18岁以下患者禁用 ②适用于呼吸道感染、泌尿系统感染和皮肤组织感染 ③服药期间，应注意不要过度接触阳光 ④可能引起肌腱炎和肌腱断裂	口服。一次0.2g，一日2次，或一次0.1g，一日3次，疗程7~14天

2. 中成药 常用于急性气管-支气管炎的中成药的药品分类、名称、功能主治、用法用量、注意事项等见表3-14。

表 3-14 常用于急性气管-支气管炎的中成药介绍一览表

序号	药品分类	通用名	功能主治	用法用量	注意事项
1	祛痰剂/Rx	急支糖浆	具有清热化痰，宣肺止咳的作用。用于外感风热所致的咳嗽，症见发热、恶寒、胸膈满闷、咳嗽咽痛	口服。一次20~30ml，一日3~4次	①忌烟、酒及辛辣生冷、油腻食物 ②不宜在服药期间同时服用滋补性中药
2	祛痰剂/OTC	强力枇杷露	养阴敛肺，止咳祛痰。用于支气管炎咳嗽	口服。一次15ml，一日3次，小儿酌减	①儿童、孕妇、哺乳期妇女禁用；糖尿病患者禁服 ②不宜在服药期间同时服用滋补性中药

续表

序号	药品分类	通用名	功能主治	用法用量	注意事项
3	祛痰剂/OTC	蛇胆川贝枇杷膏	具有润肺止咳，祛痰定喘的功效。用于燥邪犯肺引起的咳嗽咯痰、胸闷气喘、鼻燥、咽干喉痒等症	口服。一次22g，一日3次	①糖尿病患者禁服 ②不宜在服药期间同时服用滋补性中药
4	祛痰剂/OTC	炼蜜川贝枇杷膏	润肺化痰、止咳平喘、护喉利咽。本品适用于伤风咳嗽、痰稠、痰多气喘、咽喉干痒及声音嘶哑	口服。成人每日3次，每次一汤匙（15ml）	①糖尿病患者忌用 ②忌烟、酒及辛辣、生冷、油腻食物
5	祛痰剂/OTC	祛痰灵口服液	具有清肺化痰之功效。主治痰热壅肺所致的咳嗽、痰多、喘促	口服。一次30ml，一日3次	①忌食辛辣、油腻食物 ②本品适用于痰热咳嗽，其表现为咳嗽痰多

3. 辅助治疗

（1）针灸治疗　可以用体针，拔火罐，或耳针进行治疗。

（2）中药饮片

1）祛风清热　蒲公英20g+蜂蜜6g+甘草6g+绿茶6g，代茶饮。

2）清热解毒　银花10g+菊花10g+茉莉花10g，代茶饮。

（五）用药指导与健康教育

1. 不推荐对无肺炎的急性单纯性气管－支气管炎患者进行常规抗菌药物治疗。抗菌药物可能对某些患者（例如老年人、存在共病的患者）有益，但应权衡该益处与潜在的不良反应以及耐药性。

2. 对存在过去一年曾住院治疗、口服糖皮质激素、糖尿病或充血性心力衰竭其中一项且年龄≥80岁的患者，或者存在两项且年龄≥65岁的患者，可酌情使用抗菌药物。一般可选用青霉素类、头孢菌素、大环内酯类或氟喹诺酮类。

3. 应注意休息和保暖、多饮水、清淡饮食，增加蛋白质及维生素等摄入。避免吸入粉尘、烟雾及刺激性气体。

四、任务实施

1. 疾病评估与判断

（1）患者基本情况，包括年龄、性别、职业等。

（2）询问疾病史，包括主要症状、诱因。

（3）询问就医史、用药史、过敏史、合并症，是否妊娠期和哺乳期，患者有无不良生活习惯等。

（4）疾病评估。

2. 用药方案　推荐化学药品或医疗器械（至少1个主治药物+1个联合用药），至少1个中成药；推荐理由：说明药物/医疗器械的适应证/功能主治、作用机制、特点等。

3. 用药指导　主治药物的用法用量、疗程，常见不良反应（不少于1条），注意事项（不少于4条），贮藏方法等。

4. 健康教育　卫生习惯、辅助治疗、饮食习惯、心理情绪等。

情景问答

【问题情景】急性气管－支气管炎的血常规表现是什么？

答：1. 多数患者周围血中的白细胞计数及分类无异常。

2.合并细菌感染时有不同程度的白细胞数及中性粒细胞数增高。

五、任务评价

序号	步骤	评价标准	评价结果
1	疾病评估与判断（20分）	询问患者信息完整、全面，疾病判断准确	
2	用药方案（20分）	准确推荐药物/医疗器械	
3	推荐理由（20分）	①至少3条 ②表达准确、流利 ③通俗易懂	
4	用药指导（30分）	①描述全面、准确 ②通俗易懂	
5	健康教育（10分）	指导合理、全面、准确	

书网融合……

思维导图　　习题

项目三　消化系统病症

项目导读

消化道从口腔到肛门，包括食管、胃、小肠和大肠。主要生理功能是摄取、转运和消化食物，吸收营养和排泄废物。胰腺及胃肠腺分泌的各种酶、肝脏分泌的胆汁将食物成分消化成小分子物质并肠道吸收。各种疾病（消化道内外），只要引起消化道结构异常（糜烂、溃疡、穿孔、狭窄、癌变）、出血、营养及电解质吸收分泌异常，均可以改变消化道正常功能而致病。常见消化系统症状有腹泻、便秘、口腔溃疡、消化不良、痔疮等，常见的消化系统疾病有消化性溃疡、胆结石与胆囊炎等。消化系统疾病的治疗既要依靠药物，也要重视一般措施，包括适当的休息、平衡且营养丰富的饮食。在康复阶段，应当合理安排生活，逐步进行体育锻炼，以增强体质。

项目目标

通过本项目的学习，学生能掌握各种消化系统疾病及症状的概念，熟知消化系统疾病及症状的治疗药物和用药注意事项。掌握各种药物治疗的指征、不良反应和禁忌证，能根据消化系统疾病及症状的表现和病因正确选择高效、不良反应少、服用方便等适合患者的治疗药物，并对患者进行用药指导和健康教育。

任务一　腹　泻

PPT

一、任务情境

患者，男，49岁，外出进餐后出现腹泻，一日6次，水样便，无发热和腹痛症状，到药店咨询买药。

任务：请根据上述情境，为患者推荐合适的药品并进行用药指导。

二、任务目标

1.知识目标　①掌握腹泻的药物治疗及用药指导。②熟悉腹泻的临床表现。③了解腹泻的病因。

2.能力目标　①能对腹泻患者进行问病荐药。②能对患者进行用药指导和健康教育。

3.素质目标　结合抗生素滥用、超级细菌产生事件等案例，树立科学合理用药的意识。

三、知识储备

（一）核心概念

1.腹泻的概念　腹泻是指排便在一日内超过3次，或粪便中脂肪成分增多，或带有未消化食物、脓血、黏液者。

2.腹泻的分类　分急性腹泻与慢性腹泻两类。

（二）常见病因

1. 西医病因

西医	具体原因
疾病因素	肠道感染，如病毒、细菌、寄生虫等；全身性疾病，如甲亢、糖尿病等；肠道非感染性疾病，如溃疡性结肠炎等；胃部和肝胆疾病，如慢性胃炎、慢性胆囊炎等；肠道肿瘤疾病等
非疾病因素	胃肠切除，如胃大部或全胃切除；药物，如番泻叶、硫酸镁、氢氧化镁、乳果糖等；消化酶不足，如先天性乳糖酶缺乏；食物中毒，如摄食未煮熟的扁豆等；消化不良；旅游者腹泻等

2. 中医病因

中医	具体原因
感受外淫	主要以湿为主，常夹杂寒、暑、热等病邪，导致肠胃功能失调，使人发生泄泻
饮食所伤	饮食不当，如饮食过量导致宿食内停；或过食肥甘厚味，呆胃滞脾，湿热内蕴；或误食馊腐不洁之物，伤及肠胃；或过食生冷，导致寒湿交阻等
情志不舒	郁怒伤肝，肝失疏泄，木横乘土，脾胃受制，运化失常，或忧思气结，脾运阻滞，均致水谷不化
脾胃虚弱	长期饮食失调，劳倦内伤，久病缠绵，均可导致脾胃虚弱，中阳不健，运化无权，不能受纳水谷和运化精微，清气下陷，水谷糟粕混杂而下
脾肾阳虚	肾阳损伤，或年老体衰，阳气不足，命门火衰，不能助脾腐熟水谷，水谷不化
中气下陷	久病失治误治，导致中气被损伤引起中气下陷，不能提升阳气，故而不能温煦腐熟水谷，水谷不化

（三）临床表现

1. 急性腹泻 起病急，病程在2~3周之内，可分为水样泻和痢疾样泻，前者粪便不含血或脓，可不伴里急后重，腹痛较轻；后者有脓血便，常伴里急后重和腹部绞痛。感染性腹泻常伴有腹痛、恶心、呕吐及发热。

2. 慢性腹泻 大便次数增多，每日排便在3次以上，便稀或不成形，粪便含水量大，有时伴黏液、脓血，持续两个月以上，或间歇期在2~4周内的复发性腹泻。

在粪便的性状上，各种腹泻表现不尽相同：粪便呈稀薄水样且量多，为分泌性腹泻；脓血便或黏液便可见于感染性腹泻、炎症性肠病等；暗红色果酱样便见于阿米巴痢疾；血水或洗肉水样便见于嗜盐菌性食物中毒和急性出血坏死性肠炎；黄水样便见于沙门菌属或金黄色葡萄球菌性食物中毒；脂肪泻和白色陶土样便，见于胆道梗阻；黄绿色混有奶瓣便见于儿童消化不良。而动力性腹泻时多为水样便，伴有粪便的颗粒，下泻急促，同时腹部有肠鸣音、腹痛剧烈。

（四）常用药物

1. 化学药品 常用于止泻的化学药品的药品分类、名称、药品推介提示、用法用量等见表3-15。

表3-15 常用于止泻的化学药品介绍一览表

序号	药品分类	通用名	药品推介提示	用法用量
1	补液治疗	口服补液盐（ORS）Ⅲ、口服补液盐Ⅱ	预防脱水和补充电解质，缩短腹泻持续时间，减少粪便排出量，减少呕吐次数	开始时50ml/kg，4~6小时内服完；之后根据患者脱水程度调整剂量
2	肠黏膜保护剂和吸附剂	双八面蒙脱石散	影响其他药物吸收，如需合用，至少应间隔2~3小时	口服。成人一次1袋（首剂加倍），一日3次
3	益生菌（微生态制剂）	双歧杆菌三联活菌胶囊	2~8℃避光保存	口服。210mg，一日2次，每次2~4粒
		地衣芽孢杆菌活菌胶囊	纠正肠道微生态失衡；应用抗感染药物后期，可辅助给予。消化不良、腹泻、便秘均可使用	口服。0.25g，成人一次2粒，一日3次，首次加倍
		复方嗜酸乳杆菌片		口服。0.5g，成人一次1~2片，一日3次

续表

序号	药品分类	通用名	药品推介提示	用法用量
4	肠道动力抑制剂	洛哌丁胺胶囊	仅控制急、慢性腹泻的症状；适用于成人和6~17岁儿童；禁用于2岁以下儿童	口服。成人一次2~4mg，儿童2mg，以后一次腹泻后2mg，一日总量16mg
		复方地芬诺酯片	严重溃疡性结肠病患者、孕妇及2岁以下小儿禁用	口服。成人一次2.5~5mg，一日2~4次
5	抗感染药	盐酸小檗碱片	对痢疾杆菌、大肠埃希菌引起的肠道感染有效	口服。0.1g，一次1~3片，一日3次
		诺氟沙星胶囊	发热伴有脓血便的急性、细菌感染性腹泻可选	口服。0.1g，一次3~4粒，一日2次，疗程5~7天
		阿昔洛韦片	病毒性腹泻可选用	口服。一次0.2g，一日5次，一疗程5~10天
6	消化不良性腹泻用药	胰酶肠溶片	胰腺功能不全	口服。0.3~1g，1日3次，餐前
		胃蛋白酶片	用于摄食蛋白质过多引起的腹泻；不宜与抗酸药同服	口服。120单位，一次2~4片，一日3次，餐前
		二甲基硅油片	伴有腹胀可选	口服。25mg，一次2片，一日3~4次
7	解痉止痛药	山莨菪碱片	腹痛较重、反复呕吐性腹泻、腹痛剧烈时可服用	口服。一次5mg，一日3次或者痛时服用

2. 中成药 常用于止泻的中成药的药品分类、名称、功能主治、用法用量、注意事项等见表3-16。

表3-16 常用于止泻的中成药介绍一览表

序号	药品分类	通用名	功能主治	用法用量	注意事项
1	消食剂/OTC	加味保和丸	健胃消食。用于饮食积滞，消化不良	口服。一次6g，一日2次	①忌食生冷食物 ②孕妇慎服
2	清热剂/OTC	克泻胶囊	清热利湿，消食止泻。适用于湿热或兼食滞所致泄泻	口服。成人一次6粒，一日3次	①孕妇禁用；泄泻时腹部热胀痛者忌服 ②服药期间忌食生冷、辛辣油腻之物 ③感冒发热者慎用
3	理气剂/OTC	胃立康片	健胃和中，顺气化滞。用于消化不良，倒饱嘈杂，呕吐胀满，肠鸣泻下	口服。一次4片，一日2次	①服药期间忌食生冷、辛辣油腻之物 ②感冒发热者慎用 ③孕妇禁用，哺乳期妇女慎用
4	消食剂/OTC	资生丸	具有健脾开胃，消食止泻的作用。用于脾虚不适，胃虚不纳，神倦力乏，腹满泄泻	口服。一次10丸，一日3次	①服药期间忌食生冷、辛辣、油腻之物 ②哺乳期妇女慎用 ③孕妇禁用
5	扶正剂/OTC	人参健脾丸	具有健脾益气，和胃止泻的功效。用于脾胃虚弱所致的饮食不化、脘闷嘈杂、恶心呕吐、腹痛便溏、不思饮食、体弱倦怠	口服。水蜜丸一次8g，大蜜丸一次2丸，一日2次	①忌不易消化食物 ②感冒发热患者不宜服用
6	健脾益气剂/OTC	补中益气丸	具有补中益气，升阳举陷的功效。用于脾胃虚弱、中气下陷所致的泄泻、脱肛、阴挺，症见体倦乏力、食少腹胀、便溏久泻、肛门下坠或脱肛、子宫脱垂	口服。小蜜丸一次9g，大蜜丸一次1丸，一日2~3次	①忌不易消化食物 ②感冒发热患者不宜服用

续表

序号	药品分类	通用名	功能主治	用法用量	注意事项
7	清脏腑热剂/Rx	葛根芩连片	具有解肌，清热，止泻的功效。用于泄泻腹痛，便黄而粘，肛门灼热	口服。一次3~4片，一日3次	①对本品过敏者禁用，过敏体质者慎用 ②本品性状发生改变时禁止使用
8	健脾益气剂/OTC	温中止泻丸	健脾暖胃，消积舒气，止痛止泻。用于脾胃虚弱，食滞胀气，腹痛呕吐，寒湿肠鸣泄泻	口服。一次1~2丸，一日2次	①服药期间忌食生冷、辛辣油腻之物 ②不适用于高血压、甲亢患者 ③孕妇禁用，哺乳期妇女慎用

3. 辅助治疗

（1）耳针法　选大肠、胃、脾、肝、肾、交感。每次以3~4穴，毫针刺，中等刺激。

（2）中药饮片

1）健脾补气　山药20g+干姜5g+胡椒2g+川椒1g，代茶饮。

2）温中散寒　山药10g+薏米10g+莲子10g+扁豆2g+芡实2g，代茶饮。

（五）用药指导与健康教育

1. 由于腹泻是由多种不同病因所致，所以在未明确病因之前，要慎重使用止痛药及止泻药，以免掩盖症状造成误诊，延误病情。

2. 长期或剧烈腹泻时，体内水、电解质的代谢发生紊乱，常见为脱水症和电解质紊乱，因此，在对病因治疗的同时，应及时补充水和电解质。

3. 洛派丁胺不能作为有发热、便血的细菌性痢疾的治疗。对急性腹泻在服用48小时后症状无改善时，应及时停用。

4. 微生态制剂多为活菌制剂，不宜与抗生素、药用碳、盐酸小檗碱和鞣酸蛋白同时使用，如需合用，至少应间隔2~3小时。对由细菌和病毒引起的感染性腹泻早期应用无效，在应用抗感染药物后期，可辅助给予。

四、任务实施

1. 疾病评估与判断

（1）患者基本情况，包括年龄、性别、职业等。

（2）询问疾病史，包括主要症状、诱因。

（3）询问就医史、用药史、过敏史，是否妊娠期和哺乳期，患者有无不洁饮食等。

（4）病情判断。

2. 用药方案　推荐化学药品或医疗器械（至少1个主治药物+1个联合用药），至少1个中成药；说明药物/医疗器械的适应证/功能主治、作用机制、特点等。

3. 用药指导　主治药物的用法用量、疗程，常见不良反应（不少于1条），注意事项（不少于4条），活菌制剂的贮藏方法和使用注意事项等。

4. 健康教育　饮食习惯、卫生习惯、辅助治疗等。

情景问答

【问题情景】患者，女，25岁，诊断“急性肠胃炎”，拿药方去门店买药，问诺氟沙星胶囊、蒙脱石散剂、双歧三联活菌胶囊这三种药物应怎样保存？

答：诺氟沙星和蒙脱石散剂应置阴凉干燥处保存，双歧三联活菌胶囊应放在冰箱保鲜层避水保存。

知识拓展

口服补液盐

口服补液盐是世界卫生组织推荐的治疗急性腹泻脱水有优异疗效的药物，处方组成合理，方便高效，其纠正脱水的速度优于静脉滴注。主要由氯化钠、氯化钾、碳酸氢钠（或枸橼酸钠）和葡萄糖组成，根据上述成分比例的不同，临床上用的主要有口服补液盐Ⅱ、口服补液盐Ⅲ，其中口服补液盐Ⅲ渗透压比口服补液盐Ⅱ低，更有助于缩短腹泻持续时间。

五、任务评价

序号	步骤	评价标准	评价结果
1	疾病评估与判断（20分）	询问患者信息完整、全面，疾病判断准确	
2	用药方案（20分）	准确推荐药物/医疗器械	
3	推荐理由（20分）	①至少3条 ②表达准确、流利 ③通俗易懂	
4	用药指导（30分）	①描述全面、准确 ②通俗易懂	
5	健康教育（10分）	指导合理、全面、准确	

书网融合……

思维导图　　习题

任务二　便　秘

PPT

一、任务情境

患者，女，36岁，近三天未排便，表现为虽有便意但排便困难，其他无明显不适，故到药房购买治疗药物。经询问，患者为办公室职员，久坐不动，饮食结构比较单一，无其他疾病史，无药物过敏史。

任务：请根据上述情境，为患者推荐合适的药品并进行用药指导。

二、任务目标

1.知识目标　①掌握便秘的概念；便秘的治疗药物和用药注意事项。②熟悉便秘的病因。

2.能力目标　①能根据便秘的表现和病因正确选择治疗药物。②能对患者进行用药指导和健康教育。

3.素质目标　对便秘患者具有同理心，友善、关爱。

三、知识储备

（一）核心概念

1.便秘的概念　便秘是指排便频率减少，每2~3天或更长时间排便1次，排便困难，粪便干结。

2.便秘的分类　分为功能性便秘和器质性便秘。

（二）常见病因

1.西医病因

西医	具体原因
功能性便秘	摄入问题、结肠蠕动缓慢、长期滥用泻药、结肠运动功能紊乱、生活不规律、盆底功能障碍等
器质性便秘	继发于局部或全身性疾病（糖尿病、甲状腺功能减退症）
药物性便秘	抗胆碱药、阿片类、铋剂、铁剂、钙剂等

2.中医病因

中医	具体原因
感受外邪	外感寒邪，直中肠胃，或过服寒凉，阴寒内结，导致阴寒内盛，凝滞胃肠，传导失常，糟粕不行，而成“冷秘”
饮食不节	过食醇酒、辛辣厚味，或过服热药，均可致肠胃积热，耗伤津液，肠道干涩失润，粪质干燥，难于排出，形成“热秘”
情志失调	忧愁思虑，脾伤气结，或抑郁恼怒，肝郁气滞，或久坐少动，气机不利，均可导致腑气郁滞，通降失常，传导失职，糟粕内停，不得下行，或欲便不出，或出而不畅，或大便干结而成“气秘”
高年久病	素体虚弱，或病后、产后及年老体虚之人，阴阳气血亏虚，阳气虚则温煦传送无力，阴血虚则润泽荣养不足，皆可导致大便不畅

（三）临床表现

1.慢传输型　便次减少、粪便干硬和排便费力。

2.出口梗阻型　粪便不干，排便费力、费时、排不尽感。

3.混合型　同时有前述两型表现。

（四）常用药物

1.化学药品　常用于便秘的化学药品的药品分类、名称、药品推介提示、用法用量等见表3-17。

表3-17　常用于便秘的化学药品介绍一览表

序号	药品分类	通用名	药品推介提示	用法用量
1.常用缓泻药	渗透性泻药	聚乙二醇4000散	无结肠产气，不影响电解质代谢平衡；适用于糖尿病患者和老年患者。会影响用药的吸收，故联合治疗时最好间隔2小时再服药	口服。每天1~2袋，溶解于100~200ml水中
		乳果糖口服溶液	刺激结肠蠕动，保持大便通畅，缓解便秘，同时恢复结肠的生理节律	口服。成人起始剂量30ml/日，早餐时一次性服用，维持剂量10~25ml/d
		硫酸镁	作用强烈，排出大量水样便	口服。清晨空腹服用，一次5~20g，同时应大量饮水
	刺激性泻药	比沙可啶肠溶片	易出现药物依赖，能引起泻药型肠病，不宜超过7天	口服。一次1~2片，一日1次。不得嚼碎服用，整片吞服
	润滑性泻药	多库酯钠片	一种阴离子表面活性剂，口服后在肠道内促进水和脂类物质浸入粪便，润滑通便	口服。成人一天1~3片，首次服用高剂量，维持阶段服用较低剂量，1~3天后起效
		液体石蜡	与植物油相比，其不会被人体所吸收，对肠道和粪便起到润滑作用。液体石蜡卧床衰弱患者误吸后可导致脂质性肺炎；长期服用液体石蜡影响脂溶性维生素吸收	
	促动力药	莫沙必利片	选择性5-羟色胺受体激动剂，促进乙酰胆碱释放，增强上消化道运动	口服。一日3次，一次1片（5mg）

续表

序号	药品分类	通用名	药品推介提示	用法用量
2.常用灌肠药物：甘油灌肠剂（开塞露）		甘油栓	作用温和，软化大便，易于排出	一次1枚，塞入肛门，一日1~2次
3.微生态制剂		可用于痉挛性和功能性便秘者，补充人体正常生理细菌，调节肠道菌群平衡		口服。一次4片，一日2~3次

2.中成药 常用于便秘的中成药的药品分类、名称、功能主治、用法用量、禁忌证等见表3-18。

表3-18 常用于便秘的中成药介绍一览表

序号	药品分类	通用名	功能主治	用法用量	注意事项
1	润肠通便剂/OTC	麻仁润肠丸	具有润肠通便的功效。用于肠胃积热，胸腹胀满，大便秘结	口服。一次1~2丸，一日2次	①饮食宜清淡，忌酒及辛辣食物 ②不宜在服药期间同时服用滋补性中药 ③孕妇忌服
2	润肠通便剂/OTC	通便灵胶囊	具有泻热导滞，润肠通便的功效。用于热结便秘，长期卧床便秘，一时性腹胀便秘，老年习惯性便秘	口服。一次5~6粒，一日1次	①饮食宜清淡，忌酒及辛辣食物 ②孕妇忌服
3	润肠通便剂/OTC	新复方芦荟胶囊	具有清肝泻热，润肠通便，宁心安神的功效。用于心肝火盛、大便秘结、腹胀腹痛、烦躁失眠	口服。一次1~2粒，一日1~2次	①饮食宜清淡，忌烟、酒及辛辣、生冷、油腻食物 ②孕妇禁用 ③肝肾功能不全者慎用，哺乳期妇女慎用
4	泻下剂/OTC	麻仁滋脾丸	具有润肠通便，消食导滞的功效。用于胃肠炽热、肠燥津伤所致的大便秘结，胸腹胀满，饮食无味，烦躁不宁，舌红少津	口服。小蜜丸一次9g（45丸）；大蜜丸一次1丸。一日2次	①服药期间忌食生冷、辛辣油腻食物 ②孕妇忌服
5	润肠通便剂/OTC	苁蓉通便口服液	具有润肠通便的功效。用于老年便秘，产后便秘	口服。一次10~20ml，一日1次，睡前或清晨服用	①孕妇慎用 ②年青体壮者便秘时不宜用本药

3.辅助治疗

（1）中药饮片

1）润肠通便 麻子仁10g+杏仁10g+蜂蜜6g，代茶饮。

2）行气通便 木香10g+乌药6g+枳实2g，代茶饮。

3）气虚便秘 黄芪20g+麻子仁10g+蜂蜜6g，代茶饮。

（2）食饵疗法 如黑芝麻、胡桃肉、松子仁等分，研细，稍加白蜜冲服，对阴血不足之便秘，颇有功效。

（3）外治法 可采用灌肠法，如中药保留灌肠或清洁灌肠等。

（五）用药指导与健康教育

1.急腹症、诊断不明的腹痛患者禁用泻药。

2.老年、体弱患者，妊娠期或月经期妇女不能用强效泻药。

3.比沙可啶有强刺激性，应避免接触眼睛、皮肤黏膜，不得嚼碎，服药前、后2小时不要喝牛奶、口服抗酸药或刺激药物。

4.乳果糖适用于肝性脑病患者及长期卧床的老年患者，需长期规律应用，最好不间断。糖尿病患者慎用，高乳酸血症患者禁用。

5.调节饮食，多摄入麦片、粗粮、果蔬等富含膳食纤调整维的食物，每日饮水6~8次，每次约200ml。生活方式养成定时排便习惯，多活动，避免制动避免过量饮酒和咖啡。

（六）特殊用药指导

甘油栓剂适用方法：用药前先把双手洗干净，取塑料指套一只，套在食指上，取出栓剂，将栓剂尖端向内轻轻推入肛门，保证栓粒尾端距肛门口2cm，塞住以后要保持俯卧或者侧卧，来防止栓剂滑脱。

四、任务实施 微课2

1.疾病评估与判断

（1）患者基本情况，包括年龄、性别、职业等。

（2）询问疾病史，包括主要症状、诱因。

（3）询问就医史、用药史、过敏史，是否妊娠期和哺乳期，有无糖尿病，是否长期卧床等。

（4）病情判断。

2.用药方案 推荐化学药品或医疗器械（至少1个主治药物+1个联合用药），至少1个中成药；说明药物/医疗器械的适应证/功能主治、作用机制、特点等。

3.用药指导 主治药物的用法用量、疗程，常见不良反应（不少于1条），注意事项（不少于4条），贮藏方法，甘油栓剂的特殊使用方法等。

4.健康教育 饮食习惯、辅助治疗等。

情景问答

【问题情景】应用泻药时应注意哪些问题？

答：1.泻药禁用于呕吐、腹泻、严重腹痛、肠炎、肠梗阻、阑尾炎或其他一些急腹症患者。

2.肾功能不全患者禁用含镁、钾的泻药，新生儿禁用液体石蜡。

3.两岁以内的幼儿禁用泻药灌肠。

4.切忌久用泻药，可经常食用富含纤维素和容积大的食物，适当的体力劳动，养成定期排便的习惯。

5.泻药可引起轻度的腹痛，如遇腹痛过重，直肠出血或肠功能突然发生改变，立即就医。

6.服用矿物油（如液体石蜡）的患者可有油或粪便从肛门漏出，应经常检查患者肛周局部，注意清洁，并给予肛周衬垫，防止弄脏衣服或床单。

五、任务评价

序号	步骤	评价标准	评价结果
1	疾病评估与判断（20分）	询问患者信息完整、全面，疾病判断准确	
2	用药方案（20分）	准确推荐药物/医疗器械	
3	推荐理由（20分）	①至少3条 ②表达准确、流利 ③通俗易懂	
4	用药指导（30分）	①描述全面、准确 ②通俗易懂	
5	健康教育（10分）	指导合理、全面、准确	

书网融合……

微课2　思维导图　习题

任务三　口腔溃疡

PPT

一、任务情境

患者，男，57岁，因口腔溃疡前去药店购买甲硝唑含漱液。

任务：作为药店药师，请对患者进行用药指导。

二、任务目标

1.知识目标　①掌握口腔溃疡的药物治疗及用药指导。②熟悉口腔溃疡的临床表现。③了解口腔溃疡的病因。

2.能力目标　①能对口腔溃疡患者进行问病荐药。②能对患者进行用药指导和健康教育。

3.素质目标　针对不同顾客需求，提供药学服务，增强有效沟通的职业能力。

三、知识储备

（一）核心概念

口腔溃疡又称为“口疮”，是慢性的口腔黏膜小溃疡。口腔溃疡具有周期性、复发性自限性等特点。

（二）常见病因

1.西医病因

西医	具体原因
疾病因素	免疫功能低下、胃肠功能紊乱、微循环障碍、肠道寄生虫病
非疾病因素	维生素缺乏、体内缺乏锌铁、精神紧张、睡眠不足、口腔局部创伤等原因诱发

2.中医病因

中医	具体原因
脾肾阳虚	因禀赋阳虚，阴寒内盛，虚阳上浮，熏灼口腔，或因阳虚温化失调，寒湿困聚口腔
心脾积热	过食辛辣厚味或嗜酒醇甘，以致心脾积热，热盛化火，循经上攻于口腔；或因口腔不洁，或黏膜损伤，毒邪乘机入侵，使肌膜腐烂
阴虚火旺	大病久病之后，胃阴耗伤，虚火上炎，灼伤口舌肌膜

（三）临床表现

口腔溃疡好发于唇、颊、软腭或齿龈等处，深浅不等，表现为单个或者多个大小不等的圆形或椭圆形溃疡，表面覆盖灰白或黄色假膜，中央凹陷，边缘整齐，周围红晕，有烧灼痛。口腔溃疡有自愈性，病程7~10天，严重者此起彼伏，连绵不断。

（四）常用药物

1.化学药品　常用于口腔溃疡的化学药品的药品分类、名称、药品推介提示、用法用量等见表3–19。

表 3-19 常用于口腔溃疡的化学药品介绍一览表

序号	药品分类	通用名	药品推介提示	用法用量
1	含漱液	0.5%甲硝唑含漱液	用前摇匀，用药期间不应饮用含酒精的饮料	早晚刷牙后含漱，一次15~20ml，连用5~10为1个疗程
		氯己定含漱液	长期使用可使牙齿着色，舌苔变黑，味觉失调；刷牙后含漱可减轻牙齿着色	
2	含片	西地碘含片	直接卤化细菌的体蛋白，杀菌力强；碘过敏者禁用，甲亢者禁用。	含服。一次1.5~3mg，一日3~5次
		溶菌酶含片	有杀菌和消肿、止血作用	含服。每次20mg，一日4~6次
3	粘贴片	甲硝唑口腔粘贴片	使用期间，不得饮酒或含酒精的饮料	一次1片，一日3次。饭后用，睡前加用1片
		地塞米松粘贴片（意可贴）	频繁应用可引起局部组织萎缩，易引起继发的真菌感染等	每处1片，一日总量不超过3片，连续使用不超过1周
4	口服	维生素C片	维持正常的代谢功能，促进病损愈合口服维生素类药	口服。0.1~0.2g，一日3次
		复合维生素B片		口服。每次1片，一日3次
		泼尼松片	反复发作推荐	口服。一次10mg，一日3次

2.中成药 常用于口腔溃疡的中成药的药品分类、名称、功能主治、用法用量、注意事项等见表3-20。

表 3-20 常用于口腔溃疡的中成药介绍一览表

序号	药品分类	通用名	功能主治	用法用量	注意事项
1	清热剂/OTC	口腔溃疡散	具有清热敛疮的作用。用于口腔溃疡	用清毒棉球蘸药擦患处，一日2~3次	①饮食宜清淡，忌酒及辛辣食物 ②不宜在服药期间同时服用滋补性中药 ③孕妇忌服
2	清热剂/OTC	西瓜霜	具有清热泻火，消肿止痛的功效。用于肺胃火热上蒸引起的咽喉红肿，喉痹疼痛，喉结红肿，咽痛乳蛾，口舌生疮，牙龈宣肿，水浆不下	取药粉少许，吹至患处，一日3次	①忌辛辣、鱼腥食物 ②脾气虚寒症见有大便溏者慎用 ③孕妇禁用
3	清热泻火剂/Rx	牛黄解毒片	具有清热解毒的功效。用于火热内盛，咽喉肿痛，牙龈肿痛，口舌生疮，目赤肿痛	口服。一次3片，一日2~3次	①孕妇、哺乳期妇女禁用。婴幼儿禁用 ②平素脾胃虚弱、大便溏薄者慎用 ③本品含雄黄，不可超剂量或长期服用 ④严重肝损害患者慎用；急、慢性肾脏病患者慎用
4	清热泻火剂/Rx	栀子金花丸	具有清热泻火，凉血解毒的功效。用于肺胃热盛，口舌生疮，牙龈肿痛，目赤眩晕，咽喉肿痛，大便秘结	口服。一次9g，一日1次	①忌烟酒及辛辣食物 ②不宜在服药期间同时服用滋补性中药
5	清热解毒剂/Rx	锡类散	具有解毒化腐的功效。用于咽喉糜烂肿痛	每用少许，吹敷患处，每日1~2次	口腔内喷或敷药时请不要呼吸，儿童请勿哭闹，以防药粉等进入呼吸道而引起呛咳

3.辅助治疗

（1）中药饮片

1）清心泻火 莲子10g+甘草5g+栀子5g，代茶饮。

2）阴虚火旺 生地10g+石斛6g+甘草5g+青梅5g，代茶饮。

（2）含漱法　用清热解毒的药剂含漱，以消肿止痛；或以蜂蜜一汤匙，徐徐含咽，可止痛敛疮。

（五）用药指导与健康教育

1. 去除诱发因素。含有激素类的吸入剂使用后，养成吸入后即漱口的习惯，避免残留药物对口腔黏膜损伤。

2. 0.5%甲硝唑含漱液可有食欲不振、口腔异味、恶心等不良反应，停药后可恢复。

3. 一般牙膏中含有阴离子表面活性剂，与氯己定可产生配伍禁忌，应至少间隔30分钟才可刷牙。

4. 某些药物可引起口腔溃疡，如非甾体抗炎药、细胞毒性药物、尼可地尔、β受体拮抗剂等。

5. 口腔溃疡也可能是口腔癌症、某些自身免疫性疾病、贫血、白血病的表现之一。

四、任务实施

1. 疾病评估与判断

（1）患者基本情况，包括年龄、性别、职业等。

（2）询问疾病史，包括主要症状、诱因。

（3）询问就医史、用药史，是否对碘过敏，是否饮酒，患者饮食习惯等。

（4）病情判断。

2. 用药方案　推荐化学药品或医疗器械（至少1个主治药物+1个联合用药），至少1个中成药；说明药物/医疗器械的适应证/功能主治、作用机制、特点等。

3. 用药指导　主治药物的用法用量、疗程，常见不良反应（不少于1条），注意事项（不少于4条），贮藏方法，含漱液的使用方法等。

4. 健康教育　饮食习惯、辅助治疗、心理情绪等。

情景问答

【问题情景】不同的人服用同样的药，为什么有的人有不良反应，有的人没有不良反应？

答：主要因为人与人之间对药品不良反应的敏感性方面有较大的个体差异。

五、任务评价

序号	步骤	评价标准	评价结果
1	疾病评估与判断（20分）	询问患者信息完整、全面，疾病判断准确	
2	用药方案（20分）	准确推荐药物/医疗器械	
3	推荐理由（20分）	①至少3条 ②表达准确、流利 ③通俗易懂	
4	用药指导（30分）	①描述全面、准确 ②通俗易懂	
5	健康教育（10分）	指导合理、全面、准确	

书网融合……

思维导图　　习题

任务四　消化性溃疡

PPT

一、任务情境

患者，女，58岁，高血压病史3年，服用氨氯地平控制血压。近1月来间断上腹痛，伴反酸，诊断为胃溃疡，Hp（+），来药店咨询买药。

任务：请根据上述情境，为患者推荐合适的药品并进行用药指导。

二、任务目标

1. 知识目标　①掌握消化性溃疡的药物治疗及用药指导。②熟悉消化性溃疡的临床表现。③了解消化性溃疡的病因。

2. 能力目标　①能对消化性溃疡患者进行问病荐药。②能对患者进行用药指导和健康教育。

3. 素质目标　为学生安排一定岗位职责，设置模拟患者、药师等岗位，参与到模拟对话，体会爱岗敬业职业道德的重要性。

三、知识储备

（一）核心概念

1. 消化性溃疡的概念　消化性溃疡主要指发生在胃和十二指肠的溃疡。

2. 消化性溃疡的分类　分为胃溃疡（GU）和十二指肠溃疡（DU）。

（二）常见病因

1. 西医病因

西医	具体原因
黏膜攻击因子和黏膜防御因子失去平衡	攻击因子包括：①幽门螺杆菌（Hp）感染（最主要的病因）。②胃酸与胃蛋白酶（起到关键作用）。③非甾体抗炎药（包括阿司匹林）局部作用——透过胃肠道黏膜上皮细胞进入胞体，对黏膜产生毒性；非甾体抗炎药系统作用——抑制环氧化酶-1减少前列腺素合成。④应激、十二指肠内容物反流、吸烟、酒精等
	防御因子包括：①黏膜-黏液屏障。②碳酸氢盐分泌。③细胞再生，维持上皮细胞完整性。④黏膜血流。⑤前列腺素和表皮生长因子

2. 中医病因

中医	具体原因
外邪侵袭	外感寒、热、湿诸邪内客于胃，皆可致胃脘气机阻滞，不通则痛。其中尤以寒邪犯胃为多，因寒性收引，易使气机郁滞，致胃气不和而胃痛暴作。若中阳素虚者，则更易因受寒而发病
饮食不节	饥饱无常，过食生冷，饮酒无节，嗜食辛辣及肥甘厚味等，或内生寒湿，或内生湿热，均可致气机阻滞。此外，过服寒凉、温燥中西药物，伤胃体，耗胃气，损胃阴，使脾失健运，胃失和降，不通而痛
情志失调	忧思恼怒，伤肝损脾，肝失疏泄，横逆犯胃，脾失健运，胃气阻滞，均致胃失和降
久病体虚	脾胃为仓廪之官，主受纳及运化水谷，互为表里，共主升降。若素体脾胃虚弱，运化失职，气机不畅，或中焦虚寒，失其温养，或胃阴亏虚，胃失濡养，或久病正虚，使脾胃虚弱

（三）临床表现

1. 典型表现　中上腹痛是周期性、节律性发作，DU表现为饥饿痛（疼痛节律是进食后1.5~4个小时不疼痛，饥饿时开始疼痛，直到下次进食才缓解，即进食→舒适→疼痛，称之为“空腹痛”）。GU表现为餐后痛（疼痛节律是进食后0.5~1小时舒适，接着开始疼痛，而胃完全排空后（约食后4小时）又感舒适，即进食→舒适→疼痛→舒适）。

2.不典型表现 无规律上腹隐痛或不适，仅为消化性溃疡症状；可伴上腹胀、灼热、恶心等；部分患者可无症状。

（四）常用药物

1.化学药品 常用于消化性溃疡的化学药品的药品分类、名称、药品推介提示、用法用量等见表3-21。

表3-21 常用于消化性溃疡的化学药品介绍一览表

序号	药品分类	通用名	药品推介提示	用法用量
1	根除Hp方案（四联方案）疗程14天	艾司奥美拉唑镁肠溶片（PPI）	PPI抑制胃酸分泌，增大胃内pH，从而增强抗生素的作用，包括降低最小抑菌浓度；增加抗生素化学稳定性；提高胃液内抗生素浓度	口服。20mg，一天2次，餐前30分钟
2		枸橼酸铋钾胶囊（铋剂）	提高根除率。可引起口中有氨味、舌苔及大便呈灰黑色、便秘等。长期大剂量服用可导致铋性脑病	口服。0.6g，一天2次，餐前30分钟
3		阿莫西林胶囊/四环素片	青霉素不过敏者，阿莫西林是首选抗生素；青霉素过敏者，可用耐药率低的四环素替代	口服。1000mg，一天2次；500mg，一天3次或一天4次，餐后即刻
4		呋喃唑酮片/甲硝唑片/左氧氟沙星片/克拉霉素片	甲硝唑、克拉霉素和左氧氟沙星耐药率高。阿莫西林、呋喃唑酮和四环素耐药率低 四环素有禁忌时，可用克拉霉素+甲硝唑/左氧氟沙星/呋喃唑酮	100mg 一天2次；400mg 一天3次或一天4次；200mg 一天2次；500mg一天2次。餐后即刻
5	抗溃疡治疗	抑酸治疗及疗程	PPI为首选药物。PPI治疗DU的疗程为4~6周、GU为6~8周	标准剂量，每日1次，早餐前半小时服药
6		米索前列醇片（黏膜保护剂）	腹泻、腹痛，呈剂量依赖性，可通过与食物同服减轻。有致畸性，禁用于妊娠期	口服。餐前1小时及睡前（吉法酯、替普瑞酮餐后半小时服药）
7	非甾体抗炎药（NSAIDs）溃疡的防治	首选PPI	预防：去除相关危险因素，如根除Hp治疗；联合使用PPI或H_2RA或米索前列醇；用选择性COX-2抑制剂替换非选择性NSAIDs 治疗：尽可能停用NSAIDs；积极给予抑酸治疗，PPI是治疗NSAIDs相关溃疡的首选药物	

2.中成药 常用于消化性溃疡的中成药的药品分类、名称、功能主治、用法用量、注意事项等见表3-22。

表3-22 常用于消化性溃疡的中成药介绍一览表

序号	药品分类	通用名	功能主治	用法用量	注意事项
1	疏肝和胃剂/OTC	复方陈香胃片	具有行气和胃，制酸止痛的功效。用于脾胃气滞所致的胃脘疼痛、脘腹痞满、嗳气吞酸	口服。一次4片，一日3次	①胃大出血时禁用 ②阑尾炎或急腹症时，服用本品可使病情加重，可增加阑尾穿孔的危险，应禁用
2	温中除湿剂/OTC	香砂养胃丸	具有温中和胃的功效。用于胃阳不足、湿阴气滞所致的胃痛、痞满，症见胃痛隐隐、脘闷不舒、呕吐酸水、嘈杂不适、不思饮食、四肢倦怠	口服。一次9g，一日2次	①饮食宜清淡，忌酒及辛辣、生冷、油腻食物 ②忌愤怒、忧郁，保持心情舒畅

续表

序号	药品分类	通用名	功能主治	用法用量	注意事项
3	疏肝和胃剂/OTC	元胡止痛片	具有理气，活血，止痛的功效。用于气滞血瘀所致的胃痛，胁痛，头痛及痛经	口服。一次4~6片，一日3次，或遵医嘱	①饮食宜清淡，忌酒及辛辣、生冷、油腻食物 ②忌愤怒、忧郁，保持心情舒畅
4	温中散寒剂/OTC甲类	小建中颗粒	具有温中补虚，缓急止痛的功效。用于脾胃虚寒，脘腹疼痛，喜温喜按，嘈杂吞酸，食少心悸及腹泻与便秘交替症状的慢性结肠炎，胃及十二指肠溃疡	口服。一次15g，一日3次	①外感风热表证未清患者及脾胃湿热或明显胃肠道出血症状者不宜服用 ②糖尿病患者慎用 ③孕妇忌服
5	扶正剂/Rx	蒲元和胃胶囊	具有行气和胃止痛的功效。主要用于治疗慢性胃炎、萎缩性胃炎、胃及十二指肠溃疡，反流性食管炎等病	口服。饭后半小时服用，一次4粒，一日3次，疗程6周	①对本品过敏者禁用 ②妊娠期，哺乳期妇女慎用

3. 辅助治疗

（1）中药饮片

1）理气调中　橘皮20g+大枣5g，代茶饮。

2）温补脾胃　法半夏5g+生姜5g+大枣5g，代茶饮。

3）疏肝理气　玫瑰花10g+合欢花10g+砂仁5g，代茶饮。

（五）用药指导与健康教育

1. 甲硝唑和呋喃唑酮可引起尿液变色；与酒精可发生“双硫仑样反应”。

2. 克拉霉素为CYP3A4强抑制剂，应关注与其他药物的相互作用，如与他汀类药物同服增加肌溶解风险。

3. 硫糖铝可降低四环素、喹诺酮类药物、华法林、地高辛、甲状腺素等药物的吸收，如需合用应间隔至少2小时 。

四、任务实施 微课3

1. 疾病评估与判断

（1）患者基本情况，包括年龄、性别、职业等。

（2）询问疾病史，包括主要症状、诱因。

（3）询问就医史、用药史、过敏史，是否妊娠期和哺乳期，是否饮酒，患者饮食习惯等。

（4）病情判断。

2. 用药方案　推荐化学药品或医疗器械（至少1个主治药物+1个联合用药），至少1个中成药；说明药物/医疗器械的适应证/功能主治、作用机制、特点等。

3. 用药指导　主治药物的用法用量、疗程，常见不良反应（不少于1条），注意事项（不少于4条），贮藏方法，提醒不要饮酒避免双硫仑样反应等。

4. 健康教育　建议公筷、饮食习惯、辅助治疗、心理情绪等。

情景问答

【问题情景】患者，男，56岁，诊断为胃溃疡，Hp（+），给予奥美拉唑、阿莫西林、克拉霉素、枸橼酸铋钾治疗。该患者问这些药物，应什么时候服用？

答：枸橼酸铋钾、奥美拉唑分别于早餐和晚餐前30分钟服用，阿莫西林、克拉霉素餐后即刻服药。

知识拓展

根除Hp效果的评估

评估方法：尿素呼气试验，评估时间：根除治疗结束后4~8周，注意事项：检测前必须停用PPI至少2周，停用抗菌药物、铋剂和某些具有抗菌作用的中药至少4周。

五、任务评价

序号	步骤	评价标准	评价结果
1	疾病评估与判断（20分）	询问患者信息完整、全面，疾病判断准确	
2	用药方案（20分）	准确推荐药物/医疗器械	
3	推荐理由（20分）	①至少3条 ②表达准确、流利 ③通俗易懂	
4	用药指导（30分）	①描述全面、准确 ②通俗易懂	
5	健康教育（10分）	指导合理、全面、准确	

书网融合……

微课3　思维导图　习题

任务五　消化不良

PPT

一、任务情境

患者，女，44岁，因食欲减退来药店，咨询买药。

任务：请根据上述情境，为患者推荐合适的药品并进行用药指导。

二、任务目标

1. 知识目标　①掌握消化不良的药物治疗及用药指导。②熟悉消化不良的临床表现。③了解消化不良的病因。

2. 能力目标　①能对消化不良患者进行问病荐药。②能对患者进行用药指导和健康教育。

3. 素质目标　每组绘制思维导图并比对，培养小组成员的合作能力。

三、知识储备

（一）核心概念

1.消化不良的概念 消化不良是由胃动力障碍引起的一种临床症候群（如上腹饱胀、灼烧、嗳气、食欲不振、恶心等）性疾病。

中医认为，消化不良（中医病名为胃痞）是以自觉心下痞塞胀满不舒为主症的疾病，又称痞满。因饮食不节、情志失调、体虚久病、药物所伤等可引起中焦气机阻滞，脾胃升降失常。

2.消化不良的分类 分为功能性消化不良和器质性消化不良。

（二）常见病因

1.西医病因

西医	具体原因
器质性消化不良	可有胃部病变、肝病变、胆囊病变、胰腺病变、全身性疾消化不良病（儿童缺锌、糖尿病、贫血、甲减、抑郁等），建议就医
功能性消化不良	尚不明确，考虑与情绪过度紧张、焦虑、忧郁、压力大、不良的饮食习惯有关

2.中医病因

中医	具体原因
饮食不节	饥饱失常，或恣食生冷，或嗜食辛辣，或过食肥甘，或茶酒无度，损伤脾胃，纳运无力，食滞内停，痰湿中阻，胃气壅塞，升降失司，而成痞满
情志失调	抑郁恼怒，情志不遂，肝气郁滞，失于疏泄，横逆乘脾犯胃，脾胃升降失常，或忧思伤脾，脾气受损，运化不利，胃腑失和，气机不畅，发为痞满
体虚久病	久病脾胃虚弱，中焦升降无力，或气虚日久渐至阳虚，寒邪伤中，中焦失于温运，或痰湿之邪、肝气郁滞日久，化火伤阴，阴津伤则胃失运化，受纳腐熟无权，而成虚痞
药毒误治	因病长期误用、滥用药物，损伤脾胃。或因感受外邪，复因失治误治，邪气内陷，结于胃脘，阻塞中焦气机，升降失司，遂成痞满

（三）临床表现

功能性消化不良可伴有下列综合征。

1.上腹痛 进餐相关的上腹疼痛、烧灼感。

2.餐后不适 正常进食量，餐后上腹胀、早饱、嗳气。

（四）常用药物

1.化学药品 常用于消化不良的化学药品的药品分类、名称、药品推介提示、用法用量等见表3-23。

表3-23 常用于消化不良的化学药品介绍一览表

序号	药品分类	通用名	药品推介提示	用法用量
1	增进食欲用药	维生素B_1片、维生素B_6片	富含B族维生素，对消化不良有辅助治疗作用。不能与碱性药物合用，否则维生素可被破坏	口服。一次10mg，一日3次
2		干酵母片		口服。一次0.5~2g，一日3~4次
3	胆汁分泌不足者用药	复方阿嗪米特肠溶片（阿嗪米特、胰酶、纤维素酶、二甲硅油）	消化酶制剂，肝功能障碍患者，胆管阻塞患者，急性肝炎患者禁用	口服。1~2片，1日3次，餐后用药

续表

序号	药品分类	通用名	药品推介提示	用法用量
4	萎缩性胃炎或蛋白质进食过多者	乳酶生片、胃蛋白酶片	不可过量，过量可能发生腹泻	口服。0.3~1g，一日3次，餐前 120单位，一次2~4片，1日3次，餐前用药
5	消化酶不足者用药	胰酶肠溶胶囊、多酶片	肠溶衣口服时不可嚼碎，应整片吞下。 用于腺分泌不足或由于胃肠、肝胆疾病引起的消化酶不足者	口服。0.3~1g，1日3次，餐前 一次2~3片，一日3次
6	餐后不适综合征用药	多潘立酮片	服用期间如出现心率异常、头晕等应立即停用多潘立酮，及时就医。乳腺癌、胃肠出血者禁用	口服。成人10mg，1日3次，餐前30分钟
7		莫沙必利片	增加胃肠平滑肌张力及蠕动，增加胃排空速率	口服。5mg，1日3次，餐前30分钟
8	消胀气药	二甲硅油片	用于胃肠胀气	口服。25mg，一次2片，一日3~4次，餐前和临睡前服用
9	上腹痛综合征用药	H_1受体拮抗剂：雷尼替丁胶囊	抑制夜间基础胃酸分泌效果良好，抑酸药	每日1次，晚餐后用药
10		质子泵抑制剂：奥美拉唑肠溶胶囊	抑酸作用强大，通常用于缓解白天出现消化不良症状者	每日1次，每次1粒，早餐前服用

2. 中成药 常用于消化不良的中成药的药品分类、名称、功能主治、用法用量、禁忌证等见表3-24。

表3-24 常用于消化不良的中成药介绍一览表

序号	药品分类	通用名	功能主治	用法用量	注意事项
1	解表剂/OTC	神曲茶	具有解表祛风，健胃消食的功效。用于风寒感冒，伤食腹痛	用沸水泡服或加生姜1~2片，煎服，每次2块，每日2次	①忌生冷、油腻食物 ②停食着凉时宜加生姜2片，水煎热服，以微微汗出为宜；伤食胃痛时宜用沸水泡茶，代茶饮用，多次服，以微微汗出为宜
2	疏肝和胃剂/OTC	香砂枳术丸	具有健脾开胃，行气消痞的功效。用于脾虚气滞，脘腹痞闷，食欲不振，大便溏软	口服。一次10g，一日2次	①饮食宜清淡，忌酒及辛辣、生冷、油腻食物 ②不宜在服药期间同时服用滋补性中药
3	理气剂/OTC	木香顺气丸	具有行气化湿，健脾和胃的作用。用于湿浊中阻、脾胃不和所致的胸膈痞闷、脘腹胀痛、呕吐恶心、嗳气纳呆	口服。一次6~9g，一日2~3次	①孕妇慎用 ②忌生冷油腻食物 ③本药宜空腹用温开水送服
4	健脾和胃剂/Rx	养胃舒胶囊	具有滋阴养胃的功效。用于慢性胃炎，胃脘灼热，隐隐作痛	口服。一次3粒，一日2次	①孕妇慎用 ②湿热胃痛证及重度胃痛应在医师指导下服用
5	健脾和胃剂/OTC	六味安消片	具有和胃健脾，导滞消积，行血止痛的功效。用于胃痛胀满，消化不良，便秘，痛经	口服。一次3~6片，一日2~3次	①小儿及孕妇忌服 ②不适用于久病体虚的胃痛患者

3. 辅助治疗

（1）针灸治疗 取地仓、合谷，留针15分钟，每日或间日1次。

（2）中药饮片

1）脾胃虚寒 香附10g+良姜5g，代茶饮。

2）滋补肝肾 枸杞10g+红枣10g+干姜5g，代茶饮。

3）脾胃气虚 人参10g+白术6g+茯苓6g+甘草5g，代茶饮。

（五）用药指导与健康教育

1. 微生态制剂要求正确存放，不宜用热水送服制剂；不宜与抗菌药、药用炭、蒙脱石、黄连素和鞣酸蛋白同时应用，如必须合用时应间隔2~3小时。

2.胰酶在酸性条件下易被破坏，故须用肠溶衣片，口服时不可嚼碎，应整片于进餐中吞服

3.只有当FD患者出现恶心和呕吐时，才建议使用多潘立酮。

4.胃肠道出血、机械性肠梗阻、胃肠穿孔、分泌催乳素的垂体肿瘤患者禁用多潘立酮。可引起Q-T间期延长，导致心律失常，不宜与CYP3A4酶强抑制剂联用（氟康唑、克拉霉素等）。

四、任务实施

1.疾病评估与判断

（1）患者基本情况，包括年龄、性别、职业等。

（2）询问疾病史，包括主要症状、诱因。

（3）询问就医史、用药史、过敏史，是否妊娠期和哺乳期，患者有无不良生活习惯（如卫生习惯、饮食习惯等）、婚育史等。

（4）病情判断。

2.用药方案 推荐化学药品或医疗器械（至少1个主治药物+1个联合用药），至少1个中成药；说明药物/医疗器械的适应证/功能主治、作用机制、特点等。

3.用药指导 主治药物的用法用量、疗程，常见不良反应（不少于1条），注意事项（不少于4条），贮藏方法，肠溶胶囊的使用方法等。

4.健康教育 卫生习惯、辅助治疗、饮食习惯、心理情绪等。

情景问答

【问题情景一】患者，女，51岁，因消化不良到门店买药，店员推荐吗丁啉后，患者咨询："我服用很多药物，其中降糖药、促消化药都是饭前用，吗丁啉是否会对降糖药的吸收有影响？"

答：吗丁啉是胃肠动力药，有可能影响与它同服的药物的吸收速率，建议可以饭前半小时服降糖药，饭前15分钟用吗丁啉。

【问题情景二】黄连上清丸能与乳酶生合用吗？

答：黄连上清丸不宜与乳酶生合用，因黄连素可明显抑制乳酶生中乳酶菌的活力，使它失去消化能力。

五、任务评价

序号	步骤	评价标准	评价结果
1	疾病评估与判断（20分）	询问患者信息完整、全面，疾病判断准确	
2	用药方案（20分）	准确推荐药物/医疗器械	
3	推荐理由（20分）	①至少3条 ②表达准确、流利 ③通俗易懂	
4	用药指导（30分）	①描述全面、准确 ②通俗易懂	
5	健康教育（10分）	指导合理、全面、准确	

书网融合……

思维导图　　习题

任务六　胆结石与胆囊炎

PPT

一、任务情境

患者，女，49 岁，近半年数次发作性右上腹疼痛，恶心、呕吐，多为夜间睡眠后发作，并向右肩部放射。检查：肥胖体质，BP 110/80mmHg，P 90 次/分，右上腹轻度压痛，无腹肌紧张。经B超检查后，此患者诊断为胆囊结石，现该患者来药房咨询用药。

任务：请根据上述情境，为患者推荐合适的药品并进行用药指导与健康教育。

二、任务目标

1.知识目标　①掌握胆石症的药物治疗及用药指导。②熟悉胆石症的临床表现。③了解胆石症的病因。

2.能力目标　①能对胆石症患者进行问病荐药。②能对患者进行用药指导和健康教育。

3.素质目标　培养辩证思维能力：肥胖患者提倡减肥，但不能使体重快速下降。

三、知识储备

（一）核心概念

1.胆石症的概念　胆石症又称胆结石，是指胆道系统包括胆囊或胆管内发生结石的疾病；胆道感染属于常见的胆道系统疾病。

2.胆石症的分类　按部位分为胆囊结石、胆总管结石和肝内胆管结石。

3.胆囊炎的分类　急性胆囊炎和慢性胆囊炎。

（二）常见病因

1.西医分类

西医	具体原因
胆石症的风险因素	超过40岁的肥胖、多产的女性；妊娠；糖尿病、减肥等导致体重快速下降，不吃早餐，高脂肪少纤维饮食；细菌、蛔虫感染
急性胆囊炎	大多数是急性胆囊炎与胆囊管结石梗阻有关，胆汁淤滞、胆囊压力增高可影响黏膜血供，导致胆囊黏膜破损，引发细菌感染
慢性胆囊炎	胆石长期与胆囊黏膜摩擦，导致黏膜反复破损与修复形成慢性胆囊炎

2.中医病因

中医	具体原因
胆腑气郁	忧思暴怒，情志不遂，肝脏疏泄失常，累及胆腑，气机郁滞，或郁而化火，胆液通达降泄失常，郁滞于胆
湿热蕴结	饮食偏嗜，过食肥甘厚腻，久则生湿蕴热，或邪热外袭，或感受湿邪化热，或湿热内侵，蕴结胆腑，气机郁滞

（三）临床表现

可无明显临床表现，或仅出现餐后上腹饱胀、嗳气、恶心、呕吐等不适，多数患者以胆绞痛就诊。位于右上腹并向右肩背部放射，常在饱餐或进食油腻食物后加重，重者伴有恶心、腹胀。

（四）常用药物

1.化学药品　常用于胆石症的化学药品的药品分类、名称、药品推介提示、用法用量等见表3-25。

表 3-25　常用于胆石症的化学药品介绍一览表

序号	药品分类	通用名	药品推介提示	用法用量
1	解痉药	匹维溴铵片	①是对胃肠道有高度选择性解痉作用的钙拮抗剂 ②进餐时整片吞服，不可咀嚼或掰嚼，不宜卧位或睡前服用	50mg，一天3次，口服
2	利胆药	熊去氧胆酸片	①适用于不宜手术治疗、胆囊有收缩功能、直径较小的胆固醇结石患者 ②与考来烯胺、氢氧化铝、蒙脱石等药物结合，阻碍吸收，服药间隔至少2小时 ③禁用于胆道完全梗阻和严重肝功能减退患者 ④早晚餐时服用	①利胆：每次50mg，每天150mg ②溶解胆结石：每天450~600mg，或每天8~10mg/kg，分早晚2次服。当胆石清除后，每晚口服500mg，以防止复发
3	胆绞痛合并胆系感染	注射用头孢哌酮钠	①镇痛（解除胆道平滑肌痉挛）+抗感染 ②首选第三代头孢菌素与甲硝唑联用	

2. 中成药　常用于胆结石与胆囊炎的中成药的药品分类、名称、功能主治、用法用量、禁忌证等见表3-26。

表 3-26　常用于胆结石与胆囊炎的中成药介绍一览表

序号	药品分类	通用名	功能主治	用法用量	注意事项
1	清利肝胆剂/Rx	消炎利胆片	具有清热，祛湿，利胆的功效。用于肝胆湿热所致的胁痛、口苦	口服。一次6片（小片）或3片（大片），一日3次	①过敏体质者慎用，脾胃虚寒者慎用，慢性肝炎、肝硬化以及肝癌患者慎用 ②本品不宜过量、久服
2	清利肝胆剂/Rx	金胆片	利胆消炎。用于急、慢性胆囊炎、胆石症以及胆道感染	口服。一次5片，一日2~3次	①孕妇禁用 ②肝、肾功能不全者慎用
3	清利肝胆剂/Rx	胆宁片	具有疏肝利胆，清热通下之功效。主治肝郁气滞、湿热未清所致的右上腹隐隐作痛、食入作胀、胃纳不香、嗳气、便秘	口服。一次5片，一日3次，饭后服用	孕妇及过敏体质者慎用
4	清利肝胆剂/Rx	利胆排石片	清热利湿，利胆排石。用于湿热蕴毒、腑气不通所致的胁痛、胆胀，症见胁肋胀痛、发热、尿黄、大便不通	口服。排石：一次6~10片，一日2次；炎症：一次4~6片，一日2次	①体弱、肝功能不良者慎用 ②孕妇禁用
5	清利肝胆剂/Rx	龙胆泻肝丸	清肝胆，利湿热。用于肝胆湿热，头晕目赤，耳鸣耳聋，胁痛口苦，尿赤，湿热带下	口服。一次3~6g，一日2次	①忌烟、酒及辛辣食物 ②不宜在服药期间同时服用滋补性中药

3. 辅助治疗

（1）中药饮片　利尿通淋：金钱草20g+玉米须10g，代茶饮；海金沙10g+蜡茶5g+生姜5g+甘草5g，代茶饮。

（2）针灸疗法　针灸主穴取至阳、肝俞、胆俞、丘墟、太冲、支沟等。肝郁者加行间、期门；湿热者加阳陵泉、合谷；瘀血者加膈俞、三阴交；阴虚者加血海、阴郄。阴虚者用补法，其余用泻法。

（五）用药指导与健康教育

1. 绝大多数患者的胆石症不需要手术，除非发生胆绞痛等排石治疗。建议定期行B超检查。

2. 除非有明确的细菌感染指征，如发热、中性粒细胞增高，不要随意用抗菌药物。

3. 预防。低脂、低胆固醇饮食，增加膳食纤维的摄入。肥胖者要控制体重，避免快速减重和不吃早餐。

四、任务实施

1.疾病评估与判断

（1）患者基本情况，包括年龄、性别、职业等。

（2）询问疾病史，包括主要症状、诱因。

（3）询问就医史、用药史、过敏史，是否妊娠期和哺乳期，患者有无不良生活习惯（如吸烟饮酒、饮食习惯等），婚育史等。

（4）病情判断。

2.用药方案 推荐化学药品或医疗器械（至少1个主治药物+1个联合用药），至少1个中成药；说明药物/医疗器械的适应证/功能主治、作用机制、特点等。

3.用药指导 主治药物的用法用量、疗程，常见不良反应（不少于1条），注意事项（不少于4条），贮藏方法，服用头孢类药物避免喝酒等。

4.健康教育 饮食习惯、辅助治疗等。

情景问答

【问题情景一】用抗菌药头孢哌酮时能不能饮酒？为什么？

答：不能。饮酒可发生“双硫仑样”反应，可致人死亡。另外该药能加速乙醇氧化生成乙醛，乙醛对人体有害。

【问题情景二】无论身体哪个部位疼痛，应首先赶快使用止痛药？

答：不对。身体有些部位的疼痛属于牵涉痛，如果用了止痛药就会掩盖原发病灶，影响正确诊断与治疗。比如不明原因的的急性腹痛，如果使用止痛药腹痛消失，但肠道的缺血坏死就会被蒙蔽，耽搁治疗，影响生命。

五、任务评价

序号	步骤	评价标准	评价结果
1	疾病评估与判断（20分）	询问患者信息完整、全面，疾病判断准确	
2	用药方案（20分）	准确推荐药物/医疗器械	
3	推荐理由（20分）	①至少3条 ②表达准确、流利 ③通俗易懂	
4	用药指导（30分）	①描述全面、准确 ②通俗易懂	
5	健康教育（10分）	指导合理、全面、准确	

书网融合……

思维导图　习题

任务七　痔　疮

PPT

一、任务情境

患者，男，45岁，一个月前无明显诱因发现肛门部有肿物脱出，伴便痛，有少量便血，为鲜血。脱出物休息后可自行还纳。来药房咨询买药。

任务：请根据上述情境，为患者推荐合适的药品并进行用药指导与健康教育。

二、任务目标

1.知识目标　①掌握痔疮的药物治疗及用药指导。②熟悉痔疮的临床表现。③了解痔疮的病因。

2.能力目标　①能对痔疮患者进行问病荐药。②能对患者进行用药指导和健康教育。

3.素质目标　介绍中药的独特优势，尤其在痔疮方面发挥的重要作用，引起学生对传统中药的兴趣和热爱。

三、知识储备

（一）核心概念

1.痔疮的概念　痔疮是直肠下端的肛垫出现的病理性肥大。

2.痔疮的分类　根据发生部位的不同，可分为内痔、外痔和混合痔。

3.治疗原则　解除症状而非消除痔体，非手术治疗为主，无症状者无须治疗，有症状者无须根治。

（二）常见病因

1.西医病因

西医	具体原因
发病机制尚未完全明确	常见的诱发因素有便秘、长期饮酒、进食大量刺激性食物和久坐久立等

2.中医病因　中医认为，痔是由内感湿热，外感风湿，血气运转不好，肛周瘀青所引起的。

中医	具体原因
湿热下注	大肠燥热导致大便干结，排便困难
脾气亏虚	运化水谷精微及运化水湿功能减弱所引起，临床以纳少腹胀、便溏、疲乏为主要表现的症候

（三）临床表现

1.内痔　主要表现为出血和脱出。内痔的常见临床症状是间歇性便后出鲜血。部分患者可伴发排便困难。当内痔合并发生血栓、嵌顿、感染时则出现疼痛。

2.外痔　发生于肛门外部，入厕时有痛感，有时伴瘙痒。

3.混合痔　是临床上最主要的发病形式，内痔和外痔的症状可同时存在，主要表现为便血、肛门疼痛及坠胀、肛门瘙痒等。

（四）常用药物

1.化学药品　常用于痔疮的化学药品的药品分类、名称、药品推介提示、用法用量等见表3-27。

表 3-27 常用于痔疮的化学药品介绍一览表

序号	药品分类	通用名	药品推介提示	用法用量
1	黄酮类药物	地奥司明片	促进淋巴回流，改善痔带来的一系列临床症状	口服。0.45g，每次1片，每日2次，于午餐和晚餐时服用
2	香豆素类	草木樨流浸液片	降低毛细血管通透性。用于各种痔病	口服。每日3次，每次1~4片

2.中成药 常用于痔疮的中成药的药品分类、名称、功能主治、用法用量、禁忌证等见表3-28。

表 3-28 常用于痔疮的中成药介绍一览表

序号	药品分类	通用名	功能主治	用法用量	注意事项
1	清热剂/OTC	马应龙麝香痔疮膏	具有清热燥湿，活血消肿，去腐生肌的功效。用于湿热瘀阻所致的痔疮、肛裂，症见大便出血，或疼痛、有下坠感；亦用于肛周湿疹	外用，涂擦患处	①本品为外用药，禁止内服 ②用毕洗手，切勿接触眼睛、口腔等黏膜处 ③忌烟酒及辛辣、油腻、刺激性食物
2	清热解毒剂/Rx	痔疮栓	具有清热通便，止血，消肿止痛，收敛固脱的功效。用于内痔、混合痔之内痔部分，轻度脱垂等	直肠给药，一次1粒、一日2~3次，使用前可以花椒水或温开水坐浴，7天为一疗程或遵医嘱	①本品为直肠给药，禁止内服 ②忌烟酒及辛辣、油腻、刺激性食物 ③肛裂患者不宜使用
3	清热解毒剂/OTC	地榆槐角丸	具有疏风凉血，泻热润燥之功效。用于脏腑实热、大肠火盛所致的肠风便血、痔疮肛瘘、湿热便秘、肛门肿痛	口服。一次1丸，一日2次	①用药期间不宜同时服用温热性药物 ②3岁以下儿童慎用 ③经期及哺乳期妇女慎用
4	清热利湿剂/Rx	痔速宁片	具有解毒消炎，止血止痛，退肿通便，收缩痔核的功效。用于内痔、外痔、混合痔、肛裂等	口服。一次4片，一日3次	服药期间，宜戒饮酒及煎炸、辛辣刺激食物
5	清热利湿剂/OTC	榆槐片	具有清热燥湿，凉血止血的功效。用于内外痔引起的肛门肿痛，大便下血	口服。一次6~8片，一日3次	①孕妇禁用 ②脾虚大便溏者慎用 ③忌烟酒，忌食辛辣、油腻及刺激性食物
6	清热剂/Rx	普济痔疮栓	具有清热解毒，凉血止血的功效。用于热证便血。用于各期内痔、便血及混合痔肿胀等有较好的疗效	直肠给药。一次1粒，一日2次，或遵医嘱	忌烟酒，忌食辛辣、油腻及刺激性食物

3.辅助治疗

（1）熏蒸　可以应用中草药或者是高锰酸钾溶液进行熏洗肛门，温度在30℃左右，熏洗时间在半小时左右。

（2）中药饮片

1）清热凉血　槐叶30g，代茶饮。

2）清热利湿　木槿花30g，代茶饮。

3）润肠通便　决明子20g，代茶饮。

（五）用药指导与健康教育

1.加强体育锻炼，如做广播体操、练太极拳、气功等。

2.养成定时排便的习惯。

3.注意孕产期保健、排便后温水熏洗。

4.卫生保健，保持肛门周围清洁，注意下身保暖；避免久坐久立；常做提肛运动；自我按摩。

5.忌食辛辣、忌饮酒、忌暴饮暴食。

四、任务实施

1.疾病评估与判断

（1）患者基本情况，包括年龄、性别、职业等。

（2）询问疾病史，包括主要症状、诱因。

（3）询问就医史、用药史、过敏史，是否妊娠期和哺乳期，患者有无不良生活习惯（如进食大量刺激性食物、久坐久立）等。

（4）病情判断。

2.用药方案 推荐化学药品或医疗器械（至少1个主治药物+1个联合用药），至少1个中成药；说明药物/医疗器械的适应证/功能主治、作用机制、特点等。

3.用药指导 主治药物的用法用量、疗程，常见不良反应（不少于1条），注意事项（不少于4条），贮藏方法，直肠栓剂的特殊使用方法等。

4.健康教育 生活习惯、饮食习惯、辅助治疗、心理情绪等。

情景问答

【问题情景一】孕妇用药应注意什么？

答：许多药物都可能影响胎儿的健康，孕妇用药过程中，不仅本人可能受到药品不良反应的危害，不少药物还可能通过胎盘进入胎儿体内，损害胎儿的生长发育。所以，如孕妇病情确需用药，一定要充分听取医务人员的意见，认真选择，严格遵守规定用法用量。

【问题情景二】一次性使用注射器、输液器能在药店购买吗？

答：不能，一次性使用注射器、输液器只能在医疗机构使用，不能直接在药店购买。

五、任务评价

序号	步骤	评价标准	评价结果
1	疾病评估与判断（20分）	询问患者信息完整、全面，疾病判断准确	
2	用药方案（20分）	准确推荐药物/医疗器械	
3	推荐理由（20分）	①至少3条 ②表达准确、流利 ③通俗易懂	
4	用药指导（30分）	①描述全面、准确 ②通俗易懂	
5	健康教育（10分）	指导合理、全面、准确	

书网融合……

思维导图　　习题

项目四　儿科病症

项目导读

小儿从出生到成年，处于不断生长发育的过程，无论在形体、生理、病理等方面，都与成人不同。年龄越小，这些特点表现得越明显。小儿免疫力较差，易受细菌病毒感染而引发不适，尤其是到了秋冬季节或是季节更替的时间。本项目通过对感冒、扁桃体炎等儿科常见疾病病因、临床表现的分析，介绍儿科常见疾病的治疗药物种类，最终能够对儿童相应疾病做出合理的用药指导和健康教育。

项目目标

通过本项目的学习，学生能掌握感冒、扁桃体炎等儿科常见疾病的治疗药物和用药注意事项。能根据儿童不同疾病的表现和病因正确选择治疗药物，并对患者进行用药指导和健康教育。

任务一　小儿感冒

PPT

一、任务情境

患儿，男，2岁，体重16kg，因受凉而发热1天，在家测量体温达39.3℃，伴寒战，流清涕，无哭闹、无纳差等其他不适表现，无药物过敏史，到药店咨询买药。

任务：请根据上述情境，为患儿推荐合适的药品并进行用药指导。

二、任务目标

1.知识目标　掌握感冒和流感的区别；感冒的治疗药物和用药注意事项。

2.能力目标　①能根据小儿感冒的表现和病因正确选择治疗药物。②能对患者进行用药指导和健康教育。

3.素质目标　①具有良好的药学服务意识。②具有认识小儿用药伦理和责任的意识。

三、知识储备

（一）核心概念

1.普通感冒　简称感冒，属于急性上呼吸道感染（简称急性上感）的一种。急性上感是鼻腔、咽部和喉部急性炎症的总称。

2.流行性感冒　简称流感，专指由流感病毒引起的呼吸道传染病。

（二）常见病因

1.西医病因

（1）病原体感染　病毒、细菌。

（2）诱发因素

1）免疫功能低下。

2）疾病影响，如麻疹、水痘、猩红热、流行性腮腺炎等。

3）环境因素，如不良卫生习惯、气候骤变。

3.中医病因

中医	具体原因
风寒感冒	因小孩抵抗力较弱，如果没有做好保暖工作，就容易受到风寒入侵，引发风寒感冒，一般表现为轻微发热、恶寒、无汗头痛、鼻塞等
风热感冒	风热之邪入侵机体，导致卫表不和，肺失清肃引起的，小孩容易出现发热重、恶寒轻、鼻塞、流稠涕、咽红等症状
暑湿感冒	夏季暑湿时邪所致，一般会有畏寒、发热、口淡无味、腹泻、舌苔黄腻等表现
湿热感冒	湿热感冒是风邪侵袭人体后，夹杂热血与湿热引起的，相对较为少见，引发的症状常见为发热、怕冷、恶风寒、头晕沉、胸闷等

（三）临床表现

1.三个月以下婴儿 发热轻微或无发热。鼻阻及鼻阻所致的症状较突出。如哭闹不安、张口呼吸、吸吮困难、拒奶；有时伴有呕吐及腹泻。

2.婴幼患儿

（1）全身症状较重，病初突然高热39.5~40℃，持续1~2天，个别患儿可达数日，部分患儿高热的同时伴有惊厥。

（2）一般鼻塞、流涕、咳嗽或咽痛等症状较重。

（3）常伴有拒食、呕吐、腹泻或便秘等消化道症状。

（4）体检除发现咽部充血外无其他异常体征。

3.三岁以上患儿 多不发热或低热，个别亦有高热，伴畏寒、全身酸痛、食欲减退；一般上呼吸道的其他症状明显，如鼻塞、流涕、喷嚏、声音嘶哑及咽炎等。部分患儿可合并脐周及右下腹疼痛，这种腹痛可能与肠蠕动增强、肠系膜淋巴结炎及肠蛔虫骚动等有关。

（四）常用药物

1.化学药品 常用于小儿感冒的化学药品的药品分类、名称、推介提示、用法用量等见表3-29。

表3-29 常用于小儿感冒的化学药品介绍一览表

序号	药品分类	通用名	药品推介提示	用法用量
1	非甾体解热镇痛药物/Rx	对乙酰氨基酚	①本品过敏者禁用，肝、肾功能不全者慎用 ②本品解热、连续使用不得超过3天，用于止痛不得超过5天 ③不能同时服用含有本品及其他解热镇痛药的制剂	小儿常用量，按体重每次10~15mg/kg，每4~6小时1次，12岁以下每24小时不超过4次量，最大剂量不得超过2g/d或75mg/（kg·d），疗程不超过5天，3岁以下遵医嘱用药。
2	神经氨酸酶抑制剂/Rx	磷酸奥司他韦颗粒	①服用本品可能会出现皮肤和皮下组织改变（极少），主要表现为过敏反应、皮疹、皮肤发红、皮炎、多形性红斑、大疱疹以及中毒性表皮坏死 ②在使用该药物治疗期间，应该对患者的自我伤害和谵妄事件等异常行为进行密切监测	本品用温开水完全溶解后口服，可以与食物同服或分开服用 1岁以上的儿童：体重≤15kg者，每次30mg，每日2次；体重15~23kg，一次45mg，每日2次；23~40kg，一次60mg，每日2次；体重>40kg者，每次75mg，每日2次
3	复方抗感冒药物/OTC	小儿氨酚黄那敏颗粒	①有时有轻度头晕、乏力、恶心、上腹不适、口干、食欲缺乏和皮疹等，可自行恢复 ②用药3~7天，症状未缓解，请咨询医师或药师 ③不能同时服用与本品成分相似的其他抗感冒药 ④与其他解热镇痛药同用，可增加肾毒性的危险	温开水冲服，12岁以下儿童用量如下： 1~3岁：10~15kg，0.5~1袋，一日3次；4~6岁：16~21kg，1~1.5袋，一日3次；7~9岁：22~27kg，1.5~2袋，一日3次；10~12岁：28~32kg，2~2.5袋，一日3次

续表

序号	药品分类	通用名	药品推介提示	用法用量
4	非甾体解热镇痛药物/Rx	布洛芬栓	①少数患者可出现恶心，呕吐或轻度消化不良，头痛、头晕、耳鸣、视物模糊、嗜睡等 ②对本品和其他非甾体抗炎药过敏者、活动期消化性溃疡以及重症腹泻者禁用 ③本品用于止痛不得超过5天，用于解热不得超过3天；如再次用药应间隔4小时以上	直肠给药：1~3岁小儿，一次50mg（1粒），塞肛门内，症状不缓解，每隔4~6小时重复给药1次。24小时不超过4粒。3岁以上小儿推荐使用每枚100mg的栓剂
5	复方制剂/Rx	美芬那敏铵糖浆	①个别可见轻微胃肠道不适，如恶心、呕吐、胃痛、食欲缺乏、口干、便秘等 ②过敏、下呼吸道感染及哮喘发作者禁用 ③中枢神经抑制药如镇静催眠药、抗惊厥药以及乙醇（酒精）可增强本品的作用和不良作用	2岁以下请博照医生指示服用；2~6岁，每次一茶乳（5ml），每日服2~3次；6~12岁，每次茶匙半（7.5ml），每日服3~4次或遵照医生指示服用

2.中成药 常用于小儿感冒的中成药的药品分类、名称、功能主治、用法用量、注意事项等见表3-30。

表3-30 常用于小儿感冒的中成药介绍一览表

序号	药品分类	通用名	功能主治	用法用量	注意事项
1	解表剂/OTC	桑菊感冒片	具有疏散风热，宣肺止咳之功效。主治风热感冒初起，头痛，咳嗽，口干，咽痛	口服。一次4~8片，一日2~3次	①忌烟、酒及辛辣、生冷、油腻食物 ②不宜在服药期间同时服用滋补性中成药 ③风寒感冒者不适用
2		银翘解毒丸	具有辛凉解表，清热解毒之功效。主治风热感冒，症见发热头痛，咳嗽口干，咽喉疼痛	口服。一次1丸，一日2~3次，以芦根汤或温开水送服	①忌烟、酒及辛辣、生冷、油腻食物 ②不宜在服药期间同时服用滋补性中药 ③风寒感冒者不适用
3	解表剂/OTC	小柴胡冲剂	具有解表散热，疏肝和胃功效的作用。用于外感病，邪犯少阳证，症见寒热往来、胸胁苦满、食欲不振、心烦喜呕、口苦咽干	开水冲服。一次1~2袋，一日3次	①孕妇禁用 ②忌烟、酒及辛辣、生冷、油腻食物
4		小儿至宝丸	具有疏风镇惊，化痰导滞之功效。主治小儿风寒感冒，停食停乳，发热鼻塞，咳嗽痰多，呕吐泄泻	口服。一次1丸，一日2~3次	本品处方中含朱砂、雄黄，不宜过量久服，肝肾功能不全者慎用
5	祛风剂/Rx	珠珀保婴散	镇惊，祛风，化痰。用于小儿惊风气促，手足抽搐，痰涎壅盛	口服。1~2岁一次1袋，一日1~2次，1岁以内小儿酌减	①忌油腻及生冷食物 ②运动员慎用

3.辅助治疗

（1）针灸疗法　针法取大椎、曲池、外关、合谷穴。头痛加太阳穴，咽喉痛加少商穴。

（2）起居饮食　居室保持空气流通、新鲜。每天可用食醋加水熏蒸1次，进行空气消毒。饮食宜清淡、易消化，忌食辛辣、冷饮、肥甘厚味。

（3）中药饮片　清热生津：白茅根10g+芦苇根10g+葛根粉10g，代茶饮。

（五）用药指导与健康教育

1.含有相同成分的感冒药不能同时服用。

2.小儿选择感冒药要选用适当的剂型，如颗粒剂、混悬剂、口服溶液等。

3.小儿感冒药的剂量要根据年龄、体重计算。

4.服药期间忌辛辣、生冷、油腻食物。

四、任务实施

1.疾病评估与判断

（1）患者基本情况，包括年龄（月龄）、体重、性别等。

（2）询问疾病史，包括主要症状、诱因。

（3）询问就医史、用药史、过敏史，有无不良生活习惯（如卫生习惯、饮食习惯等）等。

（4）疾病评估。

2.用药方案 推荐化学药品或医疗器械（至少1个主治药物+1个联合用药），至少1个中成药；推荐理由：说明药物/医疗器械的适应证/功能主治、作用机制、特点等。

3.用药指导 主治药物的用法用量、疗程，常见不良反应（不少于1条），注意事项（不少于4条），贮藏方法，物理降温的注意事项等。

4.健康教育 天气变化、卫生习惯、辅助治疗、饮食习惯、心理情绪、日常防护等。

情景问答

【问题情景】使用磷酸奥司他韦的注意事项。

答：①不要滥用。该药对普通感冒无效。②症状出现的48小时内服用效果较好。用于预防时，也应在接触流感患者48小时内服用。③服药后容易吐的患儿，可以考虑把药物加入食物中服用。

五、任务评价

序号	步骤	评价标准	评价结果
1	疾病评估与判断（20分）	询问患儿信息完整、全面，疾病判断准确	
2	用药方案（20分）	准确推荐药物/医疗器械	
3	推荐理由（20分）	①至少3条 ②表达准确、流利 ③通俗易懂	
4	用药指导（30分）	①描述全面、准确 ②通俗易懂	
5	健康教育（10分）	指导合理、全面、准确	

书网融合……

思维导图　　习题

任务二　扁桃体炎

PPT

一、任务情境

患儿，男，11岁，体温38.3℃，主诉嗓子疼，检查发现咽部红肿，精神尚可，两天未排大便，无其他症状，诊断：扁桃体发炎。

任务：请根据上述情境，为患儿推荐合适的药品并进行用药指导。

二、任务目标

1.知识目标 ①掌握扁桃体炎的概念；扁桃体炎的治疗药物和用药注意事项。②熟悉扁桃体炎的病因。

2.能力目标 ①能根据扁桃体炎的表现和病因正确选择治疗药物。②能对患者进行用药指导和健康教育。

3.素质目标 ①具有良好的药学服务意识，树立安全用药观念。②坚持中医药和西医药相互补充、协调发展，提升健康服务水平。③树立预防为主的意识，重视个人卫生习惯，降低感染风险。

三、知识储备

（一）核心概念

小儿扁桃体炎是发生于儿童期的扁桃体炎症，可由各种致病微生物感染引起，分为急性和慢性两种。

（二）常见病因

1.西医病因

	具体原因	
西医	病原体	常见病原体为病毒（约占50%），其次是细菌（约占15%）、支原体等非典型病原体（约占5%），剩下30%的患者未分离出病原体。病毒性扁桃体炎以鼻病毒、腺病毒、甲型和乙型流感病毒等常见呼吸道病毒为主。细菌性扁桃体炎则以链球菌为主要致病菌
	其他	食源性链球菌感染、呼吸道过敏、炎性疾病、刺激性吸入剂、干燥和创伤（如热液体、异物损伤、腐蚀性吸入、吸入有毒气体）等

2.中医病因

中医	风热犯咽	咽喉为肺胃之门户，风热邪毒从口鼻而入，咽喉首当其冲，热毒结于咽喉，气血壅滞，脉络受阻，肌膜受灼
	肺胃热炽	小儿因嗜食辛辣炙煿之品，胃腑积热，或先天禀受母体胃热，均可造成胃火内炽，上熏咽喉。若复感外邪，或风热犯肺失治，邪热入里，循经上攻咽喉，搏结于喉核，灼腐肌膜，故可见喉核溃烂化脓，咽喉肿痛
	肺肾阴虚	乳蛾缠绵日久邪热伤阴，或温热病后阴液亏损、余邪未清，或素体肺肾阴虚、虚火上炎，搏结喉核，则喉核肿大，日久不消
	肺脾气虚	患儿素体气虚，卫表不固，反复外感，屡发乳蛾，损脾伤气

（三）临床表现

患扁桃体炎的儿童多为急性起病，常伴有扁桃体红肿、咽喉痛、吞咽痛、口臭、颈部僵直、淋巴结肿大、声音改变等局部症状，严重的婴幼儿还可因扁桃体肿大引起呼吸困难。

（四）常用药物

1.化学药品 常用于扁桃体炎的化学药品的药品分类、名称、推介提示、用法用量等见表3-31。

表 3-31　常用于扁桃体炎的化学药品介绍一览表

序号	药品分类	通用名	药品推介提示	用法用量
1	抗菌药物/Rx	阿莫西林胶囊	①可见恶心、呕吐、腹泻、皮疹、血小板减少等 ②青霉素过敏及青霉素皮肤试验阳性患者禁用	口服。小儿一日剂量按体重20~40mg/kg，每8小时1次；3个月以下婴儿一日剂量按体重30mg/kg，每12小时1次
2		阿莫西林/克拉维酸钾分散片	①常见胃肠道反应如腹泻、恶心和呕吐等 ②患者每次开始服用本品前，必须先进行青霉素皮试，皮试阳性反应者、对本品及其他青霉素类药物过敏者及传染性单核细胞增多症患者禁用 ③本品与其他青霉素类和头孢菌素类药物之间有交叉过敏性。若有过敏反应产生，则应立即停用本品，并采取相应措施	小儿（体重≤40kg）按阿莫西林计算，一般感染：按体重一次25mg/kg，每12小时1次；或按体重一次20mg/kg，每8小时1次。较重感染：按体重一次45mg/kg，每12小时1次；或按体重一次40mg/kg，每8小时1次。疗程7~10日。其他感染剂量减半
3		头孢呋辛酯干混悬剂	①可见恶心、呕吐、腹部不适和腹泻、过敏反应等 ②本品与青霉素类或头霉素类有交叉过敏反应，因此对青霉素类、青霉素衍生物、青霉胺及头霉素类过敏者慎用 ③由敏感细菌所引起的3个月至12岁的儿童轻度至中度上呼吸道感染和脓疱病患者可以选用本品	可直接口服，也可背包加入10~15ml温开水中搅拌均匀后服用。儿童按体重每日20mg/kg，分两次服用，一日不超过0.5g
4	口腔用药/OTC	复方硼砂含漱液	①含漱后应吐出，不可咽下，防止误服 ②新生儿、婴儿禁用，过敏者禁用 ③用时应避免接触眼睛 ④使用本品期间，欲使用其他口腔含漱液，应至少间隔2小时	含漱。一次取少量（约10ml）加5倍量的温开水稀释后含漱，一次含漱5分钟后吐出，一日3~4次
5	口腔用药/OTC	复方氯己定含漱液	①含漱时至少在口腔内停留2~5分钟，含漱后应吐出，不可咽下 ②偶见过敏反应或口腔黏膜浅表脱屑；长期使用能使口腔黏膜表面与牙齿着色，舌苔发黄，味觉改变 ③对本品过敏者禁用 ④用时应避免接触眼睛 ⑤小儿误饮本品后，可出现酒精中毒症状（如口齿不清、嗜睡、步态摇晃等），应送急诊处理 ⑥使用本品期间，如使用其他口腔含漱液，应至少间隔2小时	漱口。一次10~20ml，早晚刷牙后含漱，5~10天为一疗程

2. 中成药　常用于扁桃体炎的中成药的药品分类、名称、功能主治、用法用量、注意事项等见表3-32。

表 3-32　常用于扁桃体炎的中成药介绍一览表

序号	药品分类	通用名	功能主治	用法用量	注意事项
1	清热剂/OTC	小儿咽扁颗粒	具有清热利咽，解毒止痛的功效。用于小儿肺卫热盛所致的喉痹、乳蛾，症见咽喉肿痛、咳嗽痰盛、口舌糜烂	开水冲服。1~2岁一次4g，一日2次；3~5岁一次4g，一日3次；6~14岁一次8g，一日2~3次	①糖尿病患儿禁服 ②脾虚易腹泻者慎服 ③急性喉炎不适用

续表

序号	药品分类	通用名	功能主治	用法用量	注意事项
2	清热解毒剂/OTC	清开灵口服液	具有清热解毒的功效。用于外感风热、火毒内盛所致发热、咽喉肿痛、舌质红绛、苔黄、脉数者	口服，一次20~30ml，一日2次	①忌烟、酒及辛辣、生冷、油腻食物 ②不宜在服药期间同时服用滋补性中药 ③风寒感冒者不适用
3	清热剂/OTC	金果饮	具有养阴生津，清热利咽的功效。用于肺热阴伤所致的咽部红肿、咽痛、口干咽燥	口服，一次15ml，一日3次或遵医嘱	①忌食辛辣、油腻，厚味食物 ②不宜在服药期间同时服用温补性中成药 ③不适用于外感风热引起的咽喉痛及声哑者
4	清热解毒剂/Rx	开喉剑喷雾剂	具有清热解毒，消肿止痛的功效。用于肺胃蕴热所致的咽喉肿痛，口干口苦，牙龈肿痛，以及口腔溃疡	喷患处。每次适量，一日数次	孕妇禁用
5	清热剂/OTC	喉咽清口服液	具有清热解毒，利咽止痛之功效。主治肺胃实热所致的咽喉红肿，咽痛，发热，口渴，便秘	口服。一次10~20ml，一日3次；小儿酌减或遵医嘱	①忌食辛辣、油腻、厚味食物 ②不宜在服药期间同时服用滋补性中药
6	清热剂/OTC	养阴清肺口服液	养阴润肺，清热利咽。用于咽喉干燥疼痛，干咳、少痰或无痰	口服，一次1支（10ml），一日2~3次	①忌烟、酒及辛辣食物 ②痰湿壅盛患者，风寒咳嗽者不宜服用

3.辅助治疗

（1）针灸疗法　针刺主穴合谷、内庭、少商，配穴天突、少泽、鱼际，少商穴点刺出血。高热配合谷、曲池穴。每次选2~3穴，中强刺激，一日1次。

（2）中药饮片

1）清热生津　胖大海20g+甘草5g，代茶饮。

2）滋阴清热　甘草10g+麦冬10g+天冬10g，代茶饮。

（五）用药指导与健康教育

1.明确病因的情况下，对症治疗。发热患者可多饮水，并给予冷敷和温水擦浴等方法进行物理降温，病情严重者可酌情使用布洛芬和对乙酰氨基酚等解热镇痛药治疗。

2.急性细菌性扁桃体炎首选药物青霉素类，如阿莫西林或阿莫西林/克拉维酸钾等，也可选择二、三代头孢菌素类药物，如头孢丙烯、头孢呋辛、头孢地尼等。对青霉素类过敏的儿童，选择大环内酯类药物，如阿奇霉素等。

3.为减轻症状、缩短病程，局部辅助治疗也有一定疗效，包括含漱液、含片及局部喷剂等，较大儿童可以使用复方氯己定含漱液、复方硼砂溶液等进行漱口，需注意的是漱口液不可吞咽。

4.日常注意均衡饮食，多饮水；保持口腔卫生，饭后漱口；加强锻炼，增强体质。

四、任务实施

1.疾病评估与判断

（1）患者基本情况，包括年龄（月龄）、体重、性别等。

（2）询问疾病史，包括主要症状、诱因。

（3）询问就医史、用药史、过敏史，有无不良生活习惯（如卫生习惯、饮食习惯等）等。

（4）疾病评估。

2.用药方案 推荐化学药品（至少1个主治药物+1个联合用药），医疗器械，至少1个中成药；推荐理由：说明药物的适应证/功能主治、作用机制、特点等。

3.用药指导 主治药物的用法用量、疗程，常见不良反应（不少于1条），注意事项（不少于4条），贮藏方法，喷雾剂的具体使用方法等。

4.健康教育 口腔卫生习惯、辅助治疗、饮食习惯、心理情绪等。

情景问答

【问题情景】小儿扁桃体炎如何做好家庭护理？

答：1.温水漱口：温水有舒缓的作用，6岁及以上儿童和青少年，建议使用温盐水漱口，通常建议每240ml温水中加入1/4~1/2匙盐（1~2g）。

2.饮食注意：饮食以清淡、易吞咽的食物为主，建议食用天然的、营养成分未被破坏的非加工食品。多吃富含维生素C的水果，有助于提高身体对感染的抵抗力。

3.保持良好的环境：建议家中每天开窗通风，空气湿度保持在55%左右，可以减少咽喉刺激。

4.避免传染：病毒性扁桃体炎传染性强，可通过眼泪、鼻涕等分泌物传染，所以患儿用过的水杯、餐具、毛巾等不要与家人共用，也不能与其他物品在同一个水盆中清洗。

五、任务评价

序号	步骤	评价标准	评价结果
1	疾病评估与判断（20分）	询问患者信息完整、全面，疾病判断准确	
2	用药方案（20分）	准确推荐药物/医疗器械	
3	推荐理由（20分）	①至少3条 ②表达准确、流利 ③通俗易懂	
4	用药指导（30分）	①描述全面、准确 ②通俗易懂	
5	健康教育（10分）	指导合理、全面、准确	

书网融合……

思维导图　　习题

项目五　妇科病症

项目导读

妇科病症是发生在女性生殖器官和相关结构上的病症。阴道炎是妇科最常见疾病，各年龄阶段均可发病。月经不调即月经失调，是一种妇科常见病，表现为月经周期或出血量的异常。痛经为妇科最常见的症状之一，患病率在16%~19%之间，多达10%的患者有严重症状，干扰正常生活和工作学习。围绝经期综合征是女性绝经前后由于出现性激素波动或减少所致的一系列躯体及精神心理症状，需要对该阶段女性进行全面生活方式指导和健康管理，以缓解相关症状。通过本项目的任务设计和内容学习，可对上述病症的概念、常见病因、临床表现、常用药物、用药指导和健康教育等深入了解，能对患者进行健康管理，提高生活质量。

项目目标

通过本项目的学习，学生能掌握阴道炎、月经失调、痛经、围绝经期综合征的概念，熟知常见妇科病症的治疗药物和用药注意事项。能根据不同妇科病症的表现和病因正确选择治疗药物，并对患者进行用药指导和健康教育。

任务一　阴道炎

PPT

一、任务情境

患者，女，35岁，已婚，某公司的职员，自诉前段时间感到阴部不舒服，起初略痒，后发展至坐立不安，夜间更明显，伴有尿急、尿痛。阴道分泌物呈白色，凝乳状、豆腐渣样。尚未就医，无糖尿病史，否认有过敏史。

任务：1.请根据患者症状判断可能的病症。

2.根据患者的病症推荐用药并进行用药指导和健康教育。

二、任务目标

1.知识目标　①掌握阴道炎的分类及常用治疗药物。②熟悉阴道炎的常见病因。

2.技能目标　①能准确区分不同的阴道炎。②能根据阴道炎的类别推荐用药。③能对患者进行用药指导和健康教育。

3.素质目标　①树立“安全、有效、合理用药”的理念，以高质量的药学服务保障公众健康。②养成良好的生活习惯，提高公众健康素养，助力健康中国。

三、知识储备

（一）核心概念

1.阴道炎　指阴道黏膜及黏膜下结缔组织的炎症，是妇科门诊常见的疾病。

2.阴道炎的分类　常见的阴道炎有细菌性阴道炎（BV）、滴虫性阴道炎（TV）、外阴阴道假丝酵母菌病（霉菌性阴道炎、念珠菌性阴道炎、VVC）。

（二）常见病因

1. 西医病因

分类	具体原因
细菌性阴道炎	阴道内正常菌群失调所致的一种混合性感染
滴虫性阴道炎	1. 由阴道毛滴虫感染引起 2. 以性传播为主，亦可通过公共浴池、浴盆、浴巾、坐式便器等间接传播
外阴阴道假丝酵母菌病	1. 由假丝酵母菌引起的真菌感染 2. 常见诱因：长期应用广谱抗菌药物、妊娠期、糖尿病、大量应用免疫抑制剂、大量雌激素治疗等

2. 中医病因

中医	具体原因
肝肾阴虚	素体肝肾不足；或年老体衰，精血亏损；或久病不愈，阴血不足，以致肝肾阴虚
湿热下注	郁怒伤肝，肝郁化热，木旺侮土，脾虚湿盛，以致湿热互结，流注下焦
湿虫滋生	外阴不洁，或久居阴湿之地，湿虫滋生，虫蚀阴中

（三）临床表现

分类	临床表现
细菌性阴道炎	1. 阴道分泌物稀薄，带有鱼腥臭味 2. 可伴有轻度外阴瘙痒或烧灼感，性交后症状加剧
滴虫性阴道炎	1. 阴道分泌物增多，典型的分泌物呈稀薄脓性、泡沫状，并有异味 2. 外阴瘙痒，间或出现灼热、疼痛、性交痛等
外阴阴道假丝酵母菌病	1. 阴道分泌物增多，白色稠厚，呈凝乳状或豆腐渣样 2. 外阴与阴道瘙痒，症状明显，持续时间长，严重者坐立不安，以夜晚更加明显，部分患者可伴有烧灼感，尿急，尿痛和性交痛等

（四）常用药物

1. 化学药品 常用于阴道炎的化学药品的药品分类、名称、推介提示、用法用量等见表3-33。

表3-33 常用于阴道炎的化学药品介绍一览表

序号	药品分类	通用名	药品推介提示	用法用量
1	抗菌药物/Rx	甲硝唑片	①用于细菌性阴道炎和滴虫性阴道炎 ②孕妇及哺乳期妇女禁用	BV：一次0.4g，每日2次，疗程7天 TV：2g，单次口服；或1次400mg，一日2次，连服7天
2		替硝唑片		BV：一次2g，每日2次，连用3日；或一次1g，每日一次，连用5天 TV：2g，单次口服
3		盐酸克林霉素胶囊	①用于细菌性阴道炎 ②克林霉素和林可霉素有过敏史的患者禁用	口服。一次0.3g，每日2次，连用7天
4	妇科用药/OTC	克林霉素磷酸酯阴道用乳膏		阴道用药。一次1支（5g：0.1g），每晚一次，连用7天
5		甲硝唑栓	①用于细菌性阴道炎 ②孕妇及哺乳期妇女禁用	阴道给药。一次0.2g，每晚一次，连用7天
6		克霉唑栓	①用于念珠菌性阴道炎 ②妊娠期3个月内禁用 ③外用；使用时避开月经期	阴道给药。每晚1次，一次1粒。或每日早、晚各1粒，连用3天
7	妇科用药/OTC	咪康唑栓	①用于念珠菌性阴道炎 ②孕妇及哺乳期妇女慎用	阴道给药。每晚1次，一次1粒（150mg），连用7天；或每晚1粒（400mg），连用3天；或1粒（1200mg），单次用药
8	妇科用药/OTC	制霉菌素阴道泡腾片	①用于念珠菌性阴道炎 ②妊娠期3个月内禁用	外用。每晚1粒（10万U），疗程为连用10~14天

续表

序号	药品分类	通用名	药品推介提示	用法用量
9	抗真菌药/Rx	氟康唑片	①用于念珠菌性阴道炎的系统治疗 ②禁止与引起Q-T间期延长的CYP3A4代谢底物合用	口服。一次150mg，每日1次
10		伊曲康唑胶囊		口服。一次200mg，每日一次，连用3天。或一次200mg，每晚2次，疗程1天

2.中成药 常用于妇科的中成药的药品分类、名称、功能主治、用法用量、注意事项等见表3-34。

表3-34 常用于阴道炎的中成药介绍一览表

序号	药品分类	通用名	功能主治	用法用量	注意事项
1	清热剂/OTC	保妇康栓	具有行气破瘀，生肌止痛之功效。主治湿热瘀滞所致的带下病，症见带下量多、色黄、时有阴部瘙痒；霉菌性阴道炎、老年性阴道炎、宫颈糜烂	洗净外阴部，将栓剂塞入阴道深部；或在医生指导下用药。每晚1粒	①妊娠12周内禁用 ②本品为阴道给药，禁止内服 ③忌辛辣、生冷、油腻食物 ④治疗期间忌房事
2	清热剂/Rx	妇炎康片	具有清热利湿，理气活血，散结消肿的功效。用于湿热下注、毒瘀互阻所致带下病，症见带下量多、色黄、气臭，少腹痛，腰骶痛，口苦咽干	口服。一次6片，一日3次	①孕妇禁用 ②经期、哺乳期慎用 ③月经过多者不宜服用
3	清热剂/Rx	消糜栓	具有清热解毒，燥湿杀虫的功效。用于湿热下注所致的带下病，症见带下量多、色黄、质稠、腥臭，阴部瘙痒	阴道给药。一次1粒，一日1次	妊娠期忌用
4	清热剂/Rx	黄藤素软胶囊	具有清热解毒的功效。用于妇科炎症，菌痢，肠炎，呼吸道及泌尿道感染，外科感染，眼结膜炎	口服。一次2~4粒，一日3次	对盐酸巴马汀生物碱过敏者禁用
5	止带剂/Rx	康妇软膏	祛风燥湿，止痒杀虫，防腐生肌。用于外阴炎、外阴溃疡、阴道炎等引起的外阴或阴道充血，肿胀，灼热，疼痛，分泌物增多或局部溃疡、糜烂、瘙痒等	外用。涂于洗净的患处，一日2~4次	①孕妇禁用 ②过敏体质慎用

3.辅助治疗

（1）配制0.02%的高锰酸钾溶液坐浴5分钟，霉菌性阴道炎不适宜。

（2）艾灸下腹部。

（3）微生态制剂，例如阴道局部用乳杆菌制剂对BV患者有一定作用。

（4）中药饮片

1）清热凉血 马齿苋20g+蜂蜜5g，代茶饮。

2）利水杀虫 冬瓜子15g+白果5g，代茶饮。

（五）用药指导与健康教育

1.甲硝唑和替硝唑治疗期间和治疗结束后的1日内均不可摄入酒精。

2. BV和VVC患者的性伴侣不必进行治疗，但对症状反复发作者，患者的性伴侣应予以治疗。滴虫性阴道炎患者的性伴侣应同时进行治疗，治疗期间应避免无保护性行为。

3.对于念珠菌性阴道炎，应首先消除诱因，及时停用广谱抗菌药物、雌激素等药物，积极治疗糖尿病。

4.用药期间注意个人卫生，勤换内裤，使用过的毛巾等生活用品，以开水烫洗，防止重复感染。

5.饮食上不建议吃酸、辣刺激性食物，建议多补充蛋白质，多吃新鲜的水果和蔬菜。

（六）特殊用药指导

阴道栓的用法：洗净双手及会阴部（可用0.02%的高锰酸钾溶液清洗会阴部），屈腿仰卧。从包装中取出阴道栓，利用器械或手指缓缓地将栓剂送入阴道深处；推挤器械上的推杆以使栓剂脱落，抽出器械。保持卧姿数分钟后（最好15分钟），方可起身。

四、任务实施

1.疾病评估与判断

（1）患者基本情况，包括年龄、职业、生活习惯等。

（2）询问疾病史，包括主要症状、诱因。

（3）询问就医史、用药史、过敏史，是否妊娠期和哺乳期，有无不良生活习惯（如卫生习惯、饮食习惯等），婚育史等。

（4）疾病评估。

2.用药方案 包括至少1个主治药物/医疗器械+1个联合用药/医疗器械+1个中成药；推荐理由：说明药物/医疗器械的适应证/功能主治、作用机制、特点等。

3.用药指导 主治药物用法用量、疗程，常见不良反应和注意事项，贮藏方法，阴道栓剂的特殊使用方法等。

4.健康教育 卫生习惯、辅助治疗、饮食习惯、心理情绪等。

情景问答

【问题情景一】平时很注意个人卫生，每天用清洁剂清洁外阴，为什么还会患此病？

答：日常生活中不建议用清洁剂频繁清洗外阴和阴道，会导致阴道内环境破坏，导致菌群失调，降低局部抵抗力，增加感染机会。清洁阴部最好用清水。

【问题情景二】治疗期间能否过性生活？

答：不建议。一是影响药效，增加交叉感染的风险；二是可能加重症状，延长治疗时间。

知识拓展

阴道炎除细菌性阴道炎、滴虫性阴道炎和念珠菌性阴道炎外，还有老年性阴道炎和幼儿性阴道炎。老年性阴道炎又名萎缩性阴道炎，是一种非特异性阴道炎。多发生在绝经期后的妇女，但双侧卵巢切除后或哺乳期妇女也可出现。主要症状为白带增多，呈黄水样或脓性，有臭味，感染严重时，可出现点滴阴道流血，并有下坠痛及阴道灼热感，可伴有出现尿频、尿痛。幼儿性阴道炎多见于1~5岁婴幼儿，常因在地上坐爬或进入异物而引起阴道发炎，病原体也可通过患儿的母亲或洗涤用品等传播。主要症状为外阴红肿，阴道口处可见脓性分泌物，同时伴有外阴瘙痒等。患儿因外阴痛痒而哭闹不止，烦躁不安，常用手搔抓外阴。

五、任务评价

序号	步骤	评价标准	评价结果
1	疾病评估与判断（20分）	询问患者信息完整、全面，疾病判断准确	
2	用药方案（20分）	准确推荐药物/医疗器械	
3	药物介绍（20分）	①至少3条 ②表达准确、流利 ③通俗易懂	

续表

序号	步骤	评价标准	评价结果
4	用药指导（30分）	①描述全面、准确 ②通俗易懂	
5	健康教育（10分）	指导合理、全面、准确	

书网融合……

思维导图　习题

任务二　月经不调

PPT

一、任务情境

患者，女，28岁，自诉月经不规律，1~2个月来一次，经量正常，无其他异常感觉。患者于3年前出现月经周期延长，经期正常，月经期间没有腰酸不适等感觉，无血块。既往体健，妇科检查无异常。月经初潮15岁。

任务：1.请根据患者的症状判断可能的疾病。

2.根据患者的病症推荐用药并进行用药指导和健康教育。

二、任务目标

1.知识目标　掌握月经不调的症状和病因，以及常用药物。

2.技能目标　①能制定准确的用药方案，并进行用药指导。②能对患者进行健康教育。

3.素质目标　①树立“安全、有效、合理用药”的理念，以高质量的药学服务保障公众健康。②培养积极乐观的心态，学会调节自己的情绪，培养健康理念。

三、知识储备

（一）核心概念

月经不调又称月经失调，是指由于各种疾病因素和非疾病因素所致的以月经周期紊乱或出血量异常为主要表现的一类疾病。

（二）常见病因

1.西医病因

西医	具体原因
疾病方面	妇科炎性疾病：如输卵管炎、子宫内膜炎等
	子宫占位性病变：如葡萄胎、子宫肌瘤等子宫病变，使宫腔增大，子宫内膜面积增大，或者卵巢囊肿发展到一定程度时影响卵巢功能进而导致月经周期和经量异常
	其他内分泌疾病：如甲状腺功能亢进症、多囊卵巢综合征、黄体功能不全等，引起内分泌失调，从而导致月经失调

续表

西医	具体原因
非疾病方面	长期精神紧张、焦虑，可能会引起内分泌失调，从而引起月经失调
	不良的生活习惯，如嗜好烟酒、长期熬夜、过度节食、药物滥用（如避孕药）等也可能导致内分泌紊乱，引起月经失调

2.中医病因 中医称之为月经病。以月经的周期、经期、经量异常为主症，或伴随月经周期及绝经前后出现明显症状为特征的一种疾病。有月经先期、月经后期、月经先后无定期、月经过多、月经过少、经期延长、经间期出血等。多因寒热湿邪侵袭、情志因素、房劳所伤、饮食失宜、劳倦过度等引起脏腑功能失常，气血失调，间接或直接地损伤冲、任、督、带和胞宫、胞脉、胞络，以及肾-天癸-冲任-胞宫功能失调而致。

（三）临床表现

1.月经周期紊乱

（1）月经稀发　月经周期超过35天。

（2）月经频发　月经周期少于21天。

（3）闭经　月经停止来潮6个月，或按原来的月经周期计算停经超过3个周期。

2.经期出血量异常

（1）经量过多　经量明显增多，出血量大于80ml。

（2）经量过少　经量明显减少，出血量小于5ml。

（3）其他症状　若出血量过多，可能会引起腹部疼痛，腰酸无力，甚至贫血和不孕等。

（四）常用药物

1.化学药品 常用于月经失调的化学药品的药品分类、名称、推介提示、用法用量等见表3-35。

表3-35　常用于月经失调的化学药品一览表

序号	药品分类	通用名	药品推介提示	用法用量
1	孕激素/Rx	地屈孕酮片	①过敏者、孕激素依赖性肿瘤、性激素相关的恶性肿瘤、不明原因阴道出血者禁用 ②少数患者可出现突破出血；轻微出血、经期血量的改变、闭经 ③可能会增加抑郁症的机会	从月经周期的第11~25天，每日口服地屈孕酮2次，每次1片
2		黄体酮软胶囊	①严重肝损伤患者禁用 ②肾病、心脏病水肿及高血压的患者慎用。 ③长期连续应用可月经减少或闭经、肝功能异常、水肿、体重增加等	功能性子宫出血，1日10mg，连用5天，或一日20 mg连续3~4天。闭经，在预计月经前8~10天，每日肌内注射10mg，共5天；或每日肌内注射20mg，3~4天
3	雌激素/Rx	戊酸雌二醇片	①严重的肝功能异常、黄疸，血栓栓塞性疾病，妊娠期妇女禁用 ②21天的治疗后，须停药至少一周 ③出现第一次发生偏头痛或频繁发作少见的严重头痛、突发性感觉障碍、血栓性静脉炎、胸部疼痛及紧缩感、血压显著增高等应立即停药	饭后，每日1mg，用水吞服
4	雌激素+孕激素/Rx	复方炔诺酮片	①禁用于乳腺癌、生殖器官癌、阴道有不规则出血、肝功能异常或近期有肝病或黄疸史、深部静脉血栓、脑血管意外、高血压、糖尿病、高脂血症、精神抑郁症 ②不良反应有类早孕反应、突破性出血、高血压等	口服，从月经周期第5日开始用药，一日1片，连服22天，不能间断
5		复方炔诺孕酮片		

续表

序号	药品分类	通用名	药品推介提示	用法用量
6	抗性激素药/Rx	枸橼酸氯米芬胶囊	①原因不明的不规则阴道出血、子宫肌瘤、卵巢囊肿、肝功能损害、精神抑郁、血栓性静脉炎等禁用 ②较常见的不良反应有肿胀、胃痛、盆腔或下腹部痛	口服每日50mg，共5天

2. 中成药 常用于月经不调的中成药的药品分类、名称、功能主治、用法用量、注意事项等见表3-36。

表3-36 常用于月经不调的中成药介绍一览表

序号	药品分类	通用名	功能主治	用法用量	注意事项
1	扶正剂/Rx	定坤丹	具有滋补气血，调经舒郁的功效。用于气血两虚、气滞血瘀所致的月经不调、行经腹痛	口服。一次3.5~7g，一日2次；或遵医嘱	①忌生冷油腻及刺激性食物 ②伤风感冒时停服
2	温里剂/OTC	艾附暖宫丸	具有理气补血，暖宫调经的功效。用于血虚气滞、下焦虚寒所致的月经不调、痛经	口服。小蜜丸一次9g，大蜜丸一次1丸，一日2~3次	①孕妇禁用 ②忌生冷食物，不宜洗凉水澡 ③感冒发热患者不宜服用
3	疏肝解郁剂/OTC	逍遥丸	具有疏肝健脾，养血调经的功效。用于肝气不舒所致月经不调，胸胁胀痛，头晕目眩，食欲减退	口服。小蜜丸一次9g，大蜜丸一次1丸，一日2次	①忌食寒凉、生冷食物 ②孕妇服用时请向医师咨询 ③感冒时不宜服用本药 ④月经过多者不宜服用本药
4	理血剂/Rx	葆宫止血颗粒	具有固经止血，滋阴清热的功效。用于冲任不固、阴虚血热所致月经过多、经期延长	开水冲服。一次1袋，一天2次，月经来后开始服药，14天为一个疗程，连续服用2个月经周期	过敏体质者慎用
5	理气养血剂/Rx	春血安胶囊	具有益肾固冲，调经止血的功效。用于肝肾不足，冲任失调所致的月经失调、崩漏、痛经，症见经行错后、经水量多或淋漓不净、经行小腹冷痛、腰部疼痛	口服。一次4粒，一日3次	过敏体质者慎用
6	理血剂/Rx	安坤颗粒	具有滋阴清热，健脾养血的功效。用于放环后引起的出血，月经提前、量多或月经紊乱，腰骶酸痛，下腹坠痛，心烦易怒，手足心热	开水冲服。一次10g，一日2次	过敏体质者慎用
7	活血化瘀剂/Rx	龙血竭片	具有活血散瘀，定痛止血，敛疮生肌的功效。用于跌打损伤，瘀血作痛，妇女气血凝滞，外伤出血，脓疮久不收口	口服。一次3片，一日4~5次	①孕妇禁用 ②过敏体质者慎用
8	益气养血剂/OTC	乌鸡白凤丸	具有补气养血，调经止带的功效。用于气血两虚，身体瘦弱，腰膝酸软，月经不调，带下	口服。水蜜丸，一次6g；小蜜丸，一次9g（1袋）；大蜜丸，一次1丸。一日2次	①忌辛辣、生冷食物 ②感冒发热患者不宜服用

3. 辅助治疗

（1）适当补充含铁丰富的食物，如动物肝脏、红枣等，以免发生贫血。

（2）补充维生素C，以辅助铁元素的吸收；适当多喝热的红糖大枣水、薏米粥等。

（3）中药饮片

1）益气补血　当归10g+川芎5g+熟地10g+白芍10g+红枣2g，代茶饮。

2）疏肝理气　玫瑰花15g+柴胡5g+蜂蜜5g，代茶饮。

（五）用药指导与健康教育

1.对于某些内分泌系统疾病，如甲状腺功能亢进症，需要积极治疗，调节内分泌系统功能，从而避免引起由性激素分泌紊乱导致的月经失调。

2.避免熬夜，规律作息，早睡早起，保证充足的睡眠。戒烟戒酒，日常保持良好的情绪，积极乐观地面对生活。超重或肥胖的患者要注意控制体重。

3.规律饮食，均衡膳食，避免过度节食，以免影响胃肠功能。可以适当多吃新鲜的蔬菜和水果，含铁食物。

4.经期注意保暖，勤换内衣裤，保持外阴清洁卫生。

四、任务实施

1.询问病情

（1）患者基本情况，包括年龄、职业等。

（2）询问疾病史：主要症状，月经是否规律，月经周期，一次持续多长时间，月经的量，月经的颜色、气味、形状是否有异常，有无痛经、头晕、乏力等症状。

（3）询问就医史、既往病史、用药史、过敏史，月经初潮时间，有无痛经等情况，有无不良生活习惯（如卫生习惯、饮食习惯等），婚育史等。

（4）病情判断。

2.用药方案　推荐化学药品或医疗器械（至少1个主治药物+1个联合用药），至少1个中成药；推荐理由：说明药物/医疗器械的适应证/功能主治、作用机制、特点等。

3.用药指导　主治药物的用法用量、疗程，常见不良反应（不少于1条），注意事项（不少于4条），贮藏方法等。

4.健康教育　卫生习惯、饮食、辅助治疗、生活作息、心理情绪等。

情景问答

【问题情景】月经不调能治愈吗？

答：大多数月经不调的患者经过规范化治疗，如雌激素、孕激素治疗，原发病治疗，心理治疗等，可以缓解月经失调的症状或者治愈。如果未经治疗，可能引起闭经甚至不孕。

知识拓展

月经不调的检查

月经不调建议检查以下项目：①血常规，通过患者红细胞、血红蛋白情况，判断是否有贫血。也可通过白细胞、中性粒细胞判断是否存在感染，从而进行原发病治疗。②性激素六项检查，主要用于判断患者是否存在内分泌异常。需要在月经来潮的3~5天进行空腹检查。③人绒毛膜促性腺激素（hCG）测定，判断是否存在妊娠。④超声检查，以了解子宫内膜厚度及回声，以明确有无宫腔占位性病变及其他生殖道器质性病变。

五、任务评价

序号	步骤	评价标准	评价结果
1	疾病评估与判断（20分）	询问患者信息完整、全面，疾病判断准确	
2	用药方案（20分）	准确推荐药物/医疗器械	
3	推荐理由（20分）	①至少3条 ②表达准确、流利 ③通俗易懂	
4	用药指导（30分）	①描述全面、准确 ②通俗易懂	
5	健康教育（10分）	指导合理、全面、准确	

书网融合……

思维导图　习题

任务三　痛　经

PPT

一、任务情境

患者，女，18岁，学生，于2023年6月30日到药店咨询。自诉近两年来月经前期乳房胀痛，经期下腹坠痛明显，持续1~2天，经色暗红，有小血块，随经血增多，血块流出疼痛减轻。正值高中学业，常学习至深夜，感觉体倦乏力，食欲不振，心烦易怒。妇科检查无器质性病变。曾服过当归丸、痛经丸等，症状减轻不明显。月经15岁初潮，周期30天左右，经期5~6天，量中等，末次月经2023年6月9日。

任务：1.请根据患者的症状，判断可能的病症。

2.根据患者的病症推荐用药并进行用药指导和健康教育。

二、任务目标

1.知识目标　掌握痛经的分类和临床表现，以及常用药物。

2.技能目标　①能为患者正确推荐药物。②能对患者进行用药指导和健康教育。

3.素质目标　①树立“安全、有效、合理用药”的理念，以高质量的药学服务保障公众健康。②培养积极乐观的心态，学会调节自己的情绪，培养健康理念。

三、知识储备

（一）核心概念

痛经是指行经前、后和（或）月经期出现下腹部疼痛、坠胀，伴有腰酸或其他全身不适，是妇科最常见的症状之一。

（二）分类及常见病因

1.西医病因

西医	具体病因
原发性痛经	原发性痛经指妇科临床检查未发现盆腔器质性病变，占90%以上，多见于青春期少女、未婚及已婚未育者。发病机制主要是月经时前列腺素和白三烯含量增高，引发炎症反应。此外，疼痛的主观感受与个人痛阈相关，还受神经精神因素影响
继发性痛经	继发性痛经为盆腔器质性疾病引起，如盆腔炎性疾病、子宫内膜异位症、子宫肌瘤、异位妊娠等。如果之前没有痛经史，一般30岁以上的女性发生痛经，应疑是继发性痛经，需要到医院就诊，查明病因

2.中医病因 中医称为经行腹痛。因有生活所伤、情志不和、六淫为害，痛经的病位在冲任与胞宫，其发生与冲任、胞宫的周期性生理变化密切相关。若素体肝肾亏损，气血虚弱，经期前后，血海由满盈而溢泄，气血由盈实骤虚，冲任、胞宫失养，故“不荣则痛”；若由于肝郁气滞、寒邪凝滞、湿热郁结等因素导致的瘀血阻络，客于胞宫，损伤冲任，气血运行不畅，故“不通而痛”。

中医	具体原因
寒凝血瘀	经期产后，冒雨涉水，感受寒邪，或过食生冷，或迁居寒冷之地，寒邪客于胞宫，血得寒则凝，以致瘀阻冲任，血行失畅
气滞血瘀	素性抑郁，忧思郁怒，肝郁气滞，气滞血瘀，滞于冲任、胞宫而作痛；若血不循经，滞于胞宫，日久成瘀，阻碍气机流畅
湿热蕴结	素体湿热内蕴，或经期、产后调养不慎，感受湿热邪气，与血相搏，流注下焦，蕴结胞中，气血凝滞
气血虚弱	脾胃素虚，化源匮乏，或大病久病或失血过多，气血不足，胞脉空虚，经期或行经后气血亏虚益甚，故冲任、胞宫失于濡养而发病；兼气虚推动无力，血行迟缓，冲任经脉不利，亦可发病
肝肾亏损	素禀虚弱，或房劳多产，或久病耗损，导致肝肾亏虚，精亏血少，水不涵木；经后血海空虚，冲任、胞宫失去濡养

（三）临床表现

1.原发性痛经 青春期多见，常在初潮后1~2年内月经规律后发病。

（1）疼痛　通常在月经前一天或来潮后24~48小时内最为严重，疼痛呈痉挛性、阵发性绞痛或坠痛。通常位于下腹部，可放射至腰骶部和大腿内侧，一般持续8~72小时后缓解。

（2）全身症状　伴有腰酸、头痛、恶心、呕吐、腹泻和头晕。严重时面色苍白、出冷汗、四肢冰冷，甚至发生晕厥。

（3）精神症状　如紧张、焦虑、忧郁、恐惧等。

2.继发性痛经 比原发性痛经出现晚，通常在初潮后数年方出现，疼痛通常在月经前1周发生，一般持续整个月经周期。疼痛往往表现为一种持续的钝痛，而不是痉挛性绞痛。伴随症状如尿频、发热、白带异常、月经异常、不孕等。继发性痛经需进行妇科检查以鉴别诊断。

（四）常用药物

1.化学药品 常用于痛经的化学药品的药品分类、名称、推介提示、用法用量等见表3-37。

表3-37　常用于痛经的化学药品一览表

序号	药品分类	通用名	药品推介提示	用法用量
1	解热镇痛抗炎类/OTC	对乙酰氨基酚片	①严重肝肾功能不全患者及对本品过敏者禁用 ②一日用量不宜超过2g	一次0.3~0.6g，一日3~4次
2		布洛芬缓释胶囊	孕妇及哺乳期妇女禁用。对阿司匹林过敏的哮喘患者禁用	成人及12岁以上儿童：一次0.3~0.6g，一日3次
3	解痉药/Rx	氢溴酸山莨菪碱片	①M受体阻断药，有解痉作用，尤其对处于痉挛状态的平滑肌效果好 ②禁用于颅内压增高脑出血急性期及青光眼	一次5mg，疼痛时服
4	激素类药物/OTC	屈螺酮炔雌醇片	孕妇及妊娠期间禁用；出血性疾病及血栓栓塞性疾病禁用	月经的第一天开始口服，每日1片，一共21天；之后停药7天

2. 中成药 常用于痛经的中成药的药品分类、名称、功能主治、用法用量、禁忌证等见表3-38。

表 3-38 常用于痛经的中成药介绍一览表

序号	药品分类	通用名	功能主治	用法用量	注意事项
1	疏肝和胃剂/OTC	元胡止痛片	具有理气，活血，止痛的功效。用于气滞血瘀所致的胃痛，胁痛，头痛及痛经	口服。一次4~6片，一日3次，或遵医嘱	①饮食宜清淡，忌酒及辛辣、生冷、油腻食物 ②忌愤怒、忧郁，保持心情舒畅
2	活血化瘀剂/Rx	散结镇痛胶囊	具有软坚散结，化瘀定痛的功效。用于痰瘀互结兼气滞所致的继发性痛经、月经不调、盆腔包块、不孕	口服。一次4粒，一日3次。于月经来潮第一天开始服药，连服3个月经周期为一疗程	孕妇禁用
3	活血化瘀剂/OTC	痛经宝颗粒	具有温经化瘀，理气止痛的功效。用于寒凝气滞血瘀，妇女痛经，少腹冷痛，月经不调，经色暗淡	温开水冲服。一次1袋，一日2次，于月经前一周开始，持续至月经来3天后停服，连续服用3个月经周期	①忌生冷食物、不宜洗凉水澡 ②服药期间不宜同时服用人参或其制剂 ③感冒发热患者不宜服用
4	活血化瘀剂/OTC	田七痛经胶囊	具有通调气血，止痛调经的功效。用于经期腹痛及因寒所致的月经失调	口服。经期或经前5天一次3~5粒，一日3次，经后可继续服用，一次3~5粒，一日2~3次	①经期忌生冷饮食、不宜洗凉水澡 ②服本药时不宜同时服用人参或其制剂 ③气血亏虚所致的痛经、月经失调不宜选用
5	扶正剂/OTC	复方阿胶浆	具有补气养血的功效。用于气血两虚，头晕目眩，心悸失眠，食欲不振及贫血	口服。一次20ml，一日3次	①服用本品同时不宜服用藜芦、五灵脂、皂荚或其制剂，不宜喝茶和吃萝卜，以免影响药效 ②凡脾胃虚弱，呕吐泄泻，腹胀便溏、咳嗽痰多者慎用 ③感冒患者不宜服用 ④本品宜饭前服用

3. 辅助治疗

（1）心理治疗，向患者简单解释痛经发生的原因，有利于消除紧张和压力，缓解疼痛。

（2）经皮神经电刺激、穴位按压、针灸和痛经贴等可尝试使用。

（3）适量饮用生姜红糖水、山楂桂枝红糖汤可缓解疼痛。

（4）中药饮片

1）活血化瘀 玫瑰花10g+山楂5g+益母草10g，代茶饮。

2）温经理气 香附10g+乌药5g+延胡索5g+肉桂5g，代茶饮。

（五）用药指导与健康教育

1. 对继发性痛经的女性应及时到医院就诊，明确疾病诊断。

2. 痛经剧烈者应保证足够的休息和睡眠，戒烟、戒酒及低脂素食对缓解疼痛有一定帮助。

3. 注意经期卫生，保持外阴清洁，勤换护垫。适当进行体育锻炼，劳逸结合，但应避免剧烈运动和过度劳累。

4. 注意饮食均衡，忌食生冷瓜果及刺激性食物。注意保暖，可通过暖水袋热敷腹部、温水淋浴等缓解疼痛。

5. 使用解热镇痛药治疗痛经时，连续服用不宜超过5天。

四、任务实施 微课4

1.询问病情 应详细询问患者的年龄；月经初潮时间、周期、规律性、持续时间、月经量变化等；疼痛的特点、规律性和持续时间；合并的其他症状，如恶心、呕吐、头疼、头晕、尿频、发热、白带异常等。既往是否有就医史，是否服用过治疗痛经的药物，效果如何。是否有药物过敏史。

2.疾病判断 结合患者症状描述判断病情，解释痛经发生的原因，消除患者紧张情绪和精神压力；如怀疑为继发性痛经，建议患者及时就医。

3.用药方案 推荐化学药品或医疗器械（至少1个主治药物+1个联合用药），至少1个中成药；推荐理由：说明药物/医疗器械的适应证/功能主治、作用机制、特点等。

4.用药指导 主治药物的用法用量、疗程，常见不良反应（不少于1条），注意事项（不少于4条），贮藏方法等。

5.健康教育 提醒患者生活中的注意事项，提供有效的健康管理方法。

情景问答

【问题情景】痛经会影响生育吗？

答：原发性痛经大多不影响生育，在正常分娩后多可缓解或消失；但是子宫内膜异位症、子宫腺肌病、盆腔炎等导致的继发性痛经可影响受孕。

知识拓展

月经期间不宜服用利尿药，因为利尿药可引起水、电解质紊乱。此外，还不宜服用抗凝血药、止血药、减肥药、泻药、性激素类药物、甲状腺素制剂、活血化瘀类中药等。应禁酒，减少食盐摄入，减少水分在体内滞留，以减轻肿胀感。

五、任务评价

序号	步骤	评价标准	评价结果
1	询问病情与疾病判断（20分）	询问患者信息完整、全面，疾病判断准确	
2	用药方案（20分）	准确推荐药物/医疗器械。至少1个主治药物/医疗器械+1个中成药	
3	推荐理由（20分）	①至少3条 ②表达准确、流利 ③通俗易懂	
4	用药指导（30分）	①描述全面、准确 ②通俗易懂	
5	健康教育（10分）	指导合理、全面、准确	

书网融合……

微课4　思维导图　习题

任务四　围绝经期综合征

PPT

一、任务情境

患者，女，49岁，自诉近一年月经周期不规律，1~6个月不定，经期5~15天不等，量多少不定，近一个月自感阵发性潮热、出汗，心烦，心悸，有时眩晕、失眠。妇科检查：外阴黏膜萎缩，宫颈光滑，宫体前位，常大，常硬，无压痛。双侧附件无包块，无压痛。盆腔B超检查未发现异常。

任务：1.请根据患者的症状，判断可能的病症。

2.根据患者的病症推荐用药并进行用药指导和健康教育。

二、任务目标

1.知识目标　掌握围绝经期综合征的分类和临床表现，以及常用药物。

2.技能目标　①能为患者正确推荐药物。②能对患者进行用药指导和健康教育。

3.素质目标　①树立“安全、有效、合理用药”的理念，以高质量的药学服务保障公众健康。②树立全局意识和整体调节思想。

三、知识储备

（一）核心概念

围绝经期综合征指妇女绝经前、后由于出现性激素波动或减少所致的一系列躯体及精神心理症状。

（二）病因

1.西医病因　绝经的本质是卵巢功能的衰退或停止，随后表现为下丘脑–垂体功能退化而导致内分泌发生变化，引起相应的临床表现。

2.中医病因　中医称为“经断前后诸证”，亦称“绝经前后诸证”。指七七之年，肾气渐衰，天癸渐竭，冲任二脉逐渐亏虚，月经将断而至绝经，在此生理转折时期，受身体内外环境的影响，如素体阴阳有所偏衰，素性抑郁，宿有痼疾，或家庭、社会等环境变化，易导致肾阴阳平衡失调而发病。

中医	具体原因
肾阴虚	肾阴素虚，精亏血少，经断前后，天癸渐竭，精血衰少；或忧思不解，积念在心，营阴暗耗；或房劳多产，精血耗伤，肾阴更虚；真阴亏损，冲任衰少，脏腑失养
肾阳虚	素体肾阳虚衰，经断前后，肾气更虚；或房事不节，损伤肾气；命门火衰，冲任失调，脏腑失于温煦
肾阴阳俱虚	肾藏元阴而寓元阳，若阴损及阳，或阳损及阴，真阴真阳不足，不能濡养、温煦脏腑，冲任失调

（三）临床表现

1.近期症状

（1）月经紊乱　月经周期不规则，持续时间长，经量增多或减少。

（2）血管舒缩症状　主要表现为潮热，夜间或情绪激动时易促发。每日发作数次，严重者十余次甚至更多。可持续1~2年，有时长达5年或更长。

（3）自主神经失调症状　心悸、眩晕、头痛、耳鸣、失眠等。

（4）精神神经症状　注意力不易集中，情绪波动大，记忆力减退等。

2.远期症状

（1）泌尿生殖系统绝经综合征　半数以上的绝经期女性会出现该综合征。主要为泌尿生殖道萎缩症状，如阴道干燥、性交困难及反复阴道感染，排尿困难、尿痛、尿急等反复发生的尿路感染症状。

（2）骨质疏松症　绝经后女性雌激素缺乏使骨质吸收增加，骨量快速丢失，而出现骨质疏松症。一般发生在绝经后5~10年内，最常发生在椎体。

（3）心血管病变　绝经后女性糖脂代谢异常增加，动脉硬化、冠心病、高血压的发病风险较绝经前明显增加。可能与绝经后内源性雌激素水平降低有关。

（4）阿尔茨海默病　绝经后期女性比老年男性患病风险高。

（四）常用药物

1.化学药品　常用于围绝经期综合征的化学药品的药品分类、名称、推介提示、用法用量等见表3-39。

表3-39　常用于围绝经期综合征的化学药品一览表

序号	药品分类	通用名	禁忌证	药品推介提示	用法用量
1	雌激素/Rx	戊酸雌二醇	已知或可疑妊娠，原因不明的阴道流血，已知或可疑患有性激素依赖性恶性肿瘤，最近6个月患者有活动性静脉和动脉血栓栓塞性疾病，严重肝肾功能障碍，血卟啉病，耳硬化症等	单雌激素补充，适合子宫已切除的妇女，连续应用	每日0.5~2mg
2		结合雌激素			每日0.3~0.625mg
3		雌二醇凝胶		经皮给药；避开乳房和会阴部位	每日0.5~1mg，涂抹手臂、大腿、臀部等皮肤
4	孕激素/Rx	地屈孕酮		单孕激素补充，适用于绝经过渡期早期出现的月经问题。宫内系统放置尤其适合有子宫内膜增生的患者	每日10~20mg
5		微粒化孕酮			每日200~300mg
6		左炔诺孕酮			宫腔内放置
7	雌激素、孕激素复方制剂/Rx	雌二醇/雌二醇-地屈孕酮片		雌、孕激素序贯治疗，适用于有完整子宫、围绝经期或绝经后仍希望有月经样出血的妇女	1天1片，共28天
8		戊酸雌二醇/雌二醇-醋酸环丙孕酮片			1天1片，共21天
9		雌二醇-屈螺酮片		雌、孕激连续联合治疗，适用于有完整子宫、绝经后不希望有月经样出血的妇女	1天1片，连续给药
10	组织选择性雌激素活性调节剂	替勃龙片		对情绪低落和性欲低下效果较好，不增加乳腺密度	每日1.25~2.5mg，连续应用
11	雌激素/OTC	雌三醇乳膏		3~6个月局部用雌激素阴道制剂无须加用孕激素，长期应用需检测子宫内膜情况	阴道用，一天1次，连用2周，缓解后可每2周1次
12		普罗雌烯阴道胶丸			

2.中成药　常用于围绝经期综合征的中成药的药品分类、名称、功能主治、用法用量、注意事项等见表3-40。

表3-40　常用于围绝经期综合征的中成药介绍一览表

序号	药品分类	通用名	功能主治	用法用量	注意事项
1	滋补肾阴剂/OTC	六味地黄丸	具有滋阴补肾的功效。用于肾阴亏损，头晕耳鸣，腰膝酸软，骨蒸潮热，盗汗遗精	口服。水丸一次5g，水蜜丸一次6g，小蜜丸一次9g，大蜜丸一次1丸，一日2次	①忌不易消化食物 ②感冒发热患者不宜服用
2	滋补肾阴剂/OTC	知柏地黄丸	具有滋阴降火的功效。用于阴虚火旺，潮热盗汗，口干咽痛，耳鸣遗精，小便短赤	口服。浓缩丸一次8丸，一日3次；水蜜丸一次6g，大蜜丸一次1丸，一日2次	①孕妇慎服 ②虚寒性病症患者不适用，其表现为怕冷、手足凉、喜热饮 ③不宜和感冒类药同时服用

续表

序号	药品分类	通用名	功能主治	用法用量	注意事项
3	理血剂/Rx	七制香附丸	具有舒肝理气，养血调经的功效。用于气滞血虚所致的痛经、月经量少，症见胸胁胀痛、经行量少、行经小腹胀痛、经前双乳胀痛，经水数月不行	口服，一次1袋，一日2次	①孕妇忌服 ②感冒发热患者不宜服用 ③忌食生冷食物 ④服本药时不宜和感冒药同时服用
4	活血化瘀剂/OTC	益母草胶囊	具有活血调经的功效。用于月经量少	口服。一次2~4粒，一日3次	①孕妇禁用 ②忌食生冷食物
5	扶正剂/OTC	阿归养血颗粒	具有补养气血的功效。用于气血亏虚，面色萎黄，头晕乏力，月经量少色淡	口服。一次10g，一日3次	①外感发热实症患者忌服 ②服本药时不宜同时服用感冒类药 ③本品宜空腹或饭前服用

3.辅助治疗

（1）建议多食全谷物纤维、足量蔬菜和水果，每周2次鱼类食品，控糖、限盐、限酒、戒烟，足量饮水。忌食用辛辣刺激性食物，如大葱、生姜、蒜苗、芥末、辣椒等。

（2）注意补钙和维生素D，以预防骨质疏松症。

（3）每天规律有氧运动，每周累计150分钟，另加2~3次抗阻运动，以增加肌肉量和肌力。

（4）中药饮片

1）滋阴补血　麦冬20g+熟地10g，代茶饮。

2）补血安神　龙眼肉10g+百合20g，代茶饮。

（五）用药指导与健康教育

1.围绝经期激素治疗属医疗措施，应在有适应证、无禁忌证、绝经女性本人有通过激素治疗改善生命质量的主观意愿之前提下尽早开始。

2.有子宫的女性，补充雌激素时应加用足量、足疗程的孕激素，以保护子宫内膜。已切除子宫的女性通常不必加孕激素。

3.性激素可引起子宫出血，增加患卵巢癌的风险。乳腺癌患者不推荐用性激素治疗。血栓栓塞性疾病者尽量选经皮给药。雌激素长期单用有增加子宫内膜癌的风险。

4.对围绝经期女性开展全面健康管理，包括每年健康体检、推荐合理饮食、增加社交及脑力活动，加强身体锻炼。

5.家人应注意从饮食、生活以及心理上给予支持，帮助患者平稳度过绝经期，防止出现相关并发症。

四、任务实施

1.询问病情

（1）应详细询问患者的年龄、职业、生活习惯等基本情况。

（2）疾病情况，包括主要症状，持续时间，有无潮热、盗汗、情绪波动、失眠等表现，最近一次月经时间，月经周期、持续时间、月经量变化等，性生活情况等。

（3）既往病史，如卵巢切除术、放化疗史等，就医史，用药史，过敏史等。

2.疾病评估　评估患者疾病情况。

3.用药指导　推荐合适药物并说明推荐理由；说明药物的用法用量、常见不良反应、注意事项和贮藏方法。

4. 健康教育 提醒患者生活中的注意事项，提供有效的健康管理方法。

情景问答

【问题情景】围绝经期综合征持续多长时间？

答：围绝经期综合征也就是我们常说的更年期综合征，一般是发生在45~55岁之间，一般绝经后2~3年症状会消失，也有部分患者绝经后5~10年症状才会减轻或者消失。围绝经期妇女要合理安排好日常生活及工作，做到生活有规律，劳逸适度，经常进行适当的体育锻炼。

五、任务评价

序号	步骤	评价标准	评价结果
1	询问病情与疾病判断（20分）	询问患者信息完整、全面，疾病判断准确	
2	用药方案（20分）	准确推荐药物/医疗器械。至少1个主治药物/医疗器械+1个中成药	
3	推荐理由（20分）	①至少3条 ②表达准确、流利 ③通俗易懂	
4	用药指导（30分）	①描述全面、准确 ②通俗易懂	
5	健康教育（10分）	指导合理、全面、准确	

书网融合……

思维导图　　习题

须及早治疗。可选用妥布霉素滴眼液或眼膏、多黏菌素B、头孢哌酮等。

五、任务评价

序号	步骤	评价标准	评价结果
1	疾病评估（20分）	询问患者信息完整、全面，疾病判断准确	
2	用药方案（40分）	①准确推荐药物/医疗器械 ②说明至少2条推荐理由 ③表达准确、流利 ④通俗易懂	
3	用药指导（30分）	①描述全面、准确 ②通俗易懂	
4	健康教育（10分）	指导合理、全面、准确	

书网融合……

思维导图　　习题

任务二　手足真菌感染

PPT

一、任务情境

患者，男，22岁，学生，自诉2天前发现自己脚部出现散在的小疱，针尖大小，瘙痒，小疱搔抓后有水样物质流出，局部无糜烂。经询问：宿舍同学间常互穿拖鞋。无药物过敏史，个人疾病史、家族史无特殊。

任务：1.根据患者描述，评估病情。

2.根据患者病情推荐用药，并进行用药指导和健康教育。

二、任务目标

1.知识目标　①掌握手足真菌感染的常用药物。②熟悉手足真菌感染的病因及临床表现。

2.技能目标　①能根据症状判断患者可能患有的病症。②能准确推荐药物并进行用药指导。

3.素质目标　①树立“安全、有效、合理用药”的理念，以高质量的药学服务保障公众健康。②培养全心全意为患者排忧解难，有爱心，能理解和包容顾客。

三、知识储备

（一）核心概念

手足真菌感染又称手癣和足癣，是指由皮肤癣菌引起的手足部浅表皮肤真菌感染，主要累及指（趾）间、手掌、足跖及侧缘，严重时可波及手、足背及腕、踝部。足癣是最常见的浅表真菌感染，在皮肤浅表真菌感染中，足癣占1/3以上。

（二）中医病因

中医	具体原因
湿热内蕴	久居湿地或被水浆浸渍，湿邪外侵，郁而化热，湿热生虫，或脾胃湿热，外溢肌肤
血虚风燥	湿热日久，复感风邪，风能胜湿，湿热化燥，肌肤失养，气血不和，兼染虫毒

（三）临床表现

根据皮损表现常可见分为以下3型，但三者可同时或交替出现，或以某一型为主。

1.水疱型 最常见，常于足底、趾间或手掌聚集或散在、反复出现水疱，针头或米粒大小，壁厚发亮，伴有不同程度炎性反应和瘙痒，疱干后脱屑。

2.间擦糜烂型 常见于第4、5和3、4趾间，角质层浸渍发白、松软，剥脱露出红色糜烂面或蜂窝状基底，可有少许渗液，瘙痒较重。在足部多汗、经常浸水或长期穿不透气鞋的人多见。

3.鳞屑角化型 皮损多累及掌跖，呈弥漫性皮肤粗糙、增厚、脱屑、干燥。自觉症状轻微，冬季易发生皲裂、出血、疼痛。病期较长，多见于年龄较长患者。

（四）病症鉴别

根据典型的临床表现及真菌检查，可明确诊断，但不典型手足癣常容易和手足湿疹、掌跖脓疱病及汗疱疹等相混淆，应注意鉴别。

	手足癣	手足湿疹	汗疱疹	掌跖脓疱病
好发部位	掌跖或指（趾）间	手、足背	手掌	掌跖
皮损性质	水疱、糜烂、鳞屑等，边界清楚	多形性、易渗出，边界不清，多对称分布	对称发生，多为小疱，呈正常肤色干后脱皮	成群、几乎大小一致的脓疱，周围有红晕
真菌检查	阳性	阴性	阴性	阴性

（五）常用药物

1.化学药品 癣症治疗以局部治疗为主，可联合使用口服药物。常用于手足癣的化学药品的药品分类、名称、推介提示、用法用量等见表3-43。

表3-43 常用于手足癣的化学药品一览表

序号	药品分类	通用名	药品推介提示	用法用量
1	咪唑类抗真菌药/OTC	克霉唑软膏、益康唑软膏、咪康唑乳膏、酮康唑乳膏、联苯苄唑软膏等	①过敏者禁用 ②避免接触眼睛 ③用药部位如有灼烧感、瘙痒、红肿等，应停止用药，洗净。必要时向医师咨询	外用，一日1~2次，一般疗程需要4周
2	丙烯胺类抗真菌药/OTC	盐酸特比萘芬乳膏、盐酸萘替芬乳膏		外用，一日2次。疗程一般2~4周
3	其他抗真菌药/OTC	盐酸阿莫罗芬乳膏、环吡酮胺软膏、利拉萘酯乳膏等		外用，一日1~2次，一般疗程需要4周
4	角质剥脱剂/OTC	5%~10%水杨酸软膏	①不得用于皮肤破溃处 ②不宜长期使用，不宜大面积使用，大面积使用吸收后可出现水杨酸全身中毒症状	外用，适量涂于患处，一日2次

续表

序号	药品分类	通用名	药品推介提示	用法用量
5	抗真菌药/Rx	盐酸特比萘芬片	①肝或肾功能不全（肌酐清除率50ml/min，或血清肌酐300μmol/L）者，剂量应减少50% ②用药期间应停止哺乳 ③口服避孕药的妇女应慎用 ④用本品对花斑癣无效	每天250mg，疗程同伊曲康唑
6		伊曲康唑胶囊	①常见胃肠道反应 ②禁与下列药物合用：可引起QT间期延长的CYP3A4代谢底物，例如阿司咪唑、咪唑斯汀、特非那定等；洛伐他汀或辛伐他汀；尼索地平 ③除治疗危及生命或严重感染的病例，禁用于有或曾有充血性心力衰竭（CHF）病史的心室功能障碍的患者和孕妇 ④育龄妇女用药期间，应避孕	每天200mg，水疱型和间擦糜烂型疗程12周，鳞屑角化型2~3周

2. 中成药 常用于手足真菌感染的中成药的药品分类、名称、功能主治、用法用量、注意事项等见表3-44。

表3-44 常用于手足真菌感染的中成药介绍一览表

序号	药品分类	通用名	功能主治	用法用量	注意事项
1	清热剂/Rx	百癣夏塔热片	具有清除异常黏液质、胆液质，消肿止痒的作用。用于治疗手癣、体癣、足癣、花斑癣、过敏性皮炎、痤疮	口服。一次3~5片，一日3次	①忌烟、酒及辛辣、油腻食物 ②患有慢性腹泻、痢疾不宜服用
2	解表剂/Rx	丁苎癣药水	具有杀菌消炎，止痒的功效。用于真菌感染引起的各种皮癣、湿疹、脚气等	外用，洗净患处，一日涂擦2~3次	皮肤严重溃疡者慎用
3	清热剂/OTC	紫椒癣酊	清热燥湿，杀虫止痒。用于足癣、手癣及体癣	外用，消毒棉签蘸药液10ml擦于洗净的患处，一日2次	①本品为外用药，禁止内服 ②忌食辛辣、刺激性食物 ③切勿接触眼睛、口腔等黏膜处。皮肤破溃处禁用 ④孕妇慎用
4	祛风剂/Rx	擦癣药水	具有祛风，解毒，止痒的功效。用于风癣、湿癣、金钱癣、牛皮癣等	摇匀擦抹患处	①孕妇禁用 ②肝功能不全者慎用 ③外用药，切勿入口。本品遇冷有白色结晶析出，可在15℃放置片刻待溶解后再用
5	祛风剂/OTC	复方土槿皮酊	具有杀菌，止痒的功效。用于趾痒、皮肤滋痒、一般癣疾	外用。在塑料瓶内塞顶部用针插一小孔，将药液挤出涂患处，一日1~2次	①儿童、孕妇禁用 ②水疱型、糜烂型手足癣禁用 ③切勿接触眼睛、口腔等黏膜处。皮肤破溃处禁用
6	清热剂/OTC	足光散	具有清热燥湿，杀虫敛汗的功效。用于湿热下注所致的角化型手足癣及臭汗症	外用，取药粉40g加沸水1000~1500ml，搅拌，溶解，放温，趁热浸泡患处20~30分钟，一日1次，连续3天为一疗程；或遵医嘱	①水疱型、糜烂型手足癣禁用。儿童、孕妇禁用 ②本品为外用药，禁止内服

3. 辅助治疗

（1）建议进食生鲜蔬果、肉类、维生素和微量元素含量丰富的食物，补充维生素，以促进皮肤的新陈代谢。

（2）避免进食油腻、难消化、油炸、酸性的食物，饮料、谷类、加工食品、糖等食物都会加重手足癣的病情，使其恢复困难。辛辣刺激性食物如辣椒、大蒜、姜，可造成手足多汗，加重病情。

（3）中药饮片

1）清热解毒　绿豆50g+海带50g，代茶饮。

2）清热燥湿　黄连15g+蜂蜜5g，代茶饮。

（六）用药指导与健康教育

1.外用药物治疗可根据皮损类型选择不同的剂型，如水疱型可选择无刺激性的溶液或乳膏剂型；间擦糜烂型可先用温和的糊剂或粉剂使局部收敛、干燥后，再用乳膏等其他剂型；鳞屑角化型可选择乳膏、软膏等剂型。

2.外用药膏避免接触眼睛和其他黏膜，如口、鼻等。用药部位如有烧灼感、红肿等情况应停药。

3.勤洗手、洗脚，洗脚或洗澡后，及时擦干脚趾间的水分。避免手部长期浸水，避免频繁接触清水或碱性产品，如肥皂、洗洁精等。穿尺寸合适、干松透气的鞋袜。

4.患者用过的毛巾、鞋袜、洗脚盆、浴盆等物品，宜用沸水烫过或阳光暴晒后再使用，经常消毒。

5.积极治疗宠物癣病。避免与手足癣患者共用生活物品。

四、任务实施

1.询问病情

（1）患者基本情况，包括性别、年龄、职业等。

（2）疾病史，包括主要症状、持续时间、严重程度、皮损性质、有无继发感染等。

（3）患者的既往病史、就医史、用药史、过敏史等。

2.疾病评估　评估患者具体情况。

3.用药方案　至少2种化学药品/医疗器械+1种中成药。推荐理由：说明药物/医疗器械的适应证/功能主治、作用机制、特点等。

4.用药指导　说明主治药物的用法用量、常见不良反应、注意事项、贮藏方法等。

5.健康教育　从生活习惯、饮食等方面对患者进行健康教育。

情景问答

【问题情景】如何预防手足癣？

答：发现手足癣患者时，需劝解其积极治疗。宠物定期体检，发现癣病，及时治疗。注意家庭环境卫生及浴池泳池、宿舍等场所公共卫生，不共用日常生活物品，如拖鞋、毛巾、浴盆、指甲刀等，不赤足行走。避免长时间将手足浸泡在水中。保持鞋袜清洁干燥。对高危人群如长期使用糖皮质激素者、糖尿病患者等免疫功能低下的人群应定期检查。

知识拓展

手足癣的易感人群

手、足癣的致病菌为皮肤癣菌，包括毛癣菌属、小孢子菌属和表皮癣菌属，其中以毛癣菌属为主。诱发手、足癣的因素很多，易感人群包括以下几种：①多汗者足趾部常易出汗，由于汗液蒸发不畅，易继发真菌感染而致足癣。②妊娠期妇女受激素水平影响，皮肤抵抗真菌的能力降低。③肥胖者指（趾）间隙变窄，十分潮湿，易诱发间擦型足癣。④足部皮肤损伤，破坏了皮肤的防御屏障，真菌易于侵入。⑤糖尿病患者糖代谢紊乱，抵抗力下降，易诱发间擦型足癣。⑥长期服用抗生素、肾上腺糖皮质激素、免疫抑制剂，使正常的菌群失去平衡，易诱发足癣。

五、任务评价

序号	步骤	评价标准	评价结果
1	疾病评估（20分）	询问患者信息完整、全面，疾病判断准确	
2	用药方案（40分）	①准确推荐药物/医疗器械 ②说明至少2条推荐理由 ③表达准确、流利 ④通俗易懂	
3	用药指导（30分）	①描述全面、准确 ②通俗易懂	
4	健康教育（10分）	指导合理、全面、准确	

书网融合……

思维导图　　习题

任务三　皮炎和湿疹

PPT

一、任务情境

患者，男，55岁，农民。自诉于半月前在野外劳动，接触有机磷农药后夜间开始出现全身皮肤瘙痒，呈阵发性剧痒，因痒进行瘙抓，出现皮肤溃破，疼痛，以双手背、前臂、颈部显著；早晨及夜间稍有减轻，白天瘙痒及疼痛加重；同时伴有皮疹、乏力；但是无寒战、高热。曾经到当地卫生室就诊（具体不详）后上述症状未见好转。无传染病史，无过敏史，无不良嗜好，家族中无相似病例。

任务：1.根据患者描述，评估病情。

2.根据患者病情推荐用药，并进行用药指导和健康教育。

二、任务目标

1.知识目标　①掌握皮炎和湿疹的常用药物。②熟悉皮炎和湿疹的病因及临床表现。

2. 技能目标 ①能根据症状判断患者可能患有的病症。②能准确推荐药物并进行用药指导。

3. 素质目标 ①树立"安全、有效、合理用药"的理念，以高质量的药学服务保障公众健康。②树立全局意识和整体调节思想，培养敬佑生命、以人为本的职业精神。

三、知识储备

（一）核心概念

1. 皮炎 泛指皮肤局限性炎症，包括发生在皮肤的多种不同的疾病。皮炎包括湿疹，本任务主要介绍接触性皮炎、特应性皮炎、脂溢性皮炎和湿疹。

2. 湿疹 由多种内外因素引起的一种具有明显渗出倾向的炎症性皮肤病。伴有明显瘙痒，易复发。

（二）常见病因和临床表现

1. 西医病因和临床表现

	西医病因	临床表现
接触性皮炎	接触刺激物（化学性物质，如酒精、碱，肥皂、洗衣粉、皮革，化妆品，药物，杀虫剂，除臭剂、化工原料；动物皮、毛等；植物的叶、花等）或变应原后发病	瘙痒和皮疹。皮损的轻重与致敏物或刺激物质的强弱、作用时间的长短、接触面积大小以及机体的敏感性有关，轻者局部仅有充血，境界清楚的淡红或鲜红色斑；重者可出现丘疹、水疱、大疱、糜烂、渗出等损害；刺激性强烈者可致皮肤坏死或溃疡；机体高度敏感时，可泛发全身，除瘙痒疼痛外，少数患者可有恶寒、发热、恶心、呕吐等全身症状
特应性皮炎	遗传因素；免疫因素（过敏反应、免疫缺陷）；环境因素（环境变化、生活方式改变、过度洗涤等）	临床特点多种多样，最基本的为皮肤干燥、慢性湿疹样皮炎、剧烈瘙痒、有年龄阶段性的皮疹表现和一定的好发部位。婴儿期好发生于两面颊、额部和头皮，皮疹可干燥或渗出。儿童期多发生于肘窝、腘窝和小腿伸侧，皮损往往干燥肥厚，有苔藓样变。青少年、成人期（12岁以上），与儿童期损害相似，主要发生于肘窝、腘窝、颈前等，范围更为广泛，皮肤干燥、变厚，部分有痒疹性皮炎
脂溢性皮炎	皮脂溢出，糠秕孢子菌感染，与遗传、饮食、精神、B族维生素缺乏、免疫功能失调、酗酒等因素有关	多发生于皮脂腺分布比较丰富的部位，如头、面、胸、背、脐窝、腋窝及皱褶等部位。典型皮损为暗红或黄红色斑，被覆油腻鳞屑或痂皮，可出现渗出、结痂和糜烂并呈湿疹样表现，伴有不同程度的瘙痒
虫咬性皮炎	被昆虫、节肢动物叮咬，或因接触昆虫的毒毛而引起的皮肤炎性反应，夏、秋季好发	皮疹呈局部红肿、丘疹、风团疹、水肿性红斑、丘疹、丘疱疹、瘀点等，表面可出现水疱及大疱，皮损中心可见叮咬痕迹。自觉刺痛、瘙痒、灼疼。严重者可致继发感染、过敏性休克，甚至危及生命
湿疹	尚不明确；机体免疫功能异常和系统性疾病（内分泌疾病、营养障碍、慢性感染等），遗传，过敏原刺激，环境变化、日晒等均可诱发或加重湿疹	急性湿疹，皮损初为多数密集的粟粒大小的丘疹、丘疱疹或小水疱，基底潮红，逐渐融合成片，边缘不清。好发于头面、耳后、四肢远端、阴囊、肛周等，多对称发布。亚急性湿疹，皮损以小丘疹、结痂和鳞屑为主，仅见少量丘疱疹及糜烂。仍有剧烈瘙痒。慢性湿疹，表现为患处皮肤增厚、浸润，棕红色或色素沉着，表面粗糙，覆鳞屑，或因抓破而结痂。自觉瘙痒剧烈。常见于小腿、手、足、肘窝、腘窝、外阴、肛门等处

2. 中医病因

中医	具体原因
禀赋不耐	先天禀赋不耐，腠理不密，外界风湿热之邪侵袭
湿热内蕴	过食辛辣、肥甘厚味及荤腥动风之品，损伤脾胃，脾失健运，湿浊内停，蕴久化热，内蕴血分，外搏肌肤
外邪侵袭	久居湿地，风邪侵袭，风湿与内在湿热相合，搏于肌肤
阴伤血燥	病久湿热久羁，伤阴耗血，血虚生风化燥，肌肤失养，则粗糙肥厚

（三）常用药物

1. 化学药品 常用于皮炎和湿疹的化学药品的药品分类、名称、推介提示、用法用量等见表3-45。

表 3-45 常用于皮炎和湿疹的化学药品介绍一览表

序号	药品分类	通用名	药品推介提示	用法用量
1	糖皮质激素/OTC	糠酸莫米松乳膏	①患处已破溃、化脓或有明显渗出者/病毒感染者禁用 ②避免接触眼睛及其他黏膜部位 ③孕妇、哺乳期妇女慎用	外用，涂搽患处，一日1次
2		复方醋酸地塞米松乳膏		外用，涂搽患处一日1~2次
3	钙调神经磷酸酶抑制剂/OTC	他克莫司乳膏	①具有光毒性和光致敏性 ②妊娠时禁用本品。不适用于2岁以下的儿童	成人：0.03%和0.1%浓度，儿童0.03%浓度；一日2次
4	收敛剂/OTC	氧化锌油（糊）剂	避免接触眼睛和其他黏膜（如口、鼻等）	外用，涂搽患处，一日2次
5		炉甘石洗剂	①用时摇匀 ②用药后可能引起短暂的轻微疼痛 ③避免接触眼睛和其他黏膜	外用，涂搽患处，一日2~3次
6	消毒防腐剂/OTC	0.1%乳酸依沙吖啶溶液	见光容易分解变色，应避光保存	外用，涂搽患处
7		3%硼酸溶液	①反复应用可产生蓄积 ②禁与聚乙烯醇和鞣酸配伍	外用冲洗或湿敷
8	保湿剂/OTC	20%~40%尿素软膏	①禁用于患有感染性皮肤病如脓疱病、体癣、股癣等 ②不宜长期使用，长期使用可出现类似皮质功能亢进症 ③避免全身大面积使用	外用，涂搽患处，一日2~3次
9	角质松解剂/OTC	5%~10%水杨酸软膏	①不得用于皮肤破溃处。不宜用于有炎症或感染的皮肤 ②可引起刺激感或接触性皮炎 ③不宜长期使用，不宜大面积使用	外用，涂搽患处，一日2次

2. 中成药 常用于皮炎和湿疹的中成药的药品分类、名称、功能主治、用法用量、注意事项等见表3-46。

表 3-46 常用于皮炎和湿疹的中成药介绍一览表

序号	药品分类	通用名	功能主治	用法用量	注意事项
1	清热剂/Rx	冰黄肤乐软膏	具有清热燥湿，活血祛风，止痒消炎的功效。用于湿热蕴结或血热风燥引起的皮肤瘙痒；神经性皮炎、湿疹、足癣及银屑病等瘙痒性皮肤病	外用，涂搽患处。一日3次	治疗期间忌酒等辛辣发物
2	祛湿剂/OTC	丹皮酚软膏	具有抗过敏，消炎止痒的功效。用于各种湿疹，皮炎，皮肤瘙痒，蚊臭虫叮咬红肿等各种皮肤疾患	外用，涂敷患处，一日2~3次；防治感冒可涂鼻下上唇处，鼻炎涂鼻腔内	①本品为外用药，禁止内服 ②皮肤破溃处禁用 ③患处忌同时使用油脂类物质及护肤品
3	清热剂/OTC	除湿止痒软膏	具有清热除湿，祛风止痒的功效。用于急性、亚急性湿疹证属湿热或湿阻型的辅助治疗	外用，一日3~4次，涂抹患处	①本品为外用药，禁止内服 ②忌烟酒、辛辣、油腻及腥发食物 ③切勿接触眼睛、口腔等黏膜处。皮肤破溃处禁用
4	清热剂/Rx	皮肤病血毒丸	具有清血解毒，消肿止痒的功效。用于经络不和，湿热血燥引起的风疹，湿疹，皮肤刺痒，雀斑粉刺等	口服，一次20粒，一日2次	①感冒期间停服 ②孕妇忌服

续表

序号	药品分类	通用名	功能主治	用法用量	注意事项
5	祛湿剂/OTC	湿毒清片	具有养血润燥，化湿解毒，祛风止痒的功效。用于皮肤瘙痒症属血虚湿蕴皮肤证者	口服。一次3~4片，一日3次	①孕妇禁用 ②患处不宜用热水洗烫 ③忌烟酒、辛辣、油腻及腥发食物

3. 辅助治疗

（1）脂溢性皮炎可补充维生素B_2、维生素B_6等B族维生素和锌制剂。维生素C和钙剂有一定抗过敏作用，可用于皮炎的辅助治疗。

（2）外用润肤剂是特应性皮炎的基础治疗，有助于恢复皮肤屏障功能。每周至少使用2次亲水性基质的润肤剂。

（3）避免饮酒和辛辣食物，避免致敏食物。观察进食蛋白性食物后有无皮炎或瘙痒加重。

（4）中药饮片

1）清热解毒　白菜根4个+金银花25g+紫背浮萍25g，代茶饮。

2）散风祛湿　苍耳子10g+白糖5g，代茶饮。

（四）用药指导与健康教育

1. 局部外用糖皮质激素是特应性皮炎的一线疗法。

2. 根据患者情况适当选择抗组胺药止痒、抗炎。有广泛感染者建议系统应用抗生素7~10天。糖皮质激素一般不主张常规应用，对于严重症状者也可以短期应用。免疫抑制剂仅用于其他疗法无效、有糖皮质激素禁忌证的重症患者使用。

3. 接触性皮炎应积极寻找病因，避免接触刺激物或致敏原。并积极对症处理。

4. 使用外用药物时，使用部位有灼烧感、瘙痒、红肿等，应及时停药，并清洗干净，必要时向医师咨询。

5. 患者衣物以纯棉、宽松为主，避免剧烈搔抓和摩擦。保持适宜的环境温度、湿度。勤换衣物和床单。沐浴有助于清除或减少表皮污垢和微生物，不宜时间过长。皮肤明显干燥者应减少清洁用品的使用次数。

四、任务实施

1. 询问病情

（1）患者基本情况，包括性别、年龄、职业等。

（2）疾病史，包括主要症状，皮疹分布情况，持续时间，皮疹发生前接触过什么物质，既往有无皮炎病史等。

（3）患者的既往病史、就医史、用药史、过敏史等。

2. 疾病评估　评估患者具体情况。

3. 用药方案　至少2种化学药品/医疗器械+1种中成药。推荐理由：说明药物/医疗器械的适应证/功能主治、作用机制、特点等。

4. 用药指导　说明主治药物的用法用量、常见不良反应、注意事项、贮藏方法等。

5. 健康教育　从生活习惯、饮食等方面对患者进行健康教育。

情景问答

【问题情景】皮炎发生后能频繁清洗皮肤或沐浴吗？

答：保持皮肤清洁，但不可清洁过度。宜选择温水进行清洁，清洗后用毛巾擦干，忌用力擦拭。沐浴后应立即涂抹合适的润肤剂，以增加皮肤的水含量，缓解皮肤干燥。

知识拓展

湿疹的治疗

局部治疗是湿疹的主要治疗手段，初始治疗时应根据皮损的性质选择合适强度的糖皮质激素，轻度湿疹可选择弱效糖皮质激素，如氢化可的松、地塞米松乳膏。中度湿疹可选择中效激素，如曲安奈德、糠酸莫米松等。重度肥厚性皮损建议选择强效糖皮质激素，如哈西奈德、卤米松乳膏。儿童患者、面部及皮肤褶皱部位皮损使用弱效和中效糖皮质激素。强效糖皮质激素连续应用一般不超过2周，不宜大面积、长期使用。

五、任务评价

序号	步骤	评价标准	评价结果
1	疾病评估（20分）	询问患者信息完整、全面，疾病判断准确	
2	用药方案（40分）	①准确推荐药物/医疗器械 ②说明至少2条推荐理由 ③表达准确、流利 ④通俗易懂	
3	用药指导（30分）	①描述全面、准确 ②通俗易懂	
4	健康教育（10分）	指导合理、全面、准确	

书网融合……

思维导图　　习题

任务四　荨麻疹

PPT

一、任务情境

患者，男，17岁，学生。家长诉1天因参加万圣节聚会曾化妆，今早起发现面部出现鲜红色风疹团，有明显瘙痒感。经检查：风疹团呈鲜红，形态不规则，融合成一片，双上肢出现轻微瘙痒，体温正常，未曾到医院就诊，其母亲说平常遇冷空气刺激也会在脸部和腿部出现风团。家族中无类似病例，否认有药物和食物过敏史。

任务：1.根据患者描述，评估病情。

2.根据患者病情推荐用药，并进行用药指导和健康教育。

二、任务目标

1. 知识目标 ①掌握荨麻疹的常用药物。②熟悉荨麻疹的病因及临床表现。

2. 技能目标 ①能根据症状判断患者可能患有的病症。②能准确推荐药物并进行用药指导。

3. 素质目标 ①树立“安全、有效、合理用药”的理念，以高质量的药学服务保障公众健康。②培养严谨、仔细、认真的工作态度。

三、知识储备

（一）核心概念

荨麻疹俗称“风疹块”“风团疹”或“风疙瘩”，是由于皮肤黏膜小血管扩张及渗透性增加出现的一种局限性水肿反应。根据发生频率和持续时间，可分为急性荨麻疹和慢性荨麻疹。慢性荨麻疹是指风疹块每天发作或间歇发作，持续时间大于6周。

（二）常见病因

1. 西医病因 荨麻疹病因较为复杂，通常急性荨麻疹常可找到病因，而慢性荨麻疹的病因多难以确定，且很少有变应原介导所致。

西医	具体原因
外源性因素	多为一过性，如物理因素（摩擦、压力、冷刺激、热刺激、日光照射等）、食物（动物蛋白，如海产品、蛋类、奶制品等，蔬菜和水果类，如菠萝、桃子、芒果等）、腐败食物和食品添加剂、某些药物（免疫介导的青霉素、磺胺类、血清制剂、各种疫苗等，非免疫介导的肥大细胞释放剂如吗啡、可待因、阿司匹林等）、植入物（人工关节、心脏瓣膜、骨科用钢板和钢钉、节育器等）
内源性因素	多为持续性，包括维生素D缺乏、劳累、精神紧张、慢性隐匿性感染（细菌、真菌、病毒、寄生虫等感染）、风湿热、系统性红斑狼疮、甲状腺疾病、淋巴瘤、白血病、炎症性肠病等

2. 中医病因

中医	具体原因
禀赋不耐	先天禀赋不耐，感受不耐之气，或食入不耐之物，致营卫失和
风寒风热外袭	卫表不固，风寒、风热之邪侵入肌肤腠理之间，与气血相搏
肠胃湿热	过食腥荤厚味，或肠道寄生虫病，致肠胃积热动风，风邪阻滞肌肤腠理
气血亏损	气虚卫外不固，易受外邪侵犯，血虚肌肤失养，化燥生风，风邪阻滞肌肤腠理

（三）临床表现

荨麻疹的临床表现多为风团和（或）血管性水肿，多伴有瘙痒，风团块的大小和形态不一。病情严重的急性荨麻疹还可伴有发热、恶心、呕吐、腹痛、腹泻、胸闷及喉梗阻等全身症状。

（四）常用药物

1. 化学药品 常用于荨麻疹的化学药品的药品分类、名称、推介提示、用法用量等见表3-47。

表 3-47 常用于荨麻疹的化学药品一览表

序号	药品分类	通用名	药品推介提示	用法用量
1	第二代抗组胺药/OTC	盐酸西替利嗪片	①肾功能损害者用量应减半 ②酒后避免使用 ③司机、操作机器或高空作业人员慎用。妊娠期及哺乳期妇女禁用 ④应谨慎与镇静剂或茶碱同服	成人及6岁以上儿童：一次10mg，一日1次；或一次5mg，一日2次。2~6岁儿童：一次5mg，一日1次；或一次2.5mg，一日2次
2		氯雷他定片	①过敏者禁用。妊娠期及哺乳期妇女慎用 ②在作皮试前的约48小时左右应中止使用本品 ③与大环内酯类抗生素、西咪替丁、茶碱等药物并用也可抑制药物的代谢	成人及12岁以上儿童：一次10mg，一日1次。2-12岁儿童，体重＞30公斤：一次10mg，一日1次；体重≤30公斤：一次5mg，一日1次
3		依巴斯汀片	①过敏者禁用。有肝功能障碍者或障碍史者慎用。用药期间避免哺乳 ②驾驶或操纵机器期间慎用 ③红霉素可使本药的代谢物卡巴斯汀的血浆浓度上升2倍	一次10mg，一日1次
4	第一代抗组胺药/OTC	马来酸氯苯那敏片	①第一代抗组胺药 ②可联合第二代抗组胺药 ③高空作业者，车辆驾驶人员，机械操作人员工作时间禁用	一次4mg，一日1~3次
5		盐酸苯海拉明片		一次25mg，一日2~3次
6	免疫抑制剂/Rx	环孢素片	①有病毒感染时禁用 ②只用于严重的对任何剂量抗组胺药均无效的患者	每日每公斤3.5mg，分2~3次
7	糖皮质激素/Rx	醋酸泼尼松片	①疗程≤2周，不主张常规使用 ②有病毒感染时禁用	一日30~40mg

2.中成药 常用于荨麻疹的中成药的药品分类、名称、功能主治、用法用量、注意事项等见表3-48。

表 3-48 常用于荨麻疹的中成药介绍一览表

序号	药品分类	通用名	功能主治	用法用量	注意事项
1	清热剂/OTC	荨麻疹丸	具有清热祛风，除湿止痒的功效。用于风，湿，热而致的荨麻疹，湿疹，皮肤瘙痒	口服，一次10g，一日2次	①忌食鱼虾海鲜类及酒、辛辣食物，饮食宜清淡 ②孕妇慎用 ③风寒型荨麻疹不适用
2	祛湿剂/OTC	肤痒颗粒	具有祛风活血、除湿止痒的功效。用于皮肤瘙痒症、湿疹、荨麻疹等瘙痒性皮肤病	开水冲服，一次1~2袋，一日3次	消化道溃疡者慎用。孕妇忌服
3	解表剂/OTC	荆防颗粒	具有发汗解表，散风祛湿的功效。用于风寒感冒，头痛身痛，恶寒无汗，鼻塞清涕，咳嗽白痰	开水冲服，一次1袋，一日3次	①忌烟、酒及辛辣、生冷、油腻食物 ②不宜在服药期间同时服用滋补性中成药 ③风热感冒者不适用
4	解表剂/OTC	防风通圣丸	具有解表通里，清热解毒的功效。用于外寒内热，表里俱实，恶寒壮热，头痛咽干，小便短赤，大便秘结，瘰疬初起，风疹湿疮	口服。一次6g，一日2次	①忌烟、酒及辛辣、油腻、鱼虾海鲜类食物 ②不宜在服药期间同时服用滋补性中药 ③高血压、心脏病患者慎用，孕妇慎用

3.辅助治疗

（1）急性荨麻疹在给予抗组胺药治疗的同时，可给予钙剂和维生素C。

（2）建议患者注意观察，积极寻找病因，如可疑的食物、药物等并加以避免。

（3）中药饮片

1）清热祛湿　乌梅10g+防风10g+柴胡10g+五味子6g+甘草9g，代茶饮。

2）利水祛湿　冬瓜皮60g，代茶饮。

（五）用药指导与健康教育

1.应告知患者本病病因不明，病情反复发作，病程迁延，绝大多数呈良性经过，有自限性，以减轻患者紧张、焦虑情绪，提高生活质量。

2.一代抗组胺药可引起口干、视物模糊、便秘等不良反应，良性前列腺增生的老年患者和闭角型青光眼患者应禁用。

3.局部治疗常外涂炉甘石洗剂、氧化锌洗剂。

4.保持室内适宜的温湿度，尽量恒温，避免冷、热剧烈刺激。

5.注意饮食清淡，易消化。避免鱼腥、牛羊肉等发物，以及辛辣油炸等刺激性食物。多吃新鲜蔬菜、水果，多饮水。

四、任务实施

1.询问病情

（1）患者基本情况，包括性别、年龄、职业等。

（2）疾病史，包括主要症状，发作时间和持续时间，发作部位，是否伴有瘙痒、疼痛或其他全身症状，能否自行缓解，发生前接触过何种可疑物质（食物、药物、物理因素等）。

（3）患者的既往病史、就医史、用药史、过敏史、家族史等。

2.疾病评估　评估患者具体情况。

3.用药方案　至少2种化学药品/医疗器械+1种中成药。推荐理由：说明药物/医疗器械的适应证/功能主治、作用机制、特点等。

4.用药指导　说明主治药物的用法用量、常见不良反应、注意事项、贮藏方法等。

5.健康教育　从辅助治疗、生活习惯、饮食等方面对患者进行健康教育。

情景问答

【问题情景】荨麻疹对人体有何影响？

答：患者常伴有瘙痒，影响工作和生活。如果出现在皮肤裸露部位，影响美观。严重情况下可因喉头水肿、呼吸道阻塞发生窒息风险，或因过敏性休克危及生命。

知识拓展

抗组胺药的应用

原则上，妊娠期应尽量避免使用抗组胺药，但如症状反复发作，严重影响患者日常生活和工作，应当告知患者目前无绝对安全可靠的药物，可酌情选用相对可靠的药物，如氯雷他定、西替利嗪和左西替利嗪。哺乳期、儿童和老年人首选无镇静作用的第二代抗组胺药。合并肝肾功能异常的荨麻疹患者应根据情况调整抗组胺药物的种类和剂量，依巴斯汀、氯雷他定主要经肝脏代谢，西替利嗪主要经由肾脏代谢。

五、任务评价

序号	步骤	评价标准	评价结果
1	疾病评估（20分）	询问患者信息完整、全面，疾病判断准确	
2	用药方案（40分）	①准确推荐药物/医疗器械 ②说明至少2条推荐理由 ③表达准确、流利 ④通俗易懂	
3	用药指导（30分）	①描述全面、准确 ②通俗易懂	
4	健康教育（10分）	指导合理、全面、准确	

书网融合……

思维导图　　习题

任务五　痤　疮

PPT

一、任务情境

患者，女，26岁，已婚，业务员。自诉3周前脸上、胸部、背部均出现了少量炎性丘疹，色红，偶有少量白头粉刺，挤压时轻微痛痒。询问得知：顾客饮食偏辛辣，喜食甜食，偶有便秘，小便色偏黄，大便正常，喜欢熬夜，无抽烟与饮酒习惯，未曾到医院就诊，无药物过敏史，其母亲年轻时有类似症状。

任务：1.根据患者描述，评估病情。

2.根据患者病情推荐用药，并进行用药指导和健康教育。

二、任务目标

1.知识目标　①掌握痤疮的常用药物。②熟悉痤疮的病因及临床表现。

2.技能目标　①能根据症状判断患者可能患有的病症。②能准确推荐药物并进行用药指导。

3.素质目标　①树立“安全、有效、合理用药”的理念，以高质量的药学服务保障公众健康。②养成健康的生活方式，心理调适，培养健康理念，提高生命质量。

三、知识储备

（一）核心概念

痤疮俗称“粉刺”“青春痘”“壮疙瘩”，是一种发生于毛囊皮脂腺的慢性炎症性皮肤病。多发于头面部、颈部、前胸后背等皮脂腺丰富的部位。多自青春期发病，直到20多岁才缓慢停止，少数人可延迟至30多岁。

（二）常见病因

1. 西医病因

西医	具体病因
相关因素	遗传背景下，激素诱导的皮脂腺过度分泌脂质、毛囊皮脂腺导管角化异常、痤疮丙酸杆菌等毛囊微生物增殖、局部炎症和免疫反应等与之相关
	饮食（如高脂、高糖及刺激性饮食）、皮肤清洁不当，心理压力、月经、性激素失衡、化妆品、肾上腺皮质激素、化学物质接触、机械性刺激、炎热和潮湿的环境可能导致或加重痤疮

2. 中医病因

中医	具体原因
血热偏盛	因素体阳热偏盛，生机活泼之际，营血日渐偏热，血热外壅，体表络脉充盈，气血瘀滞
肺胃积热	辛辣之品属阳性热物，偏嗜日久，更能助阳化热；鱼腥油腻肥甘之品，过食则中焦运化不周，积久亦可化生火热，热熏于面则生红色粟疹之类
气血凝塞	由于防护失宜，复受风热之邪，或不洁尘埃附着，或用冷水洗浴，均可致血热搏结，遂生粟疹累累和黑头等
血郁痰结	病情旷久不愈，气血瘀滞经脉失畅，或肺胃积热，久蕴不解，化湿生痰，痰血瘀结，致使皮疹扩大或局部出现结节、囊肿，相连而生

（三）临床表现

痤疮的皮损可以是非炎症性的，也可以是炎症性的，表现多样。非炎症性损害称为闭合性粉刺即"白头"或开放性粉刺即"黑头"，炎症性损害的表现为红斑、脓疱、丘疹、结节和囊肿（脓肿）。痤疮病程缓慢，一般青春期过后可自愈，部分愈后遗留红斑、色素沉着及瘢痕等。依据皮损性质可将痤疮分为3度（4级）。

分级	皮损性质
轻度（Ⅰ级）	仅有粉刺
中度（Ⅱ级）	粉刺加炎性丘疹
中度（Ⅲ级）	出现脓疱
重度（Ⅳ级）	出现结节、囊肿

（四）常用药物

1. 化学药品 轻度及轻至中度痤疮可以外用药物为主，中至重度及重度痤疮，在口服药物治疗的同时辅以外用药物治疗。常用于痤疮的化学药品的药品分类、名称、推介提示、用法用量等见表3-49。

表3-49 常用于痤疮的化学药品一览表

序号	药品分类	通用名	药品推介提示	用法用量
1	外用维A酸类药物/OTC	维A酸乳膏	①过敏者、孕妇、急性或亚急性皮炎、湿疹类皮肤病患者禁用 ②用药部位避免日光照射 ③不应大面积使用 ④可能引起严重刺激或脱屑，不宜用于皮肤皱褶处	外用。涂搽患处，每晚睡前1次
2		异维A酸凝胶		外用，少量涂于患处。一日1~2次
3		阿达帕林凝胶		外用。涂搽患处，每晚睡前1次

续表

序号	药品分类	通用名	药品推介提示	用法用量
4	外用抗菌药物/Rx	过氧化苯甲酰凝胶	①过敏者、皮肤有急性炎症及破溃者禁用 ②避免接触毛发和织物，以免脱色 ③不宜与药用肥皂或清洁剂、硫磺、维A酸或含酒精制剂、药用化妆品合用	洗净患处，涂搽患处，一日1~2次
5		夫西地酸乳膏	①过敏者禁用 ②避免在眼睛周围使用	涂搽患处，一日2~3次，一般疗程为7天
6		红霉素软膏	①过敏者禁用 ②偶见刺激症状和过敏反应	涂搽患处，一日2次
7	抗皮脂溢出药/OTC	二硫化硒洗剂	①皮肤有炎症、糜烂、渗出部位禁用 ②外生殖器部位禁用	外用，5~10g，一日1次
8	角质软化剂/OTC	水杨酸乳膏	①过敏者禁用 ②不宜长期使用，不宜大面积使用 ③不宜用于皮肤破溃处 ④可有刺激感或接触性皮炎	涂搽患处，一日2次
9	四环素类抗菌药物/Rx	多西环素片	①四环素类药物过敏史者禁用。8岁以下儿童禁用 ②孕妇及哺乳期妇女不宜使用 ③可与食品、牛奶或含碳酸盐饮料同服	成人，第1日100mg，每12小时1次，继以100~200mg，一日1次，或50~100mg，每12小时1次
10	口服维A酸类药物/Rx	异维A酸软胶囊/胶丸	①孕妇、哺乳期妇女、维生素A过量及高脂血症患者禁用。12岁以下儿童尽量不用 ②避免与维生素A及四环素等同时服用 ③用药期间及停药后3个月内不得献血 ④避免太阳光及UV射线过度照射 ⑤用药初期疾病可能短暂加重	一日0.5mg/kg，一日2次
11		维胺酯胶囊	①孕妇及哺乳期妇女禁用。重症糖尿病、脂质代谢障碍者禁用 ②女性患者服药期间及停药后半年内应采取严格避孕措施 ③禁与维生素A同服 ④避免强烈日光或紫外线过度照射	25~50mg，一日2~3次
12	抗雄激素药/Rx	屈螺酮炔雌醇片	①短效避孕药，雌激素+孕激素 ②血栓栓塞疾病史、肝脏疾病、吸烟者禁用 ③有下列情形须停药：偏头痛病史伴有局灶性神经症状，肾上腺功能不全，已知或怀疑存在受性激素影响的恶性肿瘤，原因不明的阴道出血，已知或怀疑妊娠	一次1片，一日1次。建议疗程6个月以上
13		螺内酯片	①常见ADR有：高钾血症；长期大量应用可出现男性乳房增大，阳痿；女性月经不规则，多毛症，停药后消失 ②高钾血症患者禁用。孕妇、哺乳期妇女慎用 ③与含钾药物、库存血等合用时发生高钾血症的机会增加	一日60~100mg，疗程3~6个月
14	糖皮质激素/Rx	醋酸泼尼松片	①病毒感染时禁用。糖尿病、骨质疏松症、肝硬化、肾功能不良、甲状腺功能低下患者慎用 ②较大剂量易引起糖尿病、消化道溃疡和类库欣综合征症状 ③长期服药后，停药时应逐渐减量 ④与蛋白质同化激素合用，可使痤疮加重	重度痤疮：一日20~30mg，疗程不超过4周；月经期前加重的严重痤疮：一日5~10mg，行经期7~10天开始每晚服用一次至月经来潮为止，疗程不超过6个月

2.中成药 常用于痤疮的中成药的药品分类、名称、功能主治、用法用量、禁忌证等见表3-50。

表 3-50　常用于痤疮的中成药介绍一览表

序号	药品分类	通用名	功能主治	用法用量	注意事项
1	清热剂/OTC	金花消痤丸	具有清热泻火，解毒消肿的功效。用于肺胃热盛所致的痤疮，粉刺，口舌生疮，胃火牙痛，咽喉肿痛，目赤，便秘，尿黄赤	口服，一次1袋或1杯（4g用大量杯计），一日3次	①孕妇忌服 ②忌食辛辣、油腻食物 ③脾胃虚弱及便溏者慎用 ④感冒时，不宜服用本药
2	清热剂/Rx	清热散结胶囊	具有消炎解毒，散结止痛的功效。用于急性结膜炎，急性咽喉炎，急性扁桃腺炎，急性肠炎，急性菌痢，上呼吸道炎，急性支气管炎，淋巴结炎，疮疖疼痛，中耳炎，皮炎湿疹	口服。一次4~6粒，一日3次	哺乳期慎用，肝功能损伤慎用
3	清热剂/Rx	清热暗疮胶囊	具有清热解毒，凉血散瘀，泻火通腑的作用。用于治疗痤疮，疖痈等	口服，一次1~2粒，一日3次。14天为一疗程	①孕妇慎用 ②忌食辛辣腥发食物 ③服药后出现胃脘不适，食欲减少，大便溏稀者应停服
4	清热剂/Rx	复方黄柏液	具有清热解毒，消肿祛腐的功效。用于疮疡溃后，伤口感染，属阳证者	外用。浸泡纱布条外敷于感染伤口内，或破溃的脓肿内	①本品供外用，不可内服 ②孕妇慎用

3. 辅助治疗

（1）痤疮患者皮肤清洁可选用控油保湿类清洁剂洁面，不能过度清洗。

（2）油性皮肤可选用控油保湿类护肤品，混合性皮肤“T区”选择控油保湿类、两颊选择舒敏保湿类护肤品。

（3）中药饮片

1）宣肺清热　枇杷叶15g+桑叶15g+竹叶10g，代茶饮。

2）消痈散结　木贼15g+连翘30g+蒲公英30g，代茶饮。

（五）用药指导与健康教育

1. 外用维A酸类药物，建议睡前在皮损处及好发部位同时应用，配合使用皮肤屏障修复剂，并适度防晒。

2. 口服抗菌药物应避免单独使用，可联合外用维A酸类药物或过氧化苯甲酰，提高疗效。有条件可联合光疗或其他疗法。

3. 外用药物应避免接触眼睛和其他黏膜（如口、鼻等）。用药部位如有烧灼感、瘙痒、红肿等情况应停药，并将局部药物洗净，必要时向医师咨询。

4. 限制高糖和油腻食品及奶制品摄入。适当控制体重，规律作息，避免熬夜及过度日晒，多食新鲜瓜果蔬菜。

5. 对于痤疮引起的焦虑和抑郁，需配合心理疏导。

四、任务实施

1. 询问病情

（1）患者基本情况，包括性别、年龄、职业等。

（2）疾病史，包括症状表现、严重程度、感染区域、持续时间等。

（3）患者的既往病史、就医史、用药史、过敏史、家族史等。

2. 疾病评估　评估患者具体情况。

3.用药方案 至少2种化学药品/医疗器械+1种中成药。推荐理由：说明药物/医疗器械的适应证/功能主治、作用机制、特点等。

4.用药指导 说明主治药物的用法用量、常见不良反应、注意事项、贮藏方法等。

5.健康教育 从生活习惯、饮食、心理疏导等方面对患者进行健康教育。

情景问答

【问题情景】脓疱型痤疮可以自行针挑吗？

答：不建议患者自行针挑操作，操作不当会导致局部皮肤化脓感染，甚至导致瘢痕形成，造成严重后果。建议患者去医院诊治，可以无菌操作去脓，针挑后配合使用外用药物。

知识拓展

痤疮的预防

在使用维A酸类、过氧化苯甲酰等药物或物理化学剥脱治疗时易出现皮肤屏障受损，可选择舒敏保湿类护肤品，并配合皮肤屏障修复剂使用。应谨慎使用粉底、隔离霜、防晒剂及彩妆等化妆品，以避免化妆品性痤疮发生。

五、任务评价

序号	步骤	评价标准	评价结果
1	疾病评估（20分）	询问患者信息完整、全面，疾病判断准确	
2	用药方案（40分）	①准确推荐药物/医疗器械 ②说明至少2条推荐理由 ③表达准确、流利 ④通俗易懂	
3	用药指导（30分）	①描述全面、准确 ②通俗易懂	
4	健康教育（10分）	指导合理、全面、准确	

书网融合……

思维导图　　习题

任务六　烫　伤

PPT

一、任务情境

患者，女，38岁，无业。自诉8天前，患者不慎被沸水烫伤右足部，当即致受伤处多个大小不一水疱且肿痛不适，自行剪除水疱可见大部分水疱基底部潮红，极少部分红白相间，疼痛明显，遂用羊脂涂抹患处数日，未作其他特殊处理。近2天来，创面见结痂，但右足肿痛加重，尤以下垂时著。患病后无明显畏寒、发热，饮食及二便可。无其他疾病，无药物过敏史。

任务：1.根据患者描述，评估病情。

2.根据患者病情推荐用药，并进行用药指导和健康教育。

二、任务目标

1.知识目标 ①掌握烫伤的常用药物。②熟悉烫伤的病因及临床表现。

2.技能目标 ①能根据症状判断患者可能患有的病症。②能准确推荐药物并进行用药指导。

3.素质目标 ①树立“安全、有效、合理用药”的理念，以高质量的药学服务保障公众健康。②树立责任心和仁爱之心，领悟生命价值，内化关爱生命的职业精神。

三、知识储备

（一）核心概念

烫伤是指由无火焰的高温液体（沸水、热油、钢水）、高温固体（烧热的金属等）、高温蒸汽等所致的组织损伤。

（二）中医病因

中医	具体原因
毒热炽盛	若火热毒邪侵袭人体，致耗伤津液
热盛伤阴	若火毒伤津太过，阴损及阳，致阳虚则温运失司
气血两虚	若气血两虚，失于荣养，则面色少华，创面色淡，久不愈合

（三）分类及临床表现

		伤及层面	主要症状	愈合时间及预后
Ⅰ度（轻度）烫伤		表皮浅层	表皮红斑状，局部红、肿、热、痛，无水疱	3~7天内结痂愈合，短期内有色素沉着。不留瘢痕
Ⅱ度（中度）烫伤	浅Ⅱ度	表皮生发层和真皮乳头层	有水疱，创面红、肿、剧痛，渗出多	1~2周内愈合，一般不留瘢痕，但可有色素沉着
	深Ⅱ度	真皮乳头层以下，残留部分网状层	有水疱，创面白中透红，渗出多，明显水肿。痛觉迟钝	如无感染，需3~4周愈合，常有瘢痕增生
Ⅲ度（重度）烫伤		全层皮肤，可深达肌肉、骨骼、内脏器官等	烫伤表面呈黄褐或黑褐色焦痂，无痛觉	3~4周后焦痂脱落形成肉芽创面，修复有赖于植皮，会遗留瘢痕，挛缩畸形

（四）常用药物

1.化学药品 局部小面积轻度烫伤，可在家中治疗。对中等或大面积烫伤，宜尽早就医。常用于烫伤的化学药品的药品分类、名称、推介提示、用法用量等见表3-51。

表3-51 常用于烫伤的化学药品介绍一览表

序号	药品分类	通用名	药品推介提示	用法用量
1	抗菌药物/OTC	磺胺嘧啶银乳膏	①对磺胺过敏者禁用。孕妇及哺乳期妇女，新生儿不宜使用 ②可见局部刺激性、皮疹、皮炎、药物热、肌肉疼痛、血清病样反应等过敏反应 ③避免接触眼睛和其他黏膜。不宜大面积使用	直接以乳膏涂敷创面，约1.5mm厚度，也可以混悬剂制成油纱布敷用，1~2天换药1次

续表

序号	药品分类	通用名	药品推介提示	用法用量
2	抗菌药物/OTC	复方多粘菌素B乳膏	①过敏者禁用 ②偶见过敏反应、瘙痒、烧灼感、红肿等 ③应避免在大面积烧伤面、肉芽组织或表皮脱落的巨大创面使用本品	外用，涂于患处。一日2~4次
3	解热镇痛药/OTC	去痛片	①氨基比林、非那西丁、咖啡因或苯巴比妥类药物过敏者禁用 ②镇痛不宜超过10日 ③本品长期服用，可导致肾脏损害，依赖性，并产生耐受	一次0.3g~0.6g，一日4次

2.中成药 常用于烫伤的中成药的药品分类、名称、功能主治、用法用量、注意事项等见表3–52。

表3–52 常用于烫伤的中成药介绍一览表

序号	药品分类	通用名	功能主治	用法用量	注意事项
1	清热剂/Rx	湿润烧伤膏	具有清热解毒，止痛，生肌的功效。用于各种烧、烫、灼伤	外用。涂于烧、烫、灼伤等创面（厚度薄于1mm），每4~6小时更换新药。换药前，须将残留在创面上的药物及液化物拭去。暴露创面用药	①芝麻过敏者慎用 ②运动员慎用
2	清热剂/OTC	紫花烧伤软膏	具有清热凉血，化瘀解毒，止痛生肌的作用。用于轻度水火烫伤	外用，清创后，将药膏均匀涂敷于创面，一日1~2次。采用湿润暴露疗法，必要时特殊部位可用包扎疗法或遵医嘱	①本品为外用药，禁止内服 ②切勿接触眼睛、口腔等黏膜处 ③孕妇慎用
3	清热剂/OTC	复方紫草油	具有清热凉血，解毒止痛的功效。用于轻度水、火烫伤	外用适量，涂擦患处，一日数次	①忌食辛辣刺激性食物 ②本品为外用药，禁止内服
4	祛湿剂/Rx	瘢痕止痒软化乳膏	具有活血柔皮，除湿止痒的功效。用于灼伤或手术后的增殖性瘢痕等	外用，涂敷于患处。每日3次	①创面未愈合者忌用。瘢痕表面有破溃者禁用 ②孕妇慎用

3.辅助治疗

（1）轻至中度烧伤可口服补液治疗，如烧伤饮料（氯化钠0.3g+碳酸氢钠0.15g+苯巴比妥0.005g+糖适量，加开水100ml）、0.9%氯化钠注射液、5%葡萄糖溶液。

（2）中药饮片

1）清热凉血　薄荷9g+黄芩10g+蝉衣15g，代茶饮。

2）清热生津　乌梅10g+甘草5g，代茶饮。

（四）用药指导与健康教育

1.烫伤后应迅速脱离热源，脱去或剪掉烫伤部位的衣服，及时用凉水或冰水湿敷或浸泡烫伤部位20~30分钟，以降低温度，减轻疼痛。

2.烫伤后不要揉搓挤压烫伤的皮肤，不要立刻用毛巾擦拭。烫伤部位不要涂带有颜色的药物，如红汞、甲紫。

3.可摄入高蛋白，高维生素，高热量食物，多食新鲜瓜果蔬菜。忌食生抽、酱油等调味品以免创口恢复后形成色素沉着；忌食鲫鱼、鲤鱼、羊肉、花生、大豆等发性食物及辛辣食物。

四、任务实施

1.询问病情

（1）患者基本情况，包括性别、年龄、职业等。

（2）疾病史，包括主要症状，持续时间，皮肤有无感觉，是否自行处理过、如何处理、效果如何，伤口是否化脓等。

（3）患者的既往病史、就医史、用药史、过敏史等。

2.疾病评估　评估患者具体情况。

3.用药方案　至少2种化学药品/医疗器械+1种中成药。推荐理由：说明药物/医疗器械的适应证/功能主治、作用机制、特点等。

4.用药指导　说明主治药物的用法用量、常见不良反应、注意事项、贮藏方法等。

5.健康教育　从辅助治疗、烫伤后处理方式、饮食等方面对患者进行健康教育。

情景问答

【问题情景】烫伤部位的水疱能自行挑破或挤破吗？

答：水疱形成的屏障能够保护皮肤下面的组织。如果水疱比较小，一般不需要特殊治疗。如果水疱比较大，需要在医生的指导下使用消毒针将水疱挑破，并将其中的液体引流，最后涂抹药物进行治疗。

知识拓展

加强对老人和儿童等人群的监护和管理，以预防烫伤。在家庭和幼儿园应将开水、热粥、热汤等放置于妥当处，避免儿童接触。家庭使用电暖炉、电暖器等可以安装防护罩，避免烫伤。洗浴时先放凉水后放热水，不要让儿童轻易进入厨房。冬季使用暖水袋保暖时一定要拧紧，不要长时间接触暖水袋、暖手宝、暖贴、电热毯等，否则易引起低温烫伤。

五、任务评价

序号	步骤	评价标准	评价结果
1	疾病评估（20分）	询问患者信息完整、全面，疾病判断准确	
2	用药方案（40分）	①准确推荐药物/医疗器械 ②说明至少2条推荐理由 ③表达准确、流利 ④通俗易懂	
3	用药指导（30分）	①描述全面、准确 ②通俗易懂	
4	健康教育（10分）	指导合理、全面、准确	

书网融合……

思维导图　　习题

项目七　心血管系统疾病

项目导读

心血管系统疾病是心脏血管和脑血管疾病的统称，泛指由于高脂血症、血液黏稠、动脉粥样硬化、高血压等所导致的心脏、大脑及全身组织发生的缺血性或出血性疾病。心血管疾病是一种严重威胁人类，特别是50岁以上中老年人健康的常见病，具有高患病率、高致残率和高死亡率的特点，即使应用最先进、完善的治疗手段，仍可有50%以上的脑血管意外幸存者生活不能完全自理，全世界每年死于心血管系统疾病的人数高达1500万人，居各种死因首位。

项目目标

通过本项目的学习，学生能掌握心脑血管疾病病因，为不同的心血管系统疾病患者介绍不同的治疗药物，并且具备为不同的心脑血管病患者进行用药指导和健康教育能力。

任务一　高血压

PPT

一、任务情境

小王，25岁，体型偏胖，父亲患有高血压，近日总觉得头痛和头晕，测血压150/98mmHg，遂到药店购买降压药物。

任务：请根据上述情境，为患者推荐合适的药品并进行用药指导。

二、任务目标

1.知识目标　①掌握高血压的概念；高血压的治疗药物和用药注意事项。②熟悉高血压的病因。

2.能力目标　①能根据高血压的表现和病因正确选择治疗药物。②能对患者进行用药指导和健康教育。

3.素质目标　①中医药并重，促进中医药传承创新发展。②能关爱老年人用药健康，有奉献精神，全心全意为老人服务。

三、知识储备

（一）核心概念

1.高血压的概念　在未使用降压药物的情况下，非同日3次测量诊室血压，收缩压（SBP）≥140mmHg和（或）舒张压（DBP）≥90mmHg。其中，SBP≥140mmHg和DBP＜90mmHg为单纯收缩期高血压。患者既往有高血压病史，目前正在使用降压药物，血压虽然低于140/90mmHg，仍应诊断为高血压。高血压中医并无此名，多归属于眩晕、头痛的范畴。

2. 高血压的分类

分类	收缩压（mmHg）		舒张压（mmHg）
理想血压	<120	和	<80
正常血压	120~129	和/或	80~84
正常高值	130~139	和/或	85~89
1级高血压	140~159	和/或	90~99
2级高血压	160~179	和/或	100~109
3级高血压	≥180	和/或	≥110
单纯收缩期高血压	≥140	和	<90
单纯舒张期高血压	<140mmHg	和	≥90mmHg

3. 高血压的降压目标

人群	降压目标
一般高血压患者	＜140/90mmHg
部分有糖尿病、蛋白尿等高危患者	＜130/80mmHg
老年高血压患者	＜150/90mmHg
老年收缩期高血压患者	控制收缩压＜150mmHg；如果能够耐受可降至140mmHg

（二）常见病因

1. 西医病因

西医	具体原因
遗传	大约60%的高血压患者有家族史，目前认为是多基因遗传所致
精神和环境	长期的精神紧张、激动、焦虑、噪声等因素也会引起高血压的发生
年龄	发病率有随着年龄增长而增高的趋势，40岁以上者发病率高
生活习惯	膳食结构不合理，如过多的钠盐、低钾饮食、大量饮酒、摄入过多的饱和脂肪酸均可使血压升高
吸烟	可加速动脉粥样硬化的过程，为高血压的危险因素
药物	避孕药、激素、消炎止痛药等均可影响血压
其他疾病	肥胖、糖尿病、甲状腺疾病、肾动脉狭窄肾脏实质损害、肾上腺占位性病变、其他神经内分泌肿瘤等

2. 中医病因

中医	具体原因
肝郁化火	肝气郁滞，郁久化火，肝阳上亢，风阳升动，上扰清窍，而见头痛、眩晕、急躁易怒、口苦等症
肾精亏耗	劳欲伤肾或年老肾亏，肾精亏耗，肝肾阴虚，阴不敛阳，虚阳上扰，而见头隐痛、眩晕、耳鸣、腰酸等症
脾虚失健	饮食不节，脾胃损伤，聚湿生痰，痰浊内阻，清阳不升，浊阴不降，胸阳不展，而见头晕、头重、胸闷等症
血脉瘀阻	病程迁延，久病入络，瘀血内停，阻滞脉络，血脉瘀滞，可见头痛如针刺，或胸闷刺痛，手足麻木，舌青紫，脉涩

（三）临床表现

高血压的典型症状包括头痛、疲倦或不安、心律失常、心悸耳鸣等。若已达高血压危象（≥180/120mmHg），患者可发生卒中、视物模糊、意识丧失、失忆、心肌梗死、肾功能损害、主动脉夹层、心绞痛、肺水肿以及子痫。

（四）常用药物

1.化学药品 常用于高血压的化学药品的药品分类、名称、推介提示、用法用量等见表3-53。

表3-53 常用于高血压的化学药品介绍一览表

序号	药品分类	通用名	药品推介提示	用法用量
1	钙通道阻滞剂/Rx	硝苯地平缓释片	①偶尔出现下肢浮肿、脸红、牙龈增生等 ②过敏者、儿童、孕妇及哺乳期妇女禁用 ③中止服用钙拮抗剂时应逐渐减量 ④与β受体阻断剂合用，有协同作用	口服，每日1次，初始剂量每次20mg（1片）
2	血管紧张素转化酶抑制剂/Rx	卡托普利片	①可见皮疹、咳嗽、味觉迟钝、眩晕、头痛等 ②孕妇、对本品或其他ACEI过敏者禁用 ③餐前1小时服药 ④与其他降压药合用时，应从小剂量开始	口服一次12.5mg（半片），每日2~3次
3	血管紧张素Ⅱ受体阻滞剂/Rx	氯沙坦钾片	①过敏者、孕妇禁用 ②可见低血压、高钾血症、血管性水肿等 ③与保钾利尿药合用时，可导致血钾升高	起始和维持剂量为每天一次50mg
4	利尿降压药/Rx	氢氯噻嗪片	①水、电解质紊乱所致的副作用较为常见 ②可引起高血糖症 ③与磺胺类药物、呋塞米、布美他尼、碳酸酐酶抑制剂有交叉过敏反应 ④高尿酸血症或有痛风病史、高钙血症者慎用	每日25~100mg（1~4片），分1~2次服用，并按降压效果调整剂量
5	选择性β肾上腺素能阻滞剂/Rx	阿替洛尔片	①可见低血压和心动过缓等 ②二至三度心脏传导阻滞、心源性休克、严重窦性心动过缓患者禁用 ③与其他抗高血压药物及利尿剂并用，能加强其降压效果 ④不可突然停药	开始每次6.25~12.5mg，一日2次，按需要及耐受量渐增至50~200mg
6	复方制剂/Rx	复方利血平片	①过敏者、消化性溃疡者禁用 ②可见鼻塞、胃酸分泌增多等 ③运动员慎用 ④与乙醇或中枢神经抑制剂合用可加重中枢抑制作用	口服。一次1~2片，一日3次
		培哚普利吲达帕胺片	①可见低钾血症、痛性痉挛等 ②妊娠和哺乳期妇女、双侧肾动脉狭窄或单肾患者禁用 ③运动员慎用	口服。每日1次，每次1片，最好在清晨餐前服用

2.中成药 常用于高血压的中成药的药品分类、名称、功能主治、用法用量、注意事项等见表3-54。

表3-54 常用于高血压的中成药介绍一览表

序号	药品分类	通用名	功能主治	用法用量	注意事项
1	治风剂/Rx	牛黄降压丸（片、胶囊）	清心化痰，镇静降压。用于肝火旺盛所致的头晕目眩、烦躁不安等症	口服。①小蜜丸：一次20~40丸，一日2次；②大蜜丸：一次1~2丸，一日1次；③片剂：一次1~2片，一日1次；④胶囊：一次2~4粒，一日1次	①偶有腹泻便溏现象 ②孕妇慎用 ③非实热证者不宜使用
2	治风剂/Rx	复方羚角降压片	平肝泄热。用于肝火上炎所致的头晕、头胀、头痛、耳鸣等症	口服：一次4片，一日2~3次	①脾胃虚寒者忌用 ②易伤正气，体弱年迈者慎服
3	滋阴剂/OTC	眩晕宁颗粒（片、冲剂）	健脾利湿，益肝补肾。用于痰湿中阻，肝肾不足所致的头晕等症	颗粒剂：开水冲服。一次8g，一日3~4次。片剂：口服。一次4~6片，一日3~4次 冲剂：开水冲服。一次8g	①脾胃虚弱、呕吐泄泻，咳嗽痰多者慎用 ②感冒者不宜使用 ③宜饭前服用

续表

序号	药品分类	通用名	功能主治	用法用量	注意事项
4	治风剂/Rx	半夏天麻丸	健脾祛湿，化痰熄风，用于脾虚湿盛，痰浊内阻所致的眩晕、头痛、如蒙如裹等症	口服，1次6g，一日2~3次	平素大便干燥者慎服
5	活血化瘀剂/Rx	心脉通片	活血化瘀，通脉养心。用于瘀血内阻所致的眩晕、头痛等症	口服：一次4片，一日3次	孕妇及月经过多者慎用
6	化瘀祛风剂/OTC	正天丸	疏风活血，养血平肝，通络止痛。用于瘀血内阻，血虚失养，肝阳上亢引起的头痛、头晕、耳鸣等症	饭后服用：1次6g，一日2~3次	个别患者服药后可能会出现大便次数增多、腹泻，可停药待腹泻症状好转后再继续服药
7	治风剂/Rx	清脑降压片	平肝潜阳、醒脑安神。用于肝阳上亢所致的头晕、心烦等症	口服：1次4~6片，一日3次	孕妇忌服
8	滋补肝肾剂/OTC	天麻首乌片	滋阴补肾，养血熄风。用于肝肾阴虚所致的头晕目眩、头痛耳鸣、腰膝酸软等症	口服：1次6片，一日3次	湿热内蕴，痰火壅盛者禁用
9	滋补肝肾剂/OTC	杞菊地黄丸	滋肾养肝。用于肝肾阴亏，眩晕耳鸣，羞明畏光，迎风流泪，视物昏花	口服，水蜜丸一次6g，小蜜丸一次9g，大蜜丸一次1丸，一日2次	感冒发热患者不宜服用

3.辅助治疗

（1）针灸疗法　针刺风池、太冲穴。伴头痛剧烈，目胀面赤者，加刺太阳穴；伴热盛面赤者，加合谷穴。用泻法，留针20分钟，一日1次，7天为1个疗程。

（2）药枕法　取野菊花、桑叶、石膏、白芍、川芎、磁石、蔓荆子、青木香、蚕砂等药物适量，制成药枕，每昼夜使用时间不少于6小时。

（3）足浴法　钩藤30g（包煎），加少许冰片，于每晚睡前放入盆内，加温水浴足，每次30分钟，10天为1个疗程。

（4）代茶饮

1）丹参五味子茶　组成：丹参9g，五味子6g。制法：水煎服。功用：活血平肝，适用于高血压。

2）决明子罗布麻茶　组成：炒决明子12g，罗布麻10g。制法：两药以沸水浸泡15分钟即可。每日1剂，不拘时代茶频饮。功用：清热平肝。适用于高血压。③野菊花车前子茶，组成：野菊花30g，车前子（包煎）30g，小蓟30g，玉米须30g。制法：水煎服。功用：平肝降压，适用于高血压。

（五）用药指导与健康教育

1.生活方式干预是降压治疗的基本措施，主要包括健康膳食、戒烟限酒、保持理想体重、合理运动、改善睡眠、注意保暖与心理平衡。

2.老年高血压患者药物治疗应遵循以下四项原则：①小剂量；②长效制剂；③联合用药，优先推荐单片复方制剂；④个体化给药。

3.使用药物注意药物不良反应

（1）普利类降压药　可引起干咳，不要盲目使用止咳药，可换用沙坦类。

（2）地平类降压药　可引起踝部水肿，不盲目使用补肾药和利尿药，可换用普利类或沙坦类。

（3）洛尔类降压药　可引起心动过缓，用药期间监测心率。

（4）氢氯噻嗪、吲达帕胺　可引起低钾血症，如果出现乏力、食欲减退、双下肢无力，甚至意识障碍等应及时就诊。

四、任务实施

1.疾病评估与判断

（1）患者基本情况，包括年龄、性别、职业等。

（2）询问疾病史，包括主要症状、诱因、病程、当前血压等。

（3）询问就医史、用药史、过敏史，有无不良生活习惯（如卫生习惯、饮食习惯、情绪波动）等。

（4）疾病评估（根据患者的其他情况判断危险层级）。

2.用药方案 推荐化学药品（至少1个主治药物+1个联合用药）、医疗器械，至少1个中成药；推荐理由：说明药物的适应证/功能主治、作用机制、特点，医疗器械的优势等。

3.用药指导 主治药物的用法用量、疗程，常见不良反应（不少于1条），注意事项（不少于4条），贮藏方法，控缓释制剂的特殊使用方法，医疗器械的使用方法等。

4.健康教育 饮食习惯、心理情绪、卫生习惯、辅助治疗等。

情景问答

【问题情景一】高血压可以治愈吗？

答：目前为止，尚没有方法可以治愈高血压，高血压治疗的目的是控制病情，将血压控制在正常范围内，减少并发症，患者就可以像正常人一样生活和工作。

【问题情景二】降压药有耐药性吗？

答：降压药不是抗生素，不会产生耐药性；血压控制得早，可以有效预防心脑肾等器官损害；有些高血压患者，开始使用一种降压药即可控制血压，而几年后需联合用药，这并不是耐药性，而是随着年龄增长，动脉粥样硬化更加严重，血压更高了。

知识拓展

高血压合并症的药物治疗方案

1.合并糖尿病 首选ACEI和ARB；单药控制效果不佳时，推荐以ACEI/ARB为基础的联合用药，加利尿剂或二氢吡啶类钙通道阻滞剂（CCB），合并心绞痛可加用β受体阻断剂。

注意：糖尿病合并高尿酸血症的患者慎用利尿剂；反复低血糖发作者，慎用β受体阻断剂，以免掩盖低血糖症状。

2.合并冠心病 稳定型心绞痛患者首选β受体阻断剂+CCB。

3.合并心力衰竭 推荐应用ACEI/ARB、β受体阻断剂和醛固酮受体拮抗剂，小剂量联用；高血压合并水钠潴留时加用利尿剂，一般选择袢利尿剂，同时注意补钾，可加螺内酯，仍未控制者可加CCB（限氨氯地平、非洛地平）。

五、任务评价

序号	步骤	评价标准	评价结果
1	疾病评估与判断（20分）	询问患者信息完整、全面，疾病判断准确	
2	用药方案（20分）	准确推荐药物/医疗器械	
3	推荐理由（20分）	①至少3条 ②表达准确、流利 ③通俗易懂	

续表

序号	步骤	评价标准	评价结果
4	用药指导（30分）	①描述全面、准确 ②通俗易懂	
5	健康教育（10分）	指导合理、全面、准确	

书网融合……

思维导图　习题

任务二　冠心病

PPT

一、任务情境

患者，男，65岁，突然心慌、持续胸痛、急性呼吸困难或头晕目眩、眼前发黑，胸闷、胸痛、心慌、气短、乏力，既往有高血压、高血糖病史，医生诊断为：冠心病。

任务：请根据上述情境，为患者推荐合适的药品并进行用药指导。

二、任务目标

1.知识目标　①掌握冠心病的概念。②熟悉冠心病的病因和分型。③掌握冠心病的治疗药物和用药注意事项。

2.能力目标　①能根据冠心病的表现和病因正确选择治疗药物。②能对患者进行用药指导和健康教育。

3.素质目标　①树立“安全用药、合理用药”观念，保障患者安全合理用药。②培养认真细致、为人民健康负责的工作态度。

三、知识储备

（一）核心概念

1.冠心病的概念　冠心病是冠状动脉粥样硬化性心脏病的简称，也称缺血性心脏病，指冠状动脉的病变导致的心肌缺血、缺氧（心绞痛）或心肌坏死（心肌梗死）而引起的心脏病，主要指冠状动脉粥样硬化所致的心脏病。冠心病属于中医的胸痹、真心痛、厥心痛范畴。

2.冠心病的分型　可分为五种临床类型：隐匿性冠心病、心绞痛型、心肌梗死型、缺血性心肌病型、猝死型。

其中，心绞痛又分为稳定型心绞痛和不稳定型心绞痛，是心脏血液供需失衡所造成。

（二）常见病因

	具体病因
西医	高脂血症、高血压病、糖尿病、吸烟、超重和肥胖、饮食与运动、环境
中医	年老体衰，寒凝心脉，饮食失宜，情志不遂，气滞血瘀

（三）临床表现

类型	临床表现
隐匿性冠心病	无任何心肌缺血的临床症状，痛阈较高的患者无疼痛感
心绞痛	胸骨后部乃至心前区与左上肢出现前胸阵发性、压榨性疼痛，每次持续3~5分钟，每日可能发作1次或数次，服用硝酸酯类制剂后消失
心肌梗死	临床上，患者多有剧烈而持久的胸骨后疼痛，休息及服用硝酸酯类药物不能完全缓解。当梗死面积大于40%时，心排血量急剧减少，可引起心源性休克；当收缩压小于80mmHg时，患者会出现面色苍白、皮肤湿冷、烦躁不安、神志淡漠、心率增快以及尿量减少（小于20ml/h）等表现，还可并发心律失常、休克或心力衰竭，常可能危及生命

（四）常用药物

1.化学药品　常用于冠心病的化学药品的药品分类、名称、推介提示、用法用量等见表3-55。

表3-55　常用于冠心病的化学药品介绍一览表

序号	药品分类	通用名	药品推介提示	用法用量
1	抗血小板药物/Rx	阿司匹林肠溶片	①可能出现腹痛和胃肠道轻微出血 ②过敏者、胃十二指肠溃疡、出血倾向患者禁用 ③老年患者由于肾功能下降服用本品易出现毒性反应 ④同时饮酒时引起的胃肠道出血危险	宜在饭后用温水送服，整片吞服，每天75~300mg
2	β受体拮抗药/Rx	酒石酸美托洛尔片	①可出现心率减慢、传导阻滞、血压降低、心衰加重等 ②二度或三度房室传导阻滞患者禁用 ③用胰岛素的糖尿病患者在本品时，可能会掩盖低血糖的症状 ④长期使用本品时如欲中断治疗，须逐渐减少剂量，一般于7~10天内撤除，至少也要经过3天，不可突然停药	口服：每次50~100mg，一日2次
		富马酸比索洛尔片	①本品宜长期用药，不可突然停药 ②可见眩晕、头痛等 ③心源性休克者、二度或三度房室传导阻滞者等患者禁用	应在早晨并可以在进餐时服用本品。用水送服，不应咀嚼；每天一次，每次5mg
3	抗心绞痛药物/Rx	硝酸甘油片	①可出现直立性低血压、于用药后立即发生剧烈或持续性头痛 ②禁用于心肌梗死早期、严重贫血、青光眼、颅内压增高和过敏的患者 ③应使用能有效缓解急性心绞痛的最小剂量，过量可能导致耐受现象 ④中度或过量饮酒时，使用本药可致低血压	1次0.25~0.5mg（1片）舌下含服。每5分钟可重复1片，直至疼痛缓解。如果15分钟内总量达3片后疼痛持续存在，应立即就医。在活动或大便之前5~10分钟预防性使用，可避免诱发心绞痛
		硝酸异山梨酯片	①可能出现血管扩张性头痛、面部潮红、眩晕、直立性低血压和反射性心动过速 ②急性循环衰竭、严重低血压、过敏等患者禁用	心绞痛急性发作：舌下含服每次5~10mg。预防心绞痛：每次5~10mg，每日3次

2.中成药　常用于冠心病的中成药的药品分类、名称、功能主治、用法用量、注意事项等见表3-56。

表3-56　常用于冠心病的中成药介绍一览表

序号	药品分类	通用名	功能主治	用法用量	注意事项
1	行气活血剂/Rx	复方丹参片（胶囊、颗粒、滴丸）	活血化瘀、理气止痛。用于气滞血瘀，阻滞心脉所致的心前闷痛，或猝然心痛如绞，痛有定处，甚则心痛彻背，背痛彻胸，舌紫暗或有瘀斑，脉弦涩或结代等症	片剂：口服，1次3片，一日3次。胶囊剂：口服，一次3粒，一日3次。颗粒剂：口服，1次1g，一日3次。滴丸剂：吞服或舌下含服，1次10丸，一日3次，28天为1个疗程，或遵医嘱	①个别患者服后有胃肠不适和作呕反应 ②孕妇慎用

续表

序号	药品分类	通用名	功能主治	用法用量	注意事项
2	祛瘀剂/Rx	血府逐瘀丸（胶囊、片）	活血祛瘀，行气止痛。用于气滞血瘀所致的胸痹，头痛日久，痛如针刺而有定处，心热烦闷，心悸失眠，急躁易怒等症	丸剂：空腹用红糖水送服，1次1~2丸，一日2次 胶囊剂：口服，1次6粒，一日2次。1个月为一疗程 片剂：口服1次6片，一日2次	①体弱无瘀者不宜用 ②气虚血瘀者慎用 ③服药期间饮食宜清淡，忌生冷、油腻食物 ④治疗期间，若心绞痛持续发作，加用硝酸酯类药物 ⑤如出现剧烈心绞痛心肌梗死，应及时救治 ⑥孕妇忌服
3	行气活血剂/Rx	速效救心丸	行气活血，祛瘀止痛。用于气滞血瘀心脉闭阻所致的胸闷而悸，或痛有定处或牵引左臂内侧，舌紫暗，苔薄，脉细涩等症	含服。1次4~6粒，一日3次。急性发作时，1次10~15粒	①伴有中、重度心力衰竭的心肌缺血者慎用 ②忌食生冷、辛辣、油腻之品，忌烟酒、浓茶 ③治疗期间若心绞痛持续发作，加用硝酸酯类药物 ④如出现剧烈心绞痛、心肌梗死，应及时救治
4	祛瘀剂/Rx	麝香保心丸	芳香温通，益气强心，用于气滞血瘀所致的心前区疼痛、固定不移，舌质暗或紫，脉弦涩等症	口服。1次12丸，一日3次，或症状发作时服用	①本品中含有蟾酥，不宜过用久用 ②本品具有强心作用不宜与洋地黄类药物同用 ③治疗期间，若心绞痛持续发作，宜加用硝酸酯类药物 ④如出现剧烈心绞痛、心肌梗死，应及时救治 ⑤饮食宜清淡，低盐，忌生冷、油腻之品 ⑥忌烟酒
5	祛瘀化痰剂/Rx	丹蒌片	宽胸通阳，化痰散结，活血化瘀。用于痰瘀互结所致的胸闷胸痛，舌紫暗等症	口服。一次5片，一日3次，饭后服用	产妇及便溏泄泻者慎用
6	化瘀宽胸剂/Rx	冠心苏合丸（胶囊、软胶囊）	理气宽胸止痛。用于寒凝气滞，心脉不通所致的胸闷，心前区疼痛等	丸剂：口服。大蜜丸1次1丸，一日1~3次，或遵医嘱 胶囊剂：口服。1次2粒，一日1~3次，临睡前或发病时服用 软胶囊剂：口服。1次2粒，一日3次，或遵医嘱	①热郁神昏、气虚津伤者不宜用 ②阴虚血瘀、痰瘀互阻所致胸痹者不宜用 ③不宜长期服用 ④胃炎、胃溃疡、食管炎者慎用 ⑤治疗期间，心绞痛持续发作，宜加用硝酸酯类药物，如果出现剧烈心绞痛、心肌梗死等，应及时救治
7	益气复脉剂/Rx	参松养心胶囊	益气养阴，活血通络，清心安神。用于治疗气阴两虚，心络瘀阻引起的冠心病、心律失常	口服。1次2~4粒，一日3次。4周为一疗程，或遵医嘱	①危重患者应结合其他治疗 ②孕妇慎用

3. 辅助治疗

（1）足浴法　以当归、川芎、赤芍、红花、鸡血藤、乳香、没药、苏木、桂枝等煎水，每晚浸足约30分钟。

（2）代茶饮

1）麦冬30g，大生地30g。将两味药用文火煎沸，代茶饮服。有明显的清热养阴生津作用，具补气养心的功效，可加强心肌营养，提高心肌耐缺氧能力，是中老年人预防冠心病心绞痛的保健饮茶。

2）红花5g，檀香5g，绿茶2g，赤砂糖20g。煎汤代茶饮服。此茶具有较好的活血化瘀止痛作用，可防治冠心病患者的胸闷和隐痛。

3）石菖蒲3g，酸梅肉5枚，大枣肉5枚，赤砂糖适量。煎汤代茶饮服，每日一剂。本药茶对心气虚弱、心血不足的惊恐、心悸、失眠、健忘、不思饮食等证效果尤佳，也适宜于冠心病患者服用。

（五）用药指导与健康教育

1.改变生活方式，控制危险因素。生活起居有规律，合理休息，保证充足高质量睡眠。饮食指导：低盐、低脂肪饮食；限制胆固醇的摄入量，膳食中胆固醇每日不超过300mg，忌食含胆固醇高的食物，如动物内脏、蛋黄、鱼子等。供给充足的蛋白质；适量减少碳水化合物的摄入量；多吃富含维生素、无机盐和纤维素丰富的食物。

2.无论是否经介入治疗，均应长期用药。

3.定期随诊，根据指标调整方案。

4.随身带急救药品，病情变化及时就医。

（六）特殊用药指导

硝酸甘油使用方法及注意事项如下。

1.用于舌下含服（片剂）或舌下喷（气雾剂），不要咀嚼、压碎或吞服，不可用水送服。

2.服用硝酸甘油时尽可能采用座位，站着服药时可能因发生低血压头晕而摔倒，而躺着含服则会加重心脏负担。

3.硝酸甘油片需随身携带，但避免装在贴身的衣服口袋里，防止受体温影响而挥发失效。

4.硝酸甘油片开盖后受空气和光的影响，有效期一般为3个月，故开盖后需定期更换。

四、任务实施

1.疾病评估与判断

（1）患者基本情况，包括年龄、性别、职业等。

（2）询问疾病史，包括主要症状、诱因。

（3）询问就医史、用药史、过敏史、运动情况，有无不良生活习惯（如卫生习惯、饮食习惯）等。

（4）疾病评估。

2.用药方案 推荐化学药品（至少1个主治药物+1个联合用药）、医疗器械，至少1个中成药；推荐理由：说明药物的适应证/功能主治、作用机制、特点等。

3.用药指导 主治药物的用法用量、疗程，常见不良反应（不少于1条），注意事项（不少于4条），贮藏方法，舌下含片的特殊使用方法，硝酸甘油的携带注意事项等。

4.健康教育 卫生习惯、辅助治疗、饮食习惯、心理情绪等。

情景问答

【问题情景】冠心病患者用药应注意哪些问题？

答：1.切忌骤然停药：长期服用盐酸普萘洛尔（心得安）的冠心病患者，不可骤然停药，否则会引起反弹，使心绞痛加剧甚至发生心肌梗死。

2.忌随意加减药量。

3.心绞痛发作时忌直立位含药：心绞痛发作时，应立即在舌下含1片硝酸甘油，或嚼碎后含在舌下，含药时不能站立，以免突然晕厥而摔倒，应坐靠在宽大的椅子上。

4.忌自作主张随意联合用药。

五、任务评价

序号	步骤	评价标准	评价结果
1	疾病评估与判断（20分）	询问患者信息完整、全面，疾病判断准确	
2	用药方案（20分）	准确推荐药物/医疗器械	
3	推荐理由（20分）	①至少3条 ②表达准确、流利 ③通俗易懂	
4	用药指导（30分）	①描述全面、准确 ②通俗易懂	
5	健康教育（10分）	指导合理、全面、准确	

书网融合……

思维导图　　习题

任务三　血脂异常

PPT

一、任务情境

赵先生由于工作的缘故，常需喝酒应酬，日常饮食习惯偏油腻，缺乏运动，最近3个月身体感到疲惫、晨起头晕脑胀。于当地医院就诊做了相应检查，结果显示：甘油三酯13.57mmol/L，超出正常值约6倍。总胆固醇6.1mmol/L，超出正常值。医生诊断为：重度高脂血症。

任务：请根据上述情境，为患者推荐合适的药品并进行用药指导。

二、任务目标

1.知识目标　①掌握血脂异常的概念、分类和血脂水平正常标准；血脂异常的治疗药物和用药注意事项。②熟悉血脂异常的病因。

2.能力目标　①能根据血脂异常的表现和病因正确选择治疗药物。②能对患者进行用药指导和健康教育。

3.素质目标　关注患者身心健康，积极与患者及其家属沟通，提供心理支持和健康教育，提高患者对血脂异常的认识和自我管理能力。

三、知识储备

（一）核心概念

1.血脂异常的概念　血脂异常是指血浆中脂质的异常，通常指血浆中胆固醇（TC）和（或）甘油三酯（TG）升高，也包括高密度脂蛋白（HDL-C）胆固醇降低。本病归属于中医“膏浊”“血浊”“痰浊”等范畴。

2. 血脂异常分类

病因分类	继发性高脂血症：由于其他疾病引起的血脂异常（如肥胖、糖尿病、肾病综合征、甲状腺功能减退、系统性红斑狼疮等）
	原发性高脂血症：单一基因或多个基因突变所致
临床分类	高胆固醇血症：单纯胆固醇升高
	高甘油三酯血症：单纯甘油三酯（TG）升高
	混合型高脂血症：总胆固醇和甘油三酯均升高
	低高密度脂蛋白血症：HDL-C偏低

3. 血脂成分合适水平及异常切点

分层	TC（mmol/L）	LDL-C（mmol/L）	HDL-C（mmol/L）	非-HDL-C（mmol/L）	TG（mmol/L）
理想水平		<2.6		<3.4	
合适水平	<5.2	<3.4		<4.1	<1.7
边缘升高	≥5.2且<6.2	≥3.4且<4.1		≥4.1且<4.9	≥1.7且<2.3
升高	≥6.2	≥4.1		≥4.9	≥2.3
降低			<1.0		

（二）常见病因

血脂异常是环境因素和基因缺陷相互作用所致的代谢异常。常见病因如下。

1. 饮食因素 长期摄入过多胆固醇、高饱和脂肪酸和过多热量或大量饮酒，均易导致血脂异常。

2. 年龄和体重 血脂异常的好发年龄为50~55岁，随着年龄增加，胆汁酸合成减少，肝内胆固醇含量增加，体重增加，易发生血脂异常。

3. 遗传 基因的异常引起高胆固醇血症。

4. 继发因素 某些疾病（糖尿病、甲状腺功能减退症、肾病综合征、系统性红斑狼疮、骨髓瘤脂肪萎缩症等）和药物（利尿剂、β受体阻断剂、糖皮质激素）也可引起血脂异常。

中医认为，血脂异常与饮食不当、情志失调、年迈体虚等有关，从而出现痰浊、血瘀等病理产物。其本在于肝、脾、肾功能失调，输化不及，导致痰湿内聚，阻遏气机，气滞血瘀，最终形成痰瘀互结症状，其标则为痰浊瘀血，留于脉中，阻于脉道而造成脉痹、眩晕、胸痹、中风之变症。

（三）临床表现

1. 轻度高脂血症患者通常没有任何不舒服的感觉。

2. 一般症状有头晕、神疲乏力、午后极易犯困、失眠健忘、肢体麻木、胸闷、心悸等，下肢腓长肌经常抽筋，并常感刺痛，记忆力及反应力明显减退。常伴体重超重与肥胖。

3. 高脂血症较重时，患者会出现头晕目眩、头痛、胸闷、气短、心慌、胸痛、乏力、视物模糊、口角歪斜、不能说话、肢体麻木等症状，最终会导致冠心病、脑卒中等严重疾病。

4. 长期血脂水平高，患者体征表现为高脂血症眼底改变，形成角膜弓即老年环，睑黄疣，短时间内在面部、手部出现较多黑斑（斑块较老年斑略大，颜色较深）。

5. 严重并发症有冠心病、脑卒中、眼底动脉和肾动脉硬化、肾衰竭，以及糖尿病、肢体坏死、溃烂等，高血压、胆结石、胰腺炎、脂肪肝、男性性功能障碍、老年痴呆等疾病。

（四）常用药物

1. 化学药品 常用于血脂异常的化学药品的药品分类、名称、推介提示、用法用量等见表3-57。

表 3-57　常用于血脂异常的化学药品介绍一览表

序号	药品分类	通用名	药品推介提示	用法用量
1	调血脂药/Rx	洛伐他汀片	①常见胃肠道不适、腹泻、胀气等 ②过敏者禁用 ③本品宜与饮食共进，以利吸收 ④罕见有肌炎、肌痛、横纹肌溶解 ⑤用药期间应定期检查血胆固醇、血肌酸磷酸激酶、肝功能	成人常用量口服：10~20mg，每日一次，晚餐时服用。剂量可按需要调整，但最大剂量不超过每天80mg
2		非诺贝特	①可能出现腹部不适、腹泻、肌炎、肌病和横纹肌溶解等 ②过敏者，妊娠期及哺乳期妇女，有胆囊疾病史、患胆石症、严重肝肾功能不全者禁用 ③考来烯胺等合用，则至少应在服用这些药物之前1小时或4~6小时之后再服用本品	成人常用量口服，一次0.1g，每日3次，维持量每次0.1g，每日1~2次。为减少胃部不适，可与饮食同服
3		烟酸缓释片	①不可互换规格（如不能用一片1000mg代替两片500mg服用） ②过敏者、胃溃疡者等禁用 ③可能出现潮红发作（如发热、发红、瘙痒和/或麻刺感） ④在服用本品前后应避免摄入酒精或热饮	应在晚餐后睡前服用本品。应整片吞服，服用前不得折断、碾碎或咀嚼本品，在开始的7周内按照以下剂量递增方案服用本品，第1周：每日1片375mg；第2周：每日1片500mg；第3周：每日1片750mg；第4~7周：每日2片500mg。睡前服用
4		阿利西尤单抗注射液	①过敏者禁用 ②可出现血管性水肿 ③孕妇、哺乳期妇女慎用 ④可出现局部注射部位反应（红斑/瘙痒等）	起始剂量为75mg，皮下注射，每2周一次。若需要，可以150mg起始给药，皮下注射，每2周一次；具体用法参照说明书

2.中成药　常用于血脂异常的中成药的药品分类、名称、功能主治、用法用量、注意事项等见表3-58。

表 3-58　常用于血脂异常的中成药介绍一览表

序号	药品分类	通用名	功能主治	用法用量	注意事项
1	化浊降脂剂/Rx	血脂康胶囊	化浊降脂，活血化瘀，健脾消食。用于痰瘀阻滞所致的头晕头重，胸闷泛恶等症	口服。1次2粒，一日2次早晚饭后服用。轻、中度患者一日2粒。晚饭后服用，或遵医嘱	①饮食宜清淡，忌油腻食物 ②用药期间定期检查血脂、血清氨基转移酶和肌酸磷酸激酶 ③有肝病史者服用本品尤其要注意肝功能监测 ④用药期间，如发生血清氨基转移酶增高达正常高限3倍，或血清肌酸磷酸激酶显著增高时，停用本品 ⑤不推荐妊娠期及哺乳期妇女使用
2	化浊降脂剂/Rx	脂必妥片（胶囊）	消痰化瘀，健脾和胃。用于痰瘀互结，脾胃不和所致的高脂血症	片剂：口服。1次3片，一日3次 胶囊剂：口服1次1粒，一日2次	妊娠期及哺乳期妇女禁用
3	化浊降脂剂/Rx	血脂宁丸	化浊降脂、润肠通便。用于痰浊阻滞所致头晕胸闷、大便干燥等症	口服。1次2丸，一日2~3次	严重胃溃疡、胃酸分泌多者禁用或慎用
4	化浊降脂剂/Rx	通脉降脂片	化浊降脂，活血通络。用于痰瘀阻滞型高脂血症	口服。1次4片，一日3次	①临床偶见轻型腹泻者 ②孕妇慎用

续表

序号	药品分类	通用名	功能主治	用法用量	注意事项
5	行气活血剂/Rx	脂降宁片	行气散瘀，活血通经。用于气滞血瘀所致的高脂血症	口服。一次3~4片，一日3次	个别患者服用本品后有轻度消化道不适症状，停药后，可自行消失
6	活血降浊剂/Rx	健脾降脂颗粒	健脾降浊，益气活血。用于脾运失健，气虚血瘀型高脂血症	口服。一次10g，一日3次	尚不明确
7	化浊降脂剂/Rx	降脂灵颗粒（片）	补益肝肾，养血明目。用于肝肾不足型高脂血症	颗粒剂：口服。一次1袋，一日3次。片剂：口服，一次5片，一日3次	气虚便溏者慎用
8	化浊降脂剂/Rx	丹田降脂丸	活血化瘀，健脾补肾。用于瘀血内阻所致的高脂血症	口服。一次1~2g，一日2次	发热，外感时慎用

3.辅助治疗

（1）代茶饮

1）草决明15g、大黄3g，煎汤代茶饮，每日1剂。适用形体壮硕、纳亢便秘高脂血症者。

2）女贞子、旱莲草、首乌、黄精、玉竹及山楂各15g，水煎服，每日1剂，适用于高脂血症体瘦阴虚者。

3）二根荠菜花茶。组成：山楂根、茶树根、荠菜花、玉米须各10g。制法：将山楂根、茶树根碾成粗末，荠菜花、玉米须切碎，一起水煎。代茶饮。功用：降血脂，化浊，利尿，降血糖。适用于高脂血症。

4）丹参山楂决明茶。组成：丹参、山楂各15g，决明子12g，红花5g。制法：以上药水煎2次，合并煎汁。每日1剂，分2次服，连服1~3个月。功用：活血通脉，清热，降血脂。适用于高脂血症。

5）三七花山楂玫瑰茶。组成：三七花、山楂各10g，玫瑰花1g。制法：将三七花、山楂、玫瑰花分别洗净，沥干。砂锅加300g水，先将山楂放入锅中，小火煮半小时，再放三七花和玫瑰花，继续用小火煮15分钟，过滤去渣。代茶饮，每日1~2次。功用：行气活血祛瘀，降压降脂减肥。适用于高脂血症。

（五）用药指导与健康教育

1.他汀类用药指导

（1）晚上胆固醇合成更多，阿托伐他汀和瑞舒伐他汀的作用时间长，白天或晚上服药均可。辛伐他汀、洛伐他汀等其他他汀药物，作用时间相对短，建议晚上服。

（2）用药期间出现不明原因的肌痛，尤其是伴全身不适或脑卒中时，应立即就诊。

（3）用药期间不要大量饮用西柚汁。

（4）长期大剂量服用他汀类药物可能引起血糖升高，但他汀类带来血管的获益远大于对血糖的影响，不要过多的担心，应继续使用调脂药物治疗。

2.建立良好的生活习惯 戒烟、戒酒，加强体育锻炼，劳逸结合，解除各种思想顾虑，心情舒畅，以静养生。

3.食物疗法 注意科学饮食，少食高脂肪和高糖食物是降血脂的有效措施。

四、任务实施

1.疾病评估与判断

（1）患者基本情况，包括年龄、体重、性别、职业等。

（2）询问疾病史，包括主要症状、诱因、是否有最近检查结果。

（3）询问就医史、用药史、过敏史，是否妊娠期或哺乳期，有无不良生活习惯（如饮食习惯、运动情况）等。

（4）疾病评估。

2.用药方案 推荐化学药品（至少1个主治药物+1个联合用药）、医疗器械，至少1个中成药；推荐理由：说明药物的适应证/功能主治、作用机制、特点，说明使用医疗器械的好处等。

3.用药指导 主治药物的用法用量、疗程，常见不良反应（不少于1条），注意事项（不少于4条），贮藏方法，定期检测血脂、肝肾功能等。

4.健康教育 饮食习惯、控制体重、辅助治疗、心理情绪等。

情景问答

【问题情景】哪些人需要重点进行血脂检查？

答：1.已有冠心病、脑血管病或周围动脉粥样硬化病者。

2.有高血压、糖尿病、肥胖、吸烟者。

3.有冠心病或动脉粥样硬化病家族史者。

4.饮食不当，长期摄入高热量、高胆固醇、高饱和脂肪酸类的食物；运动量少长期静坐者。

5.有皮肤黄色瘤者。

五、任务评价

序号	步骤	评价标准	评价结果
1	疾病评估与判断（20分）	询问患者信息完整、全面，疾病判断准确	
2	用药方案（20分）	准确推荐药物/医疗器械	
3	推荐理由（20分）	①至少3条 ②表达准确、流利 ③通俗易懂	
4	用药指导（30分）	①描述全面、准确 ②通俗易懂	
5	健康教育（10分）	指导合理、全面、准确	

书网融合……

思维导图　　习题

项目八　内分泌及代谢性疾病

项目导读

内分泌系统是生命周期中维持生命活动必不可少的一部分，它通过产生和分泌激素来维持和调整生理活动的平衡。然而，当该系统出现问题时，身体可能会出现一些异常情况，称为内分泌及代谢性疾病。这些疾病能够影响人体的生长和发育、代谢过程、生殖能力、免疫功能和心血管系统等一系列功能。较常见的内分泌及代谢性疾病有糖尿病、高尿酸血症及痛风、甲状腺功能亢进症、甲状腺功能减退症、骨质疏松症等。这些疾病在世界各地的发病率不断上升，给人类的健康带来损害。本项目通过对内分泌及代谢性疾病的概念、常见病因、临床表现、常用药物、用药指导和健康教育等内容的学习，达到能对内分泌及代谢性疾病进行健康管理。预防和治疗这些疾病的关键是建立健康的饮食习惯、适当增加锻炼的量、保持健康的生活方式，并监测和治疗疾病。如果有可能，最好进行预防，而不是进行治疗。

项目目标

通过本项目的学习，学生能掌握各种内分泌及代谢性疾病的概念，熟知治疗药物和用药注意事项。能根据内分泌及代谢性疾病的表现和病因正确选择治疗药物，并对患者进行用药指导和健康教育。

任务一　糖尿病

PPT

一、任务情境

患者，女，58岁，身高155cm，体重70kg，患有高血压，服药后血压值130/80mmHg，2型糖尿病史7年，一直口服用瑞格列奈bid.（一日2次）治疗，空腹血糖波动在7~8mmol/L。1个月前进行血液检测，结果显示：餐前血糖11mmol/L左右，餐后17mmol/L，丙谷转氨酶56U/L。医生调整处方为：二甲双胍肠溶片0.5g，bid.，阿卡波糖片50mg，tid.（一日3次），口服降糖。患者来药房买药。

任务：请根据上述情境，为患者进行用药与健康指导。

二、任务目标

1.知识目标　①掌握糖尿病患者的分型及诊断依据，治疗药物的合理使用。②熟悉糖尿病的常见并发症，用药注意事项及患者健康教育。③了解糖尿病的临床表现。

2.能力目标　①能对糖尿病患者进行用药指导和健康教育。②学会胰岛素笔、血糖仪、采血针的用法。

3.素质目标　落实“健康中国2030”规划纲要，强化慢性病筛查和早期发现，基本实现糖尿病患者管理干预全覆盖。

三、知识储备

（一）核心概念

1.糖尿病的概念　糖尿病是一种因胰岛素分泌缺陷或作用缺陷而引起的，以慢性血糖增高为特征的代谢性疾病。糖尿病属于中医学“脾瘅”“消渴”等范畴。

2. 糖尿病的分型 1型糖尿病、2型糖尿病和其他类型（妊娠糖尿病、胰腺病变、内分泌病变、遗传缺陷）

3. 诊断依据 符合以下任意一个即可诊断：①有典型糖尿病症状+随机血糖≥11.1mmol/L。②空腹（至少8小时没有进食热量）血糖≥7.0mmol/L。③ 75g葡萄糖负荷后2小时血糖≥11.1mmol/L。④糖化血红蛋白≥6.5%。

生活方式干预（包括控制饮食和合理运动）是2型糖尿病的基础治疗措施，另外，降糖治疗、血糖监测、糖尿病健康教育等也是糖尿病治疗的重要措施。

（二）常见病因

1. 西医病因

西医	具体原因
1型糖尿病	胰岛B细胞破坏，胰岛素绝对缺乏
2型糖尿病	胰岛素分泌不足，胰岛素抵抗

2. 中医病因

中医	具体原因
禀赋异常	五脏皆柔弱者，易患消渴，其中尤以阴虚体质最易罹患
饮食失节	长期过食肥甘，醇酒厚味，辛辣香燥，损伤脾胃，致脾胃运化失职，积热内蕴，化燥伤津，消谷耗液，发为消渴
情志失调	长期过度的精神刺激，如郁怒伤肝，肝气郁结，或劳心竭虑，营谋强思等，以致郁久化火，火热内燔，消灼肺胃阴津而发为消渴
劳欲过度	房室不节，劳欲过度，肾精亏损，虚火内生，则火因水竭益烈，水因火烈而益干，终致肾虚肺燥胃热俱现，发为消渴

（三）临床表现

许多糖尿病患者并无明显症状，部分可有多尿、多饮、多食和体重减轻、疲乏、无力、皮肤瘙痒，尤其外阴瘙痒等。

急性并发症包括糖尿病酮症酸中毒、高渗性非酮症高血糖综合征、感染，多病情危重，处理不当可引起死亡。

慢性并发症如大血管病变（冠心病、脑血管病变等），微血管病变（糖尿病肾病、糖尿病视网膜病变）、周围神经病变、糖尿病足等。

（四）常用药物

1. 化学药品 常用于糖尿病的化学药品的药品分类、名称、药品推介提示和不良反应等见表3-59和表3-60。

表3-59　常用于糖尿病的口服化学药品介绍一览表

序号	药品分类	通用名	药品推介提示		
			每日剂量（mg）	分服次数	不良反应
1	磺酰脲类促胰岛素分泌剂/Rx	格列本脲片	5~10	1~3	低血糖、过敏、消化道反应、体重增加；对磺胺类过敏者、孕妇禁用
2		格列齐特片	普通：80~240 缓释：30~120	1~3 1	
3		格列喹酮片	15~120mg（最大180）	1~3	
4		格列美脲片	1~4（最大6）	1	

续表

序号	药品分类	通用名	药品推介提示		
			每日剂量（mg）	分服次数	不良反应
5	非磺酰脲类促胰岛素分泌剂/Rx	瑞格列奈片	0.5~4	1~3	低血糖、过敏、体重增加
6		那格列奈片	180~360	3	
7	双胍类/Rx	二甲双胍片	1000~2000	1~3	消化道反应、体重减轻 使用碘对比剂时，暂停该药 长期使用者应注意维生素B_{12}缺乏的可能性
8	α-葡萄糖苷酶抑制剂/Rx	阿卡波糖片	150~300	3	腹胀、腹泻、肠鸣音亢进 低血糖治疗使用葡萄糖或蜂蜜
9		伏格列波糖片	600	3	
10	噻唑烷二酮类胰岛素增敏剂/Rx	罗格列酮片	4~8	1~2	最常见：体重增加和水肿 有心力衰竭禁用；严重骨质疏松或有骨折病史禁用
11		吡格列酮片	15~45	1	
12	二肽基肽酶-4（DPP-4）抑制剂/Rx	西格列汀片	100	1	肌痛、关节痛、腹痛、头痛
13		维格列汀片	100	2	
14	胰高血糖素样肽-1（GLP-1）类似物/Rx	利拉鲁肽注射液	0.6~1.2（注射）	1	恶心、呕吐、腹泻、体重下降
15	钠-葡萄糖协同转运蛋白-2抑制剂/Rx	达格列净片	5	1	低血压、泌尿生殖系统感染、酮症酸中毒
16		恩格列净片	10	1	
17		卡格列净片	100	1	

表 3-60 胰岛素制剂的分类、代表药物及给药方法

序号	分类	药品	给药方法
1	速效胰岛素	门冬胰岛素注射液 赖脯胰岛素注射液 谷赖胰岛素注射液	餐前5~10分钟或餐后即刻（皮下） 餐前10~15分钟（皮下） 餐前0~15分钟或餐后即刻（皮下）
2	短效胰岛素	胰岛素注射液	提供餐时胰岛素 餐前30分钟（皮下）
3	中效胰岛素	低精蛋白锌胰岛素注射液	一日1次固定时间给药（皮下） 提供基础胰岛素
4	长效胰岛素	精蛋白锌胰岛素注射液 甘精胰岛素注射液 地特胰岛素注射液 德谷胰岛素注射液	一日1次固定时间给药（皮下） 提供基础胰岛素
5	预混胰岛素	双时相胰岛素，含有两种不同时效的胰岛素混合物	注射后30分钟内必须进食 餐时+基础

2.中成药 常用于糖尿病的中成药的药品分类、名称、功能主治、用法用量、注意事项等见表3-61。

表 3-61 常用于糖尿病的中成药介绍一览表

序号	药品分类	通用名	功能主治	用法用量	注意事项
1	益气养阴剂/Rx	消渴丸	具有滋肾养阴，益气生津之功效。主治气阴两虚所致的消渴病，症见多饮，多尿，多食，消瘦，体倦乏力，眠差、腰痛；2型糖尿病见上述证候者	口服。饭前用温开水送服。一次5~10丸，一日2~3次。或遵医嘱	①肝、肾功能不全者，对磺胺类药物过敏者，白细胞减少者禁用 ②本品含格列苯脲，与其他降糖药何用易发生低血糖，注意监测血糖

续表

序号	药品分类	通用名	功能主治	用法用量	注意事项
2	益气养阴剂/Rx	参芪降糖颗粒	益气养阴，滋脾补肾。主治消渴症，用于2型糖尿病	颗粒剂：口服，一次1g，一日3次。1个月为一个疗程	有实热症者禁用，待实热症退后可以用
3	益气养阴剂/Rx	降糖宁胶囊	益气、养阴、生津。用于糖尿病气阴两虚者	口服：一次4~6粒，1日3次	尚不明确
4	益气养阴活血剂/Rx	芪蛭降糖胶囊	益气养阴，活血化瘀。用于气阴两虚兼血瘀所致的消渴病，症见口渴多饮、多尿易饥、倦怠乏力、自汗盗汗、面色晦暗、肢体麻木；2型糖尿病见上述证候者	口服。一次5粒，一日3次。3个月为一疗程	①孕妇禁服 ②有凝血机制障碍、出血倾向者慎服
5	补益剂/Rx	降糖舒胶囊	滋阴补肾、生津止渴。用于糖尿病及糖尿病引起的全身综合征	口服。一次4~6粒，一日3次	忌食辛辣

3.辅助治疗 可选用以下方式代茶饮。

（1）生地、天花粉、黄芪、山药各30g，水煎服，每日1剂。适用于糖尿病表现神疲乏力、口干者。

（2）玉米须、积雪草各30g，水煎，代茶饮。适用于糖尿病患者有蛋白尿者。

（3）玉竹石膏沙参茶 组成：玉竹25g，生石膏25g，麦冬15g，沙参15g。制法：以上4味加水煎汤，去渣取汁。代茶频饮，每日1剂。功用：养阴润燥，生津止渴。适用于糖尿病之胃热口干。

（4）石斛茶 组成：石斛5g，冰糖适量。制法：以上2味，沸水冲泡。代茶频饮。功用：生津益胃，清热养阴。适用于糖尿病。

（五）用药指导与健康教育

1.阿卡波糖必须在进食第一口饭时服药，单用此药一般不引起低血糖。

2.胰岛素及其促泌剂可诱发低血糖，严重者甚至致死。药师应提示患者注意，一旦出现低血糖，立即口服葡萄糖水、糖块、巧克力、甜点或静脉给予葡萄糖注射液。

3.糖尿病治疗的“五驾马车”：饮食疗法、运动疗法、药物疗法、血糖监测及糖尿病教育。

4.糖尿病需长期服用药物治疗，药物使用的依从性非常重要，药师应提示患者：不可随意增、减药量；不可随意停药；不可随意换药。

5.定期评估糖尿病相关并发症，检查项目包括眼底检查、肾功能检查等。

（六）特殊用药指导

注射胰岛素时有什么注意事项？

1.注射时宜变换注射部位，两次注射点要间隔2cm，以确保稳定吸收，防止发生皮下脂肪营养不良。

2.未开启的胰岛素应冷藏保存。

3.使用中的胰岛素笔芯不宜冷藏，但在室温下最长可保存4~6周。

4.根据睡前和3餐前血糖水平分别调整睡前和3餐前的胰岛素用量，每3～5天调整1次，每次调整1~4U。

四、任务实施 微课5

1.搜集患者的基本信息

（1）体格基本情况，包括性别、年龄、身高、体重、体重指数（BMI）。

（2）临床诊断依据。
（3）有无不良嗜好。
（4）过敏史及疾病史。
（5）有无合并症。

2.用药指导 根据患者病情和用药信息，对患者正在服用的药物进行用药指导，准确说出治疗药物的作用机制、常见不良反应和用药注意事项，如胰岛素的贮藏方法和使用方法等。

3.健康教育

（1）针对患者情况进行疾病相关知识的健康教育，控制疾病发展。
（2）针对患者情况进行日常生活管理的健康教育，如饮食结构的改变。

情景问答

【问题情景一】服用胰岛素时是否可服用维生素C？

答：胰岛素本身和维生素C并无相互作用，但因可干扰血糖测定，所以糖尿病患者应慎用维生素C。

【问题情景二】如果没吃饭，还要服二甲双胍吗？

答：本药可抑制肠壁细胞摄取葡萄糖，促进周围组织细胞对葡萄糖的利用，故没吃饭可以不服。

知识拓展

血糖仪的使用注意

①血糖试纸必须和其适配的血糖仪一起使用，患者购买时一定要购买和自己的血糖仪相适应的试纸。②在首次使用血糖仪前，须放入一测试卡带。③血糖试纸有使用期限，患者购买和使用时一定要注意标签上的有效期，并注意按照规定温度保存。④使用前应仔细阅读使用说明书，在专业人员指导下使用。切勿用同一滴血进行多次检测。采集血样时，每次采血时要使用一枚新的采血针。这样会降低感染风险，且使采血时痛感减轻。使用采血笔时，务必套上笔帽。没有笔帽的采血针会适或穿刺过深。采集的血滴必须足够大且形状完好。水肿或感染部位不宜采血。⑤内源性和外源性药物的干扰，如对乙酰氨基酚、维生素C、水杨酸、尿酸、三酰甘油、麦芽糖等均为常见干扰物。当血液中存在大量干扰物时，血糖值会有一定偏差。⑥pH、温度、湿度和海拔高度都可能对血糖仪的检测结果造成影响。⑦定期对仪器进行校正，检查血糖仪的准确性。在执行该质控检查时，将血糖仪用质控液代替血样加到试纸检测区。在检测结束时，血糖仪自动检查用质控液获得的质控检查结果是否正确，并显示质控检测结果。视障人士在检测血糖时，原则上必须由视力正常人员帮助进行质控检查。

五、任务评价

序号	步骤	评价标准	评价结果
1	疾病评估与判断（20分）	询问患者信息完整、全面，疾病判断准确	
2	用药方案（20分）	准确推荐药物/医疗器械	
3	推荐理由（20分）	①至少3条 ②表达准确、流利 ③通俗易懂	

续表

序号	步骤	评价标准	评价结果
4	用药指导（30分）	①描述全面、准确 ②通俗易懂	
5	健康教育（10分）	指导合理、全面、准确	

书网融合……

微课5　　思维导图　　习题

任务二　高尿酸血症

PPT

一、任务情境

患者，男，43岁，5年前体检时血常规显示尿酸值440 μmol/L，医生提醒其改变饮食方式，未引起重视，后出现左足第一跖趾关节剧烈疼痛，自行购买服用对乙酰氨基酚片缓解症状。近两年，患者双足脚踝关节处逐渐生出结块，最终导致其走路受到严重影响，遂到医院就医。经尿酸及CT检测，报告显示血尿酸570 μmol/L，同时肾脏及血管中可见少量尿酸盐结晶，医生诊断其为痛风，开具药物为：苯溴马隆片50mg，qd. 口服。患者拿处方到药店买药。

任务：请根据上述情境，为患者进行用药指导与健康教育。

二、任务目标

1.知识目标　①掌握高尿酸血症的治疗原则与治疗药物。②熟悉高尿酸血症的症状、病因，以及口服高尿酸血症的注意事项。

2.能力目标　①根据高尿酸血症的表现和病因正确选择治疗药物。②能对患者进行用药指导和健康教育。

3.素质目标　落实“健康中国”，塑造自主自律的健康行为，引导合理膳食。

三、知识储备

（一）核心概念

1.高尿酸血症的概念　高尿酸血症是指正常嘌呤饮食状况下，非同日2次空腹尿酸水平增高，男性>420 μ mol/L（7.0mg/dl），女性>360 μ mol/L（6.0mg/dl）。

2.痛风的概念　持续、显著的高尿酸血症，在多种因素影响下，使过饱和状态的尿酸钠微小结晶析出，沉积于关节内、关节周围、皮下、肾脏等部位，引发急、慢性炎症和组织损伤，出现临床症状和体征。

中医对本病的认识，根据其主症的不同，分别归属于“热痹”“着痹”“痛风”“历节”范畴。

（二）常见病因

1. 西医病因

西医	具体原因
尿酸生成过多	高嘌呤饮食、饮酒、药物、横纹肌溶解（药物、创伤）等
尿酸排出减少	遗传、肥胖、药物（噻嗪类利尿药、胰岛素、青霉素、阿司匹林等）、肾功能不全、酸中毒等
混合性因素	尿酸生成过多和排出减少同时存在

2. 中医病因

中医	具体原因
感受外邪	久处湿地，涉水淋雨，或长期水下作业，或出入于冷库，或阴雨潮湿季节汗出入水，三气杂合外袭，气血痹阻。或外感风热，与湿相并，或风寒湿痹，郁久化热，而致风湿热三气杂合，痹阻经络、关节
饮食不节	过食肥甘厚味，嗜酒或辛辣，脾失运化，水湿化热，湿热内生，流注肢体关节
体质亏虚	禀赋不足，素体虚弱，病后或产后气血不足，腠理空疏，卫外不固，外邪乘虚而入，痹阻经络

（三）临床表现

1. 无症状期 血尿酸水平升高，但没有疼痛、关节炎等临床表现。

2. 痛风性关节炎急性发作期 起病急，病情重、变化快，第一跖趾关节为最常见发作部位，关节出现红、肿、热、痛和功能障碍，疼痛剧烈，常于6小时内可达高峰。

3. 痛风性关节炎发作间歇期 急性期之后可反复发作，或仅血尿酸水平增高，无明显临床症状。

4. 慢性痛风性关节炎期 未经治疗或治疗不彻底，尿酸盐在关节的软骨、滑膜、肌腱等处沉积形成痛风结石。

5. 痛风性肾病 尿酸结晶形成肾结石，出现肾绞痛或血尿等。

（四）常用药物

1. 化学药品 常用于高尿酸血症与痛风的化学药品的药品名称、作用机制、药品推介提示、用法用量等见表3-62。

表 3-62 常用于高尿酸血症与痛风药物介绍一览表

药品分类	药品名称	药品推介提示		用法用量
		作用机制	适应证及注意事项	
1. 缓解症状（急性期）	秋水仙碱片	抑制粒细胞浸润	首选药物，痛风发作12小时内尽早使用。 胃肠道反应是严重不良反应，中毒的前驱症状，一旦出现应立即停药 严重肾功能不全者、妊娠期妇女禁用	急性期：起始1.0mg，口服，1小时后追加0.5mg；12小时后按照“0.5mg，一日1~3次”服用预防发作：0.5~1mg/d
	对乙酰氨基酚片	抑制前列腺素合成	首选对乙酰氨基酚、吲哚美辛，次选布洛芬	600~2000mg/d，一日2次或一日4次，口服
	吲哚美辛片			25~50mg，一日3次，口服
	泼尼松片	抗炎	适于严重急性痛风发作伴较重全身症状且经上述治疗无效或使用受限的患者以及肾功能不全患者，口服给药	10mg，3~4次/日，3~7天后迅速减量或停药，疗程不超过2周

续表

药品分类	药品名称	药品推介提示		用法用量
		作用机制	适应证及注意事项	
2.控制尿酸（间歇期）	别嘌醇片	抑制尿酸生成	急性期禁用，痛风发作缓解后开始服用；但对在缓解期已应用的，急性发作时可继续应用；服用后可出现眩晕，服用期间不宜驾驶车船	100mg，2~3次/日
	非布司他片		主要通过肝脏清除，在肾功能不全和肾移植患者中具有较高的安全性	40mg或80mg，每日1次
	丙磺舒片	促进尿酸排泄	服药治疗期间有急性痛风发作，可继续服用原剂量，同时给予秋水仙碱和NSAIDs。用药期间摄入充足的水分（2500ml/d），并维持尿液呈微碱性	起始剂量0.25g口服，1~2次/日，2周内渐增至0.5g，2~4次/日
	苯溴马隆片			25~100mg，1次/日，餐后服用，连续36个月
3.碱化尿液	碳酸氢钠片	推荐将尿液pH维持在6.2~6.9，以增加尿中尿酸的溶解度		起始剂量0.5~1.0g口服，3次/日
	枸橼酸盐			每日3g

2.中成药 常用于高尿酸血症及痛风的中成药的药品分类、名称、功能主治、用法用量、注意事项等见表3-63。

表3-63 常用于高尿酸血症与痛风中成药介绍一览表

序号	药品分类	通用名	功能主治	用法用量	注意事项
1	清热祛湿剂/Rx	痛风定胶囊	清热祛湿，活血通络定痛。用于治湿热瘀阻所致的痹证，关节红肿热痛，伴有发热，汗出不解，口渴心烦，小便黄，舌红苔黄腻，脉滑数，痛风	口服：1次4粒，每日3次	尚不明确
2	清热剂/Rx	四妙丸	清热利湿。湿热下注所致的痹病，症见足膝红肿，筋骨疼痛	口服：1次6~9g，每日2次	尚不明确
3	清热解毒剂/Rx	新癀片	清热解毒，活血化瘀，消肿止痛。用于热毒瘀血所致痹痛	口服：每次2~4片，每日3次	个别患者空腹服药后有眩晕、咽干、倦怠、轻度腹泻，停药后自行消失
4	补肾祛风通络剂/Rx	益肾蠲痹丸	温补肾阳，益肾壮督，搜风剔邪，蠲痹通络。用于症见发热，关节疼痛、肿大、红肿热痛、屈伸不利、肌肉疼痛、瘦削或僵硬，畸形的顽痹	口服，一次8~12 g，一日3次	妇女月经期经行量多停用，孕妇禁服。过敏体质和湿热偏盛者慎用本品
5	补益剂/OTC	六味地黄丸	用于治疗肝肾阴虚型的患者	口服：每次9g，每日2次	①忌不易消化食物 ②感冒发热患者不宜服用

3.辅助治疗

（1）改变生活方式 避免摄入高嘌呤食物（如动物内脏、海鲜、肉汤、干豌豆等）；增加碱性食物（香蕉、西瓜、南瓜、黄瓜、草莓、苹果、萝卜、四季豆、莲藕、海带）的摄取。每日饮水2000~3000ml；戒烟限酒（啤酒、白酒）；加强锻炼，控制体重。

（2）物理治疗 红外线、透热疗法等。

（3）代茶饮

1）两草茶 组成：金钱草15g、车前草15g。制法：以上2味，每天早上加水煮沸后代茶饮。功用：清热利湿通淋，可促进尿酸排泄、抑制以及清除尿酸结晶，从而达到治疗痛风的目的。

2）玉米须茶　组成：玉米须30g，丝瓜络30g。制法：用冷水浸泡半小时，然后煮20~30分钟即可。功用：利尿通淋，促进尿酸排泄治疗痛风。

3）白骨茶　组成：白茅根10g，地骨皮10g。制法：将白茅根和地骨皮洗净后保温杯里开水冲泡，代茶饮。功用：清热滋阴，利尿排浊。适合湿热瘀阻所致的痛风者和高尿酸。

（五）用药指导与健康教育

1. 痛风治疗最重要的是，应告知其调整生活方式、坚持长期治疗，减少痛风反复发作。提高患者治疗的依从性。

2. 痛风结石治疗尿酸降至300μmol/L以下，维持6个月以上。

3. 痛风急性期不宜用阿司匹林镇痛。小剂量阿司匹林尽管升高血尿酸，但作为心血管疾病的防治手段不建议停用。

4. 避免使用可致血尿酸水平升高的药物（如莫西沙星、维生素C等）。

5. 对于合并高血压的患者，必须在降压治疗的同时注意血尿酸水平，特别是联合使用利尿剂时，必要时可选择兼具降压和降尿酸作用的药物，如氯沙坦。

四、任务实施

1. 搜集患者的基本信息

（1）体格基本情况，包括性别、年龄、身高、体重、BMI。

（2）临床诊断依据。

（3）有无不良嗜好。

（4）过敏史及疾病史。

（5）有无合并症。

2. 用药指导　根据患者病情和用药信息，对患者正在服用的药物进行用药指导，准确说出治疗药物的作用机制、常见不良反应和用药注意事项等。

3. 健康教育

（1）针对患者情况进行疾病相关知识的健康教育，控制疾病发展。

（2）针对患者情况进行日常生活管理的健康教育，如不良生活方式的改变。

情景问答

【问题情景】高血压和痛风病史十余年，一直用降压零号控制血压良好，是否可继续用？

答：降压零号中含氢氯噻嗪和氨苯蝶啶，可能引起尿酸升高。但患者近年来尿酸和痛风发作次数并无增高，且血压控制良好。建议定期测尿酸，不必急于更换降压药。

五、任务评价

序号	步骤	评价标准	评价结果
1	疾病评估与判断（20分）	询问患者信息完整、全面，疾病判断准确	
2	用药方案（20分）	准确推荐药物/医疗器械	
3	推荐理由（20分）	①至少3条 ②表达准确、流利 ③通俗易懂	

续表

序号	步骤	评价标准	评价结果
4	用药指导（30分）	①描述全面、准确 ②通俗易懂	
5	健康教育（10分）	指导合理、全面、准确	

书网融合……

思维导图　　习题

任务三　甲状腺功能亢进症

PPT

一、任务情境

患者，男，35岁，2年前开始不明原因出现长时间的烦躁易怒、周身乏力、失眠多梦，近2个月体重明显下降，并伴有畏热、多汗、腹泻、心悸等症状。就医后，经检查：双侧颈部弥漫性肿大，双眼球突出，血液检查结果显示T_3 2.9ng/ml、T_4 16.1ng/ml、TSH 0.19μIU/ml，医生诊断为原发性甲状腺功能亢进症，开具药物为：甲巯咪唑片30mg，qd.，盐酸普萘洛尔缓释片80mg，qd.，来药房买药。

任务：请根据上述情境，为患者进行用药指导与健康教育。

二、任务目标

1.知识目标　①掌握甲亢患者的药物治疗及用药指导。②熟悉甲亢的临床表现。③了解甲亢的病因。

2.能力目标　①能对甲亢患者进行问病荐药。②能对患者进行用药指导和健康教育。

3.素质目标　落实“健康中国”，加大全民心理健康科普宣传力度，提升心理健康素养。

三、知识储备

（一）核心概念

1.甲亢的概念　甲状腺功能亢进症简称甲亢，是由于甲状腺合成释放过多的甲状腺激素，造成机体代谢亢进和交感神经兴奋，引起心悸、出汗、进食和便次增多和体重减少的病症。本病属于中医学的“瘿病”范畴。

2.甲亢的实验室检查　血清游离甲状腺激素（FT_3、FT_4）水平增加，血清促甲状腺素（TSH）水平降低，血清促甲状腺素受体抗体（TRAb）阳性。

（二）常见病因

1.西医病因

西医	具体原因
甲状腺激素合成和分泌增加	Graves病（最常见）、多结节性甲状腺肿伴甲亢、甲状腺自主性高功能腺瘤、碘甲亢、垂体性甲亢、绒毛膜促性腺激素相关性甲亢

2. 中医病因

中医	具体原因
情志内伤	忿郁恼怒或忧愁思虑日久，肝气失于条达，气机郁滞，则津液不得正常输布，易于凝聚成痰，气滞痰凝，壅结颈前，则形成瘿病
饮食及水土失宜	饮食失调，或居住在高山地区，水土失宜，一是影响脾胃的功能，使脾失健运，不能运化水湿，聚而生痰；二是影响气血的正常运行，致气滞、痰凝、血瘀壅结颈前则发为瘿病
体质因素	妇女以肝为先天，妇女的经、孕、产、乳等生理特点与肝经气血有密切关系，遇有情志、饮食等致病因素，常引起气郁痰结、气滞血瘀及肝郁化火等病理变化，故女性易患瘿病

（三）临床表现

多食、消瘦、畏热、多汗、心悸、激动、手抖、突眼、不同程度的甲状腺肿大。特殊情况："淡漠型甲亢"，仅乏力、厌食、心悸、抑郁、嗜睡、体重明显减轻等。

（四）常用药物

1. 化学药品 常用于甲亢的化学药品的药品分类、名称、药品推介提示、用法用量等见表3-64。

表3-64 常用于甲亢的化学药品介绍一览表

序号	药品分类	通用名	药品推介提示	用法用量
1	硫脲类/Rx	丙硫氧嘧啶片	抑制甲状腺激素合成，起效慢，疗效多在服药4周后出现。可致粒细胞缺乏，用药期间应定期监查血象。严重肝功能损害，白细胞严重缺乏者禁用	300~450mg（最大剂量600mg），每日1次起始，可增加至每日3次
2	咪唑类/Rx	甲巯咪唑片	适合病情较轻；青少年及儿童、老年患者。哺乳期妇女禁用	30~45mg（最大剂量60mg），每日3次
3	β受体拮抗剂/Rx	普萘洛尔片	阻断甲状腺激素的外周效应，阻断外周T_4向T_3的转化；控制甲亢的躯体症状	每次10~30mg，每日3次或每日4次，应根据需要或耐受程度调整用量
4	其他药物/Rx	碘化钾片	抑制甲状腺素从甲状腺释放入血；可用于甲亢术前准备（能诱发甲亢危象）	180~750mg，每日3次
		碳酸锂片	可抑制甲状腺激素分泌；用于对于抗甲状腺药和碘剂均不耐受的患者，临时控制甲状腺毒症	300~500mg，每8小时1次

2. 中成药 常用于甲亢的中成药的药品分类、名称、功能主治、用法用量、注意事项等见表3-65。

表3-65 常用于甲亢的中成药介绍一览表

序号	药品分类	通用名	功能主治	用法用量	注意事项
1	软坚散结剂/Rx	甲亢灵片（颗粒）	平肝潜阳，软坚散结。用于阴虚阳亢所致的心悸、多汗、烦躁、易怒、咽干；甲状腺功能亢进见上述证候者	片剂：一次6~7片，每日3次。颗粒：开水冲服，一次1袋，每日3次	①孕妇慎用 ②忌生冷、辛辣、油腻食物和烟酒
2	软坚散结剂/Rx	消瘿丸	散结消瘿。用于辅助治疗甲状腺肿大，症见多因情志不遂，或饮食水土失宜而致痰气胶结，日久化火，郁结于颈部出现的颈前肿块，烦热、口苦、多汗等	饭后服，每次2丸，每日3次	①孕妇慎用 ②忌生冷、辛辣、油腻食物和烟酒 ③本品不得与甘草同用
3	软坚散结剂/Rx	消瘿五海丸	消瘿软坚，破瘀散结。用于淋巴结核、地方性甲状腺肿大	一次1丸，每日2次	①孕妇慎用 ②忌生冷、辛辣、油腻食物和烟酒 ③本品不得与甘草同用

续表

序号	药品分类	通用名	功能主治	用法用量	注意事项
4	软坚散结剂/Rx	抑亢丸	育阴潜阳，豁痰散结，降逆和中。用于瘿病（甲状腺功能亢进）引起的突眼，多汗心烦，心悸怔忡，口渴，多食，肌体消瘦，四肢震颤等	口服，每次5g（25丸），每日2次	孕妇忌用
5	平肝剂/Rx	复方甲亢宁片	适应于甲亢肝阳上亢、气阴两虚型患者	口服，每次10片，每日3次，1个月为1疗程	尚不明确

3.辅助治疗 可选用以下方案代茶饮。

（1）龙骨牡蛎山药茶 组成：煅龙骨15g，煅牡蛎15g，淮山药15g，旱莲草15g，夏枯草15g，紫丹参15g。制法：水煎剂，每日1剂，水煎2次，上下午各服药1次，每次约100g，口服。1个月为一疗程。功用 疏肝解郁，化痰消瘿。适用于甲状腺功能亢进症。

（2）黄药子柴胡茶 组成：黄药子20g，柴胡10g，栀子10g，牡丹皮15g，川楝子6g，龙胆草15g，珍珠母15g，薄荷6g。制法：每日1剂，水煎取250g汁，分早、晚2次温服，2个月为一疗程。功用：滋阴泻火。适用于甲状腺功能亢进症。

（3）黄芪白芍生地茶 组成：黄芪30~45g，白芍12g，生地35g，香附12g，夏枯草30g，首乌20g。制法：每日1剂，水煎服，每日2次。持续服用半年到1年。功用：疏肝解郁，化痰消瘿。适用于气阴两虚兼火旺症状者。

（五）用药指导与健康教育

1. 妊娠甲亢者首选丙硫氧嘧啶，用最小有效剂量。甲巯咪唑有致畸作用（新生儿皮肤缺损），可能引起婴儿甲状腺功能减低，不宜哺乳，若必须用药选丙硫氧嘧啶，乳汁分泌量较少。

2.甲亢患者避免服用含碘的药物（如胺碘酮、西地碘等）。

3.禁食富碘食物（如海带、紫菜、虾皮、碘盐等）。

4.保证均衡膳食，给予充足热量、蛋白质和维生素及钙和铁。

5.避免激动，戒烟戒酒，禁用浓茶、咖啡等。

四、任务实施

1.搜集患者的基本信息

（1）体格基本情况，包括性别、年龄、身高、体重、BMI。

（2）临床诊断依据。

（3）有无不良嗜好。

（4）过敏史及疾病史。

（5）有无合并症。

2.用药指导 根据患者病情和用药信息，对患者正在服用的药物进行用药指导，准确说出治疗药物的作用机制、常见不良反应和用药注意事项等。

3.健康教育

（1）针对患者情况进行疾病相关知识的健康教育，提醒患者用药期间应定期监查血象，控制疾病发展。

（2）针对患者情况进行日常生活管理的健康教育，如饮食结构的改变。

情景问答

【问题情景】医生开一个疗程的药，用了三天就见效，可以停用么？

答：不可以。有些药物在血液高浓度时能减轻疾病的一些不适症状，但不是从根本上去除病因，如果过早停止用药，疾病若重新发作，治疗会更加困难。

五、任务评价

序号	步骤	评价标准	评价结果
1	疾病评估与判断（20分）	询问患者信息完整、全面，疾病判断准确	
2	用药方案（20分）	准确推荐药物/医疗器械	
3	推荐理由（20分）	①至少3条 ②表达准确、流利 ③通俗易懂	
4	用药指导（30分）	①描述全面、准确 ②通俗易懂	
5	健康教育（10分）	指导合理、全面、准确	

书网融合……

思维导图　　习题

任务四　甲状腺功能减退症

PPT

一、任务情境

患者，女，63岁，畏寒、易疲劳，头发稀疏，伴食欲减退、反应迟钝、表情淡漠、嗜睡、便秘，遂到当地医院就诊。体格检查T 36.5℃，P 56次/分，R 18次/分，BP 144/90mmHg。颈静脉无怒张，甲状腺未触及肿大及结节。辅助检查：血常规示Hb 108g/L；尿常规未见明显异常。生化：TC 6.66mmol/L，LDL-C 4.38mmol/L；肾功能基本正常；甲状腺功能3项：FT_3 1.45pg/ml，FL_4 0.16pg/ml，TSH 34.63IU/ml；甲状腺自身抗体：TPO-Ab>1300U/ml，TG-Ab> 500U/ml。诊断为：原发性甲状腺功能减退症。医生开的处方药吃完后来药房，咨询买药。

任务：请根据上述情境，请对患者进行用药指导和健康教育。

二、任务目标

1. 知识目标　①掌握甲减患者的药物治疗及用药指导。②熟悉甲减的临床表现。③了解甲减的病因。

2. 能力目标　①对甲减患者进行用药指导。②能对患者进行用药指导和健康教育。

3. 素质目标　发展中医养生保健治未病服务。

三、知识储备

（一）核心概念

1. 甲减的概念 甲状腺功能减退症简称甲减，是由各种原因导致的低甲状腺激素血症或甲状腺激素抵抗而引起的全身性低代谢综合征。

在中医学中“甲状腺功能减退症”无对应专属病名，由于甲减临床多表现为畏寒、乏力、面色苍白、记忆力减退、思维迟钝、性欲减退，严重者甚至出现黏液水肿等，故多归属于中医“虚劳”“虚损”“水肿”“五迟”等范畴。

2. 甲减的分类 根据病变部位分为原发性甲减、中枢性甲减、甲状腺激素抵抗综合征。

（二）常见病因

1. 西医病因 低甲状腺激素血症或甲状腺激素抵抗。

2. 中医病因

中医	具体原因
先天禀赋不足，后天摄养失调	肾为先天之本，且为真阴真阳所居，由于真阳衰微所以导致形寒神疲，呈现命门大衰之象；脾为后天之本，脾气不足，则化源匮乏乏，五脏之精失却充养
手术、药物损伤	机体元阳受损，而致脾肾阳气亏虚，周身失于温煦而发展为本病

（三）临床表现

易疲劳、怕冷、体重增加、反应迟钝、记忆力减退、便秘、月经不调、肌肉痉挛；表情淡漠，面色苍白、皮肤干燥发凉、颜面、眼睑和手部皮肤水肿，声音嘶哑、毛发稀疏，眉毛外端1/3脱落。手足皮肤呈姜黄色。

（四）常用药物

1. 化学药品 常用于甲减的化学药品的药品名称、药品推介提示、用法用量等见表3-66。

表 3-66 常用于甲减的化学药品介绍一览表

通用名	药品推介提示	用法用量
左甲状腺素钠片（L-T_4）	目标：血清TSH和甲状腺激素水平恢复到正常范围 不良反应：甲亢，需停药，从更小量开始	成年患者L-T_4替代剂量为50~200μg/d 用法：早餐前30分钟，空腹将一日剂量一次性送服，终身服药
		一般从25~50μg/d开始，每1~2周增加25μg，直至达到治疗目标。治疗初期，每4~6周测定激素指标，根据检查结果调整用量。治疗达标后，每6~12个月复查1次激素指标 小于50岁者，既往无心脏病史，可以尽快达到完全替代剂量；50岁以上患者服用L-T_4前要常规检查心脏状态

2. 中成药 常用于甲减的中成药的药品分类、名称、功能主治、用法用量、注意事项等见表3-67。

表 3-67 常用于甲减的中成药介绍一览表

序号	药品分类	通用名	功能主治	用法用量	注意事项
1	补益剂/Rx	右归丸	补益虚损，温肾养血	口服，1次2~3g，一日2~3次	阴虚火旺者忌用；湿浊内盛者不宜使用；忌生冷饮食
2	补益剂/OTC	人参鹿茸丸	补气血，助肾阳	口服，1次3~6g，一日1~2次，空腹温开水送服	①忌油腻食物 ②凡胃火炽盛，肺有痰热，外感热病咳嗽痰多者慎用 ③服用本品同时不宜服用藜芦、五灵脂、皂荚或其制剂；不宜喝茶和吃萝卜，以免影响药效 ④孕妇慎用

续表

序号	药品分类	通用名	功能主治	用法用量	注意事项
3	补益剂/OTC	还少胶囊	温肾补脾，养血益精	口服，1次5粒，一日2~3次	①忌辛辣、生冷、油腻食物 ②本品宜饭前服用
4	补益剂/OTC	全鹿丸	补益虚损，温肾养血	口服，1次2~3g，一日2~3次	尚不明确

3.辅助治疗 可用以下方案代茶饮。

（1）菟丝子15g，鹿角胶6g，熟地12g。制法：将菟丝子和熟地煎煮后将鹿角胶放入烊化，代茶饮，一日1剂。功用：填补肾精，用于肾精不足所致的甲减。

（2）肉桂10g，鹿角胶15g，肉苁蓉10g，熟地黄15g。制法：将肉桂、肉苁蓉、熟地煎煮之后，将鹿角胶放入烊化，代茶饮，一日1剂。功用：温补脾肾，用于治疗甲减伴甲状腺肿大，症见畏寒肢冷，小便不利，身肿、舌淡暗，脉迟缓。

（五）用药指导与健康教育

1.老年、伴有冠心病的患者更应从小剂量起始，缓慢增量。

2.妊娠期间不宜用左甲状腺素与抗甲状腺药物共同治疗甲亢。

3.个别病例由于对剂量不耐受或者服用过量，特别是由于治疗开始时剂量增加过快，可能出现甲状腺功能亢进症状，如手抖、心悸、心律不齐、多汗、腹泻、体重下降、失眠和烦躁，必要时需停药，直至不良反应消失后再从更小的剂量开始。

四、任务实施

1.搜集患者的基本信息

（1）体格基本情况，包括性别、年龄、身高、体重、BMI。

（2）临床诊断依据。

（3）有无不良嗜好。

（4）过敏史及疾病史。

（5）合并症。

2.用药指导 根据患者病情和用药信息，对患者正在服用的药物进行用药指导，准确说出治疗药物的作用机制、常见不良反应和用药注意事项等。

3.健康教育

（1）疾病发展与预防，注意药品剂量的调整。

（2）针对患者情况进行疾病相关知识的健康教育。

（3）针对患者情况进行日常生活管理的健康教育。

情景问答

【问题情景】甲减患者应注意什么？

答：大部分甲减的发病都与生活习惯、饮食有关。甲减患者在日常生活中必须补充足够的蛋白质，如蛋、肉、鱼、豆制品等。食材多选择富含维生素和碘的食物。需要注意的是，桥本甲状腺炎引起的甲减，患者必须避免摄取高碘食品。另外，白菜、油菜、木薯、核桃等可引起甲状腺肿的食物应禁食。甲减常伴高脂血症，故富含胆固醇的食物应避免食用，如奶油、动物脑及内脏等。

五、任务评价

序号	步骤	评价标准	评价结果
1	疾病评估与判断（20分）	询问患者信息完整、全面，疾病判断准确	
2	用药方案（20分）	准确推荐药物/医疗器械	
3	推荐理由（20分）	①至少3条 ②表达准确、流利 ③通俗易懂	
4	用药指导（30分）	①描述全面、准确 ②通俗易懂	
5	健康教育（10分）	指导合理、全面、准确	

书网融合……

思维导图　习题

任务五　骨质疏松症

PPT

一、任务情境

患者，女，73岁，腰背疼痛3年，近1个月疼痛加重，尤以下蹲时加剧，即入院检查。经检测，四肢关节无红肿及变形，脊椎无畸形，无压痛及叩击痛。双能X线骨密度检查（DXA）：骨密度T值为 –2.8。医生诊断为：严重骨质疏松症，开具药物为：阿仑膦酸钠，70mg，每周1次；碳酸钙D_3 600mg，qd.。服完药后到药房买药。

任务：请根据上述情境，为患者提供合适的药品并进行用药指导与健康教育。

二、任务目标

1.知识目标　①掌握骨质疏松症患者的药物治疗及用药指导。②熟悉骨质疏松症的临床表现。③了解骨质疏松症的病因。

2.能力目标　①能对骨质疏松症患者进行问病荐药。②能对患者进行用药指导和健康教育。

3.素质目标　贯彻“健康中国”，加强重点人群（如老年人）的健康服务。

三、知识储备

（一）核心概念

1.骨质疏松症的概念　骨质疏松症（OP）是一种以骨量低下，骨微结构破坏，导致骨脆性增加，易发生骨折为特征的全身性骨病。本病属于中医学“骨痹”“骨痿”等范畴。

2.原发性骨质疏松症的分类　①绝经后骨质疏松症，一般发生在女性绝经后5~10年内；②老年性骨质疏松症，一般指老年人70岁后发生的OP；③特发性骨质疏松症，主要发生在青少年。

3.诊断　双能X线吸收测定法（DXA）：与正常年轻人相比，骨密度值（T值）下降2.5个标准差，即T值≤−2.5诊断为骨质疏松；T值≥−1.0为正常；−2.5＜T值＜−1.0为骨量减少。

（二）常见病因

1. 西医病因

西医	具体原因
危险因素	高龄、绝经后女性、低体重、性激素低下、钙和（或）维生素D缺乏、光照少（户外活动少）、咖啡及碳酸饮料、少动和制动、吸烟、酗酒等
引起或加重OP的药物	锂盐、抗癫痫药、糖皮质激素、肝素、质子泵抑制剂（≥1年）、甲状腺素（过度替代或抑制的剂量）等

2. 中医病因

中医	具体原因
先天禀赋不足，体质虚弱	父母体虚，遗传缺弱，胎中失养，孕育不足，造成肾气亏虚，肾精不足，髓空骨软
饮食不节，损伤脾胃	脾为后天之本、气血生化之源，脾胃长期受损，化源衰少，脏腑、经络、四肢百骸失于滋养，关节不利，肌肉瘦削，发为本病
久病失治	久病或大病之后，邪气过盛，脏气损伤；或瘀血内结，新血不生；或病后失于调理，正气亏虚难复，精气亏耗，伤及五脏、“五脏之伤，穷必及肾”

（三）临床表现

胸、背、腰、膝等部位疼痛，指甲变软，变脆和易裂，脊柱变形，OP严重者身高缩短和驼背，易发生脆性骨折（骨密度检查确诊）。

（四）常用药物

1. 化学药品 常用于骨质疏松症的化学药品的药品分类、名称、药品推介提示、用法用量等见表3–68。

表3–68 常用于骨质疏松症的化学药品介绍一览表

序号	药品分类	通用名	药品推介提示	用法用量
1	骨健康基本补充剂	碳酸钙片、枸橼酸钙片	大剂量补充钙剂可能增加肾结石和心血管疾病的风险 碳酸钙含钙量高，吸收率高，可致上腹不适和便秘；枸橼酸钙含钙量较低，且枸橼酸有可能减少肾结石的发生，适用于胃酸缺乏和有肾结石风险的患者	成人每日800mg（元素钙）；绝经后女性和老年人钙摄入推荐量每日1000~1200mg 我国老年人每日应补充500~600mg 清晨和睡前各用1次
2		维生素D滴剂	应定期监测血钙和尿钙浓度；不宜同时补充大剂量钙剂，以防高钙血症、高钙尿症 活性维生素D及其类似物有阿法骨化醇、骨化三醇，更适用于老年人、肾功能减退患者	中青年800IU/d；老年人800~1200IU/d
3		阿法骨化醇软胶囊、骨化三醇软胶囊		0.25μg/d或0.25μg/d与0.5μg/d（分2次服）隔日交替服用
4	原发性骨质疏松的药物治疗（注意补钙）	双膦酸盐类：阿仑膦酸钠片、利塞膦酸盐片	低钙血症者禁用、严重肾功能不全者（Ccr＜35ml/min）禁用；不要同时使用2种或2种以上的双膦酸盐类药物	10mg/d或70mg/w；5mg/d
5		降钙素类：鲑鱼降钙素鼻喷剂	明显缓解骨痛，对骨质疏松症及骨折引起的骨痛有效；对蛋白质过敏者可能对降钙素过敏；用前宜作皮肤敏感试验；用药前补充钙剂和维生素D数日	50IU每日1次或100IU隔日1次，皮下或肌内注射；200IU每日1次或隔日1次，鼻喷
6		选择性雌激素受体调节剂：雷洛昔芬片、替勃龙片	仅用于绝经后妇女，不适用于男性患者；对乳房和子宫内膜无不良作用；有静脉栓塞病史或有血栓倾向者以及肝肾功能不全者禁用；不明原因阴道出血、孕妇及哺乳期妇女禁用	60mg/d；2.5mg，每日1次，口服

2.中成药 常用于骨质疏松症的中成药的药品分类、名称、功能主治、用法用量、注意事项等见表3-69。

表3-69 常用于骨质疏松症的中成药介绍一览表

序号	药品分类	通用名	功能主治	用法用量	注意事项
1	补益剂/Rx	健步壮骨丸	补益肝肾，祛风散寒，除湿通络等功能。用于肝肾不足，寒湿阻络之久痹，腰膝酸痛，肢软乏力，关节疼痛，阴冷加重	口服，一次1丸，一日2次	尚不明确
2	补益剂/Rx	仙灵骨葆胶囊	滋补肝肾，活血通络，强筋壮骨。用于骨质疏松和骨质疏松症，骨折，骨关节炎，骨无菌性坏死等	口服，一次3粒，一日2次；4~6周为一疗程；或遵医嘱	重症感冒期间不宜服用
3	补益剂/OTC	健步丸	补肝肾，强筋骨。用于肝肾不足，腰膝酸软，下肢痿弱，步履艰难	口服，一次9g，一日2次	尚不明确
4	补益剂/OTC	虎潜丸	滋补肝肾之阴，清降虚火之功，用于肝肾阴虚火旺证	每服1丸，每日2次	尚不明确
5	补益剂/OTC	壮腰健肾丸	壮腰健肾，养血，祛风湿。用于肾亏腰痛，膝软无力，小便频数，风湿骨痛，神经衰弱	口服，大蜜丸一次1丸，一日2~3次	孕妇忌服，儿童禁用，感冒发热者忌服

3.双膦酸盐类服用方法 早晨空腹给药，用足量水送服，保持坐位或立位，服后30分钟内不宜进食和卧床，不宜饮牛奶、茶、果汁、矿泉水、含钙饮料。如在药疗中发生咽痛、吞咽疼痛和胸痛，应及时治疗。

4.辅助治疗 可选用以下方案代茶饮。

（1）鹿角10g，仙灵脾10g，肉苁蓉10g。制法：以上3味加水煎汤。代茶饮，每日1剂。功用：补肝肾，强筋骨。用于肝肾不足所致的骨质疏松症。

（2）龙骨30g，牡蛎30g。制法：以上2味，打粉冲服，1次5g，1天2次，开水冲服。功用：用于缺钙引起的骨质疏松症。

（五）用药指导与健康教育

1.保持健康生活习惯。摄入富含钙、蛋白质和低盐的均衡膳食，适度运动，戒烟限酒，少饮咖啡和碳酸饮料。

2.预防跌倒和外伤，降低骨折风险。少动或制动可引起骨质量下降及肌肉质量的减少，建议缓慢开始，逐渐增加活动量，每天行走30分钟，每周2~3次抗阻运动。

3.女性＞65岁，男性＞70岁或有骨折史的65岁以上男性，每年至少需要检查1次骨密度。

四、任务实施 微课6

1.搜集患者的基本信息

（1）体格基本情况，包括性别、年龄、身高、体重、BMI。

（2）临床诊断依据。

（3）有无不良嗜好。

（4）过敏史及疾病史。

（5）有无合并症。

2.用药指导 根据患者病情和用药信息，对患者正在服用的药物进行用药指导，准确说出治疗药物的作用机制、常见不良反应和用药注意事项等。

3.健康教育

（1）针对患者情况进行疾病相关知识的健康教育，做好疾病预防，控制疾病发展。

（2）针对患者情况进行日常生活管理的健康教育。

情景问答

【问题情景】为什么应适当补钙？

答：补钙应适度，不可盲目滥用，倘若过分强调补钙，钙的摄入量过大，且持续时间比较长，就有可能产生副作用，反而会影响健康。现代医学研究证实，补钙过量会出现以下几种副作用：①高钙血症。②铁及维生素等营养物质吸收障碍。③对胃肠道的副作用。因此，钙制剂的应用应在医生指导下根据个人体质实际情况应用，避免因补钙不当损害健康。

五、任务评价

序号	步骤	评价标准	评价结果
1	疾病评估与判断（20分）	询问患者信息完整、全面，疾病判断准确	
2	用药方案（20分）	准确推荐药物/医疗器械	
3	推荐理由（20分）	①至少3条 ②表达准确、流利 ③通俗易懂	
4	用药指导（30分）	①描述全面、准确 ②通俗易懂	
5	健康教育（10分）	指导合理、全面、准确	

书网融合……

微课6　思维导图　习题

项目九　运动系统病症

项目导读

运动系统包括骨骼、关节及相关的软组织，共同构成人体支架，起支持、运动与保护内脏的功能。随着人均寿命延长和现代生活方式的改变，颈椎病、腰椎间盘突出症、肩周炎已经成为当前骨科较为常见的疾病，发病年龄也呈年轻化趋势；其他常见病还有骨关节炎、风湿性关节炎、类风湿关节炎等。上述疾病如得不到有效治疗，将严重影响关节活动和患者的生活质量。通过本项目的任务设计和内容学习，对上述病症的概念、常见病因、临床表现、常用药物、用药指导和健康教育等深入了解，能对患者进行健康管理，提高生活质量。

项目目标

通过本项目的学习，学生能掌握颈椎病、腰椎间盘突出症、肩周炎、骨关节炎、风湿性关节炎及类风湿关节炎的概念，熟知上述病症的治疗药物和用药注意事项。能根据不同病症的表现和病因，正确选择治疗药物，并对患者进行用药指导和健康教育。

任务一　颈椎病

PPT

一、任务情境

患者，女，46岁，公司职员。自诉2年前，因长期伏案工作（10小时/天）致枕部、整个颈背部、双侧肩胛骨脊柱缘酸、困、沉，头顶部发沉，记忆力减退，时有恶心、心悸、胸闷、双眼视物模糊、眼皮发紧、右肩关节痛。X线检查显示：颈椎棘突交错，连线略右偏，第2、3颈椎间隙后缘略增宽，第5、6颈椎前缘增生，第3~4、4~5、5~6颈椎椎间隙变窄。无其他基础疾病，无过敏史。

任务：1.根据患者描述，评估病情。

2.根据患者病情推荐用药，并进行用药指导和健康教育。

二、任务目标

1.知识目标　①掌握颈椎病的常用药物。②熟悉颈椎病的分型、病因及临床表现。

2.技能目标　①能根据症状判断患者可能患有的病症。②能准确推荐药物并进行用药指导。

3.素质目标　①树立“安全、有效、合理用药”的理念，以高质量的药学服务保障公众健康。②以患者为中心，以人为本，提高公众健康素养，助力健康中国。

三、知识储备

（一）核心概念

颈椎病是指颈椎间盘发生了退行性改变，导致出现颈椎稳定性下降、椎间盘突出或脱出、骨刺形成、椎管狭窄等病变。

中医学关于颈椎病的论述，散见于“痹证”“头痛”“眩晕”“项强”“项筋急”之中。

（二）分类、病因及临床表现

1. 西医病因

分类	特点	主要病因	临床表现
神经根型颈椎病	较为常见	颈椎的椎间孔变窄压迫颈神经根	沿受压颈神经根支配区走向的放射疼痛。姿势不当或突然牵扯，可有剧烈锐痛，放电样。可伴有上肢肌力下降、手指动作不灵活
脊髓型颈椎病	最危险的类型	颈椎椎管内发生的病变压迫脊髓	上肢或下肢麻木无力、僵硬。双足踩棉花感。胸腹束带感。双手精细动作障碍，举筷子、系扣困难等。后期可能出现膀胱或直肠功能障碍
椎动脉型颈椎病	比较常见	颈椎的病变压迫、刺激到颈椎横突孔内的椎动脉所致	眩晕，主要表现为旋转性、浮动性或摇晃性眩晕；头痛；视觉障碍：突发性弱视或失明、复视，短期内自动恢复；猝倒；不同程度的运动及感觉障碍；精神症状
交感神经型颈椎病	表现最复杂的类型	颈椎的病变刺激了颈椎周围的交感神经末梢	常有头晕、眼花、耳鸣、手麻、心动过速、心前区疼痛等一系列交感神经症状。可有颈项痛、头痛、面部或躯干麻木发凉、痛觉迟钝、心悸，亦可有听力减退、记忆力减退、失眠等症状。面部或肢体多汗、无汗、畏寒或发热、鼻塞、口干等。恶心，甚至呕吐、腹胀、腹泻、消化不良、嗳气等。可能会出现吞咽异物感、梗阻感，视物障碍，甚至失明
食管压迫型颈椎病	相对少见	颈椎骨质增生刺激和压迫了食管	进行性吞咽困难
颈型颈椎病	最常见，症状较为轻微	颈椎不稳定刺激了颈椎窦椎神经末梢及周围肌肉	具有头、肩、颈、臂的疼痛及相应的压痛点，可有颈椎生理曲线的改变，椎体间不稳定及轻度骨质增生等变化

2. 中医病因

中医	具体表现
外因	各种急性外伤或慢性劳损可造成椎间盘、韧带、后关节囊损伤（跌仆闪挫，或长期低头伏案工作者，如会计、缝纫、刺绣、打字等工作），从而使脊柱稳定性下降，促使颈椎发生代偿性增生，增生物如直接或间接压迫神经、血管，就产生症状
内因	年迈体弱、肝肾不足，椎间盘退变是本病普遍的内因

（三）常用药物

颈椎病治疗方法通常为非手术治疗，例如生活习惯的改变、运动、药物和物理治疗、中医治疗等。症状较严重的患者应进行手术治疗。

1. 化学药品 急性期发作时，可通过非甾体抗炎药、肌肉松弛药缓解症状，必要时可给予脱水、激素治疗等。对于有神经、脊髓损伤症状的患者，可以使用营养神经类药物。常用于颈椎病的化学药品的药品分类、通用名、推介提示、用法用量等见表3-70。

表3-70 常用于颈椎病的化学药品一览表

序号	药品分类	通用名	药品推介提示	用法用量
1	解热镇痛药/OTC	布洛芬缓释胶囊	①孕妇及哺乳期妇女禁用。对阿司匹林过敏的哮喘患者禁用有消化性溃疡史，胃肠道出血或穿孔的患者禁用 ②严重肝肾功能不全者禁用 ③止痛不得超过5天 ④同类药物不能同服 ⑤服药期间不得饮酒或含有酒精的饮料	一次0.3g，一日2次
2		对乙酰氨基酚片		一次0.3~0.6g，每4~6小时一次

续表

序号	药品分类	通用名	药品推介提示	用法用量
3	中枢性肌肉松弛剂/OTC	氯唑沙宗	①过敏者禁用。孕妇及哺乳期妇女慎用 ②与吩噻嗪类、巴比妥类等中枢神经抑制剂及单胺氧化酶抑制剂合用时，应减少本品用量 ③不良反应以消化道症状为主，其次是神经系统反应	一次0.2~0.4g，一日3次，饭后服用
4	营养神经药/Rx	维生素B_{12}片	①低钾血症及高尿酸血症等不良反应 ②可能诱发痛风	每日25~100μg
5		甲钴胺片	①内源性的辅酶B_{12}. ②过敏者禁用 ③接触汞及其化合物的工作人员，不宜长期大量服用本药	一次0.5mg，一日3次
6	糖皮质激素/Rx	氢化可的松片	①禁用于严重的精神病和癫痫、活动性消化性溃疡病、骨折、高血压、糖尿病患者及孕妇等 ②长期应用可导致医源性库欣综合征、溃疡、精神失常等	一次20mg，一日1~2次

2. 中成药 常用于颈椎病的中成药的药品分类、名称、功能主治、用法用量、注意事项等见表3-71。

表3-71 常用于颈椎病的中成药一览表

序号	药品分类	通用名	功能主治	用法用量	注意事项
1	化痰熄风剂/Rx	天麻丸	祛风除湿，通络止痛，补益肝肾。主治风湿瘀阻、肝肾不足所致的痹证，症见肢体拘挛、手足麻木、腰腿酸痛	口服。一次1丸，一日2~3次	孕妇慎用；服用前应除去蜡皮，塑料球壳；本品可嚼服，也可分份吞服
2	活血通络剂/OTC	颈复康颗粒	活血通络，散风止痛。主治风湿瘀阻所致的颈椎病，症见头晕，颈项僵硬，肩背酸痛，手臂麻木	开水冲服。一次1~2袋，一日2次。饭后服用	孕妇忌服
3	祛湿剂/Rx	疏风定痛丸	祛风散寒，活血止痛。主治风寒湿痹，筋脉不舒，四肢麻木，腰腿疼痛，跌打损伤，瘀血作痛	口服。水蜜丸一次4克（20丸），大蜜丸一次1丸，一日2次	不宜多服；体弱者慎服
4	化瘀祛风剂/OTC	正天丸	疏风活血，养血平肝，通络止痛。用于外感风邪、瘀血阻络、血虚失养、肝阳上亢引起的偏头痛、紧张性头痛、神经性头痛、颈椎病型头痛、经前头痛	饭后服用，一次6克，一日2~3次，15天为一个疗程	个别病例服药后谷丙转氨酶轻度升高；偶有口干、口苦、腹痛及腹泻
5	活血剂/Rx	太极通天液	活血化瘀、疏风、活络、止痛	口服，每次10ml，每日2~3次	出血性脑血管病发作时禁用。孕妇忌服
6	外用制剂/OTC	麝香壮骨膏	改善局部肌肉痉挛，促进血液循环，缓解局部症状	外贴颈部病变节段处的皮肤	外用药，禁止内服；忌食生冷、油腻食物；皮肤破溃或感染处禁用；不宜长期大面积使用

3. 辅助治疗

（1）理疗 离子投入、超声波、紫外线或间动电流等热疗方式；热毛巾或热水袋局部外敷可改善血液循环。牵引治疗、中医针灸、艾灸、按摩推拿等较为有效。

（2）运动疗法 游泳、放风筝、羽毛球、五禽戏、八段锦、太极拳、颈椎保健操等。

（3）饮食上，多补充钙、铁等营养物质，促进骨骼生长和健康。

（4）代茶饮

1）灵仙葛根羌活茶　组成：威灵仙10g，葛根20g，羌活10g。制法：以上3味加水煎汤。代茶饮，每日1剂。功用：祛风散寒，舒筋活络，用于风寒痹阻引起的颈椎病。

2）黄芪15g，天麻10g，川芎10g，鸡血藤30g。制法：以上四味加水煎汤。代茶饮，每日1剂。功用：益气活血，用于气血亏虚引起的颈椎病。

3）丹参15g，红花5g，川芎10g，威灵仙10g。制法：以上四味加水煎汤。代茶饮，每日1剂。功用：活血化瘀，通络止痛，用于瘀血内阻引起的颈椎病。

（四）用药指导与健康教育

1.颈椎病引发头痛、牙痛时，以静养为主，不要做大幅度、高难度的动作，尤其是突然转头。

2.保持正确的坐姿、站姿及睡姿。不要长时间保持一个姿势，工作和学习时，每隔1小时要稍微活动一下。

3.改变不良的睡姿，注意枕头高度，以头颈部压下后与自己的拳头高度相等或略低为好。

4.避免颈部受凉、受潮，避免夏季空调直吹、注意颈部保暖，不用冷水冲洗颈部等。

四、任务实施

1.疾病评估与判断

（1）患者基本情况，包括性别、年龄、职业等。

（2）疾病史，包括主要症状，持续时间，其他症状，生活、工作或学习习惯等。

（3）患者的既往病史、就医史、用药史、过敏史等。

（4）疾病判断，判断患者具体情况。

2.用药方案　推荐至少2个化学药品或医疗器械（至少1个主治药物+1个联合用药）+1个中成药；推荐理由：说明药物/医疗器械的适应证/功能主治、作用机制、特点等。

3.用药指导　主治药物的用法用量、疗程，常见不良反应（不少于1条），注意事项（不少于4条），贮藏方法等。

4.健康教育　从生活习惯、辅助治疗、饮食等方面进行指导。

情景问答

【问题情景】颈椎病后头晕怎么办？

答：颈椎病患者出现头晕症状时可采取卧床休息、药物治疗，严重者需进行手术治疗。颈椎病患者头晕症状可能与颈椎病变刺激、压迫交感神经或椎动脉有关。卧床休息时颈椎负荷下降，周围肌肉放松，有助于压迫缓解。同时可以在医生指导下使用药物改善症状。对于头晕严重不能缓解的患者有些需要手术治疗。

知识拓展

颈椎功能单位由两个相邻椎骨的椎体、两个关节突关节、两个钩椎关节和椎间盘构成。

由于颈椎运动度最大，容易发生退变，尤其是长期从事屈颈姿态工作和有颈椎外伤或发育性颈椎椎管狭窄者，很容易发生退变。另外，颈椎长期劳损、骨质增生或者出现椎间盘突出等，会使椎动脉受压，交感神经受到刺激，促使颈椎病的发生。颈椎活动范围大，第5~6颈椎是最易受损的节段，第4~5颈椎次之，第6~7颈椎与前两部分比较最不容易受损。

五、任务评价

序号	步骤	评价标准	评价结果
1	疾病评估（20分）	询问患者信息完整、全面，疾病判断准确	
2	用药方案（40分）	①准确推荐药物/医疗器械 ②说明至少2条推荐理由 ③表达准确、流利 ④通俗易懂	
3	用药指导（30分）	①描述全面、准确 ②通俗易懂	
4	健康教育（10分）	指导合理、全面、准确	

书网融合……

思维导图　　习题

任务二　腰椎间盘突出症

PPT

一、任务情境

患者，男，33岁，汽车修理工，长期弯腰工作。自述1年前无明显诱因出现右下肢疼痛麻木，晚间疼痛渐增，时痛如刀割火耀，并以蚁行感沿右下肢放射，在私人诊所予“腰痛宁胶囊口服，维生素B_1、B_{12}肌内注射”未见好转，以后反复发作，腰部酸软困痛，喜揉喜按，遇劳加重，卧则减轻。4天前，因劳累过度，致腰痛加重。X线检查：L_4~L_5、L_5~S_1椎间盘突出，L_3~L_4椎体骨质增生。患者既往体健，无基础病史，无过敏史。

任务：1.根据患者描述，评估病情。

2.根据患者病情推荐用药，并进行用药指导和健康教育。

二、任务目标

1.知识目标　①掌握腰椎间盘突出症的常用药物。②熟悉腰椎间盘突出症的分型、病因及临床表现。

2.技能目标　①能根据症状判断患者可能患有的病症。②能准确推荐药物并进行用药指导。

3.素质目标　①树立“安全、有效、合理用药”的理念，以高质量的药学服务保障公众健康。②养成健康的生活方式，培养健康理念，助力健康中国。

三、知识储备

（一）核心概念

腰椎间盘突出症是指腰椎间盘纤维环破裂后，髓核突出压迫神经根，造成以腰腿痛为主要表现的疾病。属于中医“腰痛症”“痹证”“痿证”的范畴。

（二）病因

1. 西医病因

西医	具体病因
椎间盘退行性改变	
损伤	慢性劳损，如长期进行扭腰、弯腰等动作的工作；急性损伤，如儿童和青少年在进行一些体育活动，跳远、投掷铅球等，腰部快速扭转时，易发生急性损伤
椎间盘自身解剖因素的弱点	如缺乏血液供应，修复能力和承压能力变差
遗传因素和腰骶先天异常	
其他	腰部姿势不当，外伤，妊娠，腹部受寒、受潮等

2. 中医病因

中医	具体病因
外因	急性或慢性损伤是发生腰椎间盘突出的外因
内因	年老体衰，肝肾亏虚，腰椎间盘退行性改变。肝肾功能失调，风寒湿邪乘虚而入，腰部着凉后，引起腰肌痉挛，促使已有退行性变的椎间盘突出

（三）临床表现

1. 主要症状 ①腰痛：平卧位减轻，站立则加剧。②坐骨神经痛：为下肢疼痛，常发生与臀后部、大腿后外侧、小腿外侧至足跟部或足背部。

2. 其他症状 下腹部痛或大腿前侧痛，肢体麻木，马尾综合征，肌力下降。

（四）常用药物

1. 化学药品 常用于腰椎间盘突出症的化学药品的药品分类、通用名、推介提示、用法用量等见表3-72。

表 3-72 常用于腰椎间盘突出症的化学药品一览表

序号	药品分类	通用名	药品推介提示	用法用量
1	解热镇痛药/OTC	布洛芬缓释胶囊	①孕妇及哺乳期妇女禁用。对阿司匹林过敏的哮喘患者禁用。有消化性溃疡史，胃肠道出血或穿孔的患者禁用 ②严重肝肾功能不全者禁用 ③止痛不得超过5天 ④同类药物不能同服 ⑤服药期间不得饮酒或含有酒精的饮料	一次0.3g，一日3次
2		对乙酰氨基酚片		一次0.3~0.6g，每4~6小时1次
3	软骨保护剂/OTC	硫酸氨基葡萄糖胶囊	①6周为一个疗程，每年重复治疗2~3次 ②过敏者禁用。严重肝、肾功能不全者慎用	一次0.75g，一日2次，随餐或饭后服用
4		硫酸软骨素钠片	①有出血倾向者慎用 ②个别有胸闷、恶心、牙龈少量出血等	一次0.6~1.2g，一日2~3次
5	中枢性肌肉松弛剂/OTC	氯唑沙宗片	①过敏者禁用。孕妇及哺乳期妇女慎用 ②与吩噻嗪类、巴比妥类等中枢神经抑制剂及单胺氧化酶抑制剂合用时，应减少用量 ③不良反应消化道症状为主，其次神经系统反应	一次0.2~0.4g，一日3次，饭后服用
6	糖皮质激素/Rx	氢化可的松片	①禁用于严重的精神病、癫痫、活动性消化性溃疡病、骨折、高血压、糖尿病患者及孕妇等 ②长期应用可导致医源性库欣综合征、溃疡、精神失常等	一次20mg，一日1~2次

2.中成药 常用于腰椎间盘突出症的中成药的药品分类、名称、功能主治、用法用量、注意事项等见表3-73。

表3-73 常用于腰椎间盘突出症的中成药一览表

序号	药品分类	通用名	功能主治	用法用量	注意事项
1	活血通络剂/Rx	腰痛宁胶囊	消肿止痛，疏散寒邪，温经通络。主治寒湿瘀阻经络所致的腰椎间盘突出症、坐骨神经痛、腰肌劳损、腰肌纤维炎、风湿性关节炎痛，症见腰腿疼，关节痛及肢体活动受限者	每次4~6粒，每日1次，口服	①孕妇、小儿及心脏病患者禁用 ②运动员慎用 ③心脏病、高血压及脾胃虚寒者慎用 ④不可过量久服
2	祛风除湿剂/OTC	金乌骨通胶囊	滋补肝肾，祛风除湿，活血通络。用于肝肾不足，风寒湿痹、骨质疏松、骨质增生引起的腰腿酸痛、肢体麻木等症	口服，一次3粒，一日3次；或遵医嘱	孕妇禁用
3	活血剂/OTC	筋骨痛消丸	活血行气，温经通络，消肿止痛。适用于血瘀、寒湿类腰椎间盘突出症患者	每次6g，每日2次，温开水送服。30天为1个疗程	①孕妇禁用 ②属阳热证患者不宜使用

3.辅助治疗

（1）中医针灸、小针刀疗法、艾灸、按摩推拿等有一定疗效。

（2）在医生指导下进行牵引治疗，主要采用骨盆牵引方式。

（3）饮食上多补充高钙食物，如牛奶、鸡蛋、虾皮、豆制品等。

（4）代茶饮

1）枸杞子8粒，麦冬5g，甘草3g。制法：枸杞子、麦冬、甘草一起放入杯中，倒入约450ml沸水，盖上盖子闷泡8~10分钟，趁热饮用。功用：滋补肝肾，适用于肝肾阴亏引起的腰膝酸软疼痛。

2）桑葚5g，党参3g，菟丝子2g，枸杞子6粒。制法：将所有原料放入杯中，倒入约450ml沸水，盖上盖子闷泡8~15分钟，即可饮用，需温热饮。功用：补肾益精，用于肾精亏虚所致腰椎间盘突出症。

3）红花2g，三七粉3g。制法：将所有原料放入杯中，倒入约450ml沸水，盖上盖子闷泡8~15分钟，即可饮用，需温热饮。功用：活血化瘀，用于气滞血瘀等导致的腰椎间盘突出症。

（五）用药指导与健康教育

1.症状较轻者一般采用非手术治疗，非手术治疗无效者，可根据病情选择相应的手术治疗。

2.卧床休息是非手术治疗中最重要的治疗方式。初次发作时，应严格卧床休息，大、小便尽量不下床。卧床休息3周后，可以在佩戴腰围保护下起床活动，3个月内不做弯腰持物动作。

3.平时要有良好的坐姿。长期伏案工作的人，需要注意桌、椅高度，定期改变姿势。

4.睡眠时床稍微硬一些。加强腰背部的肌肉训练，做瑜伽、打太极等，增加脊柱的内在稳定性。

5.尽量不弯腰拿东西，最好采用屈髋、屈膝的下蹲方式，然后慢慢起身，以减少对腰椎间盘的压力。

四、任务实施

1.询问病情

（1）患者基本情况，包括性别、年龄、职业等。

（2）疾病史，包括主要症状，持续时间，其他症状，生活、工作或学习习惯等。

（3）患者的既往病史、就医史、用药史、过敏史等。

2.疾病评估 评估患者具体情况。

3.用药方案 推荐2种化学药品/医疗器械+1种中成药。推荐理由：说明药物/医疗器械的适应证/功能主治、作用机制、特点等。

4.用药指导 说明药品的用法用量、常见不良反应、注意事项、贮藏方法等。

5.健康教育 从生活习惯、运动、物理治疗、饮食等方面对患者进行健康教育。

情景问答

【问题情景】腰椎间盘突出症的正确睡姿？

答：腰椎间盘突出症的患者可采取仰卧位或侧卧位。患者仰卧位睡觉时，可在膝关节下垫一个枕头，使膝关节保持微微弯曲，以减轻脊柱的压力。侧卧位时可以将膝关节微微弯曲，这样也可有效减轻腰部疼痛感。患者平时应避免睡过软的床垫，以免腰部肌肉牵拉、紧张，而导致疾病症状加重。

知识拓展

腰椎间盘突出症的危害

严重或持久的腰痛和下肢疼痛会影响生活和工作，比如不能久坐、不能长时间行走、难以搬运东西等。如果神经根长时间受压，引起肌肉萎缩，即使手术将神经压迫解除，也只能缓解下肢疼痛症状，而不能解决下肢麻木、无力、行走困难的现象，还需要长期接受康复治疗。严重者可能会导致血管损伤、周围神经损伤等。

五、任务评价

序号	步骤	评价标准	评价结果
1	疾病评估（20分）	询问患者信息完整、全面，疾病判断准确	
2	用药方案（40分）	①准确推荐药物/医疗器械 ②说明至少2条推荐理由 ③表达准确、流利 ④通俗易懂	
3	用药指导（30分）	①描述全面、准确 ②通俗易懂	
4	健康教育（10分）	指导合理、全面、准确	

书网融合……

思维导图　　习题

任务三　肩周炎

PPT

一、任务情境

患者，男，65岁，退休教师。自诉1年前在无明显诱因下出现双侧肩部酸痛，逐渐出现关节活动障碍，无颈项部酸痛，无头晕、头痛，当时因工作繁忙，未予重视及处置，其后症状时轻时重，2个月前在夜卧受凉后自觉上述症状较前加重，受凉加重，得温痛减，夜间及晨起痛甚。患者双肩关节周围酸痛，无上肢放射性痛，无心慌、胸闷，无咳嗽、咳痰，睡眠饮食可，二便尚可，体重未见明显减轻。既往无重大疾病和慢性病，无过敏史。

任务：1.根据患者描述，评估病情。

2.根据患者病情推荐用药，并进行用药指导和健康教育。

二、任务目标

1.知识目标　①掌握肩周炎的常用药物。②熟悉肩周炎的分型、病因及临床表现。

2.技能目标　①能根据症状判断患者可能患有的病症。②能准确推荐药物并进行用药指导。

3.素质目标　①树立“安全、有效、合理用药”的理念，以高质量的药学服务保障公众健康。②树立责任心和仁爱之心，培养爱岗敬业、精益求精的职业精神。

三、知识储备

（一）核心概念

肩关节周围炎简称肩周炎，是肩关节及局部肌肉、肌腱、滑囊及关节囊等软组织的慢性炎症反应，也称“五十肩”“漏肩风”“凝肩”等。

（二）病因

1.西医病因

西医	具体病因
肩周软组织退行性改变	
肩部慢性劳损	长期过度活动或姿势不良，如做木工活、打球、弓背耸肩、伏案写字等
肩部外伤	未及时治疗可导致肩关节功能障碍
肩部固定过久	肩周组织继发萎缩、粘连
其他	肩外疾病（颈椎病、糖尿病、甲状腺疾病等）、内分泌紊乱、免疫反应、寒冷刺激等

2.中医病因

中医	具体病因
外因	风寒湿外邪侵袭肩部，经脉拘急致气血不畅，血行受阻
内因	年老体衰，肾虚髓亏，气血虚损，筋失濡养，而致此病

（三）临床表现

1.急性期　主要表现为肩关节疼痛。疼痛常在肩关节运动时及夜间更加明显。

2.僵硬期　主要表现为肩关节向各个方向的主动或被动活动均受限明显，似被“冻结”。以外展、外旋、后伸时最严重。

3.缓解期 僵硬期过后，症状可逐渐减轻，肩关节的功能可逐渐恢复到正常或接近正常。

4.其他症状 肩关节周围压痛、怕冷、肌肉痉挛与萎缩。

（四）常用药物

1.化学药品 常用于肩周炎的化学药品的药品分类、通用名、药理作用、推介提示、用法用量等见表3-74。

表3-74 常用于肩周炎的化学药品一览表

序号	药品分类	通用名	药品推介提示	用法用量
1	解热镇痛药/OTC	布洛芬缓释胶囊	①孕妇及哺乳期妇女、严重肝肾功能不全者、有消化性溃疡史、胃肠道出血或穿孔的患者禁用 ②止痛不得超过5天 ③同类药物不能同服 ④服药期间不得饮酒或含有酒精的饮料	一次0.3g，一日3次
2		依托考昔片	①选择性COX-2抑制剂，发生血栓事件的危险性增加 ②有活动性消化道溃疡或出血，充血性心力衰竭，缺血性心脏病等禁用 ③同类药物不建议合用	一次30mg，一日1次
3	肌肉松弛剂/处方药	盐酸乙哌立松片	①严重肝、肾功能障碍者，伴有休克者，哺乳期妇女禁用 ②肝功能障碍患者，孕妇慎用 ③若出现四肢无力、站立不稳、嗜睡等症状时，应减少或停止用药 ④用药期间不宜从事驾驶车辆等危险性机械操作	一次50mg，一日3次

2.中成药 常用于肩周炎的中成药的药品分类、名称、功能主治、用法用量、注意事项等见表3-75。

表3-75 常用于肩周炎的中成药一览表

序号	药品分类	通用名	功能主治	用法用量	注意事项
1	活血通络剂/OTC	痛舒胶囊	活血化瘀，舒筋活络，消肿止痛。用于跌打损伤，风湿关节痛	口服，一次3~4粒，一日3次	孕妇禁用
2	活血化瘀剂/Rx	麝香活血化瘀膏	活血化瘀，消炎止痛。用于关节扭伤，软组织挫伤，急性腰扭伤腰肌劳损，肩周炎，未溃冻疮，结节性红斑	贴患处。2天更换1次	孕妇禁用
3	通络止痛剂/Rx	消风止痛宁	祛风通络，消肿止痛。用于急慢性风湿性关节炎，肩周炎	口服，一次6粒，一日3次	尚不明确
4	祛风胜湿剂/OTC	华佗风痛宝片	驱风祛湿，通络除痹，消肿止痛。用于风湿痹痛，肢体屈伸不利，筋脉拘挛，关节肿痛	口服，一次3~4片，一日3次；10天为一疗程	孕妇禁用
5	活血通络剂/Rx	伸筋片	舒筋通络，活血祛瘀，消肿止痛。用于寒湿瘀血阻络所致的痹证	口服，一次3片，一日3次，饭后服用，或遵医嘱	孕妇及哺乳期妇女禁用
6	散寒除湿剂/Rx	万通筋骨片	祛风散寒，通络止痛。用于痹证，肩周炎，颈椎病，腰腿痛，肌肉关节疼痛，屈伸不利，以及风湿性关节炎、类风湿关节炎见以上证候者	口服，一次2片，一日2~3次；或遵医嘱	①孕妇禁服 ②本品不宜超量服用。定期复查肾功能 ③高血压、心脏病患者慎用，或在医生指导下服用 ④运动员慎用

3.辅助治疗

（1）中医针灸、小针刀疗法、艾灸、按摩推拿等有一定疗效。

（2）物理治疗，如采用超短波、中频电等方法，可增加血流、缓解疼痛，促进炎症消退。

（3）多吃具有理气、活血、通络作用的食品，如黑木耳、蛇类等，以及强壮筋骨的食物，如驼肉、怀山药、豆类、白木耳、菜心、海参、枸杞子、芝麻、番薯、核桃、银鱼、蛋、鱼鳔、海带、乳酪、鸡爪、紫菜、羊奶等；食品宜温，不宜生冷。

（4）代茶饮

1）片姜黄茶饮　组成：片姜黄6~10g。制法：取片姜黄6~10g，研成粗末，放在水中煎煮，取药汁代茶饮。功用：除湿，通络止痛。用于关节经络感受风寒湿邪，导致风湿肩痹疼痛。

2）木瓜10g，红花10g，羌活10g。制法：以上三味加水煎汤。代茶饮，每日1剂。功用：舒筋活络，祛风定痛，用于急慢性软组织损伤、关节炎、肩周炎、颈椎病等。

3）威灵仙10g，三七10g，延胡索10g。制法：以上三味加水煎汤。代茶饮，每日1剂。功用：祛风寒，强筋骨，益气血，止痹痛。用于肩周炎风寒痹证者，证见肩部怕冷，遇热痛缓，肩痛日轻夜重，肩部有明显痛症等。

（五）用药指导与健康教育

1.肩周炎的治疗主要是保守治疗，口服解热镇痛药物同时，可采用局部封闭治疗、神经阻滞疗法、关节腔内注射等方式缓解疼痛。

2.每日进行肩关节的主动活动，常见的方法有画圈法、甩手法、爬墙法、拉毛巾法、展翅法等，此外可对肩关节痛点进行自我按摩。

3.纠正不良姿势。尽量挺胸、直背，以减轻肩颈负担。经常活动肩部和颈椎，避免长时间保持同一姿势。

4.注意肩部保暖，加强肩部肌肉锻炼，避免肩部受伤。

四、任务实施

1.询问病情

（1）患者基本情况，包括性别、年龄、职业等。

（2）疾病史，包括主要症状，持续时间，其他症状，生活、工作或学习习惯等。

（3）患者的既往病史、就医史、用药史、过敏史等。

2.疾病评估　评估患者具体情况。

3.用药方案　推荐至少2种化学药品/医疗器械+1种中成药。推荐理由：主治药品的作用机制，成分、适应证/功能主治、作用特点等。

4.用药指导　说明主治药品的用法用量、常见不良反应、注意事项、贮藏方法等。

5.健康教育　从生活习惯、运动、物理治疗、饮食等方面对患者进行健康教育。

情景问答

【问题情景】肩周炎通过康复锻炼可以治愈吗？

答：传统的观点认为肩周炎可通过康复锻炼治疗，但仅适用于轻症的肩周炎。对于肩袖损伤等疾病，康复锻炼不仅没有达到治疗效果，而且会加重原有疾病。康复锻炼3天后，若症状未改善或疼痛加重，则建议停止康复锻炼，及时就医。

知识拓展

肩周炎的预后

肩周炎属自限性疾病，多数患者在6~24个月可以自愈。部分患者不能恢复到正常功能，可能长期存在肩关节疼痛和功能障碍。及时接受规范治疗，并积极进行功能锻炼，对改善预后有重要意义。如果未及时治疗，软组织粘连情况越来越严重，疼痛及活动受限也更明显，形成恶性循环，可引起软组织纤维化、钙化，受累肌肉相应僵硬、退变，甚至出现功能障碍。肩部再次劳损、身体过度劳累、肩部受寒等诱发因素刺激后，可使肩周炎复发。

五、任务评价

序号	步骤	评价标准	评价结果
1	疾病评估（20分）	询问患者信息完整、全面，疾病判断准确	
2	用药方案（40分）	①准确推荐药物/医疗器械 ②说明至少2条推荐理由 ③表达准确、流利 ④通俗易懂	
3	用药指导（30分）	①描述全面、准确 ②通俗易懂	
4	健康教育（10分）	指导合理、全面、准确	

书网融合……

思维导图　　习题

任务四　骨关节炎

PPT

一、任务情境

患者，女，50岁，无业。主诉近2个月来反复出现右侧膝关节疼痛、僵硬，活动时感觉膝关节有骨摩擦感，近日降温感觉右膝关节疼痛加剧、活动受限明显，下楼时特别疼痛。经询问，平时喜欢走路锻炼，每日步数约12000步，身高158cm，体重75kg。2周前曾到医院就诊,X线片提示：膝关节间隙变窄、关节边缘骨质增生。无外伤史，无过敏史，家族中未有类似病例。

任务：1.根据患者描述，评估病情。

2.根据患者病情推荐用药，并进行用药指导和健康教育。

二、任务目标

1.知识目标　①掌握骨关节炎的常用药物。②熟悉骨关节炎的病因及临床表现。

2.技能目标　①能根据症状判断患者可能患有的病症。②能准确推荐药物并进行用药指导。

3.素质目标 ①树立“安全、有效、合理用药”的理念，以高质量的药学服务保障公众健康。②树立责任心和仁爱之心，培养爱岗敬业、精益求精的职业精神。

三、知识储备

（一）核心概念

骨关节炎是一种慢性关节疾病，特征是关节软骨退行性变，并继发滑膜增生、骨赘形成。本类疾病属于中医学“痹证”范畴，称“骨关节痹证”或“骨痹”。

（二）分类及病因

1.西医病因

西医	具体病因
原发性骨关节炎	病因不明，与遗传和体质因素有关，多发生在50岁以上的中老年人
继发性骨关节炎	在创伤、炎症、关节不稳定、感染、先天性疾病等原有病变基础上发生继发病变，也可发生在青壮年人群

2.中医病因

中医	具体病因
风寒湿邪侵袭	风寒湿邪等侵袭、滞留关节而发病
肝肾亏损	由于中年以后肝肾亏损，肝虚则血不养筋，筋不能维持骨节之张弛，关节失却滑利，肾虚而髓减，致使筋骨均失所养
慢性劳损	过度劳累，日积月累，筋骨受损，营卫失调，气血受阻，经脉凝滞，筋骨失养，致生本病

（三）临床表现

骨关节炎的主要症状是疼痛，随着病情发展，可以出现关节僵硬、肿大、异常弹响、无力、活动障碍等。

1.关节疼痛和压痛 疼痛是主要症状。初期是轻微或中度隐痛，不持续出现，休息时减轻，活动后加重。天气变化、潮湿受凉等都可引发疼痛。晚期疼痛可持续出现，也可出现夜间疼痛。关节局部可出现压痛，伴有关节肿胀时会十分明显。

2.关节僵硬 早晨起床时，关节感觉发紧、僵硬，活动后可减轻。气压降低或者空气湿度增加，关节僵硬可能会加重，但持续时间一般比较短，通常为几分钟到十几分钟，很少超过30分钟。

3.关节肿大 手部可出现明显的关节肿大、变形。膝关节有时会因骨赘或关节积液、滑膜和关节囊增厚出现肿大。

4.关节无力、活动障碍 骨关节炎发生在下肢关节时，行走时感觉腿部无力、发软，严重者不能完全伸直，出现活动障碍。

5.关节弹响和骨擦音（感） 关节软骨破坏，关节面不平，关节活动时出现异常声响，或者骨骼摩擦的感觉。大多发生在膝关节。

6.其他症状 如果骨质增生压迫神经，可引起肢体麻木、感觉异常、肌无力等症状。

（四）常用药物

1.化学药品 常用于骨关节炎的化学药品的药品分类、通用名、推介提示、用法用量等见表3-76。

表 3-76 常用于骨关节炎的化学药品一览表

序号	药品分类	通用名	药品推介提示	用法用量
1	解热镇痛药/OTC	双氯芬酸二乙胺乳胶剂	①对其他非甾体抗炎药过敏者禁用；对丙二醇过敏者禁用 ②应避免长期大面积使用；避免接触眼睛和其他黏膜（如口、鼻等）	外用。涂搽痛处，一日3~4次
		布洛芬缓释胶囊	①孕妇及哺乳期妇女、对阿司匹林过敏的哮喘患者、严重肝肾功能不全者或严重心力衰竭者、消化性溃疡史、胃肠道出血或穿孔的患者禁用 ②最好在餐中或餐后服用 ③长期服用布洛芬会导致乳头坏死和其他肾病理变化	一次0.3g，一日2次
2	解热镇痛药/Rx	依托考昔片	①选择性COX-2抑制剂，发生血栓事件的危险性增加 ②禁用于有活动性消化道溃疡或出血，充血性心衰，缺血性心脏病患者 ③同类药物不建议合用	一次30mg，一日1次
4	软骨保护剂/OTC	硫酸氨基葡萄糖胶囊	①6周为一个疗程，每年重复治疗2~3次 ②过敏者禁用。严重肝、肾功能不全者慎用	一次0.75g，一日2次，吃饭时或饭后服用
5	软骨保护剂/Rx	双醋瑞因胶囊	①禁用于过敏或有蒽醌衍生物过敏史的患者 ②不良反应以轻度腹泻最常见。饭后服用有助于提高吸收率 ③不宜与泻药同服	一次50mg，一日1~2次，饭后服用

2. 中成药 常用于骨关节炎的中成药的药品分类、名称、功能主治、用法用量、注意事项等见表3-77。

表 3-77 常用于骨关节炎的中成药一览表

序号	药品分类	通用名	功能主治	用法用量	注意事项
1	补益剂/Rx	壮骨关节丸	补益肝肾，养血活血，舒筋活络，理气止痛。用于肝肾不足、血瘀气滞、脉络痹阻所致的骨关节炎、腰肌劳损，症见关节肿胀、疼痛、麻木、活动受限	口服。一次6g（约一瓶盖），一日2次。早晚饭后服用	①肝功能不良或特异体质者慎用，定期检查肝功能或遵医嘱 ②30天为一疗程，长期服用者每疗程之间应间隔10~20天
2	补益剂/Rx	抗骨增生胶囊	补腰肾，强筋骨，活血止痛。用于骨关节炎肝肾不足、瘀血阻络证，症见关节肿胀、麻木、疼痛、活动受限	口服。一次5粒，一日3次	尚不明确
3	疏散外风剂/Rx	祛风止痛胶囊	祛风寒，补肝肾，壮筋骨。用于风寒湿邪闭阻、肝肾亏虚所致的痹证，症见关节肿胀、腰膝疼痛、四肢麻木	口服。一次6粒，一日2次	孕妇忌服
4	散寒除湿剂/Rx	风湿骨痛胶囊	温经散寒，通络止痛之功效。用于寒湿闭阻经络所致的痹证，症见腰脊疼痛，四肢关节冷痛	口服。一次2~4粒，一日2次	①本品含毒性药，不可多服；孕妇忌服 ②运动员慎用

3. 辅助治疗

（1）物理治疗，包括热疗、水疗、超声波、针灸、按摩、牵引、经皮神经电刺激等。

（2）可以在医生指导下选择必要的辅助器械，如手杖、拐杖、关节支具、助行器等，选择平底、厚实、柔软、宽松的鞋子。

（3）补充维生素和钙剂。

（4）代茶饮

1）淫羊藿10g，独活10g，桑寄生10g，鸡血藤15g。制法：以上4味加水煎汤。代茶饮，每日1剂。

功用：补益肝肾，养血活血，舒筋活络，用于肝肾不足、血瘀气滞、脉络痹阻所致的骨关节炎。

2）续断10g，独活15g，红花10g。制法：以上3味加水煎汤。代茶饮，每日1剂。功用：祛风寒，补肝肾，壮筋骨。用于风寒湿邪闭阻、肝肾亏虚所致的骨关节炎。

3）女贞子（盐制）10g，牛膝10g，鸡血藤20g。制法：以上3味加水煎汤。代茶饮，每日1剂。功用：补腰肾，强筋骨，活血止痛。用于肝肾不足、瘀血阻络所致的骨关节炎。

（六）用药指导与健康教育

1.保护关节，适量运动，减少不合理的运动，比如长时间跑、跳、蹲，减少或避免爬楼梯。可以选择游泳、自行车、短距离散步等有氧运动，每周2~3次为宜。

2.减轻体重可以改善关节功能并减轻疼痛。避免长时间同一姿势负重，尽量不要背重物或手提重物上楼。

3.饮食上限制热量摄入，减少高脂、高糖饮食，低钠饮食，减少动物脂肪、内脏的摄入，适当摄入新鲜瓜果蔬菜。

四、任务实施

1.询问病情

（1）患者基本情况，包括性别、年龄、职业（是否长期从事体力劳动或高强度运动）等。

（2）疾病史，包括主要症状，疼痛部位，是否伴有关节僵硬、肿大等症状，关节活动是否受限，什么情况下易发生疼痛等。

（3）患者的既往病史（如外伤、先天性髋关节脱位、膝内翻等畸形、痛风等）、就医史、用药史、过敏史等。

2.疾病评估 评估患者具体情况。

3.用药方案 推荐至少2种化学药品/医疗器械+1种中成药，说明药物的作用特点。推荐理由：药品/医疗器械的适应证/功能主治、作用机制、作用特点等。

4.用药指导 说明主治药物的用法用量、常见不良反应、注意事项、贮藏方法等。

5.健康教育 从生活习惯、运动、饮食、理疗、辅助器械等方面对患者进行健康教育。

情景问答

【问题情景】骨关节炎伴随的疼痛如何解决？

答：缓解疼痛需根据关节软骨的损伤程度来选择，包括物理治疗、药物治疗及手术治疗等。

骨关节炎早期可通过热疗、超声波等物理治疗缓解疼痛。还可选择药物治疗，如非甾体抗炎药、软骨保护剂、关节腔内注射药物等。如以上方法无效时，则需要考虑手术治疗。

知识拓展

年龄、外伤、肥胖、遗传、炎症、代谢、绝经后女性和骨质疏松者是骨关节炎的高危因素。原发性骨关节炎的发生发展是一个长期、慢性、渐进的过程。骨关节炎最早、最主要的变化发生在关节软骨。关节软骨功能退化，发生变性、磨损，甚至消失，不能维持原功能。发病过程中软骨下骨同时发生改变，关节边缘形成骨赘（骨质增生），伴有滑膜增生，关节囊、周围韧带等退变、纤维化、萎缩，限制关节正常活动。最终关节面破坏，出现畸形。

五、任务评价

序号	步骤	评价标准	评价结果
1	疾病评估（20分）	询问患者信息完整、全面，疾病判断准确	
2	用药方案（40分）	①准确推荐药物/医疗器械 ②说明至少2条推荐理由 ③表达准确、流利 ④通俗易懂	
3	用药指导（30分）	①描述全面、准确 ②通俗易懂	
4	健康教育（10分）	指导合理、全面、准确	

书网融合……

思维导图　　习题

任务五　风湿性、类风湿关节炎

PPT

一、任务情境

患者，女性，55岁，工人。自诉半年前在淋雨受凉后自觉周身多关节疼痛，尤以小关节明显，晨起关节僵硬约10分钟，无关节红肿、畸形，无跌倒外伤史。经医院检查显示：类风湿因子阳性。给予止痛、调节免疫等药物治疗，症状稍缓解。1周前在夜卧受凉后自觉上述症状较前加重。患者伴活动受限，无恶寒、发热，无咳嗽、咳痰，饮食可，睡眠欠佳，二便调，体重未见明显减轻。无慢性病史，无外伤和手术史，否认过敏史。

任务：1.根据患者描述，评估病情。

2.根据患者病情推荐用药，并进行用药指导和健康教育。

二、任务目标

1.知识目标　①掌握风湿性、类风湿关节炎的常用药物。②熟悉风湿性、类风湿关节炎的病因及临床表现。

2.技能目标　①能根据症状判断患者可能患有的病症。②能准确推荐药物并进行用药指导。

3.素质目标　①树立“安全、有效、合理用药”的理念，以高质量的药学服务保障公众健康。②培养爱岗敬业、精益求精的职业精神。③养成良好的生活习惯，提高健康素养。

三、知识储备

（一）核心概念

1.风湿性关节炎　由A组乙型溶血性链球菌引起的关节炎症反应性疾病，是风湿热的常见临床表现。

2.类风湿关节炎（RA） 一种病因未明的慢性、以炎性滑膜炎为主的系统性疾病。本病属于中医学“痹证”“历节”“尪痹”等范畴。

（二）常见病因及临床表现

1.西医病因及临床表现

	风湿性关节炎	类风湿关节炎
病因	A组乙型溶血性链球菌感染	未知
诱因	寒冷、潮湿等	遗传、环境等因素
症状	前驱症状多为上呼吸道感染、脉率快，出汗多 关节症状：关节疼痛，多发生在膝、踝、肘、腕、肩等大关节，常2周内消退。关节局部发红、肿胀、灼热、疼痛，有压痛，可多个关节或单关节发病。个别可发生在髋关节、指间关节、下颌关节等。急性炎症期后关节功能可恢复	晨僵（常超过1小时）；关节肿胀、疼痛，多出现在腕、掌指、近端指间关节等部位，呈对称性、持续性；关节畸形、活动困难；皮下结节；类风湿因子阳性；受累关节骨质侵蚀或骨质疏松
其他症状	心肌炎、环形红斑、皮下结节、舞蹈症等	间质性肺炎、血管炎、肾损害等

2.中医病因

中医	具体病因
外因	风寒湿邪侵袭，留于经络关节，直接影响气血津液运行，也可导致痰瘀形成。痰瘀互结可使关节肿大、强直、变形
内因	肝脾肾亏虚，脾藏营而主肉，脾气虚馁，不能生肌长肉，肉失所养而致肌萎无力；肝藏血而主筋，肝血不足，不能濡润滋养宗筋，筋脉失养而致拘挛；肾藏精而主骨，肾精亏损，无以充髓养骨，骨失所养而致疏松变形

（三）常用药物

1.化学药品 常用于风湿性、类风湿关节炎的化学药品的药品分类、通用名、推介提示、用法用量等见表3-78。

表3-78 常用于风湿性、类风湿关节炎的化学药品一览表

序号	药品分类	通用名	药品推介提示	用法用量
1	抗菌药物/Rx	注射用苄星青霉素	①用于风湿热 ②用前详细询问过敏史，做皮试；现配现用 ③过敏及皮试阳性者禁用	一次60万~120万单位，每2~4周1次
2	解热镇痛药/Rx	阿司匹林片	①用于风湿性、类风湿关节炎 ②孕妇及哺乳期妇女、消化性溃疡史，胃肠道出血或穿孔的患者禁用 ③阿司匹林不宜与抗凝血药、甲氨蝶呤、糖皮质激素合用 ④布洛芬最好在餐中或餐后服用。长期服用会导致乳头坏死和其他肾病理变化 ⑤依托考昔是选择性COX-2抑制剂，发生血栓事件的危险性增加 ⑥同类药物不建议合用	一次3~6g，一日4次
3		依托考昔片		一次0.3g，一日2次
4	解热镇痛药/OTC	布洛芬缓释胶囊		一次30mg，一日1次
5	糖皮质激素/Rx	醋酸泼尼松片	①高血压、溃疡病、青光眼、精神病等患者禁用 ②较大剂量易引起糖尿病、消化道溃疡、库欣综合征、感染等	每日40~60mg
6	肿瘤坏死因子（TNF-α）抑制剂/Rx	注射用依那西普	①生物制剂，治疗RA ②脓毒血症患者；严重活动性感染患者 ③2~8℃冷藏贮存 ④常见ADR为注射部位反应、感染、过敏反应等；有导致严重感染和肿瘤的风险	一次25mg，每2周一次
7		注射用英夫利昔单抗	①生物制剂，治疗RA ②对鼠源蛋白或本品其他成分过敏的患者禁用 ③2~8℃冷藏贮存，不得冷冻 ④溶解后应立即使用。注射前，应使药物达到常温 ⑤主要ADR为感染	3~5mg/kg，第2、6周各一次，然后每6~8周1次

续表

序号	药品分类	通用名	药品推介提示	用法用量
8	改善病情的抗风湿药/Rx	甲氨蝶呤片（MTX）	①二氢叶酸还原酶抑制剂 ②常见ADR有恶心、口炎、腹泻、脱发等；影响生殖功能 ③服药期间应适当补充叶酸，定期检测血常规和肝功能	每周7.5~25mg
9		柳氮磺吡啶肠溶片	①磺胺类药物过敏者、孕妇、哺乳期妇女、2岁以下小儿禁用 ②用药期间宜多饮水 ③过敏反应较为常见；中性粒细胞减少或缺乏症、血小板减少症及再生障碍性贫血	一次2~3g，每6~8小时1次
10	免疫抑制剂/Rx	来氟米特片	①过敏者及严重肝脏损害患者禁用 ②若白细胞低于2.0×10^9/L和准备生育的男性应中断服药 ③服药期间不应使用免疫活疫苗 ④主要ADR有腹泻、瘙痒、可逆性肝脏酶升高、脱发等	一次10~20mg，一日1次

2.中成药 常用于风湿性、类风湿关节炎的中成药的药品分类、通用名、功能主治、用法用量、注意事项等见表3-79。

表3-79 常用于风湿性、类风湿关节炎的中成药一览表

序号	药品分类	通用名	功能主治	用法用量	注意事项
1	散寒除湿剂/Rx	风湿骨痛胶囊	温经散寒，通络止痛。于寒湿闭阻经络所致的痹证，症见腰脊疼痛，四肢关节冷痛；风湿性关节炎见上述证候者	口服。一次2~4粒，一日2次	①本品含毒性药，不可多服；孕妇忌服 ②运动员慎用
2	祛湿剂/Rx	寒湿痹颗粒	祛寒除湿，温通经络。用于肢体关节疼痛，疲困或肿胀，局部畏寒，风湿性关节炎	一次3g（无糖型）或5g（减糖型），一日3次	孕妇忌服，高热者禁用
3	清热除湿剂/Rx	四妙丸	清热利湿。湿热下注所致的痹证，症见足膝红肿，筋骨疼痛	口服。一次6g，一日2次	尚不明确
4	祛湿剂/Rx	盘龙七片	活血化瘀，祛风除湿，消肿止痛。用于风湿性关节炎、腰肌劳损、骨折及软组织损伤	口服。一次3~4片，一日3次	孕妇及高血压病患者慎用
5	扶正祛湿剂/Rx	尪痹颗粒	补肝肾，强筋骨，祛风湿，通经络。用于久痹体虚，关节疼痛，局部肿大、僵硬畸形，屈伸不利及类风湿关节炎见有上述症候者	开水冲服，一次6g，一日3次	孕妇慎用
6	祛湿剂/Rx	木瓜丸	祛风散寒，除湿通络。风寒湿闭阻所致的痹证，症见关节疼痛、肿胀、屈伸不利、局部畏恶风寒、肢体麻木、腰膝酸软	口服。一次30粒，一日2次	①本品应在医师指导下使用，不可过量长期服用 ②心律失常者慎用 ③孕妇禁用 ④风湿热痹者忌服
7	祛湿剂/Rx	痹祺胶囊	益气养血，祛风除湿，活血止痛。用于气血不足，风湿瘀阻，肌肉关节酸痛，关节肿大、僵硬变形或肌肉萎缩，气短乏力；风湿、类风湿关节炎等	口服，一次4粒，一日2~3次	①孕妇禁服 ②运动员慎用

3.辅助治疗

（1）饮食应营养均衡。适当多吃富含蛋白质的食物，如蛋、鱼、虾、豆类，少吃高脂肪和高胆固醇食物，如肥肉等。

（2）中医疗法，如针刺疗法、药熏、温水浴、艾灸疼痛部位等。

（3）代茶饮

1）桑枝蚕砂茶 组成：嫩桑枝30g，蚕砂15g。制法：用纱布将蚕砂包好，桑枝切碎，放入杯中，以沸水冲泡，焖15分钟，代茶频饮。功效：祛风除湿，活血定痛。主治风湿侵犯，气血受阻所致的肢体关节或肩臂疼痛。

2）薏苡仁防风茶　组成：薏苡仁20g，防风10g。制法：放入砂锅中，加水煎30分钟取汁，温服，代茶饮。功效：清热利湿，祛风止痛。用于风热湿邪侵犯肢体经络，导致关节疼痛，伴有轻度发热，疼痛部位轻度肿胀。

3）侧柏木通茶　组成：侧柏15g，木通、红花、防风各5g。制法：药研末，放入保温杯中，以沸水冲泡，焖15分钟代茶频饮。功效：祛风燥湿，活血镇痛。功用：用于风寒湿痹所致的气血运行受阻，全身关节走窜疼痛，不分日夜，疼痛剧烈，难以忍受。如风湿性关节炎和类风湿关节炎的早期、外伤性关节炎等。

（四）用药指导与健康教育

1. 类风湿关节炎常用药物种类较多，除控制症状外，要应用改善病情的药物以延缓病情发生，首选甲氨蝶呤，并作为联合治疗的基本药物。

2. 用药期间应定期监测血常规、肝肾功能。定期就诊，评估病情，根据需要调整治疗方案。

3. 生活中要注意保暖，避免潮湿和受寒。改善居住环境，加强通风。

4. 急性关节炎早期应卧床休息。避免熬夜，养成良好作息习惯。

四、任务实施

1. 询问病情

（1）患者基本情况，包括性别、年龄、居住环境等。

（2）疾病史，包括主要症状，疼痛部位，持续时间，疼痛部位是否固定，是否影响运动，有无其他症状？

（3）患者的既往病史、就医史、用药史、过敏史、家族史等。

2. 疾病评估　评估患者具体情况。

3. 用药方案　推荐至少2个化学药品或医疗器械（1个主治药物+1个联合用药），至少1个中成药；推荐理由：说明药物/医疗器械的适应证/功能主治、作用机制、特点等。

4. 用药指导　说明主治药物的用法用量、疗程，常见不良反应，注意事项，贮藏方法等。

5. 健康教育　从生活习惯、运动、理疗、饮食等方面对患者进行健康教育。

情景问答

【问题情景】环境潮湿会导致风湿性、类风湿关节炎吗？

答：潮湿、阴冷的环境与风湿性、类风湿关节炎没有直接关系，但在潮湿、阴冷的环境中容易出现关节肿胀、疼痛加重的情况。因此，应注意天气变化，注意对关节的保暖。

知识拓展

抗风湿生物制剂

改善病情的抗风湿药较非甾体抗炎药发挥作用慢，改善症状需要1~6个月，又称慢作用药，但可改善和延缓病情进展。生物制剂与改善病情的抗风湿药相比，起效快、抑制骨质破坏的作用明显，耐受性较好，除TNF-α拮抗剂外，还有白介素-6拮抗剂（如妥珠单抗）、白介素-1拮抗剂（如阿那白滞素）、抗CD20单抗（如利妥昔单抗）、细胞毒性T淋巴细胞相关抗原4-免疫球蛋白（如阿巴西普）、JAK通路抑制剂（如托法替布）。此外，还有植物药制剂，如雷公藤、青藤碱、白芍总苷等。

五、任务评价

序号	步骤	评价标准	评价结果
1	疾病评估（20分）	询问患者信息完整、全面，疾病判断准确	
2	用药方案（40分）	①准确推荐药物/医疗器械 ②说明至少2条推荐理由 ③表达准确、流利 ④通俗易懂	
3	用药指导（30分）	①描述全面、准确 ②通俗易懂	
4	健康教育（10分）	指导合理、全面、准确	

书网融合……

思维导图　　习题

项目十　血液系统疾病

项目导读

血液有四种成分组成，即血浆、红细胞、白细胞、血小板。贫血是指一定体积的血液内红细胞数量和血红蛋白含量低于正常范围。贫血是一种综合征，可见于许多疾病。导致贫血的原因主要有三类：造血功能不良（常由于干细胞缺陷、造血原料不足、骨髓受到外来细胞或物质侵占等原因）、红细胞过度破坏及失血。血红蛋白为输氧的载体，故贫血者可出现全身组织缺氧症状，如头晕、乏力、食欲不振、心悸，活动后气急等。凡贫血患者必须在查清原因后再对症用药。

项目目标

通过本项目的学习，学生能掌握缺铁性贫血和巨幼细胞贫血的治疗药物的选择和应用，熟悉缺铁性贫血和巨幼细胞贫血的症状、病因。熟悉口服铁剂的注意事项，能对患者进行用药指导和健康教育。

任务一　缺铁性贫血

PPT

一、任务情境

小张，女，22岁，5个月前无明显诱因出现面色苍白、头晕，近几个月来月经量增多，曾到医院检查，血红蛋白含量为70g/L，外周血涂片红细胞以小红细胞为主。

任务：请根据上述情境，为患者推荐合适的药品并进行用药指导。

二、任务目标

1.知识目标　①掌握缺铁性贫血的治疗原则与治疗药物。②熟悉缺铁性贫血的症状、病因及口服铁剂的注意事项。

2.能力目标　①根据缺铁性贫血的表现和病因正确选择治疗药物。②能对患者进行用药指导和健康教育。

3.素质目标　落实“健康中国”建设，充分发挥中医药独特优势，提高中医药服务能力。

三、知识储备

（一）核心概念

1. 缺铁性贫血的概念　缺铁性贫血是指由于体内贮存的铁缺乏，影响血红蛋白的生成而发生的贫血。本病是贫血中的最常见类型之一，可发生在各年龄组，婴幼儿、青少年及月经期、妊娠期、哺乳期妇女是缺铁性贫血的高发人群。

2.贫血的诊断　成年男性血红蛋白（Hb）低于120g/L，红细胞（RBC）低于4.0×10^{12}/L；成年女性Hb＜110g/L，RBC＜3.5×10^{12}/L；妊娠期Hb＜110g/L，即可诊断为贫血。

3.贫血的程度　Hb在90~120g/L为轻度贫血，60~90g/L为中度贫血，Hb＜60g/L为重度贫血。

（二）常见病因

1. 西医病因

西医	具体原因
铁丢失增加	如钩虫病、痔疮、溃疡病、长期鼻出血、月经量过多等慢性失血性疾病
长期铁摄入不足	如偏食，长期应用非铁制品的烹任用具
需铁量增加	如妇女妊娠期或哺乳期、儿童生长发育期等
铁元素吸收不良	如萎缩性胃炎、胃功能紊乱、胃大部切除术后、胃酸缺乏、慢性腹泻等

2. 中医病因

中医	具体原因
饮食劳倦伤脾	脾胃为后天之本，生化之源，饮食劳倦伤脾，导致生化乏源是本病最常见的病理机制
肾精亏乏	精血同源，肾精亏乏亦可导致精不生血
脏腑生理功能低下	肝藏血，心生血，而脾统血，三脏功能低下亦可使气血不循常道而有各种出血性病症
其他	虫积为疳，金创伤损等均可导致本病

（三）临床表现

1. 一般表现 贫血的常见症状是乏力、困倦、心悸、活动后气短、眼花、耳鸣等。临床表现与贫血的程度、进展的速度有关。

2. 心脏与肝脾 由于骨髓外造血反应，肝、脾、淋巴结会轻度肿大。年龄越小，病程越久，贫血越重，则肝脾肿大越明显。

3. 消化系统 一般可有食欲缺乏、消化不良、恶心、呕吐、腹胀、腹泻。

4. 神经系统 倦怠、乏力、头晕、眼花、耳鸣、头痛、胸痛、失眠、记忆力减退。

5. 皮肤黏膜 黏膜或甲床苍白，面色萎黄或苍白，皮肤干燥、萎缩，毛发干燥、脱落，指甲扁平或反甲。

6. 缺铁的非贫血症状 儿童生长发育迟缓或行为异常，烦躁、易怒，上课注意力不集中、学习成绩下降。异食癖是缺铁的特殊表现，铁剂治疗后可消失。

（四）病症鉴别

1. 血清铁测定 血清铁<8.95μmol/L（50μg/dl），总铁结合力>4.44μmol/L（360μg/dl），故转铁蛋白饱和度降低。由于血清铁的测定波动大，影响因素较多，在判断结果时，应结合临床考虑。在妇女月经前2~3天、妊娠期后3个月，血清铁和总铁结合力均会降低，但不一定表示缺铁。

2. 血清铁蛋白测定 血清铁蛋白低于14μg/L。但在伴有炎症、肿瘤及感染时可以增高，应结合临床或骨髓铁染色加以判断。缺铁性贫血患者骨髓红系细胞内及细胞外铁染色均减少。

（五）常用药物

1. 化学药品 常用于缺铁性贫血的铁制剂的药品分类、名称、药品推介提示、用法用量等见表3-80。

表 3-80　常用铁制剂介绍一览表

序号	药品分类	药品名称	药品推介提示			用法用量
			作用特点	含铁量（%）	用药注意事项	
1	无机铁剂	硫酸亚铁片	胃肠道不良反应多见，腹痛、恶心、呕吐、便秘	20	补铁的剂量并非越多越好。治疗剂量时副作用较小，补充过量的铁会使副作用加强，表现为恶心、胃部灼热感、上腹部疼痛、腹泻和便秘等症状。应于进餐时或餐后服用铁剂	成人预防量0.3g/d，治疗量0.3g，一日3次；儿童50~100mg，一日3次
2	有机铁剂	乳酸亚铁口服液	吸收率高	19		10~20ml，一日3次
3		葡萄糖酸亚铁片	起效快、胃肠道不良反应轻；作用温和、铁利用高	12		成人0.4~0.6g，一日3次；儿童0.1g，一日3次

续表

序号	药品分类	药品名称	药品推介提示			用法用量
			作用特点	含铁量（%）	用药注意事项	
4	有机铁剂	富马酸亚铁片	含铁量高，起效快	32.9		成人0.2~0.4g，一日3次；儿童0.05~0.2g，一日3次
5		右旋糖酐铁片	用于其他铁剂疗效不佳者	27~30	不伴缺铁的其他贫血患者（如地中海贫血）、肝、肾功能严重损害患者，尤其是伴有未经治疗的尿路感染者不宜应用铁剂治疗	口服50~300mg/d
6		琥珀酸亚铁片	吸收平稳，在蛋白膜保护下，避免与胃酸、胃蛋白酶作用，不良反应少见，胃黏膜刺激小	35		预防量100mg/d：妊娠期200mg/d，儿童30~60mg/d；治疗量：0.2~0.4g/d，儿童0.1~0.2/d
7	多糖铁复合物	多糖铁复合物胶囊	可迅速提高血铁和血红蛋白水平，极少出现胃肠道刺激或便秘	46	吸收率不受胃酸减少、食物成分的影响。血色素沉着症及含铁血黄素沉着症患者禁用	150mg，成人每日1次，每次口服1~2粒

2.中成药 常用于贫血的中成药的药品分类、名称、功能主治、用法用量、注意事项等见表3-81；可与铁剂联用加强补血效果。

表3-81 常用于缺铁性贫血的中成药

序号	药品分类	通用名	功能主治	用法用量	注意事项
1	扶正剂/OTC	八珍丸	补气益血。用于气血两虚，面色萎黄，食欲不振，四肢乏力，月经过多	口服。一次6g，一日2次。分次温水送服	对本品及其成分过敏者禁用
2	扶正剂/OTC	十全大补丸	温补气血。用于气血两虚，面色苍白，气短心悸，头晕自汗，体倦乏力，四肢不温，月经量多	口服。水蜜丸一次30粒（6g），大蜜丸一次一丸。一日2次	①忌不易消化食物 ②感冒发热患者不宜服用
3	养血剂/OTC	阿胶补血口服液	补益气血，滋阴润肺。用于气血两虚所致的久病体弱、目昏、虚劳咳嗽	口服。一次20ml，早晚各一次，或遵医嘱	本品为气血双补之药，咳嗽痰多，脘腹胀痛，纳食不消，腹胀便溏者不宜服用
4	扶正剂/OTC	复方阿胶浆	补气养血之功效。主治气血两虚，头晕目眩，心悸失眠，食欲不振及白细胞减少症和贫血	口服。一次20ml，一日3次	服用本品同时不宜服用藜芦、五灵脂、皂荚或其制剂；不宜喝茶和吃萝卜，以免影响药效
5	养血剂/OTC	归脾丸	益气补血，健脾养心。主治心脾两虚和脾不统血所致心悸怔忡，失眠健忘，面色萎黄，头晕头晕，肢倦乏力，食欲不振，崩漏便血	口服。用温开水或生姜汤送服，水蜜丸每次6g，小蜜丸每次9g，大蜜丸每次1丸，每日3次	有痰湿、瘀血、外邪者，或热邪内伏、阴虚脉数者忌用。忌生冷食物；忌思虑过度及过劳
6	补肾养血剂/OTC	参桂鹿茸丸	补气益肾，养血调经。用于气虚血亏，肝肾不足引起的体质虚弱，腰膝酸软，头晕耳鸣，自汗盗汗，失眠多梦，肾寒精冷，宫寒带下，月经不调	口服。一次60粒，一日2次；一次1袋，一日2次	孕妇慎服；忌生冷食物，忌气恼
7	滋阴补肾剂/OTC	河车大造丸	滋阴清热，补肾益肺。用于肺肾两亏，虚劳咳嗽，骨蒸潮热，盗汗遗精，腰膝酸软	口服。水蜜丸：一次6g，一日2次。大蜜丸：一次1丸，一日2次	①忌不易消化食物 ②感冒发热患者不宜服用

3.辅助治疗

（1）维生素C、氨基酸，可促进铁剂的吸收。

（2）稀盐酸，与胃酸缺乏者合用有利于铁剂的解离。

（3）运动，可提高机体防御和综合免疫功能，但贫血患者一般有心率加快，故运动不宜过于激烈。

（4）由于缺铁影响多种酶的功能，致使细胞免疫功能也有缺陷，容易产生感染。因此，患者要注意随气候变化而增减衣物，预防发生感冒及其他疾病。

（5）代茶饮

1）藕节当归茶　组成：藕节20g，当归15g，红糖30g。制法：以上3味加水煎汤。代茶饮，每日2剂。功用：补血止血。

2）丹参黄精茶　组成：丹参10g，黄精10g，茶叶5g。制法：以上3味共研成末，沸水冲泡，加盖闷10分钟。代茶饮，每日1剂。功用：活血补血，填髓。

3）大枣枸杞茶　组成：大枣10枚，枸杞40粒，冰糖10g。制法：大枣、枸杞清洗干净，大枣去核，把大枣、冰糖、枸杞一起放入搅拌机，加200ml水绞碎，然后再加入200ml水，继续搅拌，最后把大枣枸杞汁过滤出来，倒入锅中，加200ml水，煮沸，倒入杯中，即可饮用。功用：红枣补血养气，药膳食疗中经常会加入红枣，以滋补身体，补益气血。

（六）用药指导与健康教育

1.尽量选用二价铁剂（亚铁），因二价铁的溶解度大，易被吸收。空腹服用亚铁盐吸收最好，但其胃肠道反应大，常使患者不能耐受，因此建议于进餐时或餐后服用，以减少药物对胃肠道的刺激。

2.铁剂忌与茶同服，因其易与茶叶中的鞣酸结合成不溶解的沉淀，不易被吸收。牛奶、蛋类、钙剂、磷酸盐、草酸盐等可抑制铁剂的吸收；但肉类、果糖、氨基酸、脂肪可促进铁剂的吸收。

3.铁剂会使大便颜色变黑，可掩盖消化道出血而延误病情或误以为出血。

4.在Hb恢复正常后仍需继续补充铁剂4~6个月，以补足储存铁；或在血清铁蛋白升至30~50pg/L后再停药。

5.日常饮食方面要考虑铁的补充与吸收。宜多食含铁丰富的食物，如猪肝、海带、黑木耳、芝麻等。动物性食物中的铁容易吸收，其吸收率达10%~25%；植物性食物中的铁吸收率较低，只有1%~7%。提倡用铁锅烹饪或煮粥，有助于铁元素的补充。

四、任务实施

1.疾病评估与判断

（1）患者基本情况，包括年龄、性别、职业等。

（2）询问疾病史，包括主要症状、诱因。

（3）询问就医史、用药史、过敏史、饮食习惯、女性要询问月经情况、是否妊娠期或哺乳期等。

（4）病情判断。

2.用药方案　推荐化学药品或医疗器械（至少1个主治药物+1个联合用药），至少1个中成药；说明药物/医疗器械的适应证/功能主治、作用机制、特点等。

3.用药指导　主治药物的用法用量、疗程，常见不良反应（不少于1条），注意事项（不少于4条），贮藏方法，铁剂的服用疗程等。

4.健康教育　饮食习惯、辅助治疗、心理情绪等。

情景问答

【问题情景】服用药物期间可否饮茶？

答：绿茶中含有抗氧基、茶多酚、鞣质等成分。茶叶中的大量鞣质可与含蛋白质、生物碱或重金属盐的药物发生相互作用影响药效。如治疗贫血的铁剂（硫酸亚铁或枸橼酸亚铁胺等）与茶水同服时，这些金属制剂可与鞣质结合产生沉淀，这种沉淀几乎不被人体吸收，从而影响药效。

五、任务评价

序号	步骤	评价标准	评价结果
1	疾病评估与判断（20分）	询问患者信息完整、全面，疾病判断准确	
2	用药方案（20分）	准确推荐药物/医疗器械	
3	推荐理由（20分）	①至少3条 ②表达准确、流利 ③通俗易懂	
4	用药指导（30分）	①描述全面、准确 ②通俗易懂	
5	健康教育（10分）	指导合理、全面、准确	

书网融合……

思维导图　　习题

任务二　巨幼细胞贫血

PPT

一、任务情境

王某，男，66岁，头晕、乏力、精神差，血常规检查结果：血红蛋白65g/L，白细胞3.15×10^9/L，中性粒细胞1.2×10^9/L，血小板67×10^9/L；骨髓相对活跃，染色体未见异常，患者尿、粪便中未发现出血情况，维生素B_{12}水平明显低于正常范围。医生诊断为：巨幼细胞贫血。来药房咨询，经询问，患者因口腔问题，几乎不吃肉，蔬菜榨汁后饮用。

任务：请根据上述情境，为患者推荐合适的药品并进行用药指导和健康教育。

二、任务目标

1.知识目标　①掌握巨幼细胞贫血的治疗药物和用药注意事项。②熟悉巨幼细胞贫血的病因。③了解巨幼细胞贫血的概念。

2.能力目标　①会根据巨幼细胞贫血的表现和病因正确选择治疗药物。②能对患者进行用药指导和健康教育。

3.素质目标　具有良好的药学服务意识、人文关怀精神，尊重顾客。

三、知识储备

（一）核心概念

巨幼细胞贫血（MD）是DNA合成障碍所导致的一种贫血。其特征为大红细胞性贫血，骨髓内出现巨幼红细胞，这种细胞在骨髓内未发育成熟就被破坏，出现无效造血，严重时呈现全血细胞减少。此外，还可以影响消化道黏膜等更新活跃的组织。约95%为体内叶酸和（或）维生素B_{12}缺乏所致，称为营养性巨幼细胞贫血。

（二）常见病因

西医	具体原因
叶酸缺乏	1.摄入减少：叶酸是水溶性维生素，尽管普遍存在，特别是在绿叶蔬菜中，但经加热和储存极易损失 2.需要量增加：婴幼儿、青少年、妊娠期和哺乳期女性；肿瘤、甲状腺功能亢进症等 3.吸收障碍：腹泻，小肠疾病（如炎症、肿瘤、手术切除）；乙醇、苯妥英可干扰叶酸吸收 4.利用障碍：甲氨蝶呤、苯妥英钠、苯巴比妥影响叶酸利用
维生素B_{12}缺乏	1.摄入减少：严格素食者和严重营养不良患者 2.吸收障碍：①内因子缺乏，如恶性贫血、萎缩性胃炎、胃切除。②小肠疾病，如肠道菌群失调和寄生虫病等。③药物因素：二甲双胍、秋水仙碱等可影响维生素B_{12}吸收 3.其他：利用障碍、长期血液透析等

中医	具体原因
饮食劳倦伤脾	脾胃为后天之本，生化之源，饮食劳倦伤脾，导致生化乏源是本病最常见的病理机制
肾精亏乏	精血同源，肾精亏乏亦可导致精不生血
脏腑生理功能低下	肝藏血，心生血，而脾统血，三脏功能低下亦可使气血不循常道而有各种出血性病症
其他	虫积为痞，金创伤损等均可导致本病

（三）临床表现

1.血液系统 起病缓慢，常有面色苍白、乏力、耐力下降、头晕、心悸等贫血症状。严重者全血细胞减少，反复感染和出血。

2.消化系统 舌乳头萎缩，表现为“牛肉样舌”。食欲下降、恶心、腹泻或便秘等。

3.神经精神症状 肢体麻木或步态不稳等表现。精神症状可有抑郁、失眠、记忆力下降、幻觉。

（四）病症鉴别

1.血常规呈大细胞性贫血。

2.血清叶酸和维生素B_{12}水平下降。

3.如果无条件进行上述检查，可以进行诊断性治疗。每天给予生理需要量的叶酸0.2mg口服和（或）维生素B_{12}，10天后，患者临床症状、血常规和骨髓象改善或恢复者，应考虑本病。

（五）常用药物

1.化学药品 常用于巨幼细胞贫血的药品分类、名称、药品推介提示、用法用量等见表3-82。

表3-82 巨幼细胞贫血化学药品介绍一览表

序号	药品分类	药品名称	药品推介提示	用法用量
1	维生素类	叶酸片	在不能确定只是由于单纯叶酸缺乏所引起的巨幼细胞贫血情况下，需要与维生素B_{12}联合治疗，以免加重神经精神损害	口服5~10mg，一日3次
2	维生素类	维生素B_{12}片	若胃肠道存在吸收障碍，应肌内注射	口服500μg，一日1次

2.中成药 见表3-81常用于缺铁性贫血的中成药。

3.辅助治疗

（1）加用维生素C 可促进叶酸转化成具有生理活性的四氢叶酸增强药效。

（2）代茶饮 详见本项目任务一缺铁性贫血。

（六）用药指导与健康教育

1.一般患者在服药开始后的第4天起网织红细胞水平上升，Hb可在1个月内恢复正常，神经系统症状恢复较慢或不恢复，需要向患方解释。

2.经上述补充治疗8周后，临床症状、血常规及骨髓象无改变者可能无效。

3.纠正偏食及不良烹调习惯，适当吃新鲜果蔬，饮食烹调时间过长或温度过高会造成大量叶酸破坏，故应避免高温长时间蒸煮。

4.酗酒者戒酒。

5.婴儿提倡母乳喂养，6个月后及时添加辅食（菜泥、果菜汁、肝泥等）；孕妇宜每天补充专用的复合维生素。

四、任务实施

1.疾病评估与判断

（1）患者基本情况，包括年龄、性别、职业等。

（2）询问疾病史，包括主要症状、诱因。

（3）询问就医史、用药史、过敏史、饮食习惯，是否妊娠期和哺乳期等。

（4）病情判断。

2.用药方案 推荐化学药品或医疗器械（至少1个主治药物+1个联合用药），至少1个中成药；说明药物/医疗器械的适应证/功能主治、作用机制、特点等。

3.用药指导 主治药物的用法用量、疗程，常见不良反应（不少于1条），注意事项（不少于4条），贮藏方法等。

4.健康教育 饮食习惯、辅助治疗、心理情绪等。

情景问答

【问题情景一】药物的慎用和忌用有什么区别？

答：“慎用”是指该药可以谨慎使用，但必须密切观察患者用药情况，一旦出现不良反应立即停药。“忌用”是指避免使用的意思，即最好不用。

【问题情景二】是不是中药的不良反应比西药少？

答：中药的使用讲究辨证论治、合理用药、一人一方 、随证加减，中药也是以化学物质为基础的，有时还存在讲究地道药材、如法炮制等。严格地说，在这样的情况下服用中药，有助于减少和避免不良反应。但是如果不遵守辨证施治的原则或辨证不当，组方不合理，中药材质量有问题，也能引起许多不良反应。现在许多中成药、中药新剂在使用过程中，不良反应也很多，应该引起重视。

五、任务评价

序号	步骤	评价标准	评价结果
1	疾病评估与判断（20分）	询问患者信息完整、全面，疾病判断准确	
2	用药方案（20分）	准确推荐药物/医疗器械	
3	推荐理由（20分）	①至少3条 ②表达准确、流利 ③通俗易懂	
4	用药指导（30分）	①描述全面、准确 ②通俗易懂	
5	健康教育（10分）	指导合理、全面、准确	

书网融合……

思维导图　　习题

项目十一　泌尿系统疾病

项目导读

泌尿系统各器官（肾脏、输尿管、膀胱、尿道）都可发生疾病，并波及整个系统。泌尿系统的疾病既可由身体其他系统病变引起，又可影响其他系统甚至全身。其主要表现在泌尿系统本身，如排尿异常（尿频、尿急、尿痛，也可见到尿失禁和尿潴留）、尿液异常（常见的有细菌尿、脓尿、血尿、蛋白尿等）、肿块、疼痛（腰痛是临床常见症状，肾脏及肾周围疾病是腰痛的常见原因之一）等。常见泌尿系统疾病有良性前列腺增生、尿路感染、前列腺炎等。

项目目标

通过本项目的学习，学生能掌握常见泌尿系统疾病的概念，熟知常见泌尿系统疾病的治疗药物和用药注意事项。能根据常见泌尿系统疾病的表现和病因正确选择治疗药物，并对患者进行用药指导和健康教育。

任务一　良性前列腺增生

PPT

一、任务情境

刘某，男，66岁，因“排尿困难2个月”就诊。自诉近2个月来排尿困难，有时有排尿等待现象，白天排尿次数较前明显增多，夜尿2~3次。患2型糖尿病10年，目前空腹及餐后血糖控制尚可。高血压病11年，血压稳定于130/85mmHg左右。经检查尿常规：阴性。B超：前列腺体积60.25ml，残余尿20ml。诊断为：良性前列腺增生症。现拿处方来药房买药。

任务：请根据上述情境，为患者进行用药指导和健康教育。

二、任务目标

1. 知识目标　①掌握良性前列腺增生症的药物治疗及用药指导。②熟悉良性前列腺增生症的临床表现。③了解良性前列腺增生症的病因。

2. 能力目标　①能对良性前列腺增生症患者进行问病荐药。②能对患者进行用药指导和健康教育。

3. 素质目标　注意保护患者隐私，具有良好的职业道德和行为规范。

三、知识储备

（一）核心概念

良性前列腺增生症（BPH）是由前列腺细胞和间质细胞增大导致的前列腺体积增大，是一种年龄相关性、病情进展缓慢的常见疾病，是导致老年男性排尿障碍最常见的一种良性疾病。

前列腺增生症属中医“癃闭”的范畴。排尿困难、点滴而下、余溺不尽、便不利者称为“癃”，病势较缓；小便不得出、病势较急者称为“闭”。

（二）常见病因

1. 西医病因

西医	具体原因
病因未明	目前已知良性前列腺增生必须具备有功能的睾丸及年龄增长两个条件。近年来也注意到吸烟、肥胖、酗酒、家族史、人种及地理环境与BPH发生的关系

2. 中医病因

中医	具体原因
湿热蕴结	水湿内停，蕴结而化热，或者饮食不节，酝酿生湿而化热；或者因为外阴不洁，湿热流注，导致增生的前列腺充血水肿，导致病情加重
脾肾气虚	肾气虚衰，不能温煦脾土，导致脾肾气虚，推动乏力，或不能运化水湿，酿生痰湿。气虚推动乏力，前列腺增生不大即可出现排尿困难，多见于肥胖之人
气滞血瘀	气血不畅，阴血凝滞于前列腺，导致增生肥大

（三）临床表现

1. 储尿期 尿失禁，尿次增多（夜尿频）。

2. 排尿期 排尿困难是BPH最主要的症状。

3. 排尿后症状 排尿后滴沥、尿不尽。

4. 相关并发症 尿路梗阻的并发症主要有尿潴留、感染、肾盂积水、尿毒症。

（四）常用药物

1. 化学药品 常用于良性前列腺增生症的化学药品的药品分类、名称、药品推介提示、用法用量等见表3-83。

表3-83 常用于良性前列腺增生症的化学药品介绍一览表

序号	药品分类	通用名	药品推介提示	用法用量
1	α肾上腺素受体拮抗剂	多沙唑嗪缓释片、坦索罗辛缓释胶囊	减轻前列腺张力和膀胱出口梗阻；数小时到数天后症状即有改善；不影响前列腺体积和血清前列腺素（PSA）水平。不良反应为直立性低血压、眩晕等	4~8mg，每晚1次，睡前；0.2~0.4mg，每晚1次，饭后口服
2	5α-还原酶抑制剂	非那雄胺片、度他雄胺软胶囊	降低雄激素水平，使前列腺体积缩小；非那雄胺起效慢，治疗3~6个月症状才缓解；度他雄胺显效快，为1个月。不良反应为性欲降低等	5mg，每日1次；0.5mg，每日1次，整粒吞服
3	M受体拮抗剂	奥昔布宁胶囊、托特罗定胶囊	用于针对伴发膀胱过度活动症的患者。不良反应为口干、尿潴留；严重胃肠动力障碍、重症肌无力、闭角型青光眼、正在使用强力CYP3A4抑制剂的重度肾功能不全和（或）肝功能障碍患者禁用	5~30mg，每日1次；2mg，每日2次

2. 中成药 常用于良性前列腺增生症的中成药的药品分类、名称、功能主治、用法用量、注意事项等见表3-84。

表3-84 常用于良性前列腺增生症的中成药介绍一览表

序号	药品分类	通用名	功能主治	用法用量	注意事项
1	补肾剂/Rx	前列康	补肾固本，用于良性前列腺增生、慢性前列腺炎的治疗	口服。一次3~4片，一日3次。1个月为一疗程	①忌辛辣、生冷、油腻食物 ②感冒发热患者不宜服用

续表

序号	药品分类	通用名	功能主治	用法用量	注意事项
2	化瘀通淋剂/Rx	尿塞通片	理气活血，通淋散结。用于气滞血瘀、下焦湿热所致的轻、中度癃闭，症见排尿不畅、尿流变细、尿频、尿急；前列腺增生见上述症候者	口服。一次4~6片，一日3次	①当药品性状发生改变时禁止服用 ②请放于儿童不能接触的地方
3	祛湿剂/Rx	八正片（颗粒）	清热，利尿，通淋。用于湿热下注、小便短赤、淋漓涩痛、口燥咽干	片剂：口服。一次3~4片，一日3次 颗粒：口服，一次1袋，一日3次，温开水冲服	①孕妇禁服 ②忌吃辛辣刺激性食物 ③不宜在服药期间同时服用温补性中成药
4	祛湿剂/Rx	癃闭舒胶囊	益肾活血，清热通淋。主治肾气不足，湿热瘀阻所致的癃闭，症见腰膝酸软，尿频，尿急，尿痛，尿线细，伴小腹拘急疼痛	口服。一次3粒，一日2次	个别患者服药后有轻微的口渴感，胃部不适、轻度腹泻不影响继续服药
5	扶正剂/Rx	金匮肾气丸	补肾助阳。主治肾阳不足证。慢性前列腺肥大等辨证属肾阳不足者	大蜜丸：口服。一次1丸，一日2次。水蜜丸：口服，一次4~5g（20~25粒），一日2次	服用金匮肾气丸后偶可见荨麻疹、心动过缓、胃酸增多等症状

3.辅助治疗 常选用以下方案代茶饮。

（1）木通滑石生地茶 组成：木通、滑石、生地、车前子、甘草各9g。制法：水煎服，每日1剂。功用：清热利湿。适用于湿热蕴结膀胱而引起的前列腺增生症。

（2）双苓泽泻滑石茶 组成：猪苓、茯苓、泽泻、滑石、阿胶各9g。制法：水煎服，每日1剂。功用：清热养阴，利水消肿。适用于前列腺增生症。

（3）车前草茶 组成：车前草20g。以上1味制成粗末，用沸水冲泡，代茶饮。具有清热利小便的功效。适用于前列腺增生、水肿，小便不利，湿热淋证。

（五）用药指导与健康教育

1.明确治疗指征，先排除类似BPH的疾病。

2.应用α受体拮抗剂有利于快速控制下尿路症状，而5α-还原酶抑制剂则需长时间使用以控制前列腺的体积。

3.使用α受体拮抗剂时，注意血压，从卧位或坐位突然转为立位时可能会头晕，甚至晕厥，故睡前用药、体位改变时需缓慢。

4.戒烟忌酒，禁食辛辣、凉冷食物；减少摄入利尿剂、咖啡和酒精。

5.切勿憋尿，注意下半身保暖；以坐位排尿代替站立排尿。

四、任务实施

1.疾病评估与判断

（1）患者基本情况，包括年龄、性别、职业等。

（2）询问疾病史，包括主要症状、诱因。

（3）询问就医史、用药史、过敏史，有无不良生活习惯（卫生习惯、饮食习惯等），婚育史等；

（4）病情判断。

2.用药方案 推荐化学药品或医疗器械（至少1个主治药物+1个联合用药），至少1个中成药；说明药物/医疗器械的适应证/功能主治、作用机制、特点等。

3.用药指导 主治药物的用法用量（特别注意α受体拮抗剂和5α-还原酶抑制剂的服用方法）、疗程，常见不良反应（不少于1条），注意事项（不少于4条），贮藏方法。

4.健康教育指导 卫生习惯、辅助治疗、饮食习惯、心理情绪等。

情景问答

【问题情景】尿频、尿急、排尿困难一定是前列腺增生引起的吗？

答：不一定。导致上述症状的疾病有很多，常见的有尿路感染、慢性膀胱炎、前列腺炎、神经源性膀胱、尿道狭窄等，而需要特别强调的是，前列腺增生导致的排尿困难、尿等待、尿急、尿频往往发生在老年男性，其发病是逐渐发生的，很多老人并不认为这是疾病，所以也不去医院就诊，更不会服用药物治疗，往往就诊的时候已经出现了各种并发症，比如急性尿潴留、慢性尿潴留、膀胱结石、肾积水、肾功能不全，甚至膀胱肿瘤等。所以说，引起尿急、尿频、排尿困难的不一定是前列腺增生，但无论是哪种疾病，一定要及时去医院就诊，以免延误病情。

五、任务评价

序号	步骤	评价标准	评价结果
1	疾病评估与判断（20分）	询问患者信息完整、全面，疾病判断准确	
2	用药方案（20分）	准确推荐药物/医疗器械	
3	推荐理由（20分）	①至少3条 ②表达准确、流利 ③通俗易懂	
4	用药指导（30分）	①描述全面、准确 ②通俗易懂	
5	健康教育（10分）	指导合理、全面、准确	

书网融合……

思维导图 习题

任务二 尿路感染

PPT

一、任务情境

患者，女，16岁，因尿频和尿痛1天就诊，查体：体温37.2℃，耻骨上有轻度压痛。尿常规示：白细胞500/μl，临床考虑急性膀胱炎，患者既往有青霉素过敏史。

任务：请根据上述情境，为患者推荐合适的药品并进行用药指导。

二、任务目标

1.知识目标 ①掌握尿路感染患者的药物治疗及用药指导。②熟悉尿路感染的临床表现。③了解尿路感染的病因。

2. 能力目标 ①能对尿路感染患者进行问病荐药。②能对患者进行用药指导和健康教育。

3. 素质目标 具有人文关怀精神，尊重顾客。

三、知识储备

（一）核心概念

1. 尿路感染的概念 尿路感染是指各种病原微生物在尿路中生长、繁殖而引起的炎症性疾病，多见于育龄期和绝经后女性、老年男性、免疫力低下及尿路畸形者。

2. 尿路感染的分类 根据发生部位可分为上尿路感染（肾盂肾炎）和下尿路感染（膀胱炎和尿道炎）。临床又有急性和慢性之分。

（二）常见病因

1. 西医病因

西医	具体原因
细菌感染为主	革兰阴性杆菌最常见，以大肠埃希菌最常见，约占全部尿路感染的85%

2. 中医病因

中医	具体原因
外感湿热	下阴不洁，湿热秽浊之邪从下侵入机体，上犯膀胱，发为淋证
饮食不节	多食辛热肥甘之品，或嗜酒太过，脾胃运化失常，积湿生热，下注膀胱
情志失调	情志不遂，肝气郁结，肝失疏泄，膀胱气滞，或气郁化火，气火郁于膀胱
禀赋不足或劳伤久病	禀赋不足，肾与膀胱先天畸形，或久病缠身，劳伤过度，房事不节，多产多育，或久淋不愈，耗伤正气，或妊娠、产后脾肾气虚，膀胱易于感受外邪，发为本病

（三）临床表现

1. 急性膀胱炎 尿频、尿急、尿痛、排尿不适

2. 急性肾盂肾炎 全身症状（高热、寒战、腰痛）+尿路症状

3. 慢性肾盂肾炎 表现不典型，反复发作半年以上

4. 导管相关性尿路感染 留置或拔出导尿管48小时内，有症状+尿细菌数＞10^3cfu/ml

（四）常用药物

1. 化学药品 常用于尿路感染的口服化学药品的药品分类、名称、药品推介提示、用法用量等见表3-85。

表3-85 常用于尿路感染的化学药品介绍一览表

序号	药品分类	通用名	药品推介提示	用法用量
1	喹诺酮类	左氧氟沙星片、环丙沙星片	急性膀胱炎：口服药物连用3天；停服抗菌药物7天后，进行尿细菌定量培养；妊娠期妇女、18岁以下儿童禁用喹诺酮类药物 急性肾盂肾炎：病情较轻者口服给药，10~14天 严重感染：全身症状重者需住院治疗，静脉给药，热退后继续用药3天，再改为口服抗菌药物，不少于2周疗程	0. 5g，每日1次；0.25g，每日2次
2	半合成青霉素	阿莫西林胶囊		0. 5g，每日3次
3	头孢菌素类	头孢呋辛酯片		0.25g，每日2次
4	磺胺类	复方磺胺甲噁唑片	服用磺胺类药物时应多饮水；每片含磺胺甲噁唑0.4g，甲氧苄啶80mg；2个月以下婴儿禁用	成人及体重≥40kg的小儿：一次2片，每12小时服1次
5	抗酸剂	碳酸氢钠片	用于膀胱刺激征和血尿明显者，以碱化尿液、缓解症状、抑制细菌生长、避免形成血凝块。可增强磺胺类药物的抗菌活性并避免尿路结晶形成	1g，每日3次

2.中成药 常用于尿路感染的中成药的药品分类、名称、功能主治、用法用量、禁忌证等见表3-86。

表3-86 常用于尿路感染的中成药介绍一览表

序号	药品分类	通用名	功能主治	用法用量	注意事项
1	祛湿剂/Rx	热淋清颗粒	清热泻火，利尿通淋。主治下焦湿热所致的热淋，症见尿频、尿急、尿痛；尿路感染、肾盂肾炎见上述证候者	开水冲服，一次1~2袋。一日3次	尚不明确
2	祛湿剂/Rx	尿感宁颗粒	清热解毒，通淋利尿。用于膀胱湿热所致淋症，症见尿频、尿急、尿道涩痛、尿色偏黄，小便淋漓不尽等；急性尿路感染或慢性尿路感染急性发作属湿热下注证者	开水冲服，一次5克，一日3~4次	极少数患者有胃部不适感和食欲减退，未见其他副作用
3	清热通淋剂/OTC	八正颗粒	清热，利尿，通淋。用于湿热下注，小便短赤，淋漓涩痛，口燥咽干	口服，一次1袋，一日3次，温开水冲服	孕妇禁服
4	清热通淋剂/Rx	分清五淋丸	清热泻火，利尿通淋。用于湿热下注所致的淋证，症见小便黄赤、尿频尿急、尿道灼热涩痛	口服，一次6g（1袋），一日2~3次	通常结石直径≤0.5cm排石成功率较高；双肾结石或结石直径≥1.5cm或结石嵌顿时间长的病例忌服
5	祛湿剂/OTC	三金片	清热解毒，利湿通淋，益肾。主治下焦湿热所致的热淋、小便短赤、淋漓涩痛、尿急频数；尿路感染见上述证候者	口服，一次3片，一日3~4次	用药期间请注意肝、肾功能的监测

3.辅助治疗 代茶饮。

（1）大青叶金钱草海金沙茶 组成：大青叶、金钱草各50g，海金沙25g。制法：水煎服，每日1剂。功用：清热解毒。

（2）当归川贝苦参茶 组成：当归10g，川贝母12g，苦参10g。制法：水煎服，每日1剂，早晚服。7天为一疗程。功用：清热解毒，利湿通淋。

（3）竹荷芦须茶 鲜荷叶10~30g、竹叶10g、鲜芦根10~30g、玉米须5~10g。制法：水煎服，每日1剂，代茶饮。7天为一疗程。功用：清热凉血，利湿通淋。

（五）用药指导与健康教育

1.多饮水、勤排尿，是最有效的预防方法。

2.注意会阴部清洁；膀胱输尿管反流者，要"二次排尿"，即每次排尿后数分钟，再排尿一次。

3.使用抗菌药物前询问过敏史。

4.喹诺酮类禁用于18岁以下儿童。

四、任务实施

1.疾病评估与判断

（1）患者基本情况，包括年龄、性别、职业等。

（2）询问疾病史，包括主要症状、诱因。

（3）询问就医史、用药史、过敏史，是否妊娠期和哺乳期，有无不良生活习惯（如排尿习惯、饮食习惯等），婚育史等。

（4）病情判断。

2.用药方案 推荐化学药品或医疗器械（至少1个主治药物+1个联合用药），至少1个中成药；说明药物/医疗器械的适应证/功能主治、作用机制、特点等。

3.用药指导 主治药物的用法用量、疗程，常见不良反应（不少于1条），注意事项（不少于4条），贮藏方法等。

4.健康教育 卫生习惯、心理情绪等。

情景问答

【问题情景一】 磺胺药与维生素C能否合用？

答： 磺胺药与维生素C不能合用。磺胺药与维生素C合用，在酸性尿中易结出结晶，不易排出可损伤肾脏。

【问题情景二】 什么叫耐药性？

答： 耐药性又称抗药性。有些患者长期应用抗菌药物后，由于病原体通过各种方式使药物作用减弱，如产生使药物失去作用的酶，改变膜通透性阻滞药物进入，改变靶结构或改变原有代谢过程等。这些方法都能使病原体对药物产生抵抗性能，亦即抗药性。对产生抗药性后的病原体使用抗菌药物往往导致治疗失败。在剂量不足或不恰当地长时间使用某一种药物时更易产生药物耐受性。因此使用抗菌药物应在医生或药师指导下合理使用。

五、任务评价

序号	步骤	评价标准	评价结果
1	疾病评估与判断（20分）	询问患者信息完整、全面，疾病判断准确	
2	用药方案（20分）	准确推荐药物/医疗器械	
3	推荐理由（20分）	①至少3条 ②表达准确、流利 ③通俗易懂	
4	用药指导（30分）	①描述全面、准确 ②通俗易懂	
5	健康教育（10分）	指导合理、全面、准确	

书网融合……

思维导图　　习题

任务三　前列腺炎

PPT

一、任务情境

患者，男，35岁。2个月前突然出现尿频、尿急及排尿痛，排尿时出现尿线间断，并伴有寒战和高热。直肠指检前列腺肿胀、压痛、局部温度升高。尿沉渣可见白细胞。

任务：请根据上述情境，分析患者首先考虑何种疾病，适合什么药品，并模拟对患者进行用药指导及健康教育。

二、任务目标

1.知识目标 ①掌握前列腺炎的药物治疗及用药指导。②熟悉前列腺炎的临床表现。③了解前列腺炎的分类。

2.能力目标 ①能对前列腺炎患者进行问病荐药。②能对患者进行用药指导和健康教育。

3.素质目标 保护患者隐私，尊重顾客，具有良好的职业道德和行为规范。

三、知识储备

（一）核心概念

1.前列腺炎的概念 前列腺炎是由于前列腺受到致病菌感染和（或）某些非感染因素刺激而出现的骨盆区域疼痛或不适、排尿异常等临床表现。

2.前列腺炎的分类 包括急性细菌性前列腺炎、慢性细菌性前列腺炎、慢性前列腺炎等。

（二）常见病因

1.西医病因

西医	具体原因
感染因素	如大肠埃希菌、支原体和衣原体
其他因素	如紧张程度、精神因素、过敏性和性生活等

2.中医病因

中医	具体原因
外感湿热	外感湿热火毒，蕴结不散，湿热秽浊之邪下注；或下阴不洁，湿热秽浊之邪从下侵入机体，上犯膀胱，发为淋证
饮食不节	多食辛热肥甘之品，或嗜酒太过，脾胃运化失常，积湿生热，下注膀胱
气血瘀阻	湿热之邪长期不得清利，相火久遏不泄，精道败精瘀阻；或情志不遂，肝气郁结，肝失疏泄，膀胱气滞，或气郁化火，气火郁于膀胱
禀赋不足或劳伤久病	禀赋不足，肾与膀胱先天畸形，或久病缠身，劳伤过度，房事不节，多产多育，或久淋不愈，耗伤正气，或妊娠、产后脾肾气虚，膀胱易于感受外邪，发为本病

（三）临床表现

急性细菌性前列腺炎	发病突然，表现为寒战、发热、疲乏无力等全身症状，伴有会阴部和耻骨上疼痛，可有尿频、尿急和直肠刺激症状，甚至急性尿潴留
慢性细菌性前列腺炎	可出现膀胱刺激症状，如尿频、排尿时尿道灼热、疼痛并放射到阴茎头部，伴有勃起障碍；排尿后或便后有白色分泌物自尿道流出，俗称“滴白”。头晕、头胀、乏力、疲惫、失眠、情绪低落、疑虑、焦急等
慢性非细菌性前列腺炎	长期反复的会阴下腹部区域疼痛或不适。伴有尿频、尿不尽和不同程度的性功能障碍

（四）常用药物

1.化学药品 常用于前列腺炎的化学药品的药品分类、名称、药品推介提示、用法用量等见表3-87。

表 3-87　常用于前列腺炎的化学药品介绍一览表

序号	药品分类	通用名	药品推介提示	用法用量
1	喹诺酮类	左氧氟沙星片	用于敏感菌引起的细菌性前列腺炎；喹诺酮类孕妇及哺乳期妇女禁用	一天500mg，28天为一疗程
2	头孢菌素类	头孢克肟片		0.1g，口服，一次1片，一日2次
3	大环内酯类	罗红霉素分散片		150mg，空腹口服，成人一次1片，一日2次，也可一次2片，一次1次
4	四环素类	米诺环素胶囊	适合衣原体、支原体感染	0.1g，成人首次2粒，以后每12小时服用1粒，或每6小时服用50mg
5	M受体拮抗剂	托特罗定片	尿急、尿频、夜尿增多但无尿路梗阻的前列腺炎患者	1mg，初始剂量每日2次，每次2片，根据患者耐受程度可下调至每次1片
6	α受体拮抗剂	多沙唑嗪片	改善前列腺痛及排尿症状，有助于防止尿液的前列腺内反流，对防止感染复发有重要意义	1mg，初始1片，每日1次，以后根据需要可增至4片，每日1次

2.中成药　常用于前列腺炎的中成药的药品分类、名称、功能主治、用法用量、禁忌证等见表3-88。

表 3-88　常用于前列腺炎的中成药介绍一览表

序号	药品分类	通用名	功能主治	用法用量	注意事项
1	祛湿剂/Rx	宁泌泰胶囊	清热解毒，利湿通淋。用于湿热蕴结所致淋证，症见小便不利，淋漓涩痛，尿血，以及下尿路感染、慢性前列腺炎见上述证候者	口服，一次3~4粒，一日3次；7天为一个疗程，或遵医嘱	孕妇慎服
2	祛湿剂/Rx	癃闭舒胶囊	益肾活血，清热通淋之功效。主治肾气不足，湿热瘀阻所致的癃闭，症见腰膝酸软，尿频，尿急，尿痛，尿线细，伴小腹拘急疼痛	口服。一次3粒，一日2次	个别患者服药后有轻微的口渴感，胃部不适、轻度腹泻，不影响继续服药
3	清热通淋剂/Rx	前列泰胶囊	清热利湿，活血散结。用于慢性前列腺炎湿热挟瘀证	口服，一次5粒，一日3次	少数患者服药后可出现轻度恶心、上腹部饱胀不适等胃肠道反应，可改为饭后服。个别过敏体质者可引起过敏反应
4	化瘀通淋剂/Rx	泽桂癃爽胶囊	行瘀散结，化气利水。用于膀胱瘀阻型前列腺增生及慢性前列腺炎，症见夜尿频多，排尿困难，小腹胀满，或小便频急，排尿不尽，少腹、会阴或腰骶疼痛或不适、睾丸坠胀不适、尿后滴白等	口服，一次2粒，一日3次，30天为一疗程	①体弱及阴虚、湿热下注者慎用 ②宜饭后服用 ③个别患者服药后出现恶心、胃部不适、胃部隐痛、食欲不佳、腹泻症状
5	滋补肾阴剂/OTC	大补阴丸	具有滋阴降火之功效。主治阴虚火旺，潮热盗汗，咳嗽，耳鸣	口服。水蜜丸一次6克，一日2~3次	①糖尿病患者禁服 ②忌辛辣、生冷、油腻食物 ③孕妇慎用

3.辅助治疗　代茶饮。

（1）蚕砂黄柏茶　组成：蚕砂30g，黄柏3g。制法：研细末，空腹白开水送服。功用：清热除瘀，适用于适用于慢性前列腺炎。

（2）甘草金银花茶　组成：生甘草60g，金银花60g。制法：以上2味加水煎汤，去渣取汁。代茶饮，每日1剂。功用：清热解毒，适用于慢性前列腺炎。注意忌烟酒和辛辣食物。

（3）黄芪滑石琥珀茶　组成：生黄芪100g，滑石30g，琥珀3g。制法：水煎服，每日1剂。功用：补气活血利尿。适用于慢性前列腺炎。

（五）用药指导与健康教育

1.保持规律的性生活，注意卫生。

2.酒和辛辣的食物会刺激前列腺引起充血，导致膀胱逼尿肌收缩力下降，引起尿潴留，要避免食用。

3.多食新鲜水果、蔬菜、粗粮及大豆制品，多食蜂蜜以保持大便通畅，适量食用牛肉、鸡蛋。

4.绿豆不拘多寡，煮烂成粥放凉后任意食用，对膀胱有热、排尿涩痛者尤为适用。

5.不能因尿频而减少饮水量，多饮水可稀释尿液。

四、任务实施

1.疾病评估与判断

（1）患者基本情况，包括年龄、性别、职业等。

（2）询问疾病史，包括主要症状、诱因。

（3）询问就医史、用药史、过敏史，是否妊娠期和哺乳期，有无不良生活习惯（如卫生习惯、饮食习惯等），婚育史等；

（4）病情判断。

2.用药方案　推荐化学药品或医疗器械（至少1个主治药物+1个联合用药），至少1个中成药；说明药物/医疗器械的适应证/功能主治、作用机制、特点等。

3.用药指导　主治药物的用法用量（特别注意α受体拮抗剂的服用方法）、疗程，常见不良反应（不少于1条），注意事项（不少于4条），贮藏方法等。

4.健康教育　卫生习惯、饮食习惯、心理情绪、辅助治疗等。

情景问答

【问题情景】前列腺炎患者要用抗生素吗?

答：抗生素对于细菌感染引起的炎症能起到很好的消炎效果，但是大部分前列腺炎患者都是属于非细菌感染型的，所以服用抗生素疗效不佳。

五、任务评价

序号	步骤	评价标准	评价结果
1	疾病评估与判断（20分）	询问患者信息完整、全面，疾病判断准确	
2	用药方案（20分）	准确推荐药物/医疗器械	
3	推荐理由（20分）	①至少3条 ②表达准确、流利 ③通俗易懂	
4	用药指导（30分）	①描述全面、准确 ②通俗易懂	
5	健康教育（10分）	指导合理、全面、准确	

书网融合……

思维导图　　习题

项目十二　其他病症

项目导读

暑热或初秋季节，高温、高湿、强辐射天气可造成人体生理功能紊乱，导致中暑，严重的中暑可致残疾或死亡。肥胖症，目前认为是包括遗传因素和环境因素在内的多种因素相互作用的结果，控制肥胖症是降低慢性病发病率和死亡率的一个关键因素。失眠是常见的睡障碍性疾病，长期失眠对于正常生活和工作会产生严重负面影响，甚至会导致恶性意外事故的发生。通过本项目的任务设计和内容学习，认识上述病症的概念、常见病因、临床表现、常用药物、用药指导和健康教育等深入了解，能对患者进行健康管理，提高生活质量。

项目目标

通过本项目的学习，学生能掌握中暑、肥胖症、失眠症的概念，熟知上述病症的治疗药物和用药注意事项。能根据不同病症的表现和病因正确选择治疗药物，并对患者进行用药指导和健康教育。

任务一　中　暑

PPT

一、任务情境

患者，男，36岁，工人。自诉约1个小时前在高温下工作（7~8小时）引起头晕，伴恶心、呕吐1次，呕吐物为黄绿色液体，伴四肢麻木、视物旋转，无意识不清，无耳鸣，无心慌、气短，无胸闷、胸痛，无腹痛、腹泻。既往体健，否认药物过敏史，无用药史。

任务：1.根据患者描述，评估病情。

2.根据患者病情推荐用药，并进行用药指导和健康教育。

二、任务目标

1.知识目标　①掌握中暑的常用药物。②熟悉中暑的病因及临床表现。

2.技能目标　①能根据症状判断患者可能患有的病症。②能准确推荐药物并进行用药指导。

3.素质目标　①树立“安全、有效、合理用药”的理念，以高质量的药学服务保障公众健康。②培养社会责任感、担当精神与开拓性思维。

三、知识储备

（一）核心概念

中暑是指在暑热或初秋季节，高温、高湿及通风不良等环境中，因体温调节中枢功能障碍、汗腺功能衰竭，水、电解质丢失过多，而发生的以中枢神经和（或）心血管功能障碍为主要表现的急性疾病。

（二）病因

1.西医病因　正常情况下，人体的下丘脑体温调节中枢会根据外界环境，通过控制产热和散热来维持体温的相对稳定，而在高温环境下，机体出现产热增加、散热障碍时可引起中暑。

西医	具体病因
产热增加	如强体力劳动、运动员和军训的人群；发热、甲状腺功能亢进症、拟交感药（如苯丙胺、麦角酰二乙胺）和饮酒也能产热
散热障碍	高温及高湿环境，不利于散热；汗腺功能障碍（大面积皮肤烧伤瘢痕、硬皮病、先天性汗腺缺乏及囊性纤维化患者）导致排汗困难；抗胆碱能药和抗组胺药等则抑制出汗
其他因素	老年人、心功能障碍、血容量不足、脱水者和应用β受体阻断药、钙离子通道阻滞药或利尿药者易发生中暑。肥胖、衣服透气不良、睡眠不足、过度劳累、精神紧张也是中暑常见诱因

2. 中医病因 夏季暑气当令，气候炎热，人若长时间在烈日下或高温中劳作，伤及气阴，暑热之邪乘机侵入而发病。发生中暑时，应尽速急救，以免引起休克及肾脏衰竭等并发症。

（三）临床表现

分类		症状
先兆中暑		头晕、头痛、口渴、多汗、全身乏力、心悸、注意力不集中、动作不协调，体温正常或略有升高
轻度中暑		先兆症状加重，面色潮红、大量出汗、脉搏快速，体温≥38.5℃
重症中暑	热痉挛	发生在进行剧烈活动且大量出汗时，出现腹部、手臂或腿部短暂性、间歇性肌肉痉挛，体温一般正常，意识清醒
	热衰竭	应激时体液丢失所致的以血容量不足为特征，表现为眩晕、头痛、恶心、呕吐、大量出汗、脸色苍白、极度虚弱或疲倦、肌肉痉挛、晕厥，体温稍高或正常，无意识障碍，脉搏频快
	热射病	长时间暴露于热环境和（或）剧烈运动所致，体温>40℃，精神状态改变、抽搐或昏迷，伴多器官功能损害

（四）常用药物

1. 中成药 常用于中暑的中成药的药品分类、名称、功能主治、用法用量、注意事项等见表3-89。

表3-89 用于中暑的中成药一览表

序号	药品分类	通用名	功能主治	用法用量	注意事项
1	祛暑剂/OTC	藿香正气水（胶囊）	解表化湿，理气和中。用于内伤湿滞或夏伤暑湿所致的感冒，症见头痛昏重、胸膈痞闷、脘腹胀痛、呕吐泄泻	水：口服，一次半支（5ml）~1支（10ml），一日2次，用时摇匀。胶囊：口服，一次4粒，一日2次	①服用藿香正气水有发生药疹、紫癜的个别报道 ②对本品及酒精过敏者禁用，过敏体质者慎用
2	祛暑剂/OTC	仁丹	清暑开窍。用于伤暑引起的恶心胸闷，头晕，晕车晕船	含化或用温开水送服，一次10~20粒	①饮食宜清淡 ②不宜在服药期间同时服用滋补性中成药
3	祛暑剂/OTC	十滴水	健脾、祛暑。用于伤暑引起的头晕，恶心，腹痛，胃肠不适	口服。一次2~5ml，儿童酌减	①孕妇忌服 ②对本品及酒精过敏者禁用，过敏体质者慎用
4	祛暑剂/Rx	暑湿感冒颗粒	清暑去湿、芳香化浊。用于外感风寒引起的感冒，胸闷呕吐，腹泻便溏，发热不畅	口服。一日3次，一次1袋；小儿酌减	①孕妇慎用 ②服药期间忌服滋补性中药，饮食宜清淡，以免助热生湿
5	开窍剂/Rx	安宫牛黄丸	清热解毒，镇惊开窍。用于热病，邪入心包，高热惊厥，神昏谵语；中风昏迷及脑炎、脑膜炎、中毒性脑病、脑出血、败血症见上述证候者	口服。一次1丸，一日1次；小儿3岁以内一次1/4丸，4~6岁一次1/2丸，一日1次；或遵医嘱	有文献报道不当使用本品致体温过低，亦有个别患者引起过敏反应

2. 辅助治疗

（1）注意正确的饮水方法 高温天气里，不应等口渴才喝水，水温不宜过高，可少量多次。不要饮用含乙醇或大量糖分的饮料，避免饮用过凉的冰冻饮料。

（2）注意补充盐分和矿物质 运动饮料可以帮助补充身体所需要的盐分与矿物质。

（3）代茶饮

1）二子甘草茶　组成：枸杞子、五味子各12g，甘草9g，薄荷叶9g。制法：枸杞子、五味子、甘草洗净放入砂锅，加水，煮沸10分钟后加薄荷叶，加盖离火，5分钟后加白糖搅拌均匀，即可饮用。功用：益气养阴，预防中暑。

2）大青叶淡竹叶茶　组成：大青叶、白茅根、鱼腥草、金银花、淡竹叶各20g。制法：大青叶、白茅根、鱼腥草、金银花、淡竹叶洗净入砂锅，加水，煮沸（沸后转小火）20分钟后离火。去渣，加白糖搅拌匀。凉后置入冰箱，一日2~3次。功用：清热解毒，凉血止血，预防中暑。

3）玄参麦冬胖大海茶　组成：玄参、麦冬各15g，桔梗、甘草各5g，胖大海10g。制法：将玄参、麦冬、桔梗、甘草洗净放入砂锅，加水，煮沸15分钟后离水，加入白糖，最后加入洗净的胖大海。凉后置入冰箱，适时取用，可解口干舌燥并治疗急、慢性咽喉炎。功用：预防中暑。

4）三豆茶　组成：绿豆100g，赤小豆50g，白扁豆30g。制法：加水共煮烂后，取浓液饮服。功用：消暑解毒，和中健脾。

（五）用药指导与健康教育

1.迅速降温。将患者迅速转移到通风良好的低温环境，脱去衣服，凉水浴或擦拭身体，凉湿毛巾或冰袋冷敷患者头部、腋下及大腿根部；或用冷水浸泡过的床单包裹全身、用电风扇或空调。努力将患者体温降至38℃。

2.关注高危人群，改善年老体弱、慢性病患者及产褥期妇女的居住环境，保持室内凉爽。

3.暑热夏季加穿宽松浅色透气衣服。在阳光下活动时，戴宽边遮阳帽、太阳镜，使用防晒霜。

4.炎热天气尽量减少户外活动，避免在11：00~15：00暴露于阳光太久。如果需在高温下工作或锻炼，应循序渐进，当感觉到心跳加快头晕、意识模糊时，应立即停止活动，到通风、阴凉处休息。

5.患者应吃些清淡、容易消化的食物，同时需要加强多重营养。忌大量食用生冷瓜果和大量油腻食物。

四、任务实施

1.询问病情

（1）患者基本情况，包括性别、年龄、职业（是否长期从事体力劳动或高强度运动）等。

（2）疾病史，包括主要症状，有无发热、注意力下降、头晕等症状，高温环境中有无补充水分和盐分。

（3）患者的既往病史、就医史、用药史、过敏史等。

2.疾病评估　评估患者具体情况。

3.用药方案　至少2种化学药品/医疗器械（至少1个主治药物+1个联合用药）+1种中成药。推荐理由：说明药物/医疗器械的适应证/功能主治、作用机制、特点等。

4.用药指导　说明主治药物的用法用量、常见不良反应、注意事项、贮藏方法等。

5.健康教育　从生活习惯、饮食等方面对患者进行健康教育。

情景问答

【问题情景】天气不是特别热也会中暑吗？

答：如果身体产热过多而无法有效散热，即使天不是特别热也会中暑。如长时间在潮湿、不透风环境下剧烈活动，一些发热性疾病、甲状腺功能亢进症，或大量饮酒、系统性硬化病、先天性无汗症、有广泛烧伤的皮肤瘢痕，服用抑制出汗的药物，如阿托品、苯海拉明、麦角酰二乙胺等都有可能导致中暑。

知识拓展

中暑发生机制

环境温度高时，大量出汗，引起失水、失盐。若机体以失盐为主或单纯补水，导致血电解质浓度降低，易发生热痉挛。大量液体丧失会导致失水、血液浓缩、血容量不足，若同时发生血管舒缩功能障碍，则易发生外周循环衰竭。当外界环境温度增高，机体散热绝对或相对不足，汗腺疲劳引起体温调节中枢功能障碍，致体温急剧增高，产生严重的生理和生化异常而发生中暑。

五、任务评价

序号	步骤	评价标准	评价结果
1	疾病评估（20分）	询问患者信息完整、全面，疾病判断准确	
2	用药方案（40分）	①准确推荐药物/医疗器械 ②说明至少2条推荐理由 ③表达准确、流利 ④通俗易懂	
3	用药指导（30分）	①描述全面、准确 ②通俗易懂	
4	健康教育（10分）	指导合理、全面、准确	

书网融合……

思维导图　　习题

任务二　肥胖症

PPT

一、任务情境

患者，男，38岁，自由职业。自诉近年嗜烟酒，啤酒尤多饮。每餐必饱食才停进餐，食欲良好，常夜间加餐，尤其喜好高脂饮食，常大便秘结，每多服牛黄解毒丸方能解便。口苦口干，尿黄，舌红苔黄厚腻，脉滑数。身高1.71m，体重79kg。血胆固醇5.06mmol/L，甘油三酯1.70mmol/L，HDL-C 1.16mmol/L。肝功能正常，B超未见异常。无过敏史，父母体重正常。

任务：1.根据患者描述，评估病情。

2.根据患者病情推荐用药，并进行用药指导和健康教育。

二、任务目标

1.知识目标　①掌握肥胖症的常用药物。②熟悉肥胖症的病因及判定指标。

2.技能目标 ①能根据症状判断患者可能患有的病症。②能准确推荐药物并进行用药指导。

3.素质目标 ①树立“安全、有效、合理用药”的理念，以高质量的药学服务保障公众健康。②养成健康的生活方式，心理调适，培养健康理念，助力健康中国。

三、知识储备

（一）核心概念

1.肥胖症 指体内脂肪堆积过多和（或）分布异常，通常伴有体重增加。可损害健康。

2.诊断指标 常用体重指数（BMI）和腰围衡量。中国人正常BMI（kg/m^2）为18.5~23.9。BMI在24.0~27.9为超重，BMI≥28.0为肥胖。腰围≥90/80cm（男/女）为腹型肥胖。

（二）病因

1.西医病因 肥胖症病因未明，目前认为是遗传和环境因素在内的多种因素相互作用的结果。脂肪积聚是能量摄入超过能量消耗的后果。

西医	具体病因
遗传因素	有家族聚集倾向
环境因素	体力活动不足、久坐、运动少，使能量消耗减少；饮食习惯不良，如暴饮暴食、喜食甜食、高热量饮食、高脂饮食等，使能量摄入增加。此外，胎儿期母体营养不良、蛋白质缺乏或低体重新生儿，在成年期饮食结构发生变化时容易发生肥胖症

2.中医病因

中医	具体原因
年老体弱	肥胖的发生与年龄有关，中年以后，正气由盛转衰，脾胃运化功能减退，或加以过食肥甘，运化不及，聚湿生痰，痰湿壅结，或肾阳虚衰，不能化气行水，酿生水湿痰浊，故成肥胖
饮食不节	过食肥甘厚味，久则致脾之运化功能受损，水谷不得化为精微，遂变生膏脂，随郁气流窜而停于筋膜腔隙，形成肥胖。也有服用某些药物，致痰湿浊瘀内蕴，而成肥胖
劳逸失调	《素问·宣明五气》有“久卧伤气，久坐伤肉”之说，伤气则气虚，伤肉则脾虚，脾气虚弱，运化失司，水谷精微不能输布，水湿内停，形成肥胖
先天禀赋	肥胖与先天体质有关。痰湿体质易于出现气血津液失调，水湿停聚，聚湿生痰而生肥胖。阳热体质多胃热偏盛，若食欲亢进，脾运不及，亦可致膏脂痰湿堆积，形成肥胖
情志所伤	情内伤，脏腑气机失调，伤及中焦枢纽，脾胃升降功能，水谷运化失司，水湿内停，痰湿聚积，亦成肥胖

（三）常用药物

1.化学药品 多数肥胖症患者在医疗专业人员的指导下，通过控制饮食量、减少脂肪摄入、增加体力活动，可使体重减轻。但仍有相当一部分未能达到期望的减重目标，可考虑用药物辅助减重。常用于肥胖症的化学药品的药品分类、名称、推介提示、用法用量等见表3-90。

表3-90 常用于肥胖症的化学药品一览表

序号	药品分类	通用名	药品推介提示	用法用量
1	脂肪酶抑制剂/OTC	奥利司他胶囊	①禁用于慢性吸收不良综合征、胆汁淤积症患者，以及妊娠期、哺乳期妇女 ②主要不良反应是引起胃肠道不良反应，如油性斑点、胃肠排气增多、大便紧急感、脂性泻等 ③可以考虑补充复合维生素	一次0.12g，餐时或餐后1小时内服用
2	胰高血糖素样肽-1受体激动剂/Rx	司美格鲁肽注射液	①甲状腺髓样癌既往史或家族史，或2型多发性内分泌肿瘤综合征患者禁用。有胰腺炎病史者慎用 ②可延缓胃排空 ③常见不良反应有胃肠道不良反应和注射部位反应	一次0.25mg，一周1次。4周后，一次0.5mg，一周1次

2.中成药 常用于肥胖的中成药的药品分类、名称、功能主治、用法用量、注意事项等见表3-91。

表3-91 常用于肥胖症的中成药一览表

序号	药品分类	通用名	功能主治	用法用量	注意事项
1	补肾润肠/Rx	降脂减肥片	滋补肝肾，养益精血，扶正固本，通络定痛，健脾豁痰，明目生津，润肠通便。用于各型高脂血症，单纯性肥胖等	口服，一次4~6片，一日3次	孕妇忌服
2	益气活血剂/Rx	轻身减肥片	益气健脾，活血化瘀，宽胸去积。用于单纯性肥胖	口服，一次4~5片，一日3次	服药初期可能有大便次数增加现象，1~2周后可消失，不影响继续治疗
3	化瘀降脂剂/Rx	排毒清脂胶囊	化瘀降脂，通便消痤。用于浊瘀内阻所致的单纯性肥胖，高脂血症，痤疮	口服，一次2粒，一日2~3次	①孕妇忌用 ②忌食辛辣及油腻食物 ③服药后轻度腹泻者，宜减量服用
4	益气利水剂/Rx	轻身消胖丸	益气、利湿，降脂、消胖。用于单纯性肥胖	口服，一次30粒，一日2次	孕妇忌服
5	温里剂/OTC	桂附理中丸	补肾助阳，温中健脾。适用于水肿型肥胖的人群	用姜汤或温开水送服，一次1丸，一日2次	①忌不易消化食物 ②感冒发热患者不宜服用
6	扶正剂/OTC	参苓白术颗粒	补脾胃，益肺气。用于脾胃虚弱，食少便溏，气短咳嗽，肢倦乏力。适用于水肿型肥胖	口服。一次3g，一日3次	①忌不易消化食物 ②感冒发热患者不宜服用

3.辅助治疗

（1）中医治疗 如按摩、针灸等。

（2）代茶饮

1）茯苓陈皮茶 组成：茯苓5g，陈皮2g，花茶2g。制法：茯苓、陈皮先煎20分钟，再冲泡茶叶，15分钟后即可代茶饮。功用：健脾利湿化痰。适用于痰湿困脾所致肥胖症。

2）菊花山楂决明茶 组成：菊花10g，山楂片15g，决明子15g（捣烂）。制法：上药用开水冲泡代茶。功用：清热化瘀，益肝降脂。适用于肝阳上亢所致肥胖症。

3）冬瓜海带茶 组成：冬瓜10g，海带15g。制法：将冬瓜连皮籽洗净切碎，海带洗净切碎，入锅内煮至熟烂，去渣取汁，代茶饮服，每日数次。功用：利水减肥。适用于肥胖症。

（四）用药指导与健康教育

1.只有在采取充分的饮食、运动和行为干预的前提下，才考虑药物治疗。

2.建议采用药物治疗3个月后对疗效进行评价。如果体重下降，在非糖尿病患者>5%，糖尿病患者>3%，可视为有效，治疗可继续。对治疗无效患者则应停药，重新评估，调整治疗方案。

3.营养治疗：减少总摄食量，减少能量摄入，少吃零食，杜绝睡前进餐，避免暴饮暴食，平衡膳食。增加谷物和富含纤维素食物如蔬菜、水果的摄入，食用低脂食品。

4.认知行为治疗：改变患者对肥胖和体重控制的观点和认识。建立信念，鼓励患者采取有效减重的行为措施，加强自我管理，控制进餐过程，强化认知。建议每周3~5次运动，每次30分钟。

5.适度增加体力活动：根据患者的运动能力和健康状况制定锻炼方案，增加每天的运动量。循序渐进，安全第一，可尝试游泳、骑车、快走等运动。

四、任务实施

1.询问病情

（1）患者基本情况，包括性别、年龄、职业等。

（2）疾病史，包括体重指数、腹围、生活和饮食习惯，有无其他症状，生活中有无压力事件等。

（3）患者的既往史、家族史、就医史、用药史、过敏史等。

2.疾病评估 评估患者具体情况。

3.用药方案 推荐至少2种化学药品/医疗器械+1种中成药。推荐理由：说明药物/医疗器械的适应证/功能主治、作用机制、特点等。

4.用药指导 说明药品的用法用量、常见不良反应、注意事项、贮藏方法等。

5.健康教育 从生活习惯、运动、饮食、认知等方面对患者进行健康教育。

情景问答

【问题情景】哪些人需要药物辅助减肥？

答：经过单纯控制饮食和增加活动量仍不能达到减重目标，甚至体重仍有上升趋势的以下人群，可考虑药物辅助治疗：食欲旺盛，餐前饥饿难忍，每餐进食量较多；合并高血糖、高血压、血脂异常和脂肪肝；合并负重关节疼痛；肥胖引起呼吸困难或有阻塞性睡眠呼吸暂停综合征；BMI ≥ 24.0，且有上述合并征情况，或BMI ≥ 28.0。

知识拓展

肥胖的危害

肥胖可以导致一系列并发症或相关疾病，影响预期寿命并导致生活质量下降。严重的肥胖患者常合并血脂异常、脂肪肝、高血压、冠心病、糖尿病等疾病，可伴随阻塞性睡眠呼吸暂停综合征、高尿酸血症及痛风、骨关节病、静脉血栓、生育功能受损等。肥胖症患者还可出现自卑、抑郁等精神问题，社会适应不良。

五、任务评价

序号	步骤	评价标准	评价结果
1	疾病评估（20分）	询问患者信息完整、全面，疾病判断准确	
2	用药方案（40分）	①准确推荐药物/医疗器械 ②说明至少2条推荐理由 ③表达准确、流利 ④通俗易懂	
3	用药指导（30分）	①描述全面、准确 ②通俗易懂	
4	健康教育（10分）	指导合理、全面、准确	

书网融合……

思维导图　　习题

任务三　失眠症

PPT

一、任务情境

患者，男，28岁，公司职员。自诉由于工作关系，几乎天天加班，近2个月，即使不加班也无法在晚上12点前入眠，而且出现焦虑、易疲劳等现象，依赖药物助眠。

任务：1.根据患者描述，评估病情。

2.根据患者病情推荐用药，并进行用药指导和健康教育。

二、任务目标

1.知识目标　①掌握失眠症的常用药物。②熟悉失眠症的病因及临床表现。

2.技能目标　①能根据症状判断患者可能患有的病症。②能准确推荐药物并进行用药指导。

3.素质目标　①树立“安全、有效、合理用药”的理念，以高质量的药学服务保障公众健康。②养成健康的生活方式，心理调适，培养健康理念，助力健康中国。

三、知识储备

（一）核心概念

失眠症是以频繁而持续的入睡困难和（或）睡眠维持困难并导致睡眠感不满意为特征的睡眠障碍。

（二）常见病因

1.西医病因　导致失眠的原因众多，有心理、社会、药物及疾病因素等。

西医	具体原因
疾病因素	精神疾病，如焦虑症、抑郁症、双向情感障碍等；躯体疾病，如疼痛、心肺疾病、甲状腺功能亢进症、哮喘等
环境因素	包括环境嘈杂、过冷过热、睡眠环境改变
药物因素	茶碱、糖皮质激素、甲状腺素、中枢兴奋剂（咖啡因、麻黄碱）等
生活习惯	饥饿、过饱、疲劳、剧烈运动及摄入酒精、抽烟、饮浓茶和咖啡等
心理因素	工作和生活中的各种不愉快事件造成焦虑、紧张进而引起失眠

2.中医病因

中医	具体原因
饮食不节	暴饮暴食，宿食停滞，脾胃受损，酿生痰热，壅遏于中，痰热上扰，胃气失和，而不得安寐。此外，浓茶、咖啡、酒类等刺激性饮品亦可造成不寐
情志失常	情志不遂，郁怒伤肝，肝气郁结，气郁化火，邪火扰动心神，神不安而不寐，或由五志过极，心火内炽，扰动心神而不寐，或由喜笑无度，心气涣散而不寐，或由心虚胆怯，暴受惊恐，神魂不安，夜不能寐
劳逸失调	劳倦太过则伤脾，过逸少动亦致脾虚气弱，运化不健，气血生化乏源，以致心神失养而不寐。或因思虑过度，伤及心脾，心伤则阴血暗耗，神不守舍；脾伤则食少纳呆，生化之源不足，营血亏虚，不能上奉于心，致心神不安
病后体虚	久病血虚，年迈血少，心血不足，心失所养，心神不安而不寐

（三）临床表现

1.入睡困难　入睡潜伏期超过30分钟。

2.睡眠维持障碍　易醒（觉醒次数≥2次）、早醒、睡眠时长不足（通常小于6.5小时）、睡眠质量差。

3.日间功能障碍 表现为次日疲劳或全身不适感，日间思睡，焦虑不安，注意力不集中等。

4.伴随症状 长期睡眠不足可出现头痛、头晕；睡眠过程中出现打鼾、憋气，甚至呼吸暂停、梦游等。患者可因睡眠问题继而出现情绪抑郁、焦虑、紧张不安，严重者甚至有心率加快、体温升高、周围神经血管收缩等自主神经紊乱症状。

（四）常用药物

1.化学药品 常用于失眠症的化学药品的药品分类、名称、推介提示、用法用量等见表3-92。

表3-92 常用于失眠症的化学药品一览表

序号	药品分类	通用名	药品推介提示	用法用量
1	苯二氮䓬类/Rx	艾司唑仑片	①禁用于肝肾功能损害、重症肌无力、严重慢性阻塞性肺部病变、孕妇或哺乳期妇女、新生儿 ②常见ADR为嗜睡、头晕、乏力、跌倒等 ③用药期间不宜饮酒 ④用药时间不宜过长，长期大量使用可成瘾，不宜骤减 ⑤服药后不宜操作机械或驾车	一次1~2mg，睡前用
2		地西泮片		一次2.5~5mg，睡前用
3	非苯二氮䓬类/Rx	酒石酸唑吡坦片	①起效快，维持时间短，日间残余效应轻 ②仅有单一催眠作用，无肌肉松弛和抗惊厥作用 ③依赖性风险较传统苯二氮䓬类低 ④长期大量使用出现宿醉效应和耐受性，突然停药有戒断症状	一次5~10mg，睡前用
4		佐匹克隆片		一次7.5mg，睡前用
		右佐匹克隆片		一次2mg，睡前用
5	褪黑素受体激动剂/Rx	阿戈美拉汀	①抗抑郁和助眠双重作用 ②过敏者禁用 ③常见头痛、恶心和乏力等不良反应	一次25mg，睡前用

2.中成药 常用于失眠的中成药的药品分类、名称、功能主治、用法用量、注意事项等见表3-93。

表3-93 常用于失眠症的中成药一览表

序号	药品分类	通用名	功能主治	用法用量	注意事项
1	安神剂/Rx	朱砂安神丸	清心养血，镇惊安神。用于胸中烦热，心悸不宁，失眠多梦	口服。水蜜丸一次6g，小蜜丸一次9g，大蜜丸一次1丸，一日1~2次	本品中朱砂含硫化汞，不宜多服或久服，以防引起汞中毒；亦不宜与碘化物或溴化物同用，以防导致医源性肠炎
2	安神剂/Rx	安神温胆丸	和胃化痰，安神定志。用于心胆虚怯，触事易惊，心悸不安，虚烦不寐	口服，一次1丸，一日2次	孕妇忌服
3	安神剂/OTC	解郁安神颗粒	疏肝解郁，安神定志。主治情志不畅，肝郁气滞所致的失眠，心烦，焦虑，健忘；神经官能症、更年期综合征见上述证候者	开水冲服。一次1袋，一日2次。一个月为一疗程	孕妇、哺乳期妇女禁用
4	养血剂/OTC	归脾丸	益气补血，健脾养心。主治心脾两虚和脾不统血所致心悸怔忡，失眠健忘，面色萎黄，头晕头晕，肢倦乏力，食欲不振，崩漏便血	口服，用温开水或生姜汤送服，水蜜丸每次6g，小蜜丸每次9g，大蜜丸每次1丸，每日3次	①有痰湿、瘀血、外邪者，或热邪内伏、阴虚脉数者忌用 ②忌生冷食物；忌思虑过度及过劳

续表

序号	药品分类	通用名	功能主治	用法用量	注意事项
5	养血安神剂/Rx	柏子养心丸	补气，养血，安神。主治心气虚寒，心悸易惊，失眠多梦，健忘	口服。水蜜丸一次6g，小蜜丸一次9g，大蜜丸一次1丸，一日2次	①孕妇慎用 ②肝阳上亢者不宜服用
6	安神剂/OTC	安神补脑液	生精补髓，益气养血，强脑安神。用于肾精不足、气血两亏所致的头晕、乏力、健忘、失眠；神经衰弱症见上述证候者	口服，一次10ml，一日2次	①忌烟、酒及辛辣、油腻食物 ②服药期间要保持情绪乐观，切忌生气恼怒 ③感冒发热患者不宜服用
7	养心安神剂/Rx	天王补心丹	滋阴清热，养血安神。用于缓解心阴不足，心悸健忘、失眠多梦，大便干燥	口服，一次1丸，一日3次	忌食辛辣腥物，虚寒患者不宜
8	补肾安神剂/OTC	乌灵胶囊	补肾健脑，养心安神。用于心肾不交所致的失眠、健忘、心烦心悸、神疲乏力、腰膝酸软、头晕耳鸣、少气懒言等	口服，一次3粒，一日3次	①忌烟、酒及辛辣、油腻食物 ②服药期间要保持情绪乐观，切忌生气恼怒

3.辅助治疗

（1）中医治疗　如按摩、针灸、穴位按压、反射疗法等。

（2）物理治疗　经颅电刺激、经颅磁刺激、光照治疗等。

（3）舒缓的运动　太极、瑜伽、八段锦、气功等。

（4）褪黑素　可改善时差症状和昼夜节律失调性睡眠障碍。

（5）代茶饮

1）黑豆小麦莲枣茶　组成：黑豆30g，浮小麦30g，莲子7个，黑枣10g。制法：以上4味加水煎汤，去渣取汁，代茶饮。功用：健脾养心，养血安神。适用于虚烦不眠、记忆力减退，健忘。

2）红参枸杞茶　组成：红参3g，枸杞子30g。制法：以上2味加水煎汤，代茶饮服，每日1剂。功用：补脾益肺，大补元气，安神益智。适用于气虚型失眠。

3）合欢花茶　组成：合欢花9~15g。制法：以上1味，沸水冲泡，代茶频饮。功用：舒郁，理气，安神。适用于失眠。

4）龙齿石菖蒲茶　组成：龙齿9g，石菖蒲3g。制法：将龙齿加水煎煮10分钟，再加入石菖蒲同煎15分钟，去渣取汁。代茶饮，每日1~2剂。功用：宁心安神，补心益胆。适用于心神不安、失眠、心悸。

（五）用药指导与健康教育

1.治疗失眠症的药物首先推荐使用短、中效苯二氮䓬类药物，可以和具有镇静作用的抗抑郁药合用，有益于尽快改善失眠症状。

2.助眠药物能引起嗜睡，从事驾驶、仪器操作、高空作业和其他需要集中精神才能完成的操作时应谨慎使用。

3.苯二氮䓬类药物和非苯二氮䓬类药物长期应用有依赖性和停药反应，大多属于第二类精神药品，应严格销售和使用，并密切关注患者不良反应。

4.通过刺激控制疗法，恢复卧床作为诱导睡眠信号的功能，通过睡眠限制疗法提高睡眠的连续性。

5.保持良好心情，睡前将卧室光线适当调暗，不宜大量饮水，避免吸烟、喝酒、饮咖啡或浓茶、饮食过饱等。

四、任务实施

1.询问病情

（1）患者基本情况，包括性别、年龄、职业等。

（2）疾病史，包括主要症状，开始时间，是否影响工作、生活，是入睡困难还是维持障碍，睡前习惯，生活中有无不愉快事件等。

（3）患者的既往史、就医史、用药史、过敏史等。

2.疾病评估 评估患者具体情况。

3.用药方案 推荐至少2种化学药品/医疗器械+1种中成药。推荐理由：说明药物/医疗器械的适应证/功能主治、作用机制、特点等。

4.用药指导 说明主治药品的用法用量、常见不良反应、注意事项、贮藏方法等。

5.健康教育 从生活习惯、心理、饮食等方面对患者进行健康教育。

情景问答

【问题情景】多梦影响睡眠质量吗？

答：做梦是正常的生理现象，做梦的时间大约占睡眠时间的1/5，如果做梦的时间超过睡眠的1/5，甚至噩梦连连，说明患者浅睡眠的时间比较长，则会影响睡眠质量，患者白天会处于疲劳的状态。应通过养成规律作息习惯、调整饮食、放松治疗等方式改善睡眠。

知识拓展

老年失眠症患者首选非药物治疗手段，药物治疗推荐使用非苯二氮䓬类或褪黑素受体激动剂，从最小剂量开始，不主张大剂量应用。妊娠期妇女使用镇静催眠药的安全性尚缺乏资料。推荐采用非药物干预手段治疗失眠。抑郁症常与失眠症共病，不可单独治疗失眠，以免造成恶性循环。苯二氮䓬类药物由于其呼吸抑制等不良反应，在伴有慢阻肺、阻塞性睡眠呼吸暂停综合征等呼吸系统疾病的失眠症患者中慎用。

五、任务评价

序号	步骤	评价标准	评价结果
1	疾病评估（20分）	询问患者信息完整、全面，疾病判断准确	
2	用药方案（40分）	①准确推荐药物/医疗器械 ②说明至少2条推荐理由 ③表达准确、流利 ④通俗易懂	
3	用药指导（30分）	①描述全面、准确 ②通俗易懂	
4	健康教育（10分）	指导合理、全面、准确	

书网融合……

思维导图　　习题　　岗课赛证

工作领域四
慢病管理

岗位对接

该工作领域是药学类、药品营销、药品经营与管理、药品服务与管理等专业的学生必须掌握的内容，为成为合格的药学服务人员奠定坚实的基础。本领域对应岗位包括慢病负责人、慢病管理专员、驻店药师、健康顾问、慢病门店店长以及药品销售相关岗位等相关工种。从事上述药学服务及慢病管理相关工作的专业人员均需掌握慢病及慢病管理的概念，用药咨询的基本流程、常见问题及慢病管理的流程，能为不同疾病的慢病患者进行全面的评估，制定个性化管理方案等一系列服务，帮助慢病患者有效控制病情，提高慢病患者的生活质量。

项目　慢病和慢病管理

项目导读

药店人难，尤其是面对电商冲击，客流下滑及连锁并购的多重压力下，越来越多行业在思考转型之路。2021年起，中国的老龄化越来越严重，近4亿的慢性病群体，慢病患者群体将是核心突破口。药店慢病专员通过对慢病患者进行全面的评估、制定个性化的管理方案、定期的随访和调整，以及健康教育等多种手段，可帮助慢病患者有效控制病情，提高生活质量。通过专业的慢病管理服务，还可帮助连锁药店更好地满足患有慢性疾病的消费者的需求，提高药店的专业形象和服务水平。企业的慢病会员和慢病药物销售等相关指标、打造及维护门店慢病专区、培养专业的慢病专员，对于企业慢病管理都是至关重要的。

项目目标

通过本项目任务一的学习，学生能为慢性疾病（如高血压、糖尿病等）患者提供一系列服务，帮助患者有效控制病情，提高生活质量。通过本项目任务二的学习，学生能对企业全门店的慢病会员和慢病销售等相关指标进行分解跟进；进行门店慢病专区打造及维护；定期组织门店慢病专员的培训和选拔；有计划、有规律地组织慢病健康教育。

任务一　门店慢病管理

PPT

一、任务情境

患者，男，60岁，2型糖尿病史7年，一直服用瑞格列奈bid.口服治疗，空腹血糖波动在7~8mmol/L。1个月前进行血液检测，结果显示：餐前血糖12mmol/L左右，餐后16mmol/L，丙谷转氨酶56U/L。医生调整用药为：二甲双胍肠溶片0.5g bid.，阿卡波糖片50mg tid.，口服降糖，请做用药与健康指导。患者基本情况：175cm，92kg，患有高血压，服药后血压值130/85mmHg，30年吸烟史，现每日2~3支；每周2~3次饮酒，每次约100ml。糖尿病饮食，每天晚饭后慢走20分钟左右。自述兄弟姐妹4人，3人确诊为糖尿病，无过敏史。

任务：1.能根据任务情境，完成患者基本情况书写，并为患者建立慢病档案。

2.能够对患者正在服用的药物进行用药指导，准确答出治疗药物的作用机制、常见不良反应。

3.能够正确进行用药后特定情况的处理。

4.能够针对患者情况进行疾病发展与预防、生活和运动指导、饮食管理等健康指导。

二、任务目标

1.知识目标　掌握慢性疾病建档流程、常用指标及常用药物。

2.能力目标　①能够与患者进行良好的沟通，并完成建档。②能熟练为患者做健康检测，并对检测指标分析。③能对患者做用药指导及健康教育。④能有计划、有规律地对患者随访。

3.素质目标 ①具有良好的慢病服务意识，提升慢病患者的生活质量。②培养慢病患者自我管理意识和能力。③具有预防为主、加强重大慢性病健康管理意识，提高健康管理能力。

三、知识储备

（一）慢病管理专员的任职要求与岗位职责

1.任职要求

（1）年龄19~45岁，优秀者年龄可适当放宽要求，普通话标准，具备较强的亲和力、沟通力与客户服务意识。

（2）专科（含）以上文化程度，1年以上门店药品销售经验。

（3）具有执业药师或者相关药学服务工作经验。

（4）思维敏捷，善于学习与市场洞察。

（5）热爱健康销售行业，勇于挑战并不断超越自我。

（6）具备强烈的进取心，对未来生活品质有更高追求与期许。

（7）经过公司慢病专业培训并通过考核。

2.岗位职责

（1）负责接待顾客，为顾客提供优质健康检测，对顾客日常测量结果、用药情况、疾病变化情况进行追踪评估记录；顾客咨询回复；对慢病会员分类点对点有效追踪管理。

（2）参与品类相关的门店工作标准，协助门店店长完成相关的门店日常工作。

（3）积极参加各类培训，努力提高专业服务水平。

（4）协助做好经营场所的设施设备维护保养。

（二）慢病和慢病管理概述

1.慢病的概念 慢病为慢性疾病的简称，是长期存在的非传染性疾病的总称。主要指以心血管系统疾病（高血压、血脂异常、冠心病、脑卒中等）、内分泌及代谢性疾病（糖尿病、甲亢、甲减、骨质疏松症、高尿酸血症及痛风等）、呼吸系统疾病（慢性阻塞性肺部疾病、哮喘、慢性气管炎、肺气肿等）、消化系统疾病（胃肠炎、消化性溃疡等）、运动系统病症（骨关节炎、风湿性骨关节炎、腰椎间盘突出等）、恶性肿瘤、精神和神经性疾病等为代表的一组或多组疾病，具有起病隐匿、潜伏期较长、病程长（大于3个月）、难以治愈、预后较差、疾病后期的致残率和致死率高等特点。

2.慢病管理的概念 慢病管理是指对慢性疾病及其风险因素进行定期检测，连续监测，评估与综合干预管理的医学行为及过程，主要包括慢病早期筛查，慢病风险预测、预警与综合干预，以及慢病人群的综合管理、慢病管理效果评估等，以达到促进健康、延缓慢病进程、减少并发症、降低伤残率、延长寿命、提高生活质量并降低医药费用的目的。

3.慢病管理对象 主要是慢性疾病患者，如高血压、糖尿病等患者；高危人群、慢病患者所处的社会环境也可纳入慢病管理对象。慢病患者所处的社会环境可以划分为微观社会环境和宏观社会环境。微观社会环境主要包括家庭环境、工作环境、社区环境和卫生服务环境等；宏观社会环境主要指患者所处的阶层，社会阶层之间的关系以及社会阶层结构的变迁方式等。

4.慢病管理组织架构 高效的管理需要有优质的团队作为保障，慢病管理尤其需要团队合作才能保证管理的全面化。慢病管理的核心在于培养内行患者，核心任务是患者的培训教育和持续随访。最终目的是要让患者能够合理地调整生活方式，规范自身的医疗行为，更好地应对和管理疾病。无论是三甲医院、社区还是药房都需要基于这个理念和目的来构建慢病管理团队。

（1）慢病管理团队的构建 一支多专业多学科的慢病管理团队是慢病管理的基础，针对社会药房，慢病管理团队应由慢性病诊治专家（包括不同专业的）、慢病管理专员、营养师、执业药师、心理咨询师、运动学专家以及内行患者、志愿者等组成。

（2）慢病管理组织架构　是建立在团队基础之上的，慢病管理组织架构以患者为核心，整合团队资源为患者量身定制随访计划和教育培训内容，慢病管理专员负责具体随访和教育培训，及时反馈患者的各种问题，并协调团队内部做出相应的方案调整。定期的质量评估和分析有利于促进持续质量改进和提高团队协作能力，专家团队为决策的制定者，慢病管理专员为决策实施的协调人，患者为决策的执行人。作为执行人，患者可以很好地参与管理并提出合理的意见，而不再作为被动的治疗接受者，这样也可以很好地提高患者依从性，促进医患的良好沟通（图4–1）。

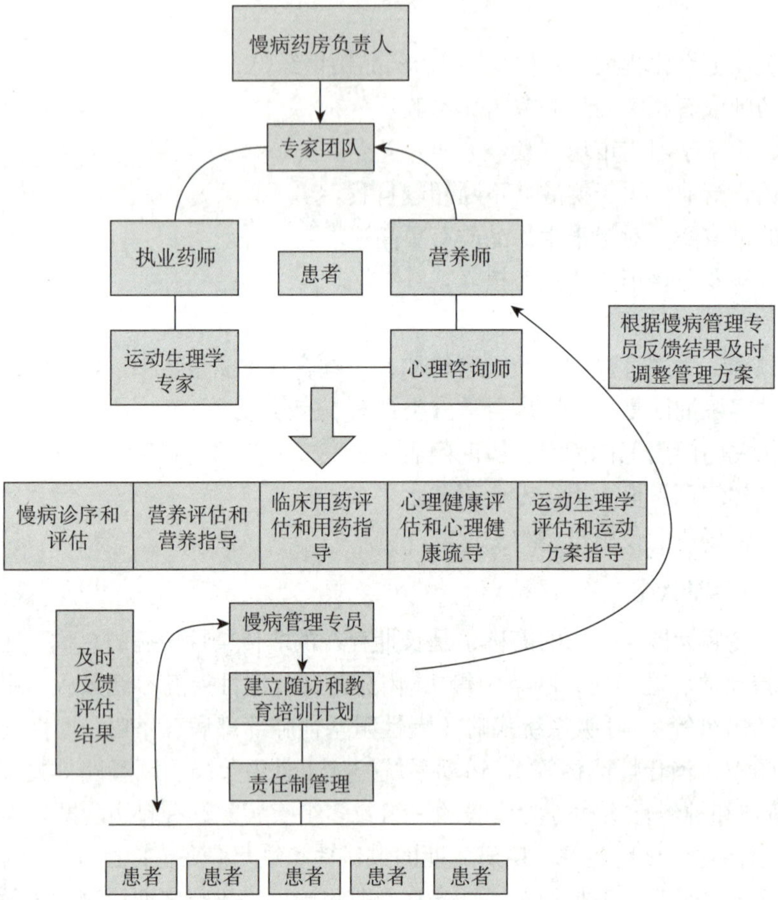

图4–1　慢病管理组织架构图

慢病管理的核心在于实行持续质量改进，即评估—执行—反馈—再评估—调整方案—再执行，团队任何一部分都可以采取这个方法促进质量改进专家团队可以利用患者反馈内容以及临床问题通过临床科研的手段提出结论调整方案，慢病专员可以通过定期评估管理成效及时调整随访、教育方案患者自身可以结合管理前后疗效和各方面生理、心理状态评估自己在管理中的获益，提高自身对疾病的认知和治疗的信心。

5.慢病管理硬软件建设　随着人口老龄化的进展，我国的慢病易患人群将会不断扩大，所以，科学、规范化地建设慢病管理硬件及软件将有助于提高慢病患者群的管理。作为社会药房的一个重要品类，要想实现管理和销售的双重突破，必须做到“四专”——专人、专管、专品、专区。所谓的“专人”，是指需要有专门的人来做慢病管理和服务；“专管”，是指需要成慢病项目部，指定项目经理来管理服务专员和各项细则的落实；“专品”，是指做好商品规划，规划好竞品和竞品结构；“专区”，是指需要在药房开辟专门的区域，便于进行各项检测和增加会员交流机会、增加销售机会。

（1）硬件建设　设定慢病管理专区：配置桌椅、计算机、投影仪等音像播放设备，档案柜、慢病会员检测登记表、慢病评估表、营养评估表、心理评估表等，常规医疗检查设备（血压计、听诊器、血糖测试仪、血脂检测仪、体重秤、尿酸测试仪、健康体检一体机等），随访用的电话座机和移动手机等。

（2）软件建设 随着信息化的不断进展，医疗卫生系统电子信息化已在各医药单位推广，传统的纸版办公应当结合电子信息化办公，适应数字化、信息化的社会发展需求。慢病管理借助电子信息化系统的相互连接，使得各个环节相互连接，可实现便捷化信息提取、跨应用设备的连接，从而大幅度减少重复工作和失误，节省了慢病管理工作者的精力和时间，所以应当积极推行基于电子信息化的慢病管理系统。

1）慢性疾病管理系统 是一种为综合性医院、专科医院及社会药房开发设计的，主要面向患者，构建医院、社区、家庭三位一体的慢性病管理服务模式，实现远程监测、慢病评价、个性干预、再监测—再评价—再干预，动态、长期、闭环地慢病管理流程。它全面导入疾病管理的概念，针对常见慢性病的诊疗与科研，帮助慢病管理人员快速实现慢性病病历的系统管理，辅助慢病管理专员的日常慢病教育工作，并为医院、社会药房向患者提供多样化服务创造条件。慢病管理系统主要针对高血压、糖尿病、血脂异常、高尿酸血症、骨质疏松症等目标人群，帮助目标人群在减少慢性病发生概率，延缓慢性病的发生发展过程，同时也解决区域慢性病筛查、预防和治疗信息化和决策支持等问题。

2）微信 是为智能终端提供即时通讯服务的免费应用程序，支持跨通信运营商、跨操作系统平台通过网络快速发送免费的语音短信、视频、图片和文字等服务。目前微信的小程序也在被人们广泛应用，微信小程序具有便捷、体积小、用户黏性高、开发门槛低等优点。社会药房开发的小程序中，慢病管理模块是一种方便快捷的健康管理工具，它能够帮助用户更好地管理自己的健康，同时还能够帮助药店顾客更好地管理自己所患的慢性疾病。此小程序具有以下重要功能。①健康档案：用户可以将自己的基本信息、健康数据、症状描述等信息保存在慢病管理系统小程序中，为自己的健康管理打下基础。②药品查询：慢病管理系统中的药品查询功能可以让用户快速了解自己需要的药品，从而简便购买。③用药提醒：系统会为用户制定用药计划、提醒吃药时间和药量，防止漏吃或误吃。④健康资讯：小程序慢病管理系统将定期为使用者提供慢性病理解、防治、照顾等方面的咨询。⑤病情评估：针对相关慢性疾病，提供相应评估服务，以便于用户及时了解个人健康状况。社会药房的微信小程序慢病管理系统作为一款方便实用的健康管理工具，不仅仅是一个药物销售载体，而是一个覆盖药店、药企、医院、医生和患者的全方位健康服务平台。

（三）慢病管理项目 微课1

1.收集与评估患者个人信息 以糖尿病患者为例，门店慢病管理中心慢病管理专员与患者沟通，收集慢病患者信息，提供健康检测，分析检测结果，根据检测结果及日常生活方式进行健康评估。慢病管理中心可设计使用评估问卷或通过已有检测设备，对患者进行健康检测，以收集患者个人的慢病信息，主要包括以下几个方面。

（1）询问个人疾病与用药信息 目前用药情况，家族史、药物过敏史、就医史、用药史等。

（2）慢病症状检查与评估 测量血压、血糖、体重等健康检测并进行指标分析（表4-1，表4-2），填写症状评估问卷（表4-3）。

（3）服药顺从度评估 请患者填写服药顺从度评估表。

（4）健康生活评估 请患者填写健康生活评估问卷，包括个人运动、饮食、营养、抽烟、饮酒、睡眠、压力等生活形态评估。

表 4-1　血糖检测服务

第一步：消毒 标准操作要点： 1.消毒手法，由内向外，避免二次污染。 2.首选无名指，首选侧面。 同步话术： 1.消毒过程中，要从内向外消毒，避免二次污染，如果您自己在家检测，也可以用清水洗手，自然晾干。不要使用碘伏进行消毒，会影响检测结果。 2.首选无名指，是因为无名指日常使用少，测量血糖后，不影响工作。 3.手指侧面血管丰富而神经较少，容易采血，而且痛感小。
第二步：安装试纸 标准操作要点： 1.取出试纸后，立即扣紧瓶盖。 2.手指避免触碰试纸电极及吸血口。 同步话术： 1.试纸在空气中会很快被氧化，因此取出试纸之后一定要立即盖好试纸桶盖。 2.如果血糖仪不是免条码血糖仪，需要核对血糖仪显示编码是否与试纸桶一致。
第三步：安装采血笔 标准操作要点： 1.在顾客面前更换针头。 2.针头安装到底，卡紧，旋转后垂直取下针帽。 3.调整采血针采血刻度，并指给顾客看，让顾客知道你使用的小刻度采血。 同步话术： 1.试纸与针头是配套的，每次进行血糖监测都要更换采血针。 2.安装采血针的时候，针帽不要直接丢弃，放在一边，完成操作后，可以把采血针直接插到针帽上，防止刺伤自己或他人。 3.根据您的皮肤情况，使用1刻度，保证采血过程操作准确，就可以完成采血。
第四步：采血 标准操作要点： 1.捐指按压第一指关节，使血液充盈。 2.评估皮肤，选择皮肤较薄的地方，按紧采血笔，垂直进针（一般选择无名指指肚的侧面）。 3.避免过度挤压，根据血糖仪需血量控制出血量。 同步话术： 1.采血过程中，不要过度挤压，不然会挤压出组织液，影响检测结果。 2.现在的血糖仪，均可以通过第1滴血，进行血糖检测，不需要刻意挤血，进行第2滴血的检测。
第五步：吸血 标准操作要点： 1.吸血过程寻找支持点，保证手不发抖。 2.试纸与出血点保持45°采血。 同步话术：采血的时候，要找好支撑点，并且要将试纸以45°的角度接触采血点，这样就能正确完成吸血了。
第六步：弃针，整理、记录、评估 标准操作要点： 1.将血糖仪面向顾客，方便顾客看血糖值。 2.将采血针扎到针帽上后丢弃。 3.记录顾客信息、测量时间、血糖类型和血糖值。 4.评估顾客血糖值是否达标，并给顾客专业建议。 同步话术： 根据您现在的情况，因为年龄相对比较大了，血糖控制范围可以适当放宽，使用血糖仪测量空腹应该控制在7.0mmol/L以下，餐后两小时血糖也不应该超过10mmol/L，您现在的血糖在正常范围之内。保持良好的生活方式，就能远离并发症，保证身体健康。

表 4-2　糖尿病指标分析（血糖控制标准）

血糖控制目标	理想	良好	差
空腹血糖（mmol/L）	4.4~6.1	＜7.0	≥7.0
餐后2小时血糖（mmol/L）	4.4~7.8	＜10.0	≥10.0

说明：门店使用便携式血糖仪检测指尖血，控制标准以空腹血糖<7.0mmol/L、餐后2小时血糖<10mmol/L为达标标准。

表 4-3　慢病管理调查表：糖尿病评估总表（包含症状服用顺从度、健康生活评估）

姓名：　　　性别：　　　年龄：　　　联系方式：　　　有无医保：

居住地址：

您的健康情况如何？（请圈出一项）

1.非常好　2.很好　3.好　4.普通　5.不好

在下列问题的空格内填入数字（1表示“从不”；2表示“很少”；3表示“有时候”；4表示“经常”；5表示“一直”）

1.我□摄取平衡健康饮食

2.我□定期运动

3.我□感觉有很大压力

在下列问题的空格内填入数字（1表示“是”；2表示“否”）

1.您曾经忘记服药吗？　□

2.您经常疏忽而忘记服药？　□

3.当您感觉身体好一点了，有时候您会停止服药吗？　□

4.有时候觉得服药后身体状况反而较差，您会停止服药吗？　□

5.您是否也服用其他药物？□　如果是，请写下服用的药品名称：

6.您目前是否有抽烟？□ 如果目前没有抽烟，那您过去抽过烟吗？□

7.您目前是否有饮酒？□ 如果目前没有饮酒，那您过去饮酒吗？□

下列问题，请根据您的实际情况，在正确的选项上打钩：

1.糖尿病类型：　□1型　□2型

2.病程：　□0~5年　□5~10年　□10年以上

3.测空腹血糖次数：　□一个月1次及以下　□一个月2~4次　□一个月5次及以上

4.并发症：　□有　□无

5.服降糖药的种类：　□1种　□2种及以上

6.每天用药的次数：　□1天3次　□1天2次　□1天1次

7.服药的疗效：□没感觉　□不明显　□好

8.药物的不良反应：　□有__________　□无

9.以哪类饮食为主：　□肉类　□面食　□水果　□蔬菜　□其他__________

10.您经常吃煎炸多油的食物吗？　□每天　□每周3~6次　□每周少于3次　□从不

11.您经常吃甜食吗？　□每天　□每周3~6次　□每周少于3次　□从不

12.每周运动情况如何？（指每次超过30分钟的运动）□每周运动1次及以下　□每周运动2~5次　□每周运动5次以上

13.某些饮食习惯难以改变的原因：

□不清楚饮食习惯需要注意些什么　□认为饮食对高血压影响不大

□家庭的日常饮食习惯，口味偏重　□清楚某些饮食习惯不好，但习惯了不容易改变

□其他原因______________________________

14.一旦采用药物治疗，是否需要终身服药：　□是　□否　□不清楚

15.您认为以下哪项会导致血糖升高？

□甜食摄入过多　□肥胖　□遗传　□精神紧张　□缺乏锻炼　□高血压　□经常吸烟　□饮酒过量　□以上都是　□不清楚

16.由于血糖得不到控制，发展成疾病的知晓情况：

□糖尿病酮症酸中毒　□糖尿病眼病　□糖尿病足　□糖尿病血管病变　□糖尿病肾病　□多发性神经炎　□糖尿病骨关节病　□细菌、真菌感染　□以上都有可能　□不清楚

17.预防糖尿病方式的知晓情况：

□良好的饮食习惯，避免高糖、高热量饮食　□加强锻炼，控制体重□保持良好的生活习惯，避免熬夜　□以上都有可能　□不清楚

续表

在下列问题的空格内填入数字（1表示“完全同意”；2表示“同意”；3表示“说不准”；4表示“不同意”；5表示“完全不同意”）

1.我相信糖尿病越早治疗控制达标越好 □

2.我知道自己的血糖控制目标值 □

3.糖尿病需要长期甚至终身坚持服降压药 □

4.我相信服用医生开的降糖药能改善健康 □

5.感觉良好时不服降糖药也行 □

6.血糖控制达标后我就可以停服降糖药 □

7.可以通过停服一段时间，看看是否仍需要服药 □

8.愿意尝试服用民间降糖药的偏方 □

9.我感到每天坚持服降糖药太麻烦了 □

10.每天记住服降糖药对我而言太困难了 □

11.我觉得漏服几次降糖药没有什么大不了 □

12.长期服药我担心药物的不良反应 □

13.我感到药太贵难以承受 □

14.当地医疗机构没有我想要的降糖药 □

15.我觉得吃点高热量食品对血糖没什么影响 □

16.我没有必要进行规律锻炼 □

17.我没有时间或精力进行规律锻炼 □

18.我因身体受限而无法进行规律锻炼 □

19.我不知道如何将体重控制在正常范围 □

20.我觉得很难平衡工作、锻炼及休息的关系 □

21.我不知道如何调节自己的情绪 □

您无法按照医嘱进行糖尿病治疗的原因有：

□认为疾病好转而停服药 □经常忘记服药 □担心出现药物的副作用 □不知道糖尿病需要长期坚持服药 □经济原因

□认为药物的疗效不好 □用药太复杂，容易混乱（服药的次数多，药物的种类多）

□生活方式的改变难以做到（例如吸烟、饮酒、饮食控制、运动等） □不知道需要长期复查 □复查不方便

□医疗费支付方式 □病程 □其他________________

2.建立患者慢病档案 连锁门店可以向现有会员加强宣传，引导有糖尿病或其他慢性疾病的会员来店建立健康档案；也可以通过在药店周边商圈开展有益的社区活动，例如，免费为患者检测血糖和开展健康咨询，真诚帮助糖尿病患者建立健康档案，说明慢病管理的重要性、必要性和好处。同时，在门店的日常经营和销售活动中，店员还可以真诚主动邀请购买慢病药品的顾客建立健康档案。

随着信息化的普及，档案的形式也逐渐多样化，主要有电子档案和纸质档案两种形式，电子建档流程建档相对简单便捷。

电子建档流程如图4-2所示。

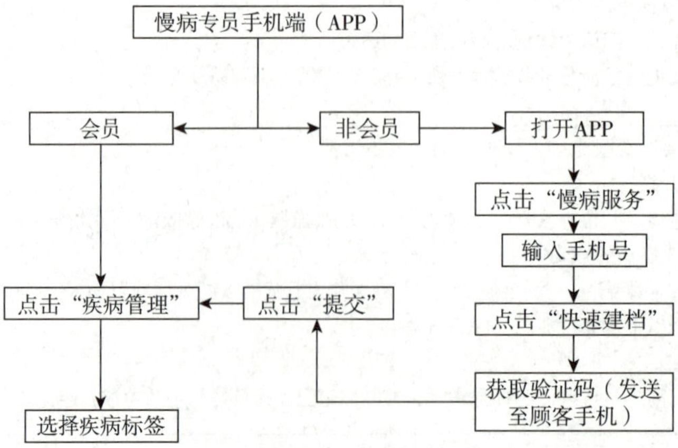

（1）APP操作流程

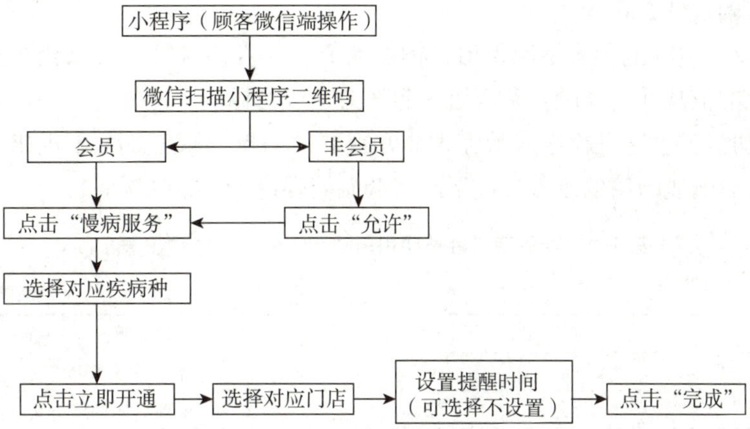

（2）微信小程序操作流程

图4-2 电子建档流程

慢病会员信息是药店为顾客（慢病患者）提供专业服务的依据，因此，在登记会员资料时，纸质建档需要按照药历登记的要求进行登记。药历基本内容应包括与医疗有关的患者基本情况、药物治疗过程、药物治疗效果评价、药师干预计划、干预效果随访、用药指导和健康教育等，是为患者进行个体化药物治疗的重要依据，是开展药学服务的必备资料。药店为顾客建立慢病管理档案的步骤如下：①将所收集的个人慢病信息建档，类似会员资料的建档。②收集个人慢病信息后，将症状、顺从度及健康生活形态进行评分，各项评分加总后，对患者进行风险分级，类似会员分级。

现以糖尿病患者为例，药历登记（患者基本情况表）具体内容分解如下（表4-4）。

（1）姓名、性别、地址、电话　这些都是基本资料，便于以后回访顾客。如果是女性，应包括是否有妊娠糖尿病史。

（2）年龄　不同年龄段的人群血糖值标准稍有不同，登记年龄有利于判断患者的理想血糖值及用药情况。

（3）身高、体重　便于确定患者的体重指数，有些患者属于肥胖型，掌握其体重指数有利于确定综合治疗方案。

（4）家族史　直系亲属有无糖尿病患者，并且亲属的发病年龄也与之有关。

（5）糖尿病发病时间、初诊时血糖值　确定糖尿病发病时间是为了判断糖尿病并发症。

（6）初诊时的症状　例如初诊时有眼底出血，可能伴有视网膜病变，这个并发症只能缓解而不可能逆转，因此，对决定顾客现在需用哪些改善并发症的药物有重要的提示作用。

（7）药物过敏史　问清药物过敏史，有利于对患者用药时排除禁忌。例如对磺胺过敏的患者，不能用格列本脲、格列吡嗪等同类药物。

（8）既往史　对既往有无肝肾功能损伤、脑出血、脑梗死等情况的了解，对判断患者的用药宜忌有提示作用。

（9）血压、血脂水平　血脂异常、高血压、糖尿病三者同时存在，提示患者有代谢综合征。

（10）并发症及其症状　如糖尿病肾病、细菌或真菌感染等，可以帮助判断患者是否应该服用改善并发症药物。

（11）有无血糖仪和近期血糖监测值　血糖仪是检测家中检测血糖的必备仪器，由此记录的近期血糖监测值，是调整患者用药的最重要依据，没有近期的血糖监测表就无法反映患者的用药方案是否合理，也无法控制远期并发症。

（12）用药史　可以很好地帮助患者调整用药方案。例如服用阿卡波糖出现胀气等胃肠道反应者，若患者不能忍受，避免使用α-葡萄糖苷酶抑制剂类药物。

（13）目前用药情况　找出患者现在用药方案中的不足点，以画图方式告诉顾客，是与顾客沟通、分析及提供调整方案的最佳方式。

（14）目标血糖值　由以上顾客情况得出目标血糖值，并告知顾客，可以让顾客有一个明确的降糖目标，提高顾客治疗的依从性，让顾客和药店一起努力达成目标。

（15）饮食、运动情况　这是糖尿病治疗中非常重要的两点，患者饮食不规律（不吃早餐等）和不科学运动，都会直接影响血糖值的改善，甚至出现低血糖昏迷等严重情况。

表 4-4　糖尿病患者长期用药档案（患者基本情况表）

档案编码：

姓名		性别		出生日期	
身高		体重		体重指数（BMI）	
联系电话		会员卡		妊娠糖尿病史（女）	
家庭住址					
首次诊断医院			医生		
糖尿病发病时间		初诊时症状		目前症状	
初诊血糖值		近期血糖监测值		目标血糖值	
血压值		血脂		是否自备血糖检测仪	
并发症及其症状					
既往史					
用药史					
既往过敏史					
遗传史					
目前用药情况					
饮食、运动情况					

3.用药指导

（1）用药方案分析

1）适应证　是否有超适应证使用，例如非糖尿病的肥胖症患者使用二甲双胍减肥。

2）服用时间　具体服用方法参见说明书或者遵医嘱（表4-5）。

表 4-5　降糖药具体服药方法

药物	常规服用时间	特殊说明
双胍类	餐前、餐中、餐后均可	餐前服用效果最好
α-糖苷酶抑制剂	餐前即刻或餐时第一口主食同服	必要时嚼碎服用效果更好
DPP-4抑制剂	餐前即刻	—
GLP-1受体激动剂	晨起服用	需要大量喝水，因此为防止夜尿增多的不适，建议晨起服用
格列奈类促泌剂	餐前即刻	—
三代磺酰脲类促泌剂	餐前即刻	—
二代磺酰脲类促泌剂（普通片）	餐前30分钟	普通片餐前30分钟，特殊剂型遵医嘱

3）服用剂量　具体服用方法参见说明书或者遵医嘱。

①起始剂量：应从最低剂量开始。

②维持计量：根据健康指标遵医嘱增加药量，但不能高于日最高剂量。

③日最高剂量：安全范围内，单日累计服用的最大剂量。

4）使用方法　应注意特殊剂型。

①缓控释/肠溶剂型：不能碾碎服用，容易引起药物中毒；如果片剂上有明显的刻痕且说明书上标注可以掰片服用的，需按药片上的刻痕掰片服用。

②注射类药物：主要指降糖药物中的胰岛素与利拉鲁肽。注射部位、注射方法、储存方式参见说明书。

5）药物相互作用　同病种不同作用机制药物联用禁忌；合并症药物联用禁忌；肝药酶抑制剂联用禁忌。

6）特殊人群

①妊娠及哺乳期人群：只进行生活方式指导。

②严重合并症或治疗史：心脏手术、心肌梗死后、重度高血压、糖尿病急性并发症等，此类人群只满足基础购药需求，不做慢病服务。

（2）用药方案优化　结合顾客的生活方式及用药方案，对顾客的现在用药方案分析，找出患者用药方案中的不足点，用画图方式告诉顾客并调整方案，对患者用药误区更正、合并症关联用药指导、预防并发症商品关联指导。

（3）慢病合约　此合约对公司而言是延长患者DOT（day of treatment）天数，对患者而言可以管理用药依从性并在此基础上享受优惠的用药政策。

4. 慢病会员跟踪随访　随访是指药房或者门店对在门店购药的患者以通讯或其他方式，了解患者病情指导患者治疗与康复，并反馈总结患者对治疗意见的一种医患互动、观察方法。随访是慢性疾病治疗的重要环节，规范化的随访可为患者提供科学专业、便捷的技术服务与指导，进而可以提高患者对治疗的依从性。慢病管理团队应遵循相应的随访制度，确保慢性疾病患者及时接受随访和治疗同时掌握第一手资料以进行统计分析、积累经验。

慢病会员的跟踪随访可分为首次随访和规律随访。首次随访，一般要求在患者首次购药或购药后1个月内完成首次随访登记。同时在慢病管理电子信息服务平台，对慢性疾病患者进行信息化管理，及时、有效地收纳符合慢性疾病管理的患者。规律随访，是在首次随访后，慢病专员针对患者个人具体情况，制定出与患者相应的个体化慢性疾病随访时间、频率等随访处方。慢性病患者病情平稳状态下，可以一直规律随访，对患者进行饮食、运动、作息等慢病管理综合方式的干预，不仅能在一定程度上延缓疾病的进展，又能对病情有监控作用，及时发现病情的改变。按照对方的目的又可以将随访分为脱落随访和用药随访。

（1）首次随访　通过对首次来门店购药的患者进行汇总和筛选，慢病管理专员将符合纳入标准的慢病患者纳入目标管理人群，并按专科专病分门别类。首次随访主要目的：慰问患者，了解患者购药治疗后的总体情况，病情是否稳定，后续治疗情况，如服药情况、对门店总体满意度，并宣传慢病管理知识，预约患者下次慢病管理购药或者预约健康检测时间。

（2）规律随访　指在首次随访后，进行长期、有计划、规律性的疾病跟踪调查访问。规律随访的目的在于跟进患者疾病的发展情况，对病情稳定的患者，延续常规的宣教和随诊等疾病管理，并追踪、记录其后续治疗情况；对病情进展、有恶化趋势的慢性病患者，及时进行干预措施，必要时进行处理。对患者规律随访时，应当带着明确的目的，有组织、有计划地进行。随访前对随访对象进行筛选，确定随访患者名单、随访时间，准备随访相关记录表、功能和质量评估表等，并依照随访的流程，对患者进行规律的随访。

随访过程中由慢性疾病管理团队对患者进行诊治。由执业药师对慢性疾病进行全面系统的用药指导，对患者进行健康宣教，包括饮食、运动、中医养生调护等，并完善相关评估，包括生活质量调查、心理状态评估、社会回归评估、营养状况评估和中医临床症状记录等。在建档、治疗、评估和宣教后，制定后续随访和治疗方案同时还定期告知患者慢性疾病相关知识讲座、病友会等活动。

（3）慢病随访规范语言的使用　首先根据购药记录及用药方案，确认3天内药物即将使用完的会员筛选随访目标，通过短信或微信形式提醒顾客，药物即将用完，药物用完前一天电话回访目标会员，规范语言的使用见表4-6。

表4-6　慢病随访规范语言使用

步骤	规范语言使用举例	注意事项
第一步：问候	您好！请问是××叔叔/阿姨/大姐/大哥吗	随访前，需要了解顾客信息，确定顾客姓名、最近一次购药情况等信息
第二步：自我介绍	阿姨/叔叔，您好，我是××大药房的×××，还记得我吧	及时告知顾客自己的身份：门店+姓名

续表

步骤	规范语言使用举例	注意事项
第三步：用药指导	是这样的，阿姨/叔叔，上次你在我们这里购买的××药物，要按时服用，定期检测。间断用药不但不利于指标控制，还有可能引起指标波动	用药指导：如发现顾客不按医嘱正确用药，给顾客讲解不按时用药的危害
第四步：购药提醒	阿姨/叔叔，您的药物，按医嘱正确用药，还有3天就用完了，记得及时来购买。而且您是我们的合约会员，来店购买更享购买优惠活动	与顾客约定到店时间，最好是自己上班的时间，有利于沟通完善顾客信息
第五步：服务或活动邀约	您来店购买的时候，可以来找我，还可以给您做健康检测和健康的饮食习惯指导	回访时间不宜过长，具体内容，可邀约顾客来门店进行交流沟通

5. 健康教育 健康教育是通过有计划、有组织、有系统的社会和教育活动，促使人们自愿地改变不良的健康行为和影响健康行为的相关因素，消除或减轻影响健康的危险因素，从而达到预防控制疾病、促进健康和提高生活质量的目的。

慢性病是我国乃至世界关注的公共卫生问题，患病率高、知晓率低、死亡率高是不争的事实。因此，有必要广泛地开展社会宣传和教育，提高大众对疾病的认识，从而自觉采取健康的生活方式，以降低整体人群的发病率，因此健康教育的对象不仅包括患者、患者家属，还包括医务人员、社会人群等。

健康教育需要渗透至门店服务的每个环节，除了一对一式开展用药咨询、疾病和药品知识教育、跟踪随访之外，连锁门店还可从患者类型、数量及健康教育的目的、流程等方面进行分类定期开展一定规模的、针对慢病管理中心会员的、以不同慢病相关知识为主题的健康讲座，调动慢病患者参与活动的积极性，可以有针对性地发放一些慢病健康手册等科普资料，或者配合赠送一些患者感兴趣的小礼品，以增强慢病中心会员参与活动的主动性，从而提升慢病相关知识的普及率，或者通过慢病微信群或者微信小程序以直播或者录播的形式对患者进行健康教育。举例如下（表4-7，表4-8）。

表4-7 健康讲座

步骤	具体内容
确定主题	按企业患教计划结合会员需求确认会议主题
准备资料	①文字与图片电子版内容 ②文本内容要印有专员或小程序二维码，便于会后交流与反馈 ③会前按邀约人数打印准备分发给每位会员
邀约	①线上：将会议时间与主题在慢病微信服务群中发布（前1周、前1天及当天） ②线下：组织门店员工在线下服务时同步宣传会议，并做好登记便于会前提醒
会员签到	现场进行会员签到，对会员信息进行完善
资料分发	将提前打印的会议资料分发给每位参会会员
会议宣讲	每位慢病专员前3次健康讲座可以由助教主讲，专员进行辅助，3次后，需专员自己主讲
销售引导	每期主题要配合销售方案进行引导，例如邀约胰岛素使用的患者，讲解针头及时更换的必要性，可搭配针头专享优惠，促成交易
会议复盘	会议结束后3日内，慢病专员需进行会议流程、内容、产出（包含但不限于销售、建档）等内容的回顾整理，总结本次会议优点与待改进的地方
效果评估	负责人根据会议复盘内容对慢病专员下次会议进行指导，并结合产出进行会议效果评估；必要时可安排专员观摩其他优秀专员健康讲座进行学习

表4-8 微信群直播或者录播

步骤	具体内容
确定主题	按企业患教计划结合会员需求确认会议主题
准备资料	①文字稿讲解内容 ②互动问题 ③图片或PPT

续表

步骤	具体内容
邀约	①线上：将会议时间与主题在慢病微信服务群中发布（前1周、前1天及当天） ②线下：组织门店员工在线下服务时同步宣传会议，并邀约入群
会员签到	现场进行会员签到，对会员信息进行完善
会议宣讲	慢病专员需自己主讲，需要有人在群内带动气氛
会议结束	以感谢会员支持作为结束，可以同时征集下一次主题分享的需求

6.慢病健康教育效果的反馈与评估 完整的健康教育方案不仅仅是健康教育者单方面的传授，更重要的是实施过程中患者及其家属的反馈，再进行效果评估，不断地完善方案。评价的内容包括患者满意度、知识掌握程度和服药依从性（表4–9）。

表4–9 慢病健康教育依从性量表

1.您是否曾经忘记服药？ □
2.您是否有时不注意服药？ □
3.当您自觉症状改善时，您是否曾停止服药？ □
4.当您服药后自觉症状更糟时，您是否曾停止服药？ □
以上问题回答“是”时得1分，回答“否”时得0分。得分越高则提示依从性越差。

健康教育效果评估可以参考“慢性肾脏病健康教育满意度调查表”（表4–10），该表由接受健康教育的人员进行现场评分。

建议每次健康教育前发放“慢病健康教育满意度调查表”。调查表分为总体情况评价和单项评价两个部分，每项评分均分为四个等级，很满意、满意、一般、不满意。根据总体满意率评价健康教育效果。单项评价满意率作为健康教育改进的依据。优秀：满意率>90%；良好：满意率<90%且≥80%；合格：满意率<80%且≥60%；不合格：满意率<60%。

表4–10 慢性肾脏病健康教育满意度调查表

在下列问题的空格内填入数字（1表示“很满意”；2表示“满意”；3表示“一般”；4表示“不满意”；5表示“未参加”）
1.总体情况评价：您对本次慢性肾脏病健康教育的总体感觉是

2.单项情况评价：
（1）您对本次慢性肾脏病健康教育选题（主题）满意吗？ □
（2）您对本次健康教育采用的形式满意吗？ □
（3）您对本次健康教育老师的表现满意吗？ □
（4）你对本次健康教育的效果满意吗？ □
（5）本次健康教育中，您有满意的收获吗？ □
3.既往情况评价：您对最近半年来慢性肾脏病健康教育总体感觉是

4.您对今后工作有什么建议？ ____________________

（四）慢病管理注意事项

慢性疾病管理的核心思想与目标是最终实现“改进患者疗效、降低治疗成本”。慢性疾病管理过程中，药店应该对患者进行消费分级，根据不同层次的消费能力合理推荐用药。

药店在经营活动中慢性疾病管理必将成为维护客户忠诚的一大法宝。药店在会员慢性疾病管理过程中必须始终贯彻慢性疾病管理的思想本质与目标，药店经营者是通过对患者的慢性疾病管理与增值服务赢得患者的忠诚与认可，从而实现双赢。否则，只会适得其反将患者拒之药店门外。医疗机构的体制与服务难以承担起慢性疾病管理的细致与跟踪服务，患者个人的专业、设备与素质难以做好慢性疾病管理。因此，药店经营者可以主动承担起慢性疾病管理的主导作用，翔实的档案记录、全面的数据参考、耐心的专业指导、持续的患者跟踪，必将为医疗机构提供诊治参考，为患者提供便利的诊疗服务，为药店赢得优质的忠诚顾客，最终实现持久经营。慢病会员维护流程及维护阶段进程规划如下。

1. 慢病会员维护流程 见图4-3。

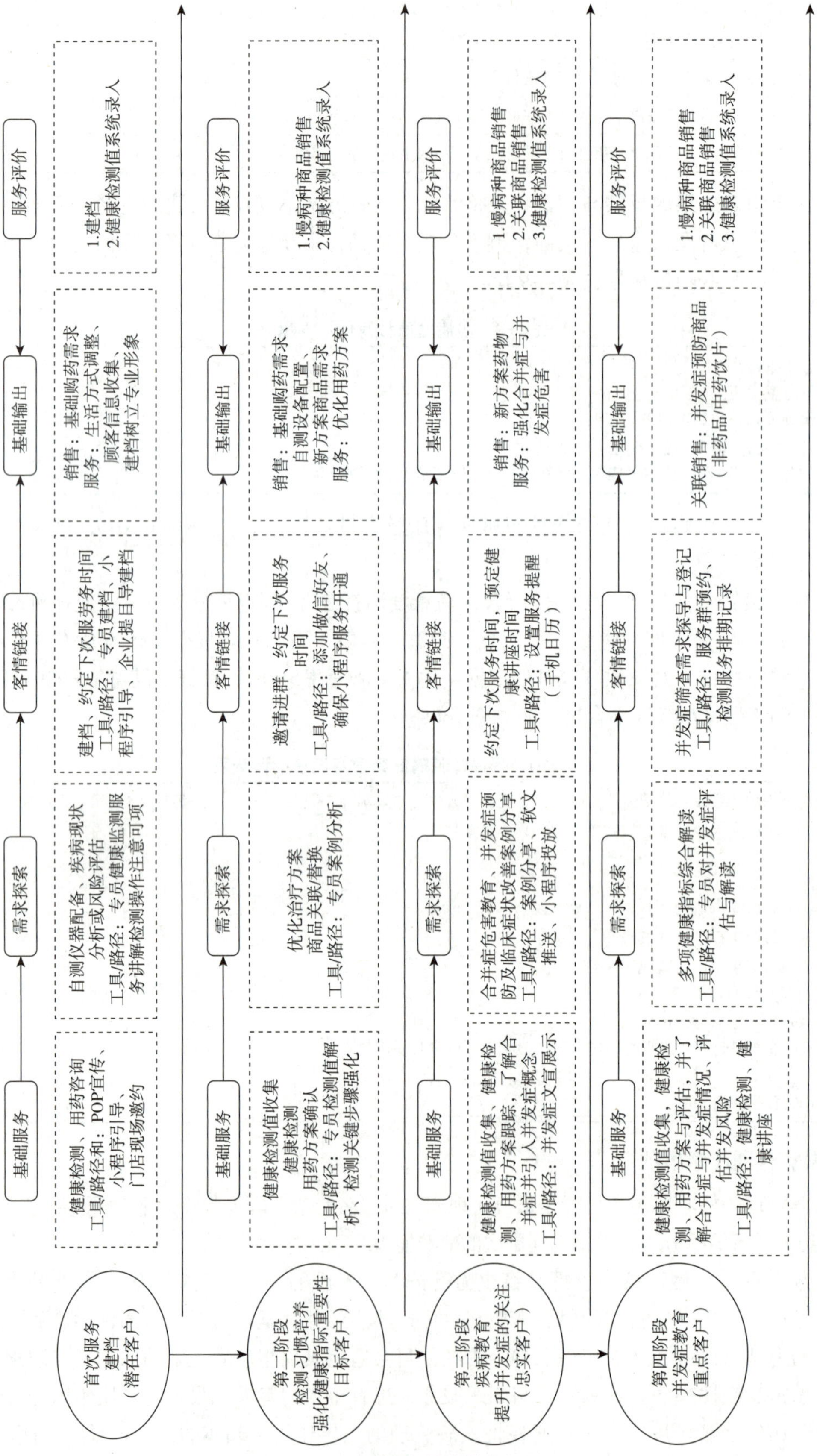

图4-3 慢病会员维护流程

2. 慢病管理维护阶段进程规划　见表4-11。

表 4-11　慢病管理维护阶段进程规划

疾病种	阶段间隔	说明
糖尿病	5~7天	①常规血糖检测建议一周内跟进服务1次，保证顾客的黏性 ②糖化血红蛋白检测，建议2个月一次跟踪检测 ③其他并发症筛查检测，按需进行
高血压	5~7天	常规血压监测保证在30天一次即可，但对于刚建档的顾客，建议通过免费检测服务与风险评估吸引顾客在建档1个月内保证到店频次，有利于提高顾客忠诚度
痛风	1~2周	主要通过顾客主诉症状进行专业输出，到店购买痛风药品的顾客多处于急性期，合理准确的用药方案能迅速获得顾客认可，因此要在急性期（高用药依从性）期间，提高顾客到店频次，建立专业信任
血脂异常	2~4周	血脂异常的顾客通常不太关注复查指标，慢病专员可以通过随访，在建档后1个月内提高顾客的到店频次，在到店期间进行专业输出，锁定顾客需求
其他疾病种	<15天	多数疾病种检测需要到医院进行，慢病专员主要进行检测值解析，为保证顾客黏性，可以通过随访，在建档后1个月内提高顾客的到店频次，在到店期间进行专业输出，锁定顾客需求

四、任务实施 微课2

序号	步骤	操作说明	操作标准
1	接待顾客	运动接待礼仪，仪容仪表符合要求；与患者沟通，与顾客建立信任	店员仪容仪表要求：精神饱满、经历充足、着装规范、个人清洁卫生 根据顾客进店目的，找到切入点，与顾客交流
2	收集与评估个人慢病信息	①通过聊天形式，了解患者基本信息 ②引导顾客填写问卷调查表 ③正确使用血糖仪，为顾客进行血糖检测 ④通过了解的信息对顾客进行风险评估	慢病管理专员讲解填写要求和注意事项，让顾客按照实际情况如实、客观地填写，按照标准操作，为顾客测量血糖并介绍测量方法和步骤，根据顾客实际情况对顾客进行风险评估
3	建立慢病患者档案	①为顾客建立纸质健康档案，档案信息基本完善 ②健康档案包含服务记录，每次服务内容记录清晰 ③在系统内，为顾客建立对应电子档案，检测、服务信息同步	建档登记的信息一定要按照药历登记的要求进行登记，具体内容有：姓名、性别、地址、电话、年龄、身高体重、家族史、糖尿病发病时间、初诊血糖值、初诊时的症状、药物过敏史、既往史，血脂水平；并发症及其症状；有无血糖仪和近期血糖监测值；用药史，目前用药情况；目标血糖值；饮食、运动情况等
4	用药指导	对顾客现用药方案分析并优化用药方案	药品用法用量、给药途径、给药次数、单次用量、给药时间、特殊用药指导、药品常见不良反应、注意事项、贮藏方法等
5	跟踪随访	根据顾客实际情况制定随访计划并按时随访，对患者的日常生活管理并进行活动邀约	按照顾客疾病风险及购药需求制定随访计划，并提醒患者按时服药、及时购药、定期健康检测、生活习惯的调整，对随访内容进行记录，及时录入系统，进行活动邀约
6	健康教育	①一对一沟通交流 ②健康讲座 ③微信群直播或者录播	对患者进行一对一式的健康教育，举办以糖尿病相关知识为主题的健康讲座
7	慢病服务效果评估	举办现场健康教育讲座时发放调查问卷，顾客填写问卷	引导顾客如实填写调查问卷，讲座结束后收回，根据顾客填写信息对慢病效果进行评估

五、任务评价

<table>
<tr><th>序号</th><th colspan="3">评价项目</th><th>评价标准</th><th>评价结果</th></tr>
<tr><td>1</td><td>接待顾客</td><td colspan="2">接待礼仪</td><td>符合接待礼仪规范</td><td></td></tr>
<tr><td rowspan="8">2</td><td rowspan="8">患者基本情况（收集信息并建立慢病档案）</td><td colspan="2">性别：　年龄：　身高：
体重：　BMI：</td><td>准确填写体格基本信息</td><td rowspan="8"></td></tr>
<tr><td rowspan="2">临床诊断依据</td><td>餐前血糖：</td><td rowspan="2">准确填写临床诊断指标</td></tr>
<tr><td>餐后血糖：</td></tr>
<tr><td colspan="2">不良嗜好：</td><td rowspan="5">准确填写不良嗜好、过敏史、疾病史、合并症，纸质和电子慢病档案同步记录、清晰</td></tr>
<tr><td colspan="2">过敏史：</td></tr>
<tr><td rowspan="2">疾病史</td><td>既往病史：</td></tr>
<tr><td>家族病史：</td></tr>
<tr><td colspan="2">合并症：</td></tr>
<tr><td rowspan="4">3</td><td rowspan="4">用药指导</td><td colspan="2">药物作用机制：</td><td>正确描述所用药物作用机制</td><td></td></tr>
<tr><td colspan="2">药物用法用量：</td><td>正确描述所用药物用法用量</td><td></td></tr>
<tr><td colspan="2">常见不良反应：</td><td>正确描述所用药物常见不良反应</td><td></td></tr>
<tr><td colspan="2">用药注意事项：</td><td>正确描述所用药物用药注意事项</td><td></td></tr>
<tr><td rowspan="4">4</td><td rowspan="4">健康教育</td><td colspan="2">疾病相关知识</td><td>能从疾病病因、高危因素、治疗进展和预后等方面给出科学阐述，帮助患者正确认识和预防疾病</td><td></td></tr>
<tr><td colspan="2">日常生活管理（跟踪随访）</td><td>能从生活方式、运动、饮食管理等方面给出合理化建议，并按期对患者进行随访，提高用药依从性及帮助改善患者不良生活习惯，进行活动邀约</td><td></td></tr>
<tr><td colspan="2">主题讲座</td><td>讲座内容准备充分、知识简单易懂，能让患者更加清晰地认识自己的疾病，管理自身疾病，减轻心理焦虑</td><td></td></tr>
<tr><td colspan="2">慢病服务效果评估</td><td>顾客反馈良好</td><td></td></tr>
</table>

书网融合……

微课1　微课2　思维导图　习题

任务二　企业慢病管理

PPT

一、任务情境

某医药连锁企业，小李在门店做慢病专员期间表现优异，最近被提升为门店慢病管理的负责人，他现在需要对门店的慢病管理项目进行对接，他需要做哪些工作。

任务：请根据上述情境，如果你为小李，应该如何做？

二、任务目标

1. 知识目标 掌握慢病管理需要跟进的核心指标；慢病会员建档的有效性；慢病检测管理相关内容。

2. 能力目标 ①能够组织并参与慢病专员培训学习。②能组织慢病专员培训的专业及技能考核。③能跟进慢病专区形象维持。④能有计划、有规律地组织慢病健康教育。

3. 素质目标 ①具有良好的慢病服务意识，加强慢病防控。②具有遇事沉稳、灵活应变的心理素质。③培养慢病患者自我管理意识，推进“健康中国”建设。

三、知识储备

（一）人员配置及任职要求

1. 人员配置 为有效推进慢病工作在企业的开展建立企业专业形象，提升慢病患者满意度，保证企业慢病指标完成，企业管理层级需设置管理岗位和专业岗位，管理岗位为企业慢病负责人，专业岗位为慢病助教。

2. 企业慢病负责人的任职要求及岗位职责

（1）任职要求 见表4–12。

表 4–12 企业慢病负责人的任职要求

序号	项目	要求
1	专业/学历	药学、管理学等相关专业，全日制本科及以上学历
2	工作经验	2 年以上相关慢病相关或经营管理经验
3	必备知识 ① 专业知识 ② 相关知识 ③ 产品知识 ④ 行业知识	精通数据分析、门店经营管理、办公软件操作等相关知识 粗通统计分析知识，基本了解财务知识 了解 GSP 相关知识、中西药品知识 了解医药零售、慢病管理行业发展动态
4	能力素质 ①极强的计划执行能力 ② 极强的统计分析能力 ③ 极强的沟通能力	对企业年度总规划、月度计划，品类预算与实际的分析及工作安排。 能够对各种数据进行统计、分析，具备从数据中充分挖掘信息的能力 能够与各支持配合环节的人员，平台、企业领导，各部门及企业相关人员进行有效沟通
5	企业认同度	认同公司企业文化与经营理念，具有较强的服务意识

（2）岗位职责

1）跟踪企业核心指标的完成情况。

2）跟进头部会员的维护，建档会员脱落情况和激活，建档会员复购率。

3）统计企业内门店建档有效率，保证档案信息真实有效。

4）整合配置检测资源，合理配置到门店，保证资源有效使用。

5）跟踪企业慢病门店专区建设，保证按进度完成。

6）组织、跟踪慢病专员专业化培训。

7）跟踪慢病专员测评活动的执行。

3. 企业慢病助教的任职要求及岗位职责

（1）任职要求 见表4–13。

表 4-13　企业慢病助教的任职要求

序号	项目	要求
1	专业/学历	①医学、药学等相关专业，专科及以上学历 ②企业内部专业培训人员优先任用 ③具备执业药师资格证书
2	工作经验	1 年以上相关慢病相关或培训工作经验
3	必备知识	熟悉《药品管理法》《药品经营质量管理规范》《处方药与非处方药分类管理办法》等有关法律法规，具有丰富的药学、医学知识
4	能力素质	①能够对新增替换专员进行专业培训和实操带教 ②配合企业慢病项目负责人，完成各项慢病管理相关工作
5	企业认同度	认同公司企业文化与经营理念，具有较强的服务意识

（2）岗位职责

1）到店检核、指导慢病专员建档。

2）指导慢病专员高效使用检测资源，提高顾客参与度与满意度。

3）整理健康教育资料，使健康教育资料本土化，并指导新增专员完成健康教育。

4）协助培训经理，完成慢病专员培训。

5）到店指导专员完成各项技能服务。

6）完成每季度慢病专员测评。

（二）慢病管理项目

1.慢病核心指标管理　企业需要跟进的核心指标包含以下内容。

（1）年累计慢病商品总销售　统计分析企业年累计慢病商品，销售额实际数据、销售额目标达成率、销售额同比数据、年累计毛利额实际数据、毛利额同比数据。

（2）月累计慢病商品总销售　统计分析企业月累计（每月1号至今）慢病商品的销售额实际数据、销售额目标达成率、销售额同比数据、月累计毛利额实际数据、毛利额同比数据。

（3）慢病门店达标目标门店数占比　统计分析企业销售目标达成门店数量以及达成目标门店数量占比。

（4）建档会员指标　统计分析企业内建档会员数据。

1）建档会员销售占比：企业建档会员疾病种商品销售额/企业疾病种商品销售额。

2）建档数：企业建档会员数量。

3）建档会员 DOT 天数：建档会员慢病商品用药天数合计/（建档会员数+成分）。

4）建档会员年累计人均贡献额：年累计建档会员慢病商品销售额/年累计慢病商品消费建档会员数。

（5）普通会员指标　统计分析企业普通会员数据

1）DOT天数普通会员：普通会员慢病商品用药天数合计/（普通会员数+成分）。

2）普通会员年累计人均贡献额：年累计普通会员慢病商品销售额/年累计慢病商品消费普通会员数。

2.慢病建档会员管理

（1）建档会员指标预算　建档会员指标预算，由企业总部统一制定，各企业根据年度慢病会员建档预算，每月跟踪建档指标完成情况即可。

（2）建档会员有效率指标　见表4-14。

表 4-14　建档会员有效率指标

建档会员是否有效判断逻辑	
序号	项目
1	建档当天有检测、消费慢病用药的记录，视为有效
2	建档后小程序在15天内有使用，视为有效
3	建档后一个月检测大于2，视为有效
4	建档后一个月消费慢病药品，视为有效
5	建档后一个月消费慢病指标检测仪器或并发症商品，视为有效

（3）无效建档会员激活　对建档会员有效率低的门店，安排助教到店，进行实际带教，导出无效建档会员，制定门店随访任务，并安排对门店对建档会员进行电话随访。

随访案例见表4-15。

表 4-15　随访案例

询问	回答	备注
A（店员）：喂，您好！请问您是 × × × 叔叔/阿姨吗	B（顾客）：是的，我就是；或不是，那个是我家里人	
A（店员）：叔叔阿姨，您好！我是 × 大药房的店长。您或您家里人之前有在我们店买过 × × × 的药品，您还有印象吗	B（顾客）：哪个药房	通过详细介绍唤醒消费者记忆，如告知未购买过电话中所说药品或不知道该药品的，也可以作为新顾客告知该活动
A（店员）：× × 大药房，就是在 × × × 医院/小区/菜场/学校附近的药房，之前有在我们店，买过治疗 × × × 的 × × ×	B（顾客）：哦，对	
A（店员）：您有一段时间没来咱们门店了，请问是咱们店的药品价格或人员服务不满意还是其他原因？很真诚地希望能听到您的意见和建议	B（顾客）：……	根据顾客反馈记录在反馈表上，每周六反馈给企业慢病负责人
A（店员）：给您电话，主要是想通知您一个好消息，我们公司在招募若干名慢病会员顾客，您是我们的老顾客，幸运地被选为千名慢病会员，顾客凭这个电话到我们门店可领取礼品一份。成为我们千名慢病会员顾客还能享受免费进行多项健康检测，并有机会获 × × × × ×（如何获取到店再给顾客详细讲解）	B（顾客）：要怎么领取	门店会员激活活动，以企业实际情况向顾客说明
A（店员）：很简单，凭您的有效身份证件，到我们门店出示一下手机上我们给您的来电信息，简单登记一下您的用药信息就可以。名额有限，招满即止，您有空就早点到店里来	B（顾客）：好的，谢谢	
A（店员）：不客气。感谢您的接听，这里就不打扰您了，谢谢再见		完整完成结束语

3. 慢病健康检测管理

（1）检测项目　见表4-16。

表 4-16　慢病检测项目及说明

序号	活动内容	说明
1	血糖监测	为慢病会员提供免费血糖监测 每位顾客：1~2 次/周
2	糖化血红蛋白监测	为慢病会员提供免费糖化血红蛋白监测 每位顾客：1~2次/半年
3	血脂监测	为慢病会员提供免费血脂监测 每位顾客：1~2次/半年
4	血压监测	为高血压顾客提供免费血压监测 每位顾客：一般不限频次
5	尿酸监测	为购买痛风或高尿酸血症治疗药物的顾客提供尿酸监测 每位顾客：1次/月
6	其他	根据资源配置情况，为顾客提供检测服务

（2）检测对象

1）建档慢病会员（原有会员） 每月为建档慢病会员提供免费健康检测，并记录健康检测值，检测项目包含血糖监测、糖化血红蛋白监测、血脂监测、血压监测和尿酸监测。

2）进店消费慢病顾客（新增会员） 对进店慢病会员，提供免费监测，告知顾客建档后享有的会员权益，邀请顾客建立会员档案。

（3）检测要求 见表4-17。

表 4-17 慢病检测要求

检测频次不低于如下要求	专员类型	
检测项目（次/月）	专职慢病专员（次/月）	兼职慢病专员（次/月）
血糖检测	600	300
糖化血红蛋白检测	20	10
血脂检测	20	10
血压检测	600	300
尿酸检测	100	50

（4）会员到店检测邀约

1）助教到店带教，提高检测服务质量 检测排名较靠后的门店，安排助教到门店，进行糖化、血糖、血脂、血压、尿酸标准检测指导。

2）电话邀约 制定门店电话随访任务，安排专员，进行电话回访，邀约顾客来店。

（三）慢病专员培训及测评

1.新增慢病专员培训 首先筛选慢病备选专员名单，启动慢病培训：企业慢病项目负责人，根据慢病门店数量×2初选慢病备选专员进行培训。安排企业慢病项目启动会，会议内容如表4-18。

表 4-18 慢病启动会会议流程表

1.企业参会人员

（1）企业负责人、企业慢病负责人、慢病项目相关人员。

（2）慢病门店所在区域区域经理、慢病门店店长、慢病门店预选专员。

2.会前准备工作

（1）员工自学教材印刷，并在启动会测评后，发放给通过测评的专员。

（2）安排启动会，通知需要参会人员按时参会。

（3）安排主讲人，准备好会议讲解内容。

（4）启动前协同总部人员进行当地巡店，调研至少3家门店和2家竞争对手门店。

3.启动会会议流程：（详见下表）

序号	项目	主要内容、意义	主讲人	时间	时长（分钟）
1	慢病项目推介	讲解慢病项目的行业现状、为什么要做，以及怎样才能做好、做大、做强	慢病项目经理	上午	60
2	专员测评筛选	选择学习能力相对较强，可在首期培训过程中，快速成长的专员。为做好慢病项目打下基础	慢病培训经理		60
3	慢病项目意义（对于企业）	面向员工讲解企业做慢病项目的原因，统一观点、明确决心。使全员理解慢病项目对于企业的重要性，便于后续工作的执行	企业负责人		30
4	绩效讲解	讲解慢病相关绩效原则，使员工有动力去做好慢病工作。使管理层能够协助并促进工作的执行	企业慢病负责人		20
5	基础培训	讲解最基础的专业培训，让员工感受到，专业带来的销售提升和自身荣誉感提升	慢病培训经理	下午	150
6	自学期工作安排	安排下一阶段具体工作	慢病培训经理		20

2.安排备选慢病管理专员自学 根据自学教材，要求专员每天完成学习笔记，店长签字确认。慢病助教提问专员学习内容。慢病管理专员自学学习安排见表4–19。

表4–19 慢病管理专员自学期学习安排表

要求
1.每天学习一章节内容，根据排期表完成学习计划。
2.专员每天完成学习笔记，要求每日完成后由店长在笔记末尾签字并写日期。
3.企业慢病助教每日进行电话提问，并总结提问情况在学习群分享。

日期	星期	学习章节
2023/10/10（例）	星期一	第一天：糖尿病基础知识
2023/10/11（例）	星期二	第二天：基础教育——血糖与监测
2023/10/12（例）	星期三	第三天：口服降糖药物与应用
2023/10/13（例）	星期四	第四天：胰岛素与应用
2023/10/14（例）	星期五	第五天：并发症治疗与预防保健
2023/10/15（例）	星期六	第六天：会员管理与服务

3.协助培训经理，安排首次慢病专员培训 见表4–20。

表4–20 专员赋能培训表

事项	序号	设计课程时间（分钟）	课程内容	讲解目的
测评	1	50	自学期学习情况测评	①测评预选专员自学期学情况（学习能力和学习态度） ②了解预选专员的薄弱点，在培训过程中重点讲解（测评结束后，培训老师批改试卷，统计成绩的同时记录讲解重点）
专业课程	1	120	第一讲：糖尿病基础知识	培训后专员需掌握： ①慢病服务围绕糖尿病教育执行，教育是糖尿病治疗成败的关键 ②糖代谢路径与干预点，明确每一类药物的作用靶点和作用特点 ③掌握糖尿病口服药物的作用机制、常用用法用量、特点、联合用药、不良反应与禁忌 ④胰岛素的区分、正确用法用量、注意事项
	2	90	第二讲：糖代谢与干预点	
	3	180	第三讲：口服药物应用	
	4	120	第四讲：胰岛素的应用	
服务课程	1	120	第一讲：血糖监测	①标准执行“无痛”血糖监测 ②快速进行药物画图并进行分析 ③准确进行案例分析，并避免出现错误用药
	2	120	第二讲：药物画图练习	
	3	120	第三讲：案例分析服务训练	
测评	1	50	培训后测评	检核专员学习情况，确定最终专员名单

4.慢病专员持续学习跟进 专员完成专业培训后，仍需进行持续培训，企业跟踪专员按培训执行，完成核心疾病与小疾病种的学习（表4–21）。

表4–21 持续学习规范表（线上培训）

1.培训内容：疾病专业复习 + 对应TOP商品培训。
2.培训讲师：自行培训（培训负责人或培训负责人安排企业培训讲师进行培训）。
3.备注：负责人向总部报备后，可根据实际情况，调整培训内容、时间和考试时间，原则上不得减少培训场次。

方式	序号	项目	内容
线上培训	1	确认年度/月度培训规划	总部下发年度培训规划，企业可根据实际需求进行调整，确认培训计划后，交总部备案
	2	开发培训课程	①总部按照企业培训规划，提供疾病部分课件 ②企业根据疾病课程及企业TOP商品销售需求，开发商品部分课程并进行课程结合
	3	完成线上培训	①企业组织专员完成线上培训：暂定每月第一周、第三周，周四进行培训 ②直播可通过钉钉群直播进行：培训分上午场与下午场，便于员工参加培训
	4	培训评分	总部/企业根据线上培训评分表，对培训讲师进行评分

续表

方式	序号	项目	内容
线上考试	1	试题整合	①测评试题分两部分，分别为疾病专业和药物知识两部分 ②试题疾病专业部分，由总部提供，药物知识部分，企业自行整理（试题数量≥20题），两部分试题整合后，安排考试
	2	安排考试	①考试默认安排在每月的第2、4周（培训结束后下一周）周一 ②考试时间为周一至周三，考试时间30分钟，30道试题
	3	统计成绩	考试周，周五前完成成绩统计，并将成绩报总部备份

5. 专员专业测评

（1）测评频次　每季度，总部安排一场全员全面测评，针对专员的服务能力、专业知识掌握情况进行测评；企业根据总部要求，负责与总部培训经理协调培训时间、地点，并组织专员按时参加测评。

（2）测评内容　见表4-22。

表 4-22　慢病专员测评表

序号	检核项目	内容	总分	合格分值
1	服务标准检核	按标准操作流程完成操作（10分）	10	10
2	专业知识检核	① 疾病诊断标准（5分）	30	25
		②疾病控制标准（5分）		
		③监测指标分析（5分）		
		④疾病病理知识（5分）		
		⑤药物应用（5分）		
		⑥健康生活方式指导（5分）		
3	患者疾病分析能力检核	①顾客健康信息品评估（10分）	60	50
		②控制目标分析（5分）		
		③顾客现用药方案分析（15分）		
		④新用药方案输出（20分）		
		⑤健康生活方式建议（10分）		

（3）合格标准　服务、专业、案例分析的分值分别为10分、30分、60分。三项均合格即为合格专员。对不合格专员，企业在2周内，进行二次测评。如仍不能通过测评，则需要进行门店专员替换。慢病专员测评评分表举例如下（表4-23）。

表 4-23　慢病专员全面测评表

序号	企业	门店	专员姓名	服务标准	专业知识	疾病分析	问题点	结果
1	×××企业	××门店	××	10分	27分	不合格	血糖干预对应靶点遗漏点，扣1分；空腹血糖回答错误，扣2分；出现用药禁忌，扣10分；顾客血糖差值计算错误，扣4分	不合格
2	×××企业	××门店	××	9分	30分	合格		

6. 门店服务技能测评　企业慢病负责人/助教根据门店专员服务技能检核表，到门店进行检核；满分90分，80分及以上为合格。对不合格门店，进行通报，并安排助教进行门店带教，且下一周进行复核，如仍不合格，按规定进行考核。门店服务技能测评检核表如下（表4-24）。

表 4-24　慢病专员门店服务技能全面测评表

序号	检核项目	检核内容	得分标准	实际得分
1	健康检测	（1）血糖检测 ①按照血糖标准检测流程，为顾客进行血糖检测 ②准确说明顾客血糖值是否达标 ③与顾客预约下次的血糖检测时间	满分10分 每一项不合格或没有按规定执行扣3分，三项均不合格不得分	
		（2）血压检测 ①按照血压检测标准流程，为顾客进行血压检测 ②准确说明顾客血压值属于正常，还是Ⅰ级、Ⅱ级、Ⅲ级高血压 ③告知顾客正确的血压检测方式及检测建议频次	满分10分 每一项不合格或没有按规定执行扣3分，三项均不合格不得分	
		（3）糖化血红蛋白检测 ①按照糖化血糖检测标准流程，为顾客提供糖化血红蛋白检测 ②向顾客准确说明糖化血红蛋白的控制目标 ③告知顾客糖化血红蛋白的检测频次与优。	满分10分 每一项不合格或没有按规定执行扣3分，三项均不合格不得分	
2	指标分析	健康指标 提问专员不少于2个健康指标标准值。如高血压的三级分级标准分别是什么	满分10分 每答错一个问题，扣5分	
3	慢病建档	会员档案 ①为顾客建立纸质健康档案，档案信息基本完善 ②健康档案包含服务记录，每次服务内容记录清晰 ③在系统内，为顾客建立对应电子档案，检测、服务信息同步	满分10分 检查>5份会员档案项目中任意一项不合格扣10分，此项，最多扣50分	
4	健康教育	健康知识 提问专员不少于2个健康生活方式知识点。如糖尿病患者适宜的运动有哪些	满分10分 每答错一个问题，扣5分	
5	用药指导	药物知识 提问专员不少于5个慢病药物知识。如格列美脲相对于二代磺胺类药物的优势有哪些	满分10分 每答错一个问题，扣5分	
6	会员随访	随访执行查询 ①询问专员正在执行的随访内容是什么 ②查看专员随访记录，抽查1~2名顾客，进行电话随访	满分10分对回访内容记忆不清，扣5分；顾客反馈未接到回访，扣10分	
7	伙伴教育	伙伴教育执行检核 ①询问专员最近一次培训的知识点 ②询问参加伙伴教育的店员，最近一次培训的知识点（至少2人）	满分10分 专员不能准确回答最近一次培训知识点，此项不得分；员工不能准确回答，扣5分	

（四）慢病专区建设

随着社会老龄化程度的加重，慢病患者的数量持续上升，慢病防控任务非常严峻。为有效防治慢病，需要整合多方医疗卫生服务资源，包括药店在内，构建慢病防控新发展格局。对于门店来讲，打造贴心为民的慢病管理区，可以为门店加分。根据总部统一要求，联系广告公司，对慢病门店进行测绘和慢病形象设计，慢病负责人跟踪慢病门店形象设计进度，每周进行一次汇报。慢病项目经理、企业慢病项目负责人/慢病助教到店检核已完工慢病门店形象维持情况。满40分，30分合格。

表 4-25　慢病专区建设检核表

检核项目	检核内容	得分标准	实际得分
慢病门店慢病形象	1.专区建设 ①服务专区规划明确 ②桌椅硬件设备配置到位 ③宣传资料按标准粘贴	满分10分 有任何一项缺项不得分。	
	2.专区卫生情况 ①地面、卫生死角无明显纸屑、垃圾 ②桌面干净、整洁，无不相关杂物 ③座椅按标准放置，干净、整齐，座椅上无杂物	满分10分 每一项不合格，扣3分。均不合格，不得分	
	3.宣传资料 ①疾病宣传资料按要求摆放在服务桌上 ②服务桌摆放血压、血糖控制标准 ③胰岛素针头重复使用危害宣传图片	满分10分 每一项不合格，扣3分。均不合格，不得分	
	4.设施设备 ①血糖检测设备完整、整洁、污物无血迹 ②血压计设备完整，电池电量充足、袖带干净整洁 ③会员纸质档案，整齐摆放在服务桌上	满分10分 每一项不合格，扣3分。均不合格，不得分	

（五）慢病健康教育组织

1.健康教育　除一对一式开展用药咨询、疾病和药品知识教育、跟踪随访外，连锁门店还可定期举办一定规模的、针对慢病管理中心会员的主题健康讲座。

在连锁门店张贴或在独立/联合社区举办各种公益活动，宣传健康的生活理念，包括低盐饮食、控制体重、戒烟限酒、坚持适当的体育锻炼、保持积极乐观的良好情绪。例如，可以搞个免费发放限量小盐勺的活动，让顾客既得到赠品，又明白患有高血压，首先就应当减少钠盐的摄入量，而小盐勺能够帮助人们直观地掌握日常用盐量，从而减少钠盐的摄入，改善人们的生活习惯。

连锁门店可以提供专门的活动场地或组织活动供会员定期聚会，例如组织郊游活动，为会员创造聚会和沟通交流的机会，既可以锻炼身体，又可以相互交流降压心得，排解内心孤独寂寞的情绪，不但提升了慢病管理的质量，而且丰富了会员的精神生活。连锁门店还可以利用微信的便捷，建立慢病会员群，可以通过微信群以直播或者录播课程实物形式线上开展健康教育。

2.健康教育执行跟进　企业慢病项目负责人，每周统计门店健康教育执行情况，统计表如下：

序号	企业	门店	专员	形式	健康教育主题	参会会员数
1	××企业	××门店	××	现场/线上		
2						
3						

3.健康教育现场检核

	企业	门店	专员	形式	健康教育主题	参会会员数
门店信息						
检核内容		优秀	良好	一般	差	
1	专员讲解流畅					
2	内容生动形象					
3	现场互动					
4	顾客提问回复					

4. 指导不合格专员提升健康教育能力 如专员未按规定完成患者教育（线上、现场每周各一场），按照规定进行考核；对健康教育过程中，4 项不能均达到良好以上的专员，安排专员必须参加其他优秀专员的健康教育进行学习，提升自己（4场以上）。

四、任务实施与评价

序号	内容	评价标准	评价结果
1	根据企业慢病管理系统跟进核心指标 ①年累计慢病商品总销售 ②月累计慢病商品总销售 ③慢病门店达标目标门店数占比 ④建档会员指标 ⑤普通会员指标	满分20分 跟进核心指标，少一项扣4分	
2	建档会员有效率 ①建档会员是否有效判断逻辑 ②推进无效建档会员激活	满分30分 能准确判断建档会员是否有效 能推进无效建档会员激活，判断错误或者未推进扣5分	
3	慢病健康检测管理 ①检测项目 ②检测标准 ③检测要求 ④会员到店检测邀约	满分20分 能组织慢病专员对慢病会员完成健康检测并邀请慢病会员到店检测，少一项扣5分	
4	慢病专员培训及测评 ①能筛选慢病备选专员名单并安排启动会 ②安排备选专员自学 ③自学测评及安排首次慢病专员培训 ④跟踪慢病专员持续学习情况 ⑤组织慢病专员按时完成专业测评及服务技能测评	满分30分 每一项不合格或者没有按照规定组织扣3分，5项均不合格不得分	
5	慢病专区建设 ①跟进慢病专区建设情况 ②维持慢病专区形象	满分10分 未及时跟进或者未到现场检核扣5分，2项均不合格不得分	
6	慢病健康教育组织 ①能组织慢病专员完成健康教育 ②跟进慢病专员执行健康教育情况 ③现场检核慢病专员健康教育执行	少完成一项扣3分	

书网融合……

思维导图　　习题　　岗课赛证

工作领域五
营养与健康

岗位对接

本工作领域是中药学类、药学类、药品经营与管理、健康管理、药品服务与管理专业学生必须掌握的内容，为成为合格的药房工作人员打下坚实的基础。本工作领域对应的药房岗位包括药师、中药调剂岗、药品销售岗、健康管理岗的相关工种，从业人员需掌握常用保健品、中药茶饮、饮食调摄方面的相关知识。岗位人员可以根据常见营养问题，提供专业的营养咨询服务，为消费者制定个性化健康管理方案，指导居民合理保健。

项目一　营养与免疫力

项目导读

免疫力是人体抵御疾病的生理功能，在人的一生中，它始终与传染性疾病、非传染性疾病、肿瘤以及衰老过程抗衡。营养因素对免疫功能有重要影响，是维持人体健康的物质基础。机体营养不良易使免疫系统功能下降，导致感染和疾病的发生。当感染和疾病发生时，由于蛋白质和多种营养素的消耗增加，又加重了营养不良。这种恶性循环使身体素质下降，造成疾病缠身。因此，营养素的量与质是否适宜，其比例是否合适，对于维持机体的生理功能和生长发育、促进健康及预防疾病至关重要。本项目从常用保健品、食疗药膳、日常茶饮和预防调控等多个方面讲述营养对免疫力的影响。

项目目标

通过本项目的学习，学生掌握增强免疫力的各种保健品、食物和相关茶饮，熟悉增强免疫力的各种方式，能合理进行营养搭配，维持机体的正常免疫功能。

任务　免疫力

PPT

一、任务情景

患者，男，40岁，自由职业，因工作繁忙，长期熬夜，饮食不规律。新冠病毒感染后，感觉身体大不如前，时常感冒、发热，且不久后发生二次感染，使得其工作效率和生活质量都明显下降。

任务：1.请根据客户的身体状况，判断可能造成诸多病症的原因。

2.根据客户的身体状况，制定健康管理方案。

二、任务目标

1.知识目标　掌握免疫力的概念；免疫力的分类；增强免疫力的常用保健品和相关饮食。

2.能力目标　①能准确判断免疫力低下的原因。②能根据客户的不同情况推荐相关增强免疫力的保健品。

3.素质目标　①具有良好的药学服务意识。②具有良好的职业道德和行为规范。③具有人文关怀精神，尊重顾客。

三、知识储备

（一）核心概念

1.免疫力的概念　免疫力也称之为抵抗力，指在中枢神经系统的调控下，人体的各个系统分工合作，密切配合，以保证人体生命活动的正常进行。实际上，免疫力是人体自身的防御机制，是人体识别和消灭外来侵入的任何异物（病毒、细菌等），处理衰老、损伤、死亡、变性的自身细胞，以及识别和处理体内突变细胞和病毒感染细胞的能力。

2.免疫的分类　机体免疫分为两类，一是非特异性免疫，指生来就具有的免疫，可以遗传。二是特异性免疫，为后天获得的免疫能力，是人体对某种病原体所具有的针对性的抵抗力。

（二）保健品方案

能提高免疫能力的常见保健品见表5-1。

表5-1 提高免疫力常见保健品

序号	保健品名称	保健功能	用法用量	适应人群	注意事项
1	牛初乳粉	①增强抵抗力和免疫力 ②促进生长发育，提高智商 ③消除疲劳，延缓衰老 ④调节血糖 ⑤病后和术后恢复 ⑥调节肠道菌群，促进胃肠组织发育	①成人每次1~2g，每天2~3次 ②1岁以上儿童每次1g，每天1~2次 ③6个月至1岁每次0.5g，早晚各一次	①非母乳喂养的婴幼儿和断奶后的儿童 ②孕妇 ③偏食、不爱喝牛奶的儿童 ④长期习惯服用抗生素人士 ⑤体质差，经常感冒、腹泻人士	①水温不能超过45℃ ②可以与其他营养素同服 ③勿与碳酸饮料同时食用 ④对乳制品易过敏者谨慎食用
2	破壁灵芝孢子粉胶囊	①抗癌首选保健食品，直接抑制癌细胞，具有调节免疫功能 ②延缓衰老，美容养颜	每日3次，每次2粒，温开水送服	①化疗后的肿瘤患者，手术后患者 ②体弱多病者 ③思虑过度，心神失养，夜睡不佳，体力及记忆力减退者 ④心血管疾病、糖尿病、慢性肝炎、老年病等慢性疾病患者	①对灵芝孢子粉过敏者禁用 ②应避免空腹服用 ③避免与辛辣、刺激、生冷、油腻的食物同时服用
3	冬虫夏草胶囊	①调节免疫系统功能 ②抑制、杀伤肿瘤细胞，调节生理功能 ③抗疲劳 ④保护肝脏，对抗肝纤维化的发生 ⑤调节呼吸系统功能 ⑥能减轻慢性肾病的肾脏病变，改善肾功能	每日2次，每次2~4粒，温开水送服	适合肾阳虚、肺阴虚、体质虚弱者及老年人服用	①孕妇和哺乳期妇女禁用 ②肝肾功能不全的人群慎用 ③过敏体质者忌用
4	蜂胶胶囊	①增强免疫力，清除自由基，抗辐射，延缓衰老 ②保护肝脏 ③对癌细胞有杀灭和抑制作用 ④保护胃黏膜 ⑤调节血压、血脂、血糖 ⑥减轻更年期妇女的更年期状	每日2次，每次2粒，温水送服	①免疫力低下、体质虚弱、易感冒人群 ②内分泌失调，色斑、皱纹、痤疮明显者 ③易疲劳人群 ④胃肠病、糖尿病患者 ⑤黄酮不足的人群 ⑥肿瘤患者 ⑦高血压、高脂血症患者	①本品不能代替药物 ②少年儿童禁用 ③孕妇慎用
5	乳清蛋白粉	①抗衰老 ②改善肠胃功能 ③提高免疫力 ④抗疲劳 ⑤加速机体修复	运动30~40分钟内，喝1~2份（22~45g）乳清蛋白	健身爱好者、运动员、需美容者、身体瘦弱者、极易疲劳者、孕妇及哺乳期妇女、生长发育期的少年儿童、手术康复者、贫血者、高血压及其他慢病患者以及素食者	①不能用开水冲调 ②不能与果汁和碳酸饮料同时服用
6	螺旋藻硒片	①提高免疫力 ②抗衰老 ③降低胆固醇水平	每日2次，每次2片，吞服	①母乳不足的婴幼儿 ②有偏食习惯的儿童 ③生长发育期青少年 ④免疫力低下的老人	①提倡饮食清淡，均衡饮食，避免油腻及刺激性食物，戒烟，戒酒 ②注意保持愉快的心情和良好的心情
7	花粉口服液	①增强人体综合免疫功能 ②防衰老、美容作用 ③调节神经系统，促进睡眠 ④保肝护肝 ⑤减肥 ⑥调节肠胃功能	①成年人每日可服用5~10g ②3~5岁儿童每日用量可在5~8g之间；6~10岁儿童每天用量8~12g为宜	①免疫力低下体质较弱者 ②患前列腺疾病者 ③孕妇以及准备怀孕者 ④气血不足、精神状态不佳者	①避免长时间使用 ②痛风或者尿酸高不宜使用

（三）食疗方案

1.补虚正气粥 炙黄芪30~60g，人参3~5g（或党参15~30g），白糖少许，大米100~150g。将人参、黄芪切为薄片，用冷水浸泡半小时，入砂锅煮沸，再改用小火煎成浓汁，取汁后，再加冷水如上法煎取二汁，去渣，将一、二次煎药液合并，分两份于每日早晚同大米适量煮粥，待粥熟后调入白糖，稍煮即可。亦可将人参研粉，调入黄芪粥中食用。可补正气，疗虚损，健脾胃，抗衰老。

2.银鱼粥 银鱼50g，百合15g，燕窝5g，大米100g，白糖适量。将银鱼去鳞、杂，洗净备用。百合、燕窝泡发，洗净备用。取大米淘净，放入锅中，加适量清水煮沸后，下银鱼、百合、燕窝，煮至粥熟时，加白糖，再稍煮片刻即成，每日1剂。可补肺益气，止咳化痰。

3.党参莲豆猪肚 党参10g，莲子、白扁豆各30g，猪肚1个，调味品适量。猪肚洗净后，将诸药共置入猪肚中，扎紧肚口。锅中加清水适量，放入猪肚，文火煮沸后，加入调味品，同煮至猪肚烂熟后，饮汤食肚，嚼食诸药，每周2剂。可健脾益气。

4.人参炖乌鸡 人参10g，乌鸡1只，五花肉250g，调味品适量。将人参切片；乌鸡去毛杂，洗净；五花肉切块。将乌鸡放入锅内，加清水、姜，文火煨3小时，至汤清味浓时，下五花肉和人参，加精盐、胡椒粉和少量的上等白酒，大火烧沸，去浮沫，转文火慢慢煨炖，待肉嫩烂、人参松软即可，每3日1剂。可健脾益气。

5.当归补血粥 当归6g，黄芪30g，猪肝、大米各50g，淀粉、调味品各适量。将猪肝洗净，切片，勾芡；当归、黄芪水煎取汁，加大米煮粥，待熟时，调入猪肝及调味品等，煮至粥熟即可，每日1次。可补气生血。

6.猪血猪心汤 猪心1个，猪血100g，山药150g，调味品适量。将猪心洗净、切片，山药去皮、洗净、切片，猪血切块。猪心和山药同入锅中，加适量清水煮沸后，下猪血、葱花、姜末等，炖至烂熟后，加入料酒、酱油、食盐等调服，每周2剂。可养心血，益心气，宁心神。

（四）茶饮方案

1.菊花合欢茶 菊花10g，合欢花12g，蜂蜜20g。合欢花和菊花放入盛水的碗中，搅拌，洗净，捞出，沥干水分。砂锅中注入适量清水烧热。倒入备好的合欢花、菊花。盖上盖，烧开后再用小火煮约10分钟。打开盖，搅匀，倒出茶水，装入杯中，稍稍冷却后加入蜂蜜调匀即可。合欢花具有解郁安神、滋阴补阳、理气开胃、活络止痛等作用；菊花具有疏风、清热、明目等作用。合欢花与菊花、蜂蜜相配，可以和胃理气、清热排毒，帮助身体提高免疫力。

2.洛神菊花茶 洛神花20g，菊花15g，红糖10g。将洛神花、菊花放入盛水的碗中，搅拌片刻，清洗掉杂质，捞出备用。砂锅中加清水至0.7L水位线。放入洛神花和菊花，盖上盖，烧开后再用小火煮约10分钟。打开盖，放入红糖搅拌，煮至溶化，将茶水倒入杯中即可。具有抗氧化，美容养颜，保护心血管作用。

3.党参蜂蜜茶 党参10g，黄芪10g，薏米30g，蜂蜜15g。黄芪、党参和薏米洗净备用；将党参剪成小段。砂锅中放入全部材料，加入20碗水，大火烧开，转中小火烧煮1个小时左右。杯中加入适量的蜂蜜即可饮用。可以增强体质，提高机体的抗病能力。

4.玫瑰荷叶茶 玫瑰花、干荷叶、洋甘菊、决明子、洛神花各3g，冰糖3g。杯中倒入开水，温杯。将玫瑰花、干荷叶、洋甘菊、决明子、洛神花放入杯中，倒入适量开水刚好没过茶材。轻轻摇晃茶杯，将第一泡茶水倒出，再倒入开水，将冰糖放入，搅拌，泡5分钟后即可饮用。可以促进肠胃畅通，将毒素排出体外，以提高自身免疫力。

（五）预防调护

1.健康饮食 保持均衡的饮食是增强免疫系统的基础。确保摄入足够的维生素（特别是维生素C、维生素D和维生素E)、矿物质和抗氧化剂。适量食用新鲜水果、蔬菜、全谷物、健康蛋白质和健康脂肪。

2.充足睡眠 充足的睡眠对于免疫系统的正常运行至关重要。成年人通常需要7~9小时的睡眠时间。创建良好的入睡和起床习惯,并确保睡眠环境舒适和安静。

3.规律运动 适度强度的体育锻炼可以增强免疫系统的功能。进行适量的有氧运动(如快走、跑步、游泳)和力量训练,以提高身体的整体健康和免疫力。

4.减压 长期暴露在高压力环境中可能抑制免疫系统的功能。学习有效的压力管理技巧,如冥想、放松训练、瑜伽等,以减轻压力并提高机体免疫力。

5.戒烟限酒 烟草和酒精的滥用会削弱免疫系统。尽量戒烟或避免吸烟,限制酒精的摄入。

6.注意个人卫生 保持良好的个人卫生习惯,如勤洗手、遮挡咳嗽和打喷嚏、避免与有传染性疾病的人接触等,可以减少病菌的传播和感染的风险。

7.预防接种 接种疫苗可以增强免疫系统对某些病原体的抵抗力,预防相应的疾病。

8.保持良好的心理健康 心理健康与免疫系统的功能紧密相关。寻求社会支持、保持积极的心态、进行心理疏导等有助于增强免疫力。

四、任务实施

1.询问健康状况 应详细询问顾客的年龄、近期有无反复患病(感冒、发热等)、饮食习惯、睡眠情况、精神状态和平时运动情况。是否服用过药品或保健品,效果如何。

2.健康状况评判 结合顾客的描述,初步对顾客的健康状况做出评判,向顾客告知免疫力低下的表现和症状,并解释造成免疫力降低的原因。

3.健康方案制定 结合顾客自身状况,与顾客协商,设计增强免疫力的健康方案。并推荐合适保健品,搭配合理的食疗或茶饮。

4.健康教育 提醒顾客生活中的注意事项,提供有效的健康管理方法。

情景问答

【问题情景一】 相比于成人,婴幼儿更易出现发热、感染等问题。如何提高婴幼儿的免疫力?

答: 1.坚持母乳喂养。正常情况下,子宫里是没有病原体的,因此婴儿在出生时,其免疫系统里还未建立任何免疫反应机制。母乳里有一些来自母亲的抗体,能够在出生后一段时间内保护婴儿。

2.多和婴幼儿互动,多带婴幼儿去户外。一方面可以少量接触一些病原,锻炼免疫系统,另一方面可以锻炼婴幼儿的身体,增加体内免疫细胞的数量。

3.按照流程接种疫苗。接种疫苗,可以让婴幼儿在不经历严重症状的前提下,建立更多免疫反应机制。

4.保证婴幼儿充足的睡眠。充足的睡眠利于免疫系统发育成熟。

5.不挑食,保证营养。

【问题情景二】 免疫力下降后多久能恢复?

答: 免疫力下降多久能恢复要看个体的体质、护理、心态和心情,正常情况下,3~6个月可恢复正常的免疫水平。

知识拓展

身体部位营养元素需求情况

1. 大脑　ω-3脂肪酸，维生素E、B_6、C、B_{12}、D，叶酸。
2. 头发指甲　维生素A、B族、C、E及叶酸，铁，锌。
3. 听力　维生素A、C、E、B_{12}，叶酸，生物素。
4. 血压稳定　维生素C、D，钙，钾，镁。
5. 肺健康　维生素D、C、E、A。
6. 肝健康　维生素B_{12}、A。
7. 膀胱和肾　维生素B_6，镁，钾，钙。
8. 生殖系统　ω-3脂肪酸，维生素D、A，铁，钙。
9. 强壮骨骼　维生素D、钙、镁、磷。
10. 心血管健康　ω-3脂肪酸，维生素B_6、E、C、D。
11. 维持血脂正常　纤维，维生素C、E，类胡萝卜素。
12. 消化系统　纤维，维生素B_{12}、C，烟酸。
13. 血糖水平　维生素C、D、B族。
15. 皮肤　维生素A、C、E、D，生物素。
16. 肌肉组织　维生素B_{12}、E、A，铁。
17. 增加能量　B族维生素，铁。

五、任务评价

序号	步骤	评价标准	评价结果
1	顾客健康评估（20分）	询问顾客信息完整、全面，健康状况判断准确	
2	健康方案（20分）	准确推荐保健品/饮食	
3	推荐理由（20分）	①至少3条 ②表达准确、流利 ③通俗易懂	
4	关怀交代（30分）	①描述全面、准确 ②通俗易懂	
5	预防教育（10分）	指导合理、全面、准确	

书网融合……

思维导图　　习题

项目二　营养与骨健康

项目导读

骨骼的发育过程是个体所受到的遗传因素和各种环境因素不断相互作用的结果。遗传因素决定了个体发育的可能性，即生长的潜力。但是这些潜力能否得到充分的发挥，则取决于各种环境条件。影响骨骼生长发育的环境因素很多，营养是重要的因素之一，任何一种营养素缺乏，都会影响骨骼的发育。本项目从常用保健品、食疗药膳、日常茶饮和预防调控等多个方面讲述营养对骨健康的影响。

项目目标

通过本项目的学习，学生掌握增强骨健康的各种保健品、食物和相关茶饮，熟悉增强骨健康的各种方式，能合理进行搭配营养，维持机体的正常骨密度。

任务　骨健康

PPT

一、任务情景

患者，女，时年55岁，腰背痛2年余。无明显诱因，自觉晨僵现象明显，四肢沉重，乏力，腰背酸痛，时轻时重，近1个月症状加重。

任务：1.请根据患者的状况判断可能造成身体不适的原因。

2.根据患者的身体状况制定健康管理方案。

二、任务目标

1.知识目标　掌握骨健康的概念，以及促进骨健康的常用保健品和相关饮食。

2.能力目标　①能准确判断影响骨健康的原因。②能根据不同情况推荐相关促进骨健康的保健品。

3.素质目标　①具有良好的药学服务意识。②具有良好的职业道德和行为规范。③具有人文关怀精神，尊重顾客。

三、知识储备

（一）核心概念

骨骼健康，是指骨自身物质组织组成与结构的完整，以及自身生理功能的良好适应与不断完善。

（二）保健品方案

促进骨健康常见保健品见表5-2。

表 5-2 骨健康常见保健品

序号	保健品名称	保健功能	用法用量	适应人群	注意事项
1	氨糖软骨素钙片	①具有修复骨关节软骨 ②改善关节炎，润滑关节 ③增加骨密度，活血通络等作用	每日2次，每次2片，饭后服用	①腰酸背痛、骨骼僵硬、运动量大、关节容易劳损的人群 ②骨质增生、骨质疏松症、坐骨神经痛、痛风、椎间盘突出的人群 ③肩周炎、颈椎炎、风湿性关节炎、滑膜炎，及各种关节疼痛肿胀的人群 ④骨质退化的中老年人群 ⑤长期从事重体力劳动者 ⑥长期伏案工作者	①有高钙血症、高尿酸血症的患者禁用 ②对于复合制剂中的元素有过敏者禁用 ③在使用药物期间应当避免吃高嘌呤的食物，或者喝酒、吸烟，也应当避免使用利尿剂、阿司匹林、免疫抑制剂
2	叶酸维生素K软胶囊	①补充叶酸、维生素K ②抗凝血 ③提高免疫力 ④预防骨质疏松症	每日1次。每次1粒，饭后食用	需要补充叶酸、维生素K_2的成人、孕妇、乳母	①17岁以下人群不宜使用 ②不宜超过推荐量或与同类营养素同时食用
3	胶原蛋白软骨素钙片	①促进软骨组织的生长 ②抑制破坏骨组织的酶活性，防止骨质疏松 ③促进软骨组织滑液的分泌，促进骨关节的活动 ④防止钙离子流失，使受损的骨关节组织得到充分修复	每日1次。一次2片，吞服	适合患有关节炎及关节退行性病变，或者是缺钙以及椎间盘突出等	避免食用辛辣及刺激性的食物等，要注意饮食的清淡
4	氨糖软骨素维生素D钙胶囊	促进骨骼健康，并有助于缓解关节疼痛和炎症等	成人每次服用1~2颗，每天1~3次，最好饭后或睡前服用	①年龄较大或体力不足的人群 ②骨质疏松和易骨折人群 ③运动员、高强度工作者和长时间坐着的人群 ④处于生长发育期的儿童和青少年	①不宜空腹使用 ②不宜超量服用
5	维生素D钙软胶囊	①补充钙、维生素D ②促进生长和骨骼钙化	每日1次，每次2粒，吞食	①缺乏体育锻炼，长期从事室内工作者 ②饮食不规律、不注意的人群 ③需要预防、改善骨质疏松的中老年人 ④有腰酸背痛、抽筋等症状者	4岁以下人群、11~17岁人群、孕早期妇女

（三）食疗方案

1.红绿豆花生猪蹄汤 赤小豆30g，绿豆50g，花生50g，猪蹄500g，蜜枣3颗，盐3g，姜2片。将赤小豆、绿豆、花生浸泡1小时；蜜枣洗净。将猪蹄刮净，斩件，洗净，飞水。热锅放姜片，爆炒猪蹄5分钟。将冷水2000ml放入瓦煲内，煮沸后加入以上用料，武火煲滚后改文火煲3小时，加盐即可。可以补血补钙，益智健身，用于防治骨质疏松症。

2.枸杞鱼头汤 鱼头1只（500g），白芷10g，枸杞15g，料酒10g，姜片5g，葱段10g，盐3g，味精2g，胡椒粉2g，香油20g，冷水2800ml。鱼头去鳃，洗净；白芷润透，切片；枸杞洗净。将鱼头、白芷、枸杞、姜、葱、料酒同放炖锅内，加水，武火烧沸，再用文火炖30分钟，加入调味料调味即成。可以补肝肾，益精血，强筋健骨。适用于虚羸、恶疮、骨折、骨质疏松等症。

3.玉米山药粥 玉米粉100g，山药50g，冰糖10g，开水适量，冷水1000ml。山药洗净，蒸熟，剥去外皮，切成小丁。玉米粉用开水调成厚糊。锅内加入约1000ml冷水，以旺火烧沸，用竹筷缓缓拨入玉米糊，再改用小火熬煮10分钟。山药丁入锅，与玉米糊同煮成粥，加入冰糖调味。可以补肝肾，益精血，抗骨折。适用于虚羸、消渴、骨折、骨质疏松等症。

4.鲜奶银耳乌鸡汤 乌鸡1只，猪瘦肉225g，银耳19g，百合38g，鲜奶1杯，姜片适量，盐4g。银耳用水浸泡20分钟，清洗干净；百合洗净；乌鸡处理干净，切块；猪瘦肉洗净。烧开适量水，加入乌鸡、猪瘦肉、银耳、百合和姜片，水开后改小火煲约2小时，倒入鲜奶拌匀，继续煮5分钟，加盐调味，即成。可以补血填精，强壮筋骨，防止骨质疏松，增强骨密度。

5.荔枝山药粥 粳米150g，干荔枝肉50g，山药、莲子各10g，白糖15g，冷水1500ml。粳米淘洗净；山药洗净，去皮，捣成泥；莲子洗净泡软，去心。锅中加入约1500ml冷水，将干荔枝肉和粳米放入，用旺火煮沸，下入山药泥和莲子，改用小火熬煮成粥，加入白糖调味，再稍焖片刻即可。可以舒经活络，强筋健骨。适用于风湿疼痛、虚损、脾弱不运、腰膝酸软等症。

（四）茶饮方案

1.三七归芍茶 三七、当归、芍药各12g，大枣6枚。先将三七打成碎块，加300ml水煎煮15分钟。加入当归、芍药、大枣，再煎煮12分钟，取汁代茶饮。每日1剂，煎煮1次，睡前一次服完。三七性温，味甘、微苦，有滋补强壮、止血化瘀、抑制血小板聚集、促进造血干细胞的作用。当归有补血活血、止痛润燥的作用；芍药可以凉血消肿、行瘀止痛；大枣有补中益气、养血止血的功效，三者和三七一同泡茶，对于骨折的愈合有着很好的作用。

2.红花续断茶 红花、续断各12g，甘草9g。将上述材料一同放入锅中，加300ml水煎煮15分钟，取汁饮用。每日1剂，煎煮1次，代茶饮。红花具有活血通经、散瘀止痛的作用，常用于跌打损伤、血液循环障碍、腿脚麻木及瘀血青紫等。续断可补肝肾、强筋骨、调血脉、续折伤，用于腰背酸痛、跌扑创伤、损筋折骨。此茶饮适用于骨折初期肿胀疼痛甚者。

3.三七骨碎补茶 三七、骨碎补各12g，当归9g。先将三七打成碎块，放入锅中，加300ml清水煎煮15分钟。加入骨碎补、当归，再煎煮15分钟，取汁饮用。代茶饮。每日1剂，煎煮1次，睡前一次服完。三七有抗炎镇痛、补血活血、散瘀的功效，可用于止血化瘀、消肿止痛等。当归性温，味甘辛，有补血和血、调经止痛的作用。骨碎补具有补肾、活血、止血的功效，对改善肾虚久泻及腰痛、风湿痹痛、齿痛、耳鸣、跌打闪挫、骨伤有较好的疗效。三七骨碎补茶，适用于骨折中期的患者。

（五）预防调护

1.均衡的饮食 摄入足够的钙和维生素D是保护骨骼健康的关键。食物如乳制品、鱼类、豆类、坚果和绿叶蔬菜都富含钙和维生素D。

2.规律的运动 进行适度的有氧运动和力量训练有助于增强骨骼。例如，慢跑、快走、跳绳、舞蹈等运动都是有效的选择。

3.避免烟草和酒精 吸烟和过度饮酒会对骨骼健康产生负面影响。尽量避免吸烟，限制酒精的摄入。

4.避免长期卧床 长期卧床或缺乏运动会增加骨质疏松症的风险。无论年龄如何，都应尽量保持活动和运动。

5.预防跌倒 跌倒和骨折是老年人患骨质疏松症的主要原因之一。确保居住环境安全，如安装扶手、避免滑倒的地面、保持室内明亮等。

6.进行骨密度检查 有家族史或其他危险因素者，应及时进行骨密度检查，有助于确定骨骼状况并采取必要的预防措施。

7.补充钙和维生素D 如果你的饮食中无法满足足够的钙和维生素D摄入，可以考虑补充剂。

四、任务实施 微课

1.询问健康状况 应详细询问顾客的年龄，近期有无腰膝疼痛或颈肩疼痛，饮食习惯，睡眠情况，精神状态，平时运动情况，是否服用过药品或保健品，效果如何。

2.健康状况评判 结合顾客的描述，初步对顾客的健康状况做出评判，向顾客告知骨健康受影响的表现和症状，并解释原因。

3.健康方案制定 结合顾客自身状况，与顾客协商，设计促进骨健康的健康方案。并推荐合适的保健品，搭配合理的食疗或茶饮。

4.健康教育 提醒顾客生活中的注意事项，提供有效的健康管理方法。

情景问答

【问题情景一】儿童会存在骨健康危险的原因有哪些？

答：1.缺乏维生素D：当机体缺乏维生素D时，肠道钙磷减少，血中钙磷低于正常，成骨作用发生障碍。对儿童特别是快速生长的婴幼儿，维生素D缺乏可致佝偻病发生。青春期缺乏维生素D可造成骨盆发育不良。

2.缺钙：钙是维护骨骼健康的重要营养素，饮食中摄入富含钙的饮食是必要的，骨组织是人体的钙库，钙代谢异常特别是钙营养不良时，首先累及骨组织。钙的摄入水平决定机体钙的平衡状况，生长期低钙可影身高。

3.脂肪摄入过量：摄入过量的脂肪增加了维生素D、维生素A和维生素K和氟的毒性，导致骨的过度钙化。氢化脂类（反脂肪酸——油炸类食物的主要成分）的过量摄入，可大幅度增加体内的氧自由基，导致骨关节痛或关节炎。

4.蛋白质摄入过量：蛋白质对骨有双重作用，适量的蛋白质摄入是骨健康的必要条件，而过量的蛋白质摄入，则是造成骨健康问题的危险因素。大量研究证实，钙的丢失量与蛋白质摄入量成正比。

5.微量元素的过量：摄入补锌在我国已成为儿童消费时尚，但过量的锌可对铜起拮抗作用，导致胶原纤维合成障碍，从而影响骨基质的合成。

【问题情景二】睡眠时间会影响骨健康吗？

答：适当适时地充分睡眠对于最佳的骨骼健康很重要。研究发现，长期夜间工作的人骨密度较低，骨折风险升高；与每晚睡7小时的女性相比，每晚睡5小时或更少的女性，其骨密度较低。一组最新的队列数据发现，睡眠时间过长或过短都不利于骨骼健康，每天的睡眠时间控制在7~8小时内，骨折风险最低；而早睡早起的睡眠模式是骨折的保护因素。因此，保持早睡早起、每天睡眠7~8小时的睡眠模式，对于维持最佳的骨健康至关重要。

知识拓展

骨健康

说到骨健康，我们往往关注的是骨骼健康，着重于增加骨密度、提高骨骼的强度等。但是，想全面促进骨健康，仅仅关注骨骼还不够，这个我们要从骨骼的生理功能讲起。人体骨骼的主要功能包括5个方面：支持、保护、运动、贮存和代谢以及为造血提供场所。前3个方面均需要通过骨骼、关节、肌肉的协同合作，共同完成相应的功能。随着年龄的增长，不仅骨量会逐渐流失，关节灵活性也会降低，肌肉、肌腱也会失去力量。数据显示，我国中老年人群中至少有50%患有不同程度的骨关节疾病。骨关节炎以关节软骨的变性、破坏和骨质增生为主要特征，晚期会导致关节畸形，致残率高达53%，严重危害老年人的身心健康。同时，老年人群往往伴随着骨骼肌质量及力量的降低，肌少症在老年人群发病率为10%~20%，随着年龄增长，发病率增高，导致老年人机体功能和生活质量下降，不良事件风险增加，甚至死亡。总之，骨骼的生理功能需要骨骼、关节和肌肉的协调配合共同完成，任何一个环节出现问题都会导致功能受损，还会牵引相关组织引起损伤。因此，关注骨健康，骨骼、关节和肌肉缺一不可。

五、任务评价

序号	步骤	评价标准	评价结果
1	顾客健康评估（20分）	询问顾客信息完整、全面，健康状况判断准确	
2	健康方案（20分）	准确推荐保健品/饮食	
3	推荐理由（20分）	①至少3条 ②表达准确、流利 ③通俗易懂	
4	关怀交代（30分）	①描述全面、准确 ②通俗易懂	
5	预防教育（10分）	指导合理、全面、准确	

书网融合……

微课　　思维导图　　习题

项目三　营养与心脑健康

项目导读

心血管系统是人体的生命线，保持心脑健康，对于提高生活质量和工作效率具有重要意义。本项目从常用保健品、食疗药膳、日常茶饮和预防调控等多个方面讲述营养对心脑健康的影响。

项目目标

通过本项目的学习，学生掌握促进心脑健康的各种保健品、食物和相关茶饮，熟悉促进心脑健康的各种方式，能合理进行营养搭配，全面促进顾客的心脑健康。

PPT

任务　心脑健康

一、任务情景

患者，男，55岁，在40多岁时就很明显地感觉到自己的体力下降，平时运动和工作中会感觉胸口发闷、发堵，偶尔会有头晕。

任务：1.请根据客户的身体状况判断可能造成诸多现象的原因。

2.根据客户的身体状况制定健康管理方案。

二、任务目标

1.知识目标　掌握心脑健康的概念；促进心脑健康的常用保健品和相关饮食。

2.能力目标　①能准确判断影响心脑健康的原因。②能根据客户的不同情况推荐相关促进心脑健康的保健品。

3.素质目标　①具有良好的药学服务意识。②具有良好的职业道德和行为规范。③具有人文关怀精神，尊重顾客。

三、知识储备

（一）核心概念

1.心脑健康　指心脏和大脑的血管系统保持正常功能状态，以及预防心脑血管疾病的发生。

（二）保健品方案

有益于心脑健康的常见保健品见表5-3。

表5-3　心脑健康常见保健品

序号	保健品名称	保健功能	用法用量	适应人群	注意事项
1	鱼油软胶囊	①降低血液黏稠度，防止血栓形成，预防心脑血管疾病 ②活化脑细胞，促进大脑发育，预防老年痴呆 ③改善视力、延缓视力的衰退	每日2次，每次1粒，随餐食用	①高脂血症、高血压、高胆固醇血症人群 ②有心脏病、动脉硬化、血栓、脑出血及中风者 ③血液循环不良、颈椎酸痛、手脚冰冷者 ④患有关节炎、痛风、哮喘、视力衰退有远视趋势者	①少年儿童不宜使用 ②肝病的患者、肾脏功能不全的患者、对海鲜过敏的患者禁用

续表

序号	保健品名称	保健功能	用法用量	适应人群	注意事项
2	辅酶Q10软胶囊	用于急慢性肝炎，轻中度充血性心功能不全及癌症等的辅助治疗	通常成人一次口服1粒，一日3次，饭后服用	①适于高脂血症、心脏病等需要改善心血管者 ②适于经常疲劳、精力不足、心脑供血不足、头晕等人群	儿童、孕妇、乳母、过敏体质人群慎用
3	大豆卵磷脂软胶囊	①可有效预防和改善动脉硬化、高血压、冠心病、脑中风和老年痴呆 ②可以增强思维及记忆力，延缓脑细胞老化 ③具有保护皮肤，预防老年斑，并促进脂溶性维生素吸收的作用 ④预防肝胆结石	每日3次，每次2粒，随餐食用	①高脂血症、高血压、高胆固醇血症等心脑血管疾病者 ②记忆力下降及预防老年痴呆者 ③过量饮酒或肝功能失常者 ④胆石症患者 ⑤糖尿病患者 ⑥皮肤粗糙，有黄褐斑、老年斑者	①消化功能不良、有慢性消化道疾病者慎用 ②患有严重肝病、肾病、痛风、消化性溃疡及低碘者应禁食
4	红曲米营养胶囊	①具有抗氧化、保护心脏和强化肝脏功能 ②降血脂，预防动脉硬化，预防脑血栓、冠心病等心脑血管疾病 ③预防由高脂血症引起的脂肪肝、糖尿病、高血压、肥胖症等 ④缓解胸闷、气短、头晕、头痛、四肢无力麻木等症状	每日1粒	①高胆固醇血症者 ②高脂血症者 ③高血压者 ④喜食肉类者	①脾阴不足者禁用 ②代谢过快者慎用

（三）食疗方案

1.素虾仁饭 当归5g，黄芪10g，红枣15g，大米150g，虾仁、三色蔬菜各100g，鸡蛋1个，盐3g，米酒5g，葱末10g，味精适量。黄芪、红枣洗净，煎水取汁，与白米煮熟备用。虾仁加调味料略腌；鸡蛋打散；将鸡蛋、虾仁炒熟备用。爆香葱末，放入大米炒，加入所有材料及调味料炒匀即成。味道清香可口、口味清淡，适合冠心病患者食用。

2.灵芝黄芪猪蹄汤 灵芝8g，黄芪、天麻各15g，猪蹄300g，葱2根，盐少许。将天麻、灵芝、黄芪放入棉布袋内扎紧；葱洗净，切好。猪蹄洗净斩件，用沸水氽烫，并将血块挤出。中药材置于锅中煮汤，待沸，下猪蹄熬煮，再下葱、盐调味即成。可以安神滋阴，补气健脾。用于脑卒中偏瘫在床、体质虚弱者。

3.红枣杏仁粥 大米100g，红枣15g，杏仁10g，盐2g。大米与红枣、杏仁洗净后一同煮粥，加入盐煮沸即可。红枣有补脾和胃、益气生津、调和营卫、解毒的功效，常用于治疗胃虚食少、脾弱便溏、气血不足、心悸怔忡等病症。杏仁有祛痰、止咳、平喘、润肠的效用。此粥具有辅助降血压的功效。

4.薏苡仁南瓜浓汤 薏苡仁35g，南瓜150g，洋葱60g，奶油5g，盐3g，奶精少许。薏苡仁洗净，入果汁机打成薏苡仁泥。南瓜、洋葱洗净切丁，均入果汁机打成泥。锅炖热，将奶油融化，将南瓜泥、洋葱泥、薏苡仁泥倒入锅中煮沸并化成浓汤状后加盐，再淋上奶精即可。此汤具有辅助降血压、保护血管的功效，还可健脾益气。

5.陈皮黄芪粥 大米100g，陈皮末15g，生黄芪20g，白糖10g，山楂适量。取大米洗净备用。锅中加入陈皮末、生黄芪、山楂、大米、水同煮粥。待粥将熟时加入白糖，稍煮即可。此粥具有扩张血管、辅助降血压的作用。

（四）茶饮方案

1.菊花山楂决明茶 菊花10g，决明子15g，山楂15g，冰糖适量。将山楂捣成粗末，决明子捣碎，与菊花放入壶中。用沸水冲泡，加盖闷30分钟。加入适量冰糖，代茶温饮。适于原发性高血压兼有冠心病患者。

2.楂核消食茶 核桃仁50g，干山楂15g，冰糖适量。将核桃仁用水浸泡1小时，洗净磨浆备用。将山楂捣碎，置入砂锅中。用水煎煮30分钟，去渣，取汁200ml左右。加入适量冰糖溶化后，再将核桃仁浆汁缓慢倒入，搅匀。煎至沸腾，取茶饮用即可。适于冠心病、高血压、高脂血症等患者。

3.山楂通络茶 山楂12g，草决明12g，菊花3g。将山楂、草决明研为粗末。与菊花一同置入保温杯中，用沸水冲泡。加盖闷15分钟，代茶饮用，每日一剂。适用于冠心病、阵发性心绞痛患者。

4.苦丁降压茶 苦丁2g，干玉米须8g。将上述药材放入杯中，用沸水冲泡。加盖闷10分钟，代茶温饮，频频服用。适于高血压引起的头部胀痛、头晕目眩、心慌胸闷和心律失常等症。

5.山楂益母茶 山楂20g，益母草10g，茶叶5g。将所有材料放入保温杯中，冲入250ml沸水，加盖闷10分钟即可。每日1剂，早、晚各冲泡1次。此茶饮可清热化痰、活血降脂，主要用于冠心病、高脂血症的辅助治疗。

（五）预防调护

1.坚持运动 运动是保养身体的良方，建议每个人都能够保持有足够的运动量。适当地进行运动还可以有效地促进血液循环，锻炼到心肌储备能力，这对于保养心脑血管意义十分重大。

2.饮食调理 日常生活中要注意保持健康的饮食习惯，减少高脂肪、高热量食物的摄入，保持体内的胆固醇含量处于平衡状态。多吃一些新鲜的水果蔬菜及纤维含量丰富的粗粮。

3.生活习惯调理 保持良好的作息习惯对于预防心血管疾病也具有一定的效果。要保证有足够多的睡眠时间，避免熬夜，长期熬夜对于心血管健康非常不利。在早晨起来之后，建议喝一杯温水，可以起到稀释血液的效果。

4.情绪控制 如果情绪出现太大的波动，会影响人体正常血压，建议在生活中要保持豁达的生活态度，保持平和的心态去对待生活。

5.定期体检 定期去医院做身体检查，监测血压、血脂、血糖浓度。老年人应每年做一次体检，并要对血压、血脂、血糖进行监测。一旦出现胸闷、气急、咳嗽、头痛、头晕等症状，要及时就诊。

四、任务实施

1.询问健康状况 应详细询问顾客近期血压血脂和血糖的测量范围，以及年龄、饮食习惯、睡眠情况、精神状态和平时运动情况，是否服用过药品或保健品，效果如何。

2.健康状况评判 结合顾客的描述，初步对顾客的健康状况做出评判，向顾客告知心脑健康受影响的表现和症状，并解释原因。

3.健康方案制定 结合顾客自身状况，与顾客协商，设计促进心脑健康的方案。并推荐合适保健品，搭配合理的食疗或茶饮。

4.健康教育 提醒顾客生活中的注意事项，提供有效的健康管理方法。

情景问答

【问题情景一】多吃鱼可增进心脑血管的健康吗？

答：人体内有两种必需由外界摄取、无法自行制造的脂肪酸：ω-3脂肪酸和ω-6脂肪酸。我们必须维持这两种脂肪酸的平衡，才能减少身体的发炎反应，预防血管粥状硬化。研究发现，当血液中，ω-6脂肪酸偏多，心血管疾病机率也上升；而植物和鱼肉内含丰富的ω-3脂肪酸，当血中ω-3和ω-6脂肪相对平衡，得病的机率就比较低。研究发现，生活在北极圈的爱斯基摩人，虽然有70%肥胖或超重，却很少患心脏病，糖尿病比例也低，原因就在于这些爱斯基摩人从鱼类中摄取的ω-3脂肪酸较多。所以，每周至少吃鱼两次，可以保护心血管疾病健康。

知识拓展

心脑血管疾病是当今社会的主要健康问题之一，其发病率和致死率逐年上升。虽然传统的预防方法主要侧重于生活方式的改变和药物治疗，但近年来心理学领域的研究表明，心理健康在预防心脑血管疾病中也起着重要的作用。通过减少心理压力、提高心理适应能力和促进健康行为，可以降低心脑血管疾病的风险。心理干预是一种有效的手段，可以通过心理教育、心理咨询和心理训练等方式提高个体的心理健康水平，从而预防心脑血管疾病的发生。因此，在心脑血管疾病的预防策略中，应注重心理健康的重要性，并应将心理干预纳入综合性的预防措施之中。

五、任务评价

序号	步骤	评价标准	评价结果
1	顾客健康评估（20分）	询问顾客信息完整、全面，健康状况判断准确	
2	健康方案（20分）	准确推荐保健品/饮食	
3	推荐理由（20分）	①至少3条 ②表达准确、流利 ③通俗易懂	
4	关怀交代（30分）	①描述全面、准确 ②通俗易懂	
5	预防教育（10分）	指导合理、全面、准确	

书网融合……

思维导图　　习题

项目四　成长健康

项目导读

对婴幼儿生长发育起促进作用的营养素包括蛋白质、碳水化合物、脂肪、多种维生素和矿物质等。蛋白质对生长发育的作用至关重要，蛋白质摄入不足可明显影响婴幼儿身高生长和各器官系统的发育。骨骼的正常生长是促进儿童线性生长的基础，钙是骨骼生长的重要原料，对儿童生长发育的作用举足轻重，当膳食钙摄入不足时，应及时适当补充钙制剂。维生素D是保证膳食钙吸收、沉积于干骺端，从而促进骨骼生长的重要营养素，因无法从一般膳食中获得，所以应适当补充一定量的维生素D制剂。锌是人体必需的微量元素，具有多种生物功能，参与蛋白质的合成。锌缺乏时可导致生长激素合成减少，影响儿童身高生长。

项目目标

通过本项目的学习，学生能掌握常见儿童成长所需的营养物质，熟知常见营养素缺乏的临床表现。能根据常见儿童营养素缺乏的表现和病因正确推荐治疗药物，并对患者进行用药指导和健康教育。

任务一　儿童生长发育

PPT

一、任务情境

小李是某药店的店员，一天，一位顾客进店，问有没有补铁的药，小李说："有的。"问询中，得知是这位妈妈给自己家2岁的幼儿买的，称"到医院里看过了，是缺铁性贫血，医生之前开了一个补铁的口服液，想看看你们药店有没有卖"。

任务：请根据上述情境，为顾客进行用药指导和健康教育。

二、任务目标

1.知识目标　掌握儿童生长发育的概念；促进儿童生长发育的常用保健品和相关饮食。

2.能力目标　①能准确判断儿童生长发育低下的原因。②能根据客户的不同情况推荐相关增强儿童生长发育的保健品。

3.素质目标　①具有关爱儿童的意识。②加强对儿童及其家长的健康教育，做到未病先防。③合理、合法营销，不夸大保健品的功效，不诱导顾客消费。

三、知识储备

（一）核心概念

1.儿童　世界儿童年龄划分：《儿童权利公约》第一条："为本公约之目的，儿童系指18岁以下的任何人，除非对其适用之法律规定成年年龄低于18岁。"我国儿童年龄划分：不满一岁的为婴儿，一岁以上不满六岁的为幼儿，六岁以上不满十四岁的为儿童。

2.生长发育　生长是指身体各器官、系统的长大和形态变化，是量的改变，可有相应的测量值来衡量；发育是指细胞、组织和器官的分化完善与功能上的成熟，是质的改变，两者密切相关。生长是发育的物质基础，而发育成熟状况又反映在生长的量变化。人的生长发育是指从受精卵到成人的成熟过程。生长和发育是儿童不同于成人的重要特点。

（二）保健品方案

辅助儿童生长发育的常见保健品见表5-4。

表5-4 辅助儿童生长发育常见保健品

序号	保健品名称	保健功能	用法用量	适应人群	注意事项
1	钙铁锌口服液	补充钙、铁、锌	每日2次，每次2支；儿童每日3次，每次1支	需要补充钙、铁、锌者	①本品不能代替药物 ②不宜超过推荐量或与同类营养素补充剂同时食用
2	葡萄糖酸锌口服液	用于治疗缺锌引起的营养不良、厌食症、异食癖、口腔溃疡、痤疮等患者及生长发育迟缓儿童等	1~7岁，每日1次，每次1支	需要补锌者	①本品宜餐后服用，以减少胃肠道刺激 ②应在确诊为缺锌症时使用，如需长期服用，必须在医师指导下使用
3	维生素D_3	用于预防和治疗维生素D缺乏症，如佝偻病等	口服。成人与儿童一日1~2粒	维生素D缺乏者	维生素D增多症、高钙血症、高磷血症伴肾性佝偻病患者禁用
4	益生菌咀嚼片	包含四种益生菌菌株，有助于增强消化、呼吸和免疫系统	1次1片，1天1次	1岁以上	开封后冰箱冷藏，4个月吃完
5	液体海藻钙镁锌	含钙、镁、锌、维生素D_3、维生素K_2	6个月至4岁，每日1粒；5~11岁，每日2粒	6个月至11岁儿童	储存于25℃以下阴凉干燥通风处
6	叶黄素软糖	护眼，保护视力	3~6岁，每日1粒；7岁以上及成人，每日1次，每次2粒	3岁以上，用眼过度，视物模糊的人群	储存于25℃以下阴凉干燥通风处

（三）食疗方案

1.玉米马蹄棒骨汤 玉米1根，马蹄100g，猪棒骨300g，白萝卜150g，红枣6粒，枸杞5g、盐适量。猪棒骨清洗干净，在开水中煮2分钟去血沫洗净备用，将马蹄刷洗干净，削皮并泡在淡盐水中；玉米洗净切段；白萝卜洗净切块，把除枸杞之外的所有食材放入锅中，加入1500ml清水，大火煮开转小火煲2小时。加入枸杞再煮5分钟即可，喝前加盐调味。具有清润生津、补钙的功效。

2.枸杞鸡肝明目汤 鸡肝100g，茉莉花数朵，银耳10g，枸杞10g，姜片、料酒、盐各适量。去掉鸡肝上的筋膜和血管，洗净，放入水中加姜片、料酒焯水，捞出备用。银耳洗净，去掉根部黄色的蒂，用冷水泡发。茉莉花和枸杞冲洗干净。鸡肝、银耳放入锅中，加入700ml清水，大火煮开转小火煲1小时。放入茉莉花和枸杞，再煮5分钟，喝时加盐调味。功效：清肝明目，适于用眼过度的学生食用。但注意，儿童感冒发热、腹泻等患病期间不宜食用枸杞。

3.菠菜猪肝汤 猪肝200g，菠菜200g，白胡椒粉1/2小勺，葱花少许，姜丝少许，料酒1勺，食用油10g，香油少许，盐适量。猪肝用清水浸泡半小时以上，洗净后切薄片。猪肝片中拌入料酒和白胡椒粉，腌制10分钟。腌好的猪肝放入沸水焯30秒，捞出沥干。腌好的猪肝放入沸水焯30秒，捞出沥干。锅烧热放入油，爆香葱花和姜丝，倒入清水或高汤1500ml煮开，放入猪肝煮1分钟。放入菠菜，加入盐及香油调味即可。功效：补肝养血，补铁。

（四）茶饮方案

1.二参石斛麦冬茶 太子参、沙参、石斛、麦冬各15g。制法：将太子参、沙参、石斛、麦冬用水浸泡1小时后，入砂锅加水、煮沸30分钟后离火，加白糖搅拌，晾凉后，挤入柠檬汁数滴，置入冰箱冷藏。功用：益气养阴，润胃生津。

2.当归白芍茶 当归、白芍各12g，黄芪24g，炙甘草3g。制法：水煎服，一日2~3次。功用：补虚劳，安神志，养胃益精。

3.人参白术茯苓茶 人参3g，白术3g，茯苓3g，甘草3g，花茶2g。制法：上述几味药的煎煮液350g泡茶，冲饮至味淡。功用：补脾益气。

4.款冬花百合茶 款冬花5g，百合3g，生姜3g，花茶2g。制法：款冬花、百合、生姜加水煎取350g药汁，冲泡花茶，冲饮至味淡。功用：止咳止嗽，润肺养阴。

（五）预防调护

1.健康饮食 饮食是小儿生长发育的基础。确保摄入足够的维生素（特别是维生素C、维生素D和钙、铁、锌）、矿物质和抗氧化剂。多食用新鲜水果、蔬菜、全谷物、健康蛋白质和健康脂肪。

2.充足睡眠 充足的睡眠对于儿童的生长发育至关重要。创建良好的入睡和起床习惯，并确保睡眠环境舒适和安静。

3.规律运动 适度强度的体育锻炼可以增强免疫系统的功能。进行适量的有氧运动（如快走、慢跑、游泳）和力量训练，以提高身体的整体健康和免疫力。

四、任务实施

1.询问健康状况 应详细询问顾客的年龄、生长发育状况、饮食习惯、睡眠情况、精神状态和平时运动情况（小儿需询问其家长）。

2.健康状况评判 结合顾客的描述，初步对患儿的健康状况做出评判，告知顾客儿童生长发育低下的表现和症状，并解释造成生长发育低下的原因。

3.健康方案制定 结合顾客自身状况，与顾客协商，设计促进生长发育的健康方案。并推荐合适保健品，搭配合理的食疗或茶饮。

4.健康教育 提醒顾客生活中的注意事项，提供有效的健康管理方法。

情景问答

【问题情景一】如今生活水平提高了，为什么婴幼儿还会缺铁？

答：这种情况，主要是零食摄入过多，由于偏食导致营养失衡及胃肠道功能紊乱，造成铁摄入不足和（或）铁吸收障碍，由此诱发缺血性贫血。此问题对“营养”的理解有些片面，其实，我们说营养，需要的是合理搭配，而不是吃得越“好”就越有营养。

【问题情景二】锌缺乏症预后如何？

答：锌缺乏引起的各种临床症状都可以在锌补足后迅速得到缓解，但是如果儿童生长发育时期长期缺锌，可能导致生长发育不良的问题遗留至成年，而缺锌引起的皮损严重到一定程度会遗留瘢痕。由遗传缺陷引起的锌代谢严重障碍，如肠病性肢端皮炎（临床特征为口腔周围炎、肢端皮炎、秃发和腹泻）患者，需要终身通过药物补锌。

【问题情景三】维生素D要补充到什么时候？

答：一般来说，早产儿、低出生体重儿、双胎儿出生后1周开始补充维生素D 800IU/d，3个月后改为预防量；足月儿出生后2周开始预防性补充维生素D 400IU/d，均应补充至2岁。夏季阳光充足，可在上午和傍晚户外活动，期间可以暂停或减量服用维生素D。一般来说，门店销售的维生素AD滴剂或是维生素D滴剂都是在预防量相近的范围内，可以根据规格给出专业建议，其中维生素A可以预防夜盲症等。

五、任务评价

序号	步骤	评价标准	评价结果
1	顾客健康评估（20分）	询问顾客信息完整、全面，健康状况判断准确	
2	健康方案（20分）	准确推荐保健品/饮食	
3	推荐理由（20分）	①至少3条 ②表达准确、流利 ③通俗易懂	
4	关怀交代（30分）	①描述全面、准确 ②通俗易懂	
5	预防教育（10分）	指导合理、全面、准确	

书网融合……

思维导图　　习题

任务二　健脑益智

PPT

一、任务情境

一天，药店进来一位女士，在一个益智类产品的端架前停下来，计划给自己的孩子买些营养产品。经询问得知她的孩子马上面临高考，学习任务重，用脑较多，想买一些益智类产品。

任务：你该如何进行引导呢？

二、任务目标

1.知识目标　①掌握药店健脑益智产品的种类。②熟练药店健脑益智产品的具体应用。③了解益智类产品的市场特征。

2.能力目标　①能对目标人群进行问病荐药。②能对患者进行用药指导和健康教育。

3.素质目标　①建立以顾客健康为中心的理念。②对保健品的推荐应做到合理推荐，不能为了销售而销售。

三、知识储备

（一）核心概念

智力是生物一般性的精神能力，指人认识、理解客观事物并运用知识、经验等解决问题的能力，包括记忆、观察、想象、思考、判断等。此能力包括以下几点：理解、判断、解决问题、抽象思维、表达意念及语言和学习的能力。

（二）保健品方案

健脑益智常用保健品见表5-5。

表5-5 健脑益智常见保健品

序号	保健品	营养作用	用法用量	适宜人群	注意事项
1	儿童DHA海藻油	DHA俗称脑黄金，作为一种脂肪酸，辅助改善记忆，促进大脑发育，提高智力。	6个月至6岁，每天1粒；7~11岁，每天2粒；12岁以上每天3粒	0岁以上婴幼儿、儿童	6个月以下婴幼儿，食用前先咨询医生
2	鳕鱼肝油软胶囊	鳕鱼肝油主要营养成分是维生素A和维生素D，天然维生素A是维持眼睛在黑暗中视力的营养素，缺乏则为夜盲症。鳕鱼肝油所含的DHA，是一种促进大脑发育的重要营养素	口服，每日1粒	免疫力低下者	不适宜于婴幼儿、孕妇、乳母
3	神经酸磷脂酰丝氨酸	磷脂酰丝氨酸是健康细胞膜的重要组成部分，促进认知功能、记忆力、注意力	口服，每天1次，每次1粒	成人、儿童	不适宜于婴幼儿、孕妇、乳母
4	多维牛磺酸片	牛磺酸又称牛磺胆碱、牛胆素，是一种含硫的非蛋白氨基酸，是人体生长发育不可缺少的一种氨基酸	咀嚼或吞服，每日1次，每次1片	适宜于需要改善记忆的儿童及青少年	不宜于婴幼儿、孕妇及乳母
5	葡萄糖酸锌口服液	锌是人体必需的微量元素之一，促进儿童的大脑发育，提高免疫力，提高味蕾的敏感性，改善肠胃功能，促进儿童的生长发育	1~3岁，1日10~15ml；4~6岁，1日15~20ml	适用于缺锌引起的营养不良、厌食症、儿童生长发育迟缓等	①宜在餐后服用，可减少胃肠道刺激 ②如长期服用，须在医师指导下进行

（三）食疗方案

1.益智山药桂圆鸭腿汤 益智仁15g，山药片30g，枸杞5g，桂圆肉10g，鸭腿1只，姜3片，盐适量。做法：①鸭腿洗净放入沸水中5分钟，捞出冲洗干净。②桂圆肉、益智仁、山药片用水冲洗干净。③把鸭腿、益智仁、桂圆肉、山药片、姜片放入锅中，加2500ml清水。④大火煮开再改小火煲2小时，加入枸杞再煮5分钟，喝前用盐调味即可。功效：温中健脾、补脑益智。

2.莲子栗子排骨汤 莲子25g，生栗子100g，排骨300g，陈皮1块，盐适量。做法：①把排骨块清洗干净，在开水中焯2分钟去血沫，洗净备用。②生栗子提前剥去外皮，莲子提前浸泡30分钟。③将所有食材放入锅中，加入1500ml清水大火煮开，再改小火煲1小时。功效：益智健体、增强记忆力。

3.桂圆红枣煲猪心 猪心1个，红枣6粒，桂圆肉10g，姜2片，料酒1小勺，盐适量。做法：①猪心剖开洗净，切成薄片。锅中加入适量水烧开，放入姜片、料酒，再入猪心焯水1分钟。②红枣和桂圆肉用水洗净。③将所有食材放入锅中，加入1500ml清水大火煮开，再改小火煲1小时。功效：补血养心、宁神益智。

（四）茶饮方案

1.核桃桂圆茶 核桃仁、桂圆肉各3g，大枣2枚，红茶适量。制法：将核桃仁、桂圆肉、大枣、红茶同放入杯中，倒入约400ml沸水，盖上盖子闷泡10~15分钟后，趁热饮用。花茶功效：核桃仁可健脑益智，还具有顺气补血、润肺补肾等功效。

2.石菖蒲茶 石菖蒲5~10g。制法：水煎，分2次服，每日1剂。功用：芳香化湿，开窍宁神，聪耳明目，健脑益智。

3.人参茶 人参10g，花茶2g。制法：上药用300g开水泡茶饮用。或用人参的煎煮液泡茶饮用。功用：益气固表，安神益智。

（五）预防调护

1.适当锻炼 每周两次30分钟锻炼。一周户外运动2次，快走或其他户外活动，不仅利于大脑血液循环，还对控制胆固醇、调节血压有积极影响。但锻炼一定要量力而行，身体微微出汗即可。运动健脑越早越好，任何年龄开始都不晚。

2.多吃抗氧化食物 延缓大脑衰老可适当多摄入富含黄酮或胡萝卜素类食物，例如适量饮茶，多吃瓜果、蔬菜、坚果等，能有效延缓大脑衰老，增强记忆力。

3.保持充足睡眠 很多人熬夜后发现第2天的精神和体力有所下降。“睡够7小时”的说法不一定适用于所有人。睡眠时间可根据自身具体情况进行判定，只要睡醒后有解乏的感觉、身体舒适，便是有效睡眠。

4.多接触音乐 学习本身就是健脑的过程。如果觉得学一门新的语言有些困难，可学习一首新歌，记忆新的旋律，记忆不熟的歌词，都能让大脑积极地动起来。

5.保持微笑 “笑”本身也是保持大脑活力的好方法，可以使思维变得更敏捷。

四、任务实施

1.询问健康状况 应详细询问顾客的年龄，有无用脑过度，记忆力如何，睡眠情况、精神状态和平时运动情况，是否服用过药品或保健品，效果如何。

2.健康状况评判 结合顾客的描述，初步对顾客的健康状况做出评判，向顾客告知益智类产品的作用和特点，并解释原因。

3.健康方案制定 结合顾客自身状况，与顾客协商，设计提高智力的健康方案。并推荐合适保健品，搭配合理的食疗或茶饮。

4.健康教育 提醒顾客生活中的注意事项，提供有效的健康管理方法。

情景问答

【问题情景一】哪类人群适合服用健脑益智类产品？

答：1.平时心悸失眠或记忆减退的患者，可以服用此类药物以强健脑力。

2.学习压力过大或脑力亏损的学生人群，可以适当服用来缓解脑部压力。

【问题情景二】鱼油为什么能够健脑益智？

答：鱼油主要来自深海鱼类的脂肪，富含ω-3脂肪酸。鱼油是人们熟知的一种对人体的脑功能、心血管、皮肤状态等都有重要作用的营养元素，也是货柜上最常见的膳食补充剂，无论是孕妇还是中老年人，都建议补充一定量的鱼油。

【问题情景三】DHA对神经系统有何影响？

答：DHA是大脑细胞膜的重要构成成分，参与脑细胞的形成和发育，对神经细胞轴突的延伸和新突起的形成有重要作用，可维持神经细胞的正常生理活动，参与大脑思维和记忆形成过程。可能与促进神经细胞蛋白质合成有关，促进神经细胞的生长。

【问题情景四】氨基酸是如何改善记忆力的？

答：谷氨酸是大脑中最丰富的游离氨基酸，也是大脑主要的兴奋性神经递质，参与人类表达、处理信息、思考、运动、学习新事物、存储新知识和集中注意力学习等过程。

磷脂酰丝氨酸是细胞膜重要组成成分，临床证实有改善记忆力、缓解脑疲劳的功效。

L-茶氨酸是存在于茶叶中的非蛋白游离氨基酸，具有镇静放松、促进睡眠、提高记忆力等生理活性作用。

五、任务评价

序号	步骤	评价标准	评价结果
1	顾客健康评估（20分）	询问顾客信息完整、全面，健康状况判断准确	
2	健康方案（20分）	准确推荐保健品/饮食	
3	推荐理由（20分）	①至少3条 ②表达准确、流利 ③通俗易懂	
4	关怀交代（30分）	①描述全面、准确 ②通俗易懂	
5	预防教育（10分）	指导合理、全面、准确	

书网融合……

思维导图　　习题

项目五　中医调理

项目导读

中医在日常调理和养生保健方面有其独特的优势，主要表现在以下三方面。

1. 中医养生主要是通过饮食的调理、药膳的调理以及自身运动形式的调整，以补益精气，并且通过良好的饮食调配增强机体的抵抗能力，对于病邪的入侵有较好的预防效果，从而使身体更加健康、延缓衰老，以增强体质、延年益寿，能够对人体产生较好的保护作用。

2. 中医养生主要是通过一些药物来缓解平时出现的异常情况或即将出现的一些疾病。比如可以应用一些具有补气或者补血以及滋阴、温阳作用的药物，代茶饮或者泡酒，每日服少许，以起一定的预防效果。

3. 一些中医理疗方法也能起到较好的养生效果，比如平时可以进行一些针刺治疗，激发人体的精气，促进人体的新陈代谢，并且可以调整高血压、神经衰弱及不良的消化功能等。另外，推拿治疗、按摩治疗及拔罐治疗等相关理疗方法，也有较好的疗效。

项目目标

通过本项目的学习，学生能掌握中医调理的内容，熟知气血虚、湿气、肺虚、脾胃虚、肾虚的定义和临床表现。能根据血虚、湿气、肺虚、脾胃虚、肾虚表现正确推荐中成药、药膳和茶饮，并对患者进行用药指导和健康教育。

任务一　补气血

PPT

一、任务情境

患者，女，23岁，产后出现头晕目眩、少气懒言、乏力自汗的症状，今日到店咨询如何进行调理。

任务：如何根据患者的症状进行产品推荐？

二、任务目标

1. 知识目标　①掌握气血虚的概念；气血虚的治疗药物和用药注意事项。②熟悉气血虚的病因。

2. 能力目标　①能根据气血虚表现和病因正确选择治疗药物。②能对患者进行用药指导和健康教育。

3. 素质目标　①向顾客普及健康养生理念，做到未病先防，既病防变。②不得以中医药预防、保健、养生、治未病、健康咨询等为名或者假借中医药理论和术语开展虚假宣传，欺诈消费者，牟取不正当利益。

三、知识储备

（一）核心概念

气血亏虚是指素体脾胃虚弱，或饮食不节，或久病大病失养，亦或因产时产后，致气血两虚所表现出来的头晕目眩，少气懒言，乏力自汗，舌淡苔白，脉细弱一类病症。本病症见于经行身痛、妊娠贫血、产后腹痛、流产术后出血。

2.临床表现

（1）气虚　泛指身体虚弱、面色苍白、呼吸短促、四肢乏力、头晕、动则汗出、语声低微等。

（2）血虚　以面色淡白或萎黄，唇舌爪甲色淡，头晕眼花，心悸多梦，手足发麻，妇女月经量少、色淡、后期或经闭，脉细等为常见证候。

（二）中成药方案

详见工作领域三项目八血液系统疾病常见中成药。

（三）食疗方案

1.当归枸杞鸡肉汤　枸杞、当归、红枣各10g，鸡一只，加姜片放在一起炖熟服用。

2.党参当归炖肉汤　党参10~15g，当归10g，鸡一只或猪肉适量，加姜，放在一起炖熟服用。

3.猪血猪肝汤　用猪血、猪肝适量煲汤，阿胶珠5g加入汤内服用。

4.生地炖鸭蛋　生地20g，鸭蛋1~2个，加水适量，隔水炖。蛋熟后去壳，再放入汁中炖20分钟。加冰糖适量调味，食蛋饮汁。每日1次或每周2~3次。适宜于熬夜后口燥咽干、牙龈肿痛、手足心热者食用。

（四）茶饮方案

1.参枣茶　红枣5颗，西洋参5g。将红枣放入350g沸水中，小火煮3分钟。参片放入杯中，注入红枣水，盖上盖焖10分钟。或者将所有材料放入保温杯中，冲入350g沸水焖20分钟。

2.生姜黄芪红枣茶　黄芪20g，生姜适量，红枣2颗，红糖适量。将切好的生姜片、黄芪、红枣加入1000g沸水中，小火煮8分钟，可适量加些红糖。功效：具有益气补血、健脾暖胃、缓中止痛的作用。

3.熟地黄红枣茶　红枣、人参、熟地黄、红糖。将红枣、人参、熟地黄放入开水泡20分钟，根据口味加入红糖饮用。本品对气血亏虚、面色萎黄、神疲气短、心悸、健忘、神疲气短等有较好的疗效。

4.山药大枣龙眼肉茶　山药、大枣都是补气药，龙眼肉是补血药，这几种中药一起泡茶饮用，可以调理体质，有补脾、养血、安神功能，对血虚萎黄、胃气不足、气血双亏的人有治疗作用。

（五）预防调护

1.饮食调护，中医认为，脾胃为后天之本，气血生化之源，要想气血充沛，就必须先把脾胃调养好，而健康饮食就是调养脾胃的基础。所以，一日三餐要注意饮食营养的搭配。

2.经常参加体育锻炼，要积极参加一些力所能及的体育锻炼和户外活动，每天至少半小时，如健美操、跑步、散步、打球、游泳、气功、跳舞等，吸收新鲜空气，增强体力和造血功能，增加身体血液总量，使身体处于通畅运行中。

四、任务实施

1.询问健康状况　应详细询问顾客的年龄，近期有无疲倦、乏力、气色差等现象，是否服用过药品或保健品，效果如何。

2.健康状况评判　结合顾客的描述，初步对顾客的健康状况做出评判，向顾客告知气血虚的表现和症状，并解释造成气血虚的原因。

3.健康方案制定　结合顾客自身状况，与顾客协商，设计补气血的健康方案。并推荐合适保健品，搭配合理的食疗或茶饮。

4.健康教育　提醒顾客生活中的注意事项，提供有效的健康管理方法。

情景问答

【问题情景】如何判断自己是否气血亏虚?

答：1.看皮肤。皮肤是反映人体气血是否充足的一个重要指标。血盛则外表健康，面红润，皮肤光滑，毛发润泽。如果一个人皮肤白里透红，且有光泽、弹性，无皱纹、无斑，表示其气血充足。反之，如果皮肤粗糙、无光泽，发暗、发黄、发白、发青、长斑都提示身体状况不佳、气血不足。如果面色无华萎黄、皮肤干燥，则是血虚的表现。

2.看头发。如果头发乌黑、浓密、柔顺，则说明气血充足。反之，如果头发干枯、脱落、发黄、发白、分叉，都是气血不足的表现。

3.看手温。手的温度每个人手温都不相同，如果稍稍留意，也可判断出自己的气血状况。如果一个人的手一年四季都是温暖的，说明此人气血充足。如果手心偏热、出汗或者手冰冷，都是气血不足的表现。

4.看牙龈。成年人可以在每天刷牙的时候留意一下自己的牙龈，通过观察牙龈也可以判断气血的相关状况。牙龈萎缩说明气血不足。如果发现牙齿的缝隙变大，食物越来越容易塞在牙缝里，就要注意了，这也是气血不足的表现。

5.看运动。运动的时候，如果感觉到胸闷、气短、疲劳，且难以恢复，则说明气血不足。运动后精力充沛的人气血状况则相对较好。

五、任务评价

序号	步骤	评价标准	评价结果
1	顾客健康评估（20分）	询问顾客信息完整、全面，健康状况判断准确	
2	健康方案（20分）	准确推荐中成药/食疗方案/茶饮方案	
3	推荐理由（20分）	①至少3条 ②表达准确、流利 ③通俗易懂	
4	关怀交代（30分）	①描述全面、准确 ②通俗易懂	
5	预防教育（10分）	指导合理、全面、准确	

书网融合……

思维导图　　习题

任务二　祛湿气

PPT

一、任务情境

患者，男，30岁，经常喝酒、抽烟，近半年来头面部经常出油、大便黏腻、夜里打鼾、小便黄的现象，今日到店咨询。

任务：你如何根据该顾客的症状进行产品推荐？

二、任务目标

1. 知识目标 ①掌握湿气的概念；祛湿气的药物和用药注意事项。②熟悉湿气形成的原因。

2. 能力目标 ①能根据湿气重表现和病因正确选择治疗药物。②能对患者进行用药指导和健康教育。

3. 素质目标 ①从业人员要具有良好的职业道德，不虚假宣传，诱导顾客消费。②针对湿气的特点创新营销策略。

三、知识储备

（一）核心概念

我们通常所说的“湿气”，是指人体内水分代谢异常出现的多余的物质。若湿气在人体内无法得到正常的疏泄，日积月累，则成为中医理论中的邪气之一，也是病机的一种。湿气属阴邪，性质重浊而黏腻，在人体内瘀积过重就会阻滞气的活动，不利脾的运化。

当人体内湿气郁积到一定程度时，气的正常运行就会受到阻滞，气机不畅；严重者会产生瘀堵，导致身体不适或产生病变。更为重要的是，人体正常水分代谢需要靠阳气的作用才能正常运行。如果因为湿气过重，气机不畅，就更会加重水分代谢异常，使湿气瘀积更重，形成恶性循环。

（二）中成药方案

常见祛湿气中成药的药品分类、通用名、功能主治、用法用量及注意事项见表5-6。

表 5-6 祛湿气中成药方案

序号	药品分类	通用名	功能主治	用法用量	注意事项
1	祛湿剂	四妙丸	具有清热利湿功效。用于湿热下注所致的痹证，症见足膝红肿，筋骨疼痛	口服，一次6g，一日2次	孕妇慎用
2	祛湿剂	六君子丸	补脾益气，燥湿化痰。用于脾胃虚弱，食量不多，气虚痰多，腹胀便溏	口服，一次9g，一日2次	①忌食生冷油腻不易消化食物 ②不适用于脾胃阴虚，主要表现为口干、舌红少津、大便干
3	祛湿剂	金钱草颗粒	清利湿热，通淋，消肿。用于热淋，沙淋，尿涩作痛，黄疸尿赤	开水冲服，一次10g，一日3次	尚不明确
4	祛湿剂	参苓白术丸	健脾、益气。用于体倦乏力，食少便溏	口服。一次6g，一日3次	①泄泻兼有大便不通畅、肛门有下坠感者忌服 ②服本药时不宜同时服用藜芦、五灵脂、皂荚或其制剂
5	祛湿剂	清热祛湿颗粒	清热祛湿，益气生津。用于暑湿病邪引起的四肢疲倦，食欲不振，身热口干	口服。一次10g，一日2~3次	糖尿病患者禁服
6	祛湿剂	附子理中丸	温中健脾的作用。用于脘腹冷痛，肢冷便溏	口服。一次8~2丸，一日3次	孕妇禁用
7	祛湿剂	五苓散	利水渗湿，温阳化气。主治膀胱蓄水证	每日3次，每次10g，水冲服	尚不明确

（三）食疗方案

1. 土茯苓祛湿汤 取猪骨500g，土茯苓300g，云苓50g，炒扁豆100g，赤小豆100g，新鲜淮山

300g。做法：先把猪骨洗干净，新鲜淮山削皮，剩下的材料洗干净后，所有材料一起放入锅里，加冷水，大火炖熟后，小火煲1小时后即可饮用。功效：健脾益胃，通利筋骨，祛除湿气。

2.荷叶薏米煲瘦肉汤 荷叶、薏米、瘦肉、莲子、扁豆、干淮山适量。做法：将莲子、薏米、扁豆和干淮山洗净，薏米、扁豆和淮山浸泡一个小时；瘦肉洗净，切块，汆水捞起；将锅内放入清水，煮沸，放入所有材料，再次煮沸，转中小火煲一个小时，加盐调味即可饮用。功效：荷叶有升发阳气的功效，加上健脾祛湿的薏米、扁豆，能改善因天气潮湿而令人感到疲倦乏力与不爽的感觉。

3.芡实莲子苡仁汤 排骨500g，芡实30g，莲子20g，苡仁30g，陈皮5g，姜1块。做法：先把芡实、莲子、苡仁放在清水里浸泡，然后把排骨剁成小块，焯水，然后把排骨、芡实、莲子、苡仁、陈皮和姜全倒进砂锅里，用大火煮开，煮开之后，改用小火炖2个小时，最后加盐调味即可食用。功效：芡实和莲子有健脾益肾的作用，苡仁健脾祛湿，陈皮醒脾行气开胃。

（四）茶饮方案

1.山药荷叶茶 山药6g，荷叶6g，冲入滚烫开水，浸泡5~10分钟即可饮用。山药可健脾止泻利、健肺润皮毛、补肾治腰疼；荷叶可以清暑化湿，清热解毒。

2.陈皮茯苓茶 取茯苓、陈皮若干洗净，放入保温杯，在杯中冲入热水，等待5分钟即可饮用。此茶可健脾、燥湿、化痰。

3.五花祛湿茶 金银花、杭白菊、扁豆花、鸡蛋花、木棉花各15g，鲜土茯苓、薏米50g。将这些材料洗净后（鲜土茯苓宜切成细块状），加入适量水，煎煮半小时即可饮用，根据口味可以加入适量冰糖调味。功效：这些花均有清热、解暑、利湿功效，再加入利湿、解毒、利关节的土茯苓，及健脾利水、清热、舒筋的薏米，使得利湿效果更强。

4.红豆芡实薏米茶 红豆15g，芡实10g，生薏米20g。以上3味材料洗净后，加入适量水，煎煮半小时即可饮用，根据口味可以加入适量冰糖调味。功效：健脾补肾祛湿。

（五）预防调护

1.日常生活中避免暴露在潮湿环境中。不要直接睡地板上，因为空气中水分会下降，且地板湿气重，容易入侵体内造成四肢酸痛。潮湿下雨天减少外出，不要穿潮湿未干的衣服。居室避免潮湿，尽可能做到空气流通、清爽、干燥。

2.凉拌食品、冷饮、甜食、酒都会助长湿邪，宜少吃。

3.适当运动能振奋、激发体内阳气，可以缓解压力，促进身体器官运作，加速湿气排出体外。

4.热水泡脚可以通过刺激足阳明胃经、足太阳膀胱经等足部的6条经络，从而起到健脾、除湿、通经、利水的作用。

四、任务实施

1.询问健康状况 应详细询问顾客的年龄，近期有无身体困重、大便黏腻、舌苔厚腻等情况，是否服用过药品或保健品，效果如何。

2.健康状况评判 结合顾客的描述，初步对顾客的健康状况做出评判，告知顾客湿气重的表现和症状，并解释湿气形成的原因。

3.健康方案制定 结合顾客自身状况，与顾客协商、设计祛湿的健康方案。并推荐合适中成药，搭配合理的食疗或茶饮。

4.健康教育 提醒顾客生活中的注意事项，提供有效的健康管理方法。

情景问答

【问题情景】湿气重会导致肥胖吗?

答：关于湿气跟肥胖之间的关系，虽然我们不能直接说湿气重是引起肥胖的原因，但肥胖和湿气重有必然的关系。比如肥胖中的湿胖类型，被称为中国式肥胖，这种胖很顽固，减肥困难，甚至连喝水都会长胖。首先，湿气重的人大多比较怕冷，容易手脚凉，故身体会选择储存更多的脂肪来保暖，这样，人就会长胖。其次，湿气重的人一般口味比较重，爱吃肥甘厚味的食物，这种食物大都属于高脂、高糖的食物。久之造成身体循环不畅通，会加重体内湿气郁积情况，身体就会长胖。另外，高糖饮食会导致大脑无法发出“饱”的信号，而且还会刺激人的食欲，人们会越吃越多，故会变胖。此外，湿气重的人，脾胃会受到一定损伤。因为受损而虚弱，造成脾失健运、胃失和降、气血不足、身体乏力、大便不畅等，严重影响新陈代谢，从而导致人体发胖。最后，如果脾功能不足，体内水湿运化不畅，就会造成体内水分代谢异常，不能正常代谢的水分蓄留在体内，不仅会使人水肿、变胖，而且会加重身体的湿气。

五、任务评价

序号	步骤	评价标准	评价结果
1	顾客健康评估（20分）	询问顾客信息完整、全面，健康状况判断准确	
2	健康方案（20分）	准确推荐中成药/食疗方案/茶饮方案	
3	推荐理由（20分）	①至少3条 ②表达准确、流利 ③通俗易懂	
4	关怀交代（30分）	①描述全面、准确 ②通俗易懂	
5	预防教育（10分）	指导合理、全面、准确	

书网融合……

思维导图　　习题

任务三　脾胃虚弱的调理

PPT

一、任务情境

患者，男，40岁，出现腹胀纳呆，食后胀甚，大便溏薄，胃脘隐痛喜按，呕恶嗳气，少气懒言，倦怠乏力，面色萎黄，舌淡苔白。今日到店咨询。

任务：如何根据该顾客的症状进行产品推荐?

二、任务目标

1.知识目标 ①掌握脾胃虚弱的概念；脾胃虚弱的治疗药物和用药注意事项。②熟悉脾胃虚弱的病因。

2.能力目标 ①能根据脾胃虚弱表现和病因正确选择治疗药物。②能对患者进行用药指导和健康教育。

3.素质目标 ①具有良好的职业道德和行为规范，不虚假宣传，不诱导顾客新消费。②针对脾胃虚弱的特点创新营销策略。

三、知识储备

（一）核心概念

1.脾胃虚弱的概念与成因 脾与胃同居中焦，经络互为络属，具有表里的关系。脾为后天之本，气血生化之源，主运化，主升清，主统血，主肌肉、四肢，其华在唇，开窍于口，喜燥恶湿。胃为水谷之海，主受纳、腐熟水谷，以降为顺，喜润恶燥。脾病以运化功能失常，导致水谷、水液失运，则气血化源不足、生痰聚湿，以及清阳不升，脾不统血为主要病理变化，故常见症状有腹胀、腹痛，食少纳呆，便溏，浮肿，慢性出血，内脏下垂等。胃病以受纳、腐熟功能障碍及胃失和降，胃气上逆为主要病理改变，故常见症状有胃脘胀痛、恶心、呕吐、嗳气、呃逆等。

2.分型与临床表现 中医脾胃虚弱主要分三型：脾胃气虚、脾阳虚、胃阴虚等。

证型	临床表现	辨证要点
脾胃气虚	腹胀纳呆，食后胀甚，大便溏薄，胃脘隐痛喜按，呕恶嗳气，少气懒言，倦怠乏力，面色萎黄或淡白，或消瘦，或浮肿，舌淡苔白，脉缓弱	以腹胀，胃脘隐痛，纳呆，便溏与气虚见症为辨证要点
脾阳虚	脘腹冷痛绵绵，喜暖喜按，泛吐清水，口淡不渴，纳呆腹胀，形寒肢冷，大便清稀或完谷不化，小便短少，或浮肿，或带下清稀色白量多，舌淡胖边有齿痕，苔白滑，脉沉迟无力	以脘腹冷痛绵绵，喜暖喜按与脾（胃）气虚见症为辨证要点
胃阴虚	主要表现在胃脘隐痛，饥不欲食，口燥咽干，大便干结，或脘痞不舒，或干呕见逆，舌红少津，脉细数	以胃脘隐隐灼痛，饥不欲食与阴虚见症为辨证要点

（二）中成药方案

常用于调理脾胃虚弱中成药的药品分类、名称、功能主治、用法用量、注意事项等见表5-7。

表 5-7 脾胃虚弱调理中成药方案

序号	药品分类	通用名	功能主治	用法用量	注意事项
1	补益剂	参苓白术散	补脾胃，益肺气。用于脾胃虚弱，食少便溏，气短咳嗽，肢倦乏力	口服。一次6~9g，一日2~3次	泄泻兼有大便不通畅，肛门有下坠感者忌服
2	补益剂	香砂养胃丸	温中和胃。主治胃阳不足、湿阻气滞所致的胃痛、痞满，症见胃痛隐隐、脘闷不舒、呕吐酸水、嘈杂不适、不思饮食、四肢倦怠	口服，一次9g，一日2次	①忌生冷油腻食物 ②胃痛症见胃部灼热，隐隐作痛，口干舌燥者不宜服用本药
3	补益剂	附子理中丸	温中健脾。用于脾胃虚寒，脘腹冷痛，呕吐泄泻，手足不温	口服。水蜜丸一次6g，大蜜丸一次1丸，一日2~3次	孕妇慎用。附子理中丸不适合急性肠炎、泄泻兼有大便不畅、肛门灼热者
4	扶正剂	参梅养胃颗粒	养阴和胃。用于胃痛灼热，嘈杂似饥，口咽干燥，大便干结；浅表性胃炎，胃阴不足型慢性胃炎及各种胃部不适症	饭前温开水冲服。一次16g，一日3~4次或遵医嘱	尚不明确

续表

序号	药品分类	通用名	功能主治	用法用量	注意事项
5	补益剂	养胃舒颗粒	滋阴养胃。用于慢性胃炎，胃脘灼烧，隐隐作痛	开水冲服，一次1~2袋，一日2次	①孕妇慎用 ②湿热胃痛证及重度胃痛请在医师指导下服用
6	补益剂	健脾丸	健脾消食。用于治疗脾虚食积证。症见食少难消，脘腹痞闷，体倦少气，舌淡苔白，脉虚弱	口服。小蜜丸一次9g，大蜜丸一次1丸，一日2次；小儿酌减	忌食生冷油腻不易消化食物

（三）食疗方案

1.当归生姜羊肉汤 当归15g，生姜50g，羊肉100g，3种食物一起放入锅中，将肉煮至五成熟，然后喝汤吃肉，每天1剂，可调理脾胃虚寒。

2.太子参六宝汤 排骨400g，太子参10g，虫草花20g，茯苓35g，芡实30g，薏米30g，蜜枣1~2颗。排骨砍块洗净，焯水后捞出待用；虫草花和蜜枣稍微清洗；薏米、茯苓，芡实等用清水浸泡后清洗干净备用；将焯好的排骨放入炖锅中，加入姜片，倒入适量清水；将太子参、虫草花等汤料全部放入，大火烧开，转小火煲1个半小时，最后加入盐即可。功效：调理脾胃，益气补脾，生津润肺，适于对厌食、脾虚体倦、气阴不足、肺燥干咳者食用，具有生津润肺，调理脾胃，增强食欲和提高抵抗力的作用。

3.羊肚菌太子参四神汤 瘦肉350g，太子参20g，羊肚菌4~6个，莲子30g，芡实20g，茯苓10g，山药30g，蜜枣2颗。将瘦猪肉洗净焯水，把焯过水的猪肉放入汤锅中；羊肚菌用温水浸泡20~30分钟，用筷子在容器中沿同一方向轻轻地搅拌，将羊肚菌表面孔内的脏物洗净，冲洗后待用；把其余的材料洗净并一起放汤锅，加入适量清水；大火煲沸后，改为小火煲2小时，加入适量食盐便可。功效：四神汤是中医著名的健脾食方，其中“四神”是指茯苓、淮山、莲子和芡实（或薏仁）制成的汤水，对人体具有健脾、养颜、降燥等诸多益处。

（四）茶饮方案

1.新会陈皮茶 新会陈皮3g。制法：沸水冲泡，浸泡3~5分钟后即可饮用。功效：理气健脾、燥湿化痰、利水，适用于胸脘胀满、食欲不振、呕吐腹泻、咳嗽多痰、小便不利等症。

2.茉莉桂花健胃茶 茉莉花3g，桂花3g。制法：将茉莉花、桂花一起放入杯中，倒入沸水，浸泡3~5分钟后即可饮用。功用：醒脾健胃，散寒活血、暖胃。

3.太子乌梅茶 太子参6g，甘草3g，乌梅3颗，冰糖适量。制法：将所有材料一起放入杯中，倒入沸水，盖盖子闷泡约8分钟后即可饮用。功效：补气健脾。

4.大麦山楂茶 干山楂5g，大麦茶8g，陈皮2g。制法：将所有材料一起放入杯中，倒入沸水，盖盖子闷泡约5分钟后饮用。功效：大麦不仅可去油腻，还能促进消化，搭配有健胃消积作用的山楂和陈皮，可健脾胃，还能消脂减肥。

（五）预防调护

1.饮食规律，细嚼慢咽，宜食用质软、易消化的食物。

2.饮食要低脂、富含维生素，并有适量蛋白质，保持有足够的热量。

3.忌进食会对肠胃产生强烈刺激的食物，如冷饮、辛辣食品。

4.忌暴饮暴食。

5.忌食体积大、坚硬的食物。

四、任务实施

1.询问健康状况 应详细询问顾客的年龄，近期有无胃部不适、食欲差、大便异常等情况，是否服用过药品或保健品，效果如何。

2.健康状况评判 结合顾客的描述，初步对顾客的健康状况做出评判，告知顾客脾胃虚的表现和症状，并解释脾胃虚形成的原因。

3.健康方案制定 结合顾客自身状况，与顾客协商、设计健脾胃健康方案。并推荐合适中成药，搭配合理的食疗或茶饮。

4.健康教育 提醒顾客生活中的注意事项，提供有效的健康管理方法。

情景问答

【问题情景】脾虚常见症状有哪些？

答：1.饭后易困倦，尤其是早饭和午饭后。

2.难入睡，易惊醒，睡眠梦多，伴有盗汗。

3.睡觉时易流口水。

4.舌苔厚，有口臭、口苦等问题。

5.食欲不佳且易胖。

6.身体内外均有湿气的各种表现。

五、任务评价

序号	步骤	评价标准	评价结果
1	顾客健康评估（20分）	询问顾客信息完整、全面，健康状况判断准确	
2	健康方案（20分）	准确推荐中成药/食疗方案/茶饮方案	
3	推荐理由（20分）	①至少3条 ②表达准确、流利 ③通俗易懂	
4	关怀交代（30分）	①描述全面、准确 ②通俗易懂	
5	预防教育（10分）	指导合理、全面、准确	

书网融合……

思维导图　　习题

任务四　肺虚的调理

PPT

一、任务情境

患者，女，32岁，今日出现咳喘无力，少气不足以息，动则益甚，咳痰，色白清稀，面色淡白，声低懒言，神疲体倦，自汗畏风，易感冒，舌淡苔白。到店咨询如何调理。

任务：作为店员，你如何进行产品推荐？

二、任务目标

1.知识目标 ①掌握肺虚的概念；肺虚的治疗药物和用药注意事项。②熟悉肺虚的病因。

2.能力目标 ①能根据肺虚的表现和病因正确选择治疗药物。②能对患者进行用药指导和健康教育。

3.素质目标 ①能够针对肺虚创新设计肺虚的养生保健营销方案。②保健品营销过程中要遵纪守法，不要夸大宣传。

三、知识储备

（一）核心概念

1.概念及成因 肺主气，司呼吸，朝百脉，主宣发，外合皮毛，主肃降，通调水道，开窍于鼻。肺病以呼吸功能活动障碍、水液输布失常、卫外功能失调及宣降失司等为主要病理变化，故肺病常见症状有咳嗽，气喘，咳痰，胸部胀闷或痛，鼻塞流涕，喉痒音哑，水肿等。

2.证型及临床表现 肺虚常见证候有肺气虚证、肺阴虚证。

证型	临床表现	辨证要点
肺气虚证	咳喘无力，少气不足以息，动则益甚，咳痰色白清稀，面色淡白，声低懒言，神疲体倦，自汗畏风，易感冒，舌淡苔白，脉虚	以咳喘无力、咳痰清稀与气虚见症为辨证要点
肺阴虚证	干咳无痰，或痰少而黏，不易咳出，甚则痰中带血，口燥咽干，声音嘶哑，形体消瘦，五心烦热，午后潮热，颧红盗汗，舌红少苔，脉细数	以干咳无痰或痰少而黏与阴虚见症为辨证要点

（二）中成药方案

肺虚弱调理中成药常用药品分类、名称、功能主治、用法用量、注意事项见表5-8。

表5-8 肺虚弱调理中成药方案

序号	药品分类	通用名	功能主治	用法用量	注意事项
1	补气剂	黄芪精口服液	补血养气，固本止汗。用于气虚血亏，表虚自汗，四肢乏力，精神不足或久病衰弱，脾胃不壮	口服，一次1支，一日2次，早晚服用	①忌油腻食物 ②感冒患者不宜服用
2	补气剂	玉屏风颗粒	益气，固表，止汗。用于表虚不固，自汗恶风，面色㿠白，或体虚易感风邪者	开水冲服，一次5g，一日3次	①忌油腻食物 ②本品宜饭前服用
3	补气剂	虫草清肺胶囊	润肺补气，清肺化痰，止咳平喘。用于气阴两虚，痰热阻肺所致的咳嗽痰多，气喘胸闷；慢性支气管炎见上述证候者	口服，一次2~3粒，一日3次	①孕妇禁用 ②忌烟、酒及辛辣、生冷、油腻食物
4	补阴剂	秋梨润肺膏	润肺止咳，生津利咽。用于久咳，痰少质粘，口燥咽干	口服，一次10~20g，一日2次	①忌烟、酒及辛辣食物 ②外感咳嗽，伴恶寒发热，头痛者不宜服用
5	补阴剂	润肺止嗽丸	润肺定喘，止嗽化痰。用于肺气虚弱引起的咳嗽喘促，痰涎壅盛，久嗽声哑	口服。一次2丸，一日2次	忌食辛辣、油腻食物
6	补阴剂	清燥润肺合剂	清燥润肺。用于燥气伤肺，干咳无痰，气逆而喘，咽干鼻燥，心烦口渴	口服，一次10~15ml，一日3次	忌食辛辣、油腻食物

（三）食疗方案

1.黄芪党参乌鸡汤 乌鸡半只，黄芪10g，党参10g，大枣6颗，食盐、水适量。将乌鸡洗净后切块，黄芪、党参洗净后备用，大枣洗净后挖开去核备用；将食材全部放入炖锅中，加水至完全淹没食材，开中火隔水炖一个半小时后，取出加少量食盐调味后即可食用。功效：黄芪味甘性微温，归肺、脾、肝、肾经，主治阴虚盗汗、阳气虚弱、肺气虚证等，对急慢性肾炎水肿亦有治疗功效。

2.川贝母海蜇瘦肉汤 川贝母12g，海蜇皮80g，猪瘦肉200g，生姜2片。川贝母、海蜇皮分别洗净，稍浸泡，晾干；猪瘦肉洗净，整块不必刀切。然后一起与生姜放进瓦煲内，加入清水1750ml（约7碗水量），武火煲沸后，改为文火煲约1小时半，调入适量食盐便可。功效：中药川贝母配伍海蜇皮煲猪瘦肉，其汤清润而略带中药气味，有辅助治疗鼻鼾的功效，并能止痰咳、消痰涎、润肺气。

3.银贝雪梨汤 银耳（干）20g，梨200g，川贝母5g，冰糖30g。将水发银耳拣去根蒂及杂质，洗净，撕成小片。将雪梨洗净削去皮，除去核与籽，切成小丁块。川贝母洗净。将处理好的银耳、雪梨、川贝母一起放入炖盅内，加入适量糖和水，上笼蒸约1小时，取出即成。功效：三品共用具有良好的清热补肺，止咳化痰之功；尤其适用于老年人肺虚、肺气肿、肺功能不佳所致胸闷气短，干咳无痰或咳痰咯血等症。

4.炖雪梨川贝 川贝母6g，雪梨一个。雪梨去除皮把核挖出去，川贝放在梨里面盖好，放在锅上炖一个小时，一直把梨炖熟为止，连服用3天。 此方法适合于肺肾阴虚所引起的咳嗽发热，具有清热化痰以滋阴润肺的功效。

5.百合粥 百合30g，大米50g，冰糖适量。将百合、大米淘净，同放锅中，加清水适量。煮至粥熟时，调入捣碎的冰糖，再煮一二沸服食，每日1剂。本品具有润肺止咳、清心安神的功效。适用于肺虚久咳、痨嗽痰血、虚烦失眠、多梦等。

（四）茶饮方案

1.桑菊薄荷饮 桑叶5g，菊花5g，竹叶30g，白茅根30g，薄荷3g。将上五味一并放入茶壶内，用沸水温浸10分钟，频饮，也可放凉后饮用。功效：清肺平肝。

2.百合金银花茶 百合花3g，金银花3g，冰糖适量。将上述材料用开水冲泡10分钟左右即可饮用。功效：安心去火、清凉润肺，是夏日里最好的解暑饮品。

3.百合菊花茶 百合花4朵，杭白菊5朵，蜂蜜适量。将洗净的百合花、杭白菊放入茶壶中，用500ml沸水冲泡5分钟，喝时调入蜂蜜即可。功效：补气益中、滋阴润肺、清心安神，可明目助眠、降血压、降血脂。

（五）预防调护

1.体育锻炼 加强体育锻炼，坚持适度有氧运动，如慢跑、游泳等，可以提升心肺功能，增强机体免疫力，缓解肺气虚的症状。

2.生活习惯 通过调整日常作息习惯，以保证人体正常阳气充足；注意保暖，保证穿衣合适，避免受风寒。

3.注意饮食 日常生活中，可以在食物中少量添加人参、黄芪等以补气，或者多吃一些百合、山药等以润肺、养肺阴，避免食用生冷辛辣等刺激性食物。

四、任务实施

1.询问健康状况 应详细询问顾客的年龄，近期有无气短乏力、呼吸不畅、咳嗽咳痰等情况，是否服用过药品或保健品，效果如何。

2.健康状况评判 结合顾客的描述，初步对顾客的健康状况做出评判，告知顾客肺虚的表现和症状，并解释造成肺虚形成的原因。

3.健康方案制定 结合顾客自身状况，与顾客协商、设计补肺的健康方案。并推荐合适中成药，搭配合理的食疗或茶饮。

4.健康教育 提醒顾客生活中的注意事项，提供有效的健康管理方法。

情景问答

【问题情景】补脾胃时，饮食上有哪些忌口？

答：1.忌寒凉性食物：一种是温度比较低的，比如冰激凌、冷饮等；另一种是性味寒凉的食物，像梨、柚子、火龙果等水果容易损伤脾阳。

2.忌辛辣刺激性食物：如麻辣火锅、烧烤、辣条等。

3.忌油腻的食物：如炸鸡、肥肉等食物及奶油蛋糕等甜点，这些食物不易被消化，会加重脾胃负担，导致消化不良，加重脾虚。

五、任务评价

序号	步骤	评价标准	评价结果
1	顾客健康评估（20分）	询问顾客信息完整、全面，健康状况判断准确	
2	健康方案（20分）	准确推荐中成药/食疗方案/茶饮方案	
3	推荐理由（20分）	①至少3条 ②表达准确、流利 ③通俗易懂	
4	关怀交代（30分）	①描述全面、准确 ②通俗易懂	
5	预防教育（10分）	指导合理、全面、准确	

书网融合……

思维导图　　习题

任务五　肾虚的调理

PPT

一、任务情境

患者，男，45岁，最近应酬比较多，经常熬夜、饮酒，最近出现腰酸腰痛的现象，经医生诊断为肾虚，今日到店咨询补肾产品。

任务：你如何进行推荐？

二、任务目标

1.知识目标 ①掌握肾虚的概念；肾虚的治疗药物和用药注意事项。②熟悉肾虚的病因。

2.能力目标 ①能根据肾虚的表现和病因正确选择治疗药物。②能对肾虚患者进行用药指导和健康教育。

3.素质目标 ①针对肾虚的特点设计合理、合法的营销方试。②具有人文关怀精神，尊重顾客，热情服务，耐心指导。

三、知识储备

（一）核心概念

1.概念与成因 肾藏精，主生殖、生长和发育，为先天之本；肾主骨生髓充脑，其华在发，开窍于耳及二阴；肾主水，主持和调节人体水液代谢功能；肾主纳气，具有摄纳肺吸入之清气，防止呼吸表浅，保证体内外气体的正常交换。肾病以人体生长发育迟缓、成人早衰，生殖机能障碍，呼吸功能减退，水液代谢失常和骨、髓、脑、发、耳等功能失常为主要病理变化，故肾病常见症状有腰膝酸软或疼痛，耳鸣耳聋，齿摇发脱，男子阳痿遗精、精少不育，女子经少、经闭、不孕，水肿，虚喘，二便排泄异常等。

2.分型及临床表现 肾病常见证候为肾精不足证、肾阴虚证、肾阳虚证、肾气不固证、肾不纳气证和肾虚水泛证。肾虚的临床表现和辨证要点如下。

证型	临床表现	辨证要点
肾精不足证	小儿发育迟缓，身材矮小，囟门迟闭，骨骼痿软，智力低下，动作迟钝；成人性欲减退，男子精少不育，女子经闭不孕；发脱齿摇，耳鸣如蝉，耳聋，腰膝酸软，足萎无力，健忘恍惚，精神痴呆，动作迟钝；舌淡苔白，脉弱	以小儿生长发育迟缓，成人生殖功能低下及早衰为辨证要点
肾阴虚证	腰膝酸软而痛，眩晕耳鸣，失眠多梦，形体消瘦，潮热盗汗，五心烦热，咽干颧红，男子阳强易举，遗精早泄，女子经少经闭，或见崩漏，舌红少苔或无苔，脉细数	以腰酸耳鸣，男子遗精，女子月经失调与阴虚见症为辨证要点
肾阳虚证	腰膝酸软冷痛，畏寒肢冷，下肢尤甚，面色白或黧黑，神疲乏力；或见性欲冷淡，男子阳痿、滑精、早泄，女子宫寒不孕、白带清稀量多；或大便稀溏，或五更泄泻，尿频清长，夜尿多；舌淡苔白，脉沉细迟无力，尺部尤甚	以腰膝冷痛，生殖能力下降与虚寒见症为辨证要点

（二）中成药方案

肾虚调理中成药药品分类、名称、功能主治、用法用量、注意事项等见表5–9。

表5–9 肾虚调理中成药方案

序号	药品分类	通用名	功能主治	用法用量	注意事项
1	补益剂	五子衍宗丸	肾虚精亏所致的阳痿不育、遗精早泄、腰痛、尿后余沥	口服。水蜜丸一次6g，一日2次	忌不易消化食物
2	补益剂	金锁固精丸	用于肾虚不固，遗精滑泄，神疲乏力，四肢酸软，腰痛耳鸣	空腹用淡盐水或温开水送服，一次15丸，一日3次	肝经湿热、下注或阴虚火旺而致遗精者，不宜使用
3	补益剂	六味地黄丸	滋阴补肾。用于肾阴亏损，头晕耳鸣，腰膝酸软，骨蒸潮热，盗汗遗精，消渴	口服。大蜜丸：一次1丸，一日2次	①忌不易消化食物 ②感冒发热患者不宜服用
4	补益剂	左归丸	滋肾补阴。用于真阴不足，腰酸膝软，盗汗，神疲口燥	口服。一次9g，一日2次	孕妇忌服，儿童禁用
5	补益剂	河车大造丸	滋阴清热，补肾益精。用于肺肾两亏，虚劳咳嗽，骨蒸潮热，盗汗遗精，腰膝酸软	口服。水蜜丸：一次6g，小蜜丸一次9g，大蜜丸：一次1丸，一日2次	体虚便溏、食欲不振者不宜使用

续表

序号	药品分类	通用名	功能主治	用法用量	注意事项
6	补益剂	大补阴丸	滋阴降火。用于阴虚火旺，潮热盗汗，咳嗽，耳鸣遗精	口服。水蜜丸：一次6g，一日2~3次。弄成小块后，分次温水送服	①忌油腻食物 ②孕妇慎用 ③虚寒性患者不适用
7	补益剂	二至丸	补益肝肾，滋阴止血。用于肝肾阴虚，眩晕耳鸣，咽干鼻燥，腰膝酸痛，月经量多	口服。一次9g，一日2次	①忌不易消化食物 ②感冒发热患者不宜服用
8	补益剂	金匮肾气丸	温补肾阳，化气行水。用于肾虚水肿，腰膝酸软，小便不利，畏寒肢冷	口服，一次20粒（4g）~25粒（5g），一日2次	①孕妇忌服 ②忌房欲、气恼 ③忌食生冷物

（三）饮食方案

（1）归芪杜仲猪腰汤　当归5g，杜仲8g，黄芪5g，红枣3粒，枸杞5g，猪腰1个，生姜2片，葱1段，盐适量。除猪腰外，全部材料用水清洗干净；猪腰洗净，先切成竖条儿，底部不要切断，切好后再扭转方向，交叉着再切竖条儿；锅中倒入清水放入姜片、葱段、猪腰，大火煮沸后焯烫5秒钟捞出；将所有材料放入汤煲中，加入2000ml清水；大火煮开后改小火煲2小时，喝时加盐调味。功效：强筋健骨、滋补腰肾。

（2）猴头菇竹荪虫草花棒骨汤　猴头菇30g，竹荪5g，虫草花10g，莲子20g，猪棒骨200g，盐适量。竹荪用淡盐水浸泡10分钟，把尾部白色的部分剪掉。猴头菇用水浸泡2小时，泡的时候最好使用碗等将其压在水底，使其完全浸泡在水中。用手把猴头菇中的水挤出来。猪棒骨清洗干净，在开水中煮2分钟去血沫，洗净备用。把所有材料一起放入锅中，加入2000ml清水。大火煮开再改小火煲2小时，喝时加盐调味。功效：益肾、健脾胃。

（3）核桃黑豆桑葚饮　黑豆30g，核桃仁10g，干桑葚15g，南枣6粒，无花果2粒，冰糖适量。把所有食材称好，洗净备用。干桑葚用流水冲洗，不要浸泡。把所有食材放入锅中，加入700ml清水，大火烧开转小火煮1小时。加入冰糖，煮到完全溶化即可。功效：补肾养血、生发养发。

（四）茶饮方案

1.杜仲寄生茶　杜仲皮、桑寄生各10g。将上述材料共研为粗末，用沸水浸泡约15分钟后饮用。功效：补肝肾，辅助降血压，用于肝肾虚弱、耳鸣眩晕、腰膝酸软等。

2.杜仲枸杞茶　杜仲皮10g，枸杞10粒。将杜仲皮和枸杞放入茶壶中，加沸水冲泡约10分钟后饮用。功效：壮阳、增强免疫力。

3.玉竹桑葚茶　玉竹12g，红枣12g，桑葚12g。将上述材料用沸水冲泡，加盖静置20分钟后即可饮用。功效：滋阴养血，适用于气血不足、面色萎黄、腰腿酸软、口干咽燥或大便干涩者。

（五）预防调护

1.饮食方面　从中医上五色入脏的说法来看，黑色入肾。常见的黑色食物有黑豆、黑芝麻、黑米等，这些食物内含有的营养元素往往较丰富。对于想要补肾的人群而言，日常可以适当多吃一些黑色的食物，养肾，抗衰老。

2.避免熬夜　充足的睡眠对于气血的生化、肾精的保养起着重要作用。临床研究发现，许多肾功能衰竭的患者有过分熬夜、过度疲劳、睡眠不足的经历。

3.适当运动　运动可以促进男性体内血液循环速度加快，让体内毒素排出速度加快，补充肾阳。

4.节欲　比如不能手淫、不能过频同房等。

四、任务实施

1.询问健康状况　应详细询问顾客的年龄，近期有无腰酸、腿软、下肢无力、性功能减退等情况，是否服用过药品或保健品，效果如何。

2.健康状况评判 结合顾客的描述，初步对顾客的健康状况做出评判，告知顾客肾虚的表现和症状，并解释造成肾虚形成的原因。

3.健康方案制定 结合顾客自身状况，与顾客协商、设计补肾的健康方案。并推荐合适中成药，搭配合理的食疗或茶饮。

4.健康教育 提醒顾客生活中的注意事项，提供有效的健康管理方法。

情景问答

【问题情景一】女性肾虚有哪些主要提示信号？

答：女性肾虚在幼儿期可表现为生长迟缓、发育障碍、筋骨痿软、智力迟钝等；在青春期可见初潮延迟、月经稀少、生殖器官发育不良等；成年后则可表现为闭经、不孕、性冷淡、提前绝经；绝经期以后易发生腰酸背痛、眩晕耳鸣、动则气急、齿摇发脱等。

【问题情景二】男性肾虚有哪些主要提示信号？

答：男性肾虚者脑力方面的表现为记忆力下降，记忆力减退，注意力不集中，精力不足，工作效率降低。性功能方面的表现为性功能降低，性欲降低，阳痿或阳物举而不坚，遗精，滑精，早泄，不育等；显微镜检查可见精子减少或精子活动力减低。泌尿方面的表现为尿频，尿急，小便清长等。皮肤方面的表现为容颜早衰，眼袋，黑眼圈，肤色晦暗无光泽，肤质粗糙干燥，出现皱纹，色斑，中年暗疮，肌肤缺乏弹性。其他方面的表现为早衰，健忘失眠，食欲不振，骨骼与关节疼痛，腰膝酸软，不耐疲劳，乏力，视力减退，听力衰减，脱发、白发、头发脱落或须发早白，牙齿松动易落等；发生哮喘，糖尿病，肾炎水肿，遗尿症，骨质疏松症等。

【问题情景三】儿童肾虚有哪些主要提示信号？

答：儿童肾虚可在婴幼儿时期就出现发育迟缓，生长缓慢，骨骼发育不良，表现为囟门迟闭，软骨病如O形腿、鸡胸等，开始行走及出牙均延缓，智力发育迟缓或不良等。

五、任务评价

序号	步骤	评价标准	评价结果
1	顾客健康评估（20分）	询问顾客信息完整、全面，健康状况判断准确	
2	健康方案（20分）	准确推荐中成药/食疗方案/茶饮方案	
3	推荐理由（20分）	①至少3条 ②表达准确、流利 ③通俗易懂	
4	关怀交代（30分）	①描述全面、准确 ②通俗易懂	
5	预防教育（10分）	指导合理、全面、准确	

书网融合……

思维导图 习题

工作领域六
社会药房规范化管理

岗位对接

本工作领域是药学类、药品经营与管理、药品营销、医药电子商务、药品服务与管理等专业学生必须掌握的内容，为成为合格的药学服务人员奠定坚实的基础。本工作领域对应岗位包括社会药房营业员、店长、采购员、药品收货员、药品验收员、质量管理员、医药商品配送员、药品运输员、养护员、复核出库员、仓库保管员等，上述从事药品采购、收货与验收、储存与养护、药品陈列相关所有岗位的从业人员具备良好药学职业道德与行为规范，熟悉并遵守医药行业相关的法律法规，具有本专业所必需的各类经营管理能力，具有医药基本知识。

项目一　药品经营管理规定

项目导读

合法的社会药房需要办理相关证照，在证照许可的范围内经营药品，并且要保证所经营药品的质量，禁止销售假药、劣药。

项目目标

通过本项目学习，学生能进行《药品经营许可证》申报材料准备；能在许可范围内经营药品，并保障经营药品的质量。

任务一　药品经营许可管理

PPT

一、任务情境

××零售连锁企业现在需要新开门店，如何办理《药品经营许可证》。

二、任务目标

1.知识目标　掌握开办药品零售企业的条件。

2.能力目标　会填写《药品经营许可证申请表》，能进行申报材料的准备。

3.素质目标　①具有依法从事药事活动的意识。②培养认真负责的工作态度。

三、知识储备

（一）药品零售连锁企业申办条件

申办药品零售连锁企业，应符合省、自治区、直辖市药品批发企业合理布局的要求。并符合以下设置标准。

1.人员保证　开办药品零售连锁企业应具有依法经过资格认定的药师或者其他学技术人员，配备与所经营药品相适应的质量管理机构或者人员。

企业法定代表人或企业负责人、质量管理负责人无违反《药品管理法》及其他相关法律法规的违法违规行为。

2.设施设备

（1）具有保证药品储存质量要求的、与其经营品种和规模相适应的营业场所、办公用房、设备以及保障仓库内药品质量安全和在库储存与养护方面的仓储设施。

（2）药品零售连锁企业若委托同一法定代表人的药品批发企业配送药品，不得另设配送中心仓库，且药品零售连锁企业购进的所有药品必须从同一法定代表人的药品批发企业采购；药品零售连锁企业若不委托同一法定代表人的药品批发企业配送药品的，应设置独立的仓库。

3.组织保证　有保证企业实施质量管理所需的组织结构、程序、过程和资源的质量管理体系文件。

4.制度保证 有保证所经营药品质量的规章制度。

5.计算机管理系统 能覆盖企业内药品的购进、储存、销售以及经营和质量控制的全过程；能全面记录企业经营管理及实施《药品经营质量管理规范》方面的信息；符合《药品经营质量管理规范》对药品经营各环节的要求。

开办药品零售连锁企业，总部、配送中心、所属零售门店之间的计算机管理信息系统应实时连接，能实现数据实时交换。

（二）药品零售企业申办条件

开办药品零售企业、应符合当地常往人口数量、地域、交通状况和实际需要的要求，符合方便群众购药的原则，并符合以下设置规定。

1.人员保证

（1）药品零售企业应具有依法经过资格认定的药师或者其他药学技术人员。

（2）企业、企业法定代表人或企业负责人、质量管理负责人无违反《药品管理法》及其他相关法律法规的违法违规行为。

（3）经营处方药、甲类非处方药的药品零售企业，必须配有执业药师或者其他依法经过资格认定的药学技术人员。质量负责人应有一年以上（含一年）药品经营质量管理工作经验。

（4）经营乙类非处方药的药品零售企业以及农村乡镇以下地区设立药品零售企业的，应当配备经设区的市级药品监督管理机构或者省、自治区、直辖市人民政府药品监督管理部门直接设置的县级药品监督管理机构组织考核合格的业务人员。有条件的应当配备执业药师。

（5）企业营业时间，以上人员应当在职在岗。

2.设施设备 具有与所经营药品相适应的营业场所、设备、仓储设施。在超市等其他商业企业内设立零售药店的，必须具有独立的区域。

3.资源保证 具有能够配备满足当地消费者所需药品的能力。药品零售企业应备有的国家基本药物品种数量由各省、自治区、直辖市药品监督管理部门结合当地具体情况确定。

4.制度保证 有保证所经营药品质量的规章制度。

（三）办理证照

1.办理《药品经营许可证》,《药品经营许可证》应当载明企业名称、法定代表人或企业负责人姓名、经营方式、经营范围、注册地址、仓库地址、许可证编号、发证机关、签发人、日常监管机构和监督举报电话、发证日期、有效期限等项目。

2. 办理《营业执照》。《营业执照》是企业或组织合法经营权的凭证，分正本和副本，二者具有相同的法律效力正本应当置于公司住所或营业场所的醒目位置。《营业执照》不得伪造、涂改、出租、出借、转让。

申请单位依照国家法律、法规向当地市场监督管理部门申请，办理正式的营业登记。

3.到具有资格证刻章企业办理刻章与备案（包括企业公章、企业财务章、企业法人章、合同专用章、发票专用章、质量管理专用章等）。

4.开立银行账户，经营者将所拥有的资金存进自己选定的银行并开设银行账户。

5.税务局办理税务登记。

6.办理《卫生许可证》。

7.办理《医疗器械经营许可证》。

8.办理《食品卫生许可证》。

（四）《药品经营许可证》的管理

1.药品经营企业经营范围 药品经营企业应当按照《药品经营许可证》许可的经营范围经营药品。药品零售企业经营范围包括精神药品、医疗用毒性药品、生物制品、中药材、中药饮片、中成药、化学药制剂、抗生素制剂、生化药品。

从事药品零售，应先核定经营类别，确定申办人经营处方药或非处方药、乙类非处方药的资格、并在经营范围中予以明确，再核定具体经营范围。

2.《药品经营许可证》换发 《药品经营许可证》有效期为5年。有效期届满，需要继续经营药品的，持证企业应在有效期届满前6个月内，向原发证机关申请换发《药品经营许可证》。原发证机关对申办条件进行审查，符合条件的，收回原证，换发新证。不符合条件的，可限期3个月进行整改，整改后仍不符合条件的，注销原《药品经营许可证》。

3.《药品经营许可证》变更 《药品经营许可证》变更分为许可事项变更和登记事项变更。许可事项变更是指经营方式、经营范围、注册地址、仓库地址（包括增减仓库）、企业法定代表人或负责人以及质量负责人的变更。登记事项变更是指上述事项以外的其他事项的变更。

药品经营企业变更《药品经营许可证》许可事项的，应当在原许可事项发生变更30日前，向原发证机关申请《药品经营许可证》变更登记。变更《药品经营许可证》登记事项的，应在市场监督管理部门核准变更后30日内，向原发证机关申请《药品经营许可证》变更登记。

4.《药品经营许可证》遗失 企业遗失《药品经营许可证》，应立即向发证机关报告，并在发证机关指定的媒体上登载遗失声明。发证机关在企业登载遗失声明之日起满1个月后，按原核准事项补发《药品经营许可证》。

四、任务实施

1.申办《营业执照》。

2.准备药品零售企业申请筹建材料。

（1）拟办企业法定代表人、企业负责人、质量负责人的学历、执业资格或职称证明原件、复印件及个人简历及专业技术人员资格证书、聘书。

（2）拟经营药品的范围。

（3）拟设营业场所、仓储设施、设备情况。

3.准备药品零售企业申请验收材料。

（1）药品经营许可证申请表。

（2）工商行政管理部门出具的拟办企业核准证明文件。

（3）营业场所、仓库平面布置图及房屋产权或使用权证明。

（4）依法经过资格认定的药学专业技术人员资格证书及聘书。

（5）拟办企业质量管理文件及主要设施、设备目录。

五、任务评价

序号	步骤	评价标准	评价结果
1	申办《营业执照》（20分）	①材料全面 ②材料正确	
2	准备申请筹建药品零售企业材料（20分）	①材料全面 ②材料正确	

续表

序号	步骤	评价标准	评价结果
3	填写《药品经营许可证申请表》（30分）	填写正确	
4	准备药品零售企业申请验收其他材料（30分）	①材料全面 ②材料正确	

书网融合……

思维导图　　习题

任务二　禁止销售假药、劣药

PPT

一、任务情境

一位顾客因刚购买的药品与之前用的药品包装不一样，怀疑药品质量问题，前来药店询问。

二、任务目标

1.知识目标　①掌握假药、劣药的界定。②熟悉假药、劣药的识别方法。

2.能力目标　能用多种方法对药品真伪进行辨别。

3.素质目标　①具有依法从事药事活动的意识。②具有为公众健康服务的意识。

三、知识储备

（一）假药的范畴

《药品管理法》规定，有下列情形之一的，为假药：

1.药品所含成分与国家药品标准规定的成分不符；

2.以非药品冒充药品或者以他种药品冒充此种药品；

3.变质的药品；

4.药品所标明的适应证或者功能主治超出规定范围。

（二）劣药的范畴

《药品管理法》规定，有下列情形之一的，为劣药：

1.药品成分的含量不符合国家药品标准；

2.被污染的药品；

3.未标明或者更改有效期的药品；

4.未注明或者更改产品批号的药品；

5.超过有效期的药品；

6.擅自添加防腐剂、辅料的药品；

7.其他不符合药品标准的药品。

（三）假药的识别方法

1.选择正规购药渠道，保留购药有效证明　正规药店或医院药房进药渠道重信誉、有保障，因此，尽量选择到一些正规的大药店、连锁药房或医院药房进行用药咨询和药物购买。同时，购买药物时应索取发票或购药小票，发票上需要注明药品的名称、生产厂家、生产批号、价格等重要信息。如果对药品质量产生疑问应当及时联系当地药品监督管理部门，除了描述事件原委，还需提供购药发票、药品实物、包装等证据，以尽快进行相关检测，保障购药者合法权益。切记不要听从药物推销讲座、陌生人推荐、电视药品销售推广广告及网络和电话的介绍推销，尽量避免送货上门，造成不必要的安全隐患。

2.查询国家药品监督管理局网站 通过国家药品监督管理局网站查询药物，是最权威可靠的识别假药的方法。在“国家药品监督管理局”网站中查找，点击“药品”—“药品查询”，根据显示选择“国产药品”“进口药品”等选项，输入药品的名称，或者进入“高级查询”，输入批准文号、药品本位码、剂型、规格、生产单位等信息，查不到的即为假药。

3.查询中国药品电子监管码 中国药品电子监管码是非常有效的一项药品防伪技术。在药品的包装盒上，有唯一的识别代码，一般为21位。可以进行电话查询，拨打95001111；可以进行短信查询，发送识别代码至106695001111；也可以进行网络查询，进入“中国药品电子监管平台”，进行验证。

4.观察药品包装盒 在药物的外包装上，要有明确的品名、剂量、规格、生产厂家、生产批号及有效期等信息。正品药物的外包装纸盒应较硬，不易压折和分层；假药的外包装纸盒较松软且厚。正品药物的纸盒上字迹印刷清晰，外观颜色纯正；假药的纸盒外观印刷字迹模糊，有重影，字色深浅不一。正品药物的纸盒上打印批号不透纸盒，而假药的纸盒上钢印批号会透过纸盒。

5.观察药物表面 以片剂为例，正品药片颜色均匀，表面光滑，片上所压字体清晰且深浅一致；以胶囊为例，正品胶囊大小均匀，药色光亮，颜色纯正，胶囊上的字体印刷字迹工整清晰不模糊。

6.留意药品批准文号 药品的批准文号就是药品的身份证，具有唯一性。药品批准文号格式为：国药准字+H（或Z或S或J）+8位阿拉伯数字。药品批号的有无也很重要。药品的批准文号如果格式不符或数字不对，即使有也可能是假药。

7.查阅药品说明书 正规生产的药品的说明书应有成分、性状、适应证、用法、用量、不良反应、禁忌、贮藏等内容，说明准确，附有详细的使用方法及毒副作用，有严格的治疗范围，如果说明书只讲疗效，甚至夸大疗效，但只字不提不良反应、禁忌，甚至宣称无任何毒副作用，包治百病的，初步可断定是假药。

四、任务实施

1.查询“国家药品监督管理局”官网。
2.查阅药品标签。
3.查阅药品说明书。

五、任务评价

序号	步骤	评价标准	评价结果
1	假药识别方法（10分）	能说出三种以上假药识别方法	
2	查询国家药品监督管理局官网（30分）	方法正确、依据合理	
3	查阅药品标签（30分）	方法正确、依据合理	
4	查阅药品说明书（30分）	方法正确、依据合理	

书网融合……

思维导图　　习题

项目二　药品采购

项目导读

药品采购是药品经营企业经营活动的起点，是药品经营企业质量管理过程控制的第一关，是保证药品经营质量的关键环节。那么，药品经营企业如何确保企业经营行为的合法性、合规性？本项目主要介绍首营企业的审核内容与审核程序、首营品种的审核内容与审核程序。

项目目标

通过本项目的学习，学生能掌握首营企业与首营品种概念、首营企业与首营品种资料审核内容及审批流程。能根据首营企业及首营品种审核要点完成审批。

任务一　首营企业审核

PPT

一、任务情境

A制药有限公司是一家药品生产企业，2021年10月，第一次向B医药有限公司供应药品（硬胶囊剂）。B医药的采购员需要按照《药品经营质量管理规范》（GSP）要求，让供应商销售人员提供首营企业资料，并交给质量部进行审核、建档。

二、任务目标

1.知识目标　掌握首营企业概念、首营企业资料审核内容及首营企业审批流程。

2.能力目标　能根据首营企业审核要点完成审批。

3.素质目标　①具有良好的药品质量意识。②具有良好的职业道德和行为规范。③提升发现问题与解决问题的能力。④培养团结合作能力。

三、知识储备

（一）核心概念

首营企业是指采购药品时，与本企业首次发生供需关系的药品生产或经营企业。取得合法资质的供应商称为合法的供货单位。

（二）基本知识

1.首营企业审核内容　主要包括供货企业合法资格及质量保证能力的审核。

（1）合法资质审核　若供货单位为药品生产企业，合法资质包括《药品生产许可证》《营业执照》及上一年度企业年度报告；若供货单位为经营企业，合法资质包括《药品经营许可证》《营业执照》及上一年度企业年度报告。

（2）生产或经营企业环境审核　若供货单位为药品生产企业，审核其药品生产条件及周边环境是否符合要求；若供货单位为经营企业，审核其经营环境及仓储条件是否满足经营需求。

（3）质量信誉及质量保证能力审核　审核供货企业的质量保证体系是否健全，供货企业是否有良好的质量历史。

2. 首营企业审核资料

（1）许可证复印件

1）审核要点：《药品生产许可证》或《药品经营许可证》的真实性和有效性。

2）真实性：通过国家药品监督管理局网站以及各省药品监督管理局网站查询核实，核对许可证上的单位名称、法定代表人、注册地址、仓库地址、生产范围或经营范围等是否与网站公布的内容相符，如有不符，是否有变更证明。

3）有效性：核查许可证是否在批准的有效期内。此外还要核查拟供药品是否在生产或经营许可范围内。

《药品经营许可证》有效期为5年。有效期届满，需要继续经营药品的，持证企业应在有效期届满前6个月内，向原发证机关申请换发《药品经营许可证》。原发证机关按本办法规定的申办条件进行审查，符合条件的，收回原证，换发新证。不符合条件的，可限期3个月进行整改，整改后仍不符合条件的，注销原《药品经营许可证》（图6-1）。

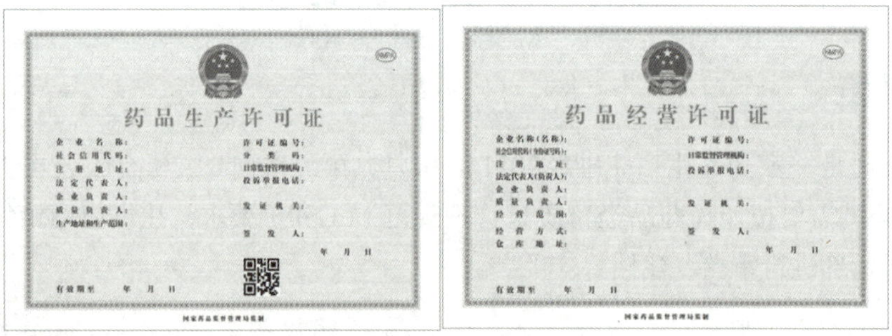

图6-1　药品生产（经营）许可证

（2）营业执照（三证合一）复印件及上一年度企业年度报告公示情况。

核对《营业执照》的名称、法定代表人、住所等与许可证相关信息的一致性；营业执照是否在有效期内，是否加盖公章原印章等。对《营业执照》真实性查询可以登录该企业所在地的市场监督管理局网站进行企业信息查询。核查企业是否存续，执照是否有效。

核对上一年度企业年度报告公示情况是否真实、可查。

（3）相关印章、随货同行单（票）样式。

相关印章至少包括：企业公章、法人章、合同专用章、财务专用章、发票专用章、质量管理专用章和出库专用章等，上述印章应为原尺寸、原规格的原印章。

随货同行单（票）样式要印有“随货同行单”字样，为加盖企业公章及出库专用章的原件。

（4）开户户名、开户银行及账号。

（5）质量保证协议需明确标明质量条款。

（6）法人授权委托书原件、销售人员身份证复印件。

法人授权委托书应载明被授权人姓名、身份证号码，以及授权销售的品种、地域、期限。需加盖法定代表人印章或签名，加盖供货企业公章原印章。

以上复印件均需加盖供货单位公章原印章。审核工作由质量管理机构和业务部门共同完成，确保材料真实有效。

3. 首营企业审批流程　见图6-2。

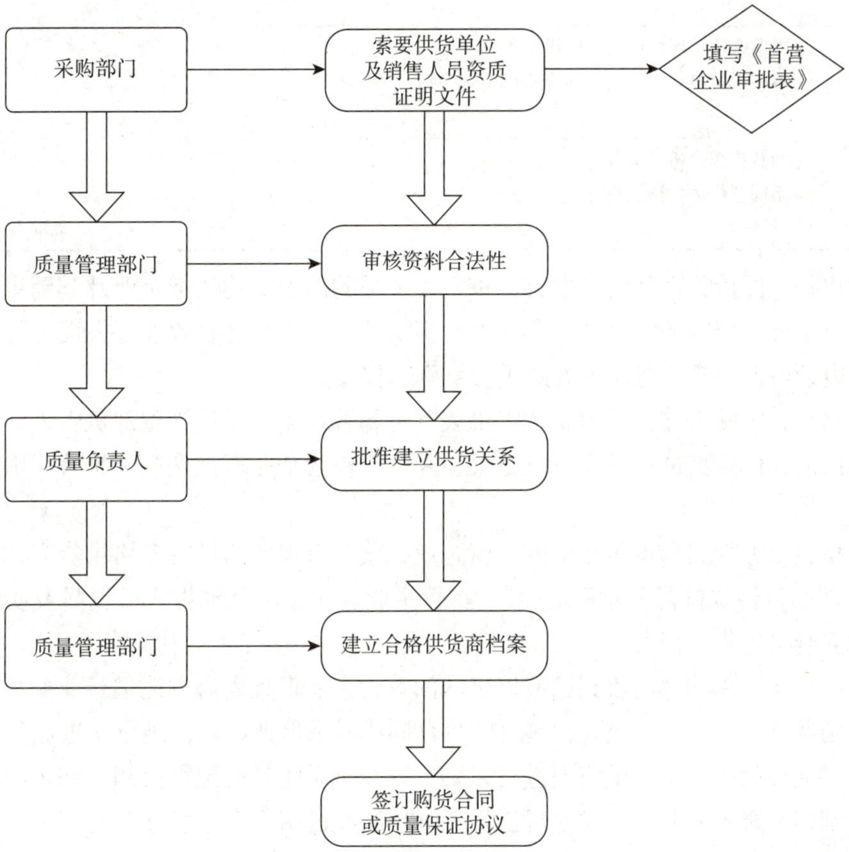

图6-2　首营企业审批流程

（1）采购员索取资料　药品采购人员根据市场需要从首营企业购进药品时，应向供货单位完整索取以上资料。

（2）填写“首营企业审批表”　采购员将首营企业资料收集齐后，填写“首营企业审批表”（见表6-1），在计算机系统中完成审批表填报后，经本部门采购负责人签署意见，随后连同上述有关资料，交质量管理部门进行合法性审核审批。

表6-1　首营企业审批表

编号：　　　　填表日期：　年　月　日

企业名称		类型：药品生产企业□　药品经营企业□	
企业地址		营业执照号	
法定代表人		生产（经营）许可证号	
联系电话		是否有因质量不合格被公告	
生产（经营）许可范围			
企业相关资料审核	1.药品生产/经营许可证　（　） 2.营业执照　（　） 3.开户户名、开户银行及账号　（　） 4.法人授权委托书　（　） 5.上一年度企业年度报告公示情况　（　） 6.相关印章　（　） 7.随货同行单（票）　（　） 8.质量保证协议、采购合同　（　）		
业务部门意见	负责人：　年　月　日		

续表

质量管理部审核意见	审核合格，可以作为合格供货方 □ 审核不合格，不可以作为合格供货方 □ 负责人： 年 月 日
总经理/质量负责人审批意见	同意作为合格供货方 □ 不同意作为合格供货方 □ 负责人： 年 月 日

（3）合法性审核　质量管理部门根据首营审批表及采购部提交的供货企业及其销售人员的资料进行合法性审核，审核主要从资料的完整性、合法性、真实性、一致性、有效性等方面进行，可以通过相关政府网站检索、电话咨询及资料对比等方式进行辨别、核实。

资料审查合格后，审核人在“首营企业审批表”上签署意见。质量管理部负责人和企业质量负责人根据质量管理部门的具体意见进行最后审核把关，并在“首营企业审批表”上签署明确的意见，批准是否建立供货关系。

（4）建立合格供货方档案　审核合格的首营企业，质量管理部门填写合格供货方档案表及合格供应商列表。质量管理部门将“首营企业审批表”、首营企业资料、药品销售人员资料及质量保证协议等有关资料存档，建立合格供货方档案。

（5）签署采购合同　采购部门收到已签署确认的首营企业审批表后方能进行业务活动采购药品。根据企业实际和市场调查情况选定供应商，签订购货合同或质量保证协议，进行购进业务。

选择“合格供应商列表”上的供应商进行采购，计算机系统具有预警机制，在供应商相应资质到期前，将提示采购部门，避免采购行为发生时供货方资质已经过期无效，影响企业正常经营活动。

四、任务实施

1.索取资料　判断供应商为首次合作企业，向供应商索取首营企业资料。

2.填写首营审批表　根据提供的首营企业资料填写“首营审批表”。

3.审核资料　根据审核要点审核资料的合法性。

4.建立合格供货方档案　将“首营企业审批表”、首营企业资料、药品销售人员资料及质量保证协议等有关资料存档，建立合格供货方档案。

5.签署采购合同　与合格供应商签订购货合同或质量保证协议，进行购进业务。

情景问答

【问题情景】为什么要进行首营企业和首营品种审核？

答：为了确保经营行为的合法性，加强进货管理，确保采购渠道合法，保证药品的购进质量。

知识拓展

药品经营质量管理规范（2016年修订）（节选）

第六十二条　对首营企业的审核，应当查验加盖其公章原印章的以下资料，确认真实、有效：

（一）《药品生产许可证》或者《药品经营许可证》复印件；

（二）营业执照、税务登记、组织机构代码的证件复印件，及上一年度企业年度报告公示情况；

（三）《药品生产质量管理规范》认证证书或者《药品经营质量管理规范》认证证书复印件；

（四）相关印章、随货同行单（票）样式；

（五）开户户名、开户银行及账号。

五、任务评价

序号	步骤	评价标准	评价结果
1	索取资料（20分）	索取首营企业资料正确、完整	
2	填写首营审批表（30分）	填写首营企业审批表正确、完整	
3	审核资料（30分）	审核资料合法性、有效性、真实性准确无误	
4	建立合格供货方档案（10分）	建立合格供货方档案正确、有条理	
5	签署采购合同（10分）	审核并正确签署采购合同	

书网融合……

思维导图　　习题

任务二　首营品种审核

PPT

一、任务情境

2021年10月，根据市场需求，A医药有限公司决定从B医药有限公司采购某药品。这个产品为公司首次经营的产品，属首营品种。A医药的采购员需要按照GSP要求，让供应商销售人员提供首营品种资料，并交给质量部进行审核、建档。

二、任务目标

1. 知识目标　掌握首营品种的概念、首营品种资料审核内容及首营品种审批流程。

2. 能力目标　能根据首营品种审核要点完成审批。

3. 素质目标　①具有良好的药品质量意识。②具有良好的职业道德和行为规范。③提升发现问题与解决问题的能力。④培养团结合作能力。

三、知识储备

（一）核心概念

首营品种指本企业首次采购的药品，包括新产品、新规格、新剂型、新包装。

（二）基本知识

1. 首营品种审核内容

（1）审核首营品种的合法性　核实药品是否符合供货单位《药品生产许可证》或《药品经营许可证》规定的范围，是否在本企业的经营范围内，禁止采购超生产/经营范围的药品。

（2）审核首营品种的质量　核实药品的批准文号及质量标准；审核药品包装、说明书、标签等是否符合规定；明确药品适应证或功能主治、储存条件、检验方法及质量状况。

若经营品种发生规格、剂型或包装变更时，应按首营品种重新审核。

2. 首营品种审核资料

（1）首营品种属于国产药品的

1）药品的生产企业证明文件　《药品生产许可证》及《营业执照》。

审核要点：供货单位为药品经营企业的，应提供该产品的药品生产企业证明性文件，包括药品生产企业许可证复印件、营业执照复印件。首营品种应在供货企业《药品生产许可证》或《药品经营许可证的》经营范围内，并在本公司《药品经营许可证》的经营范围内。

2）药品注册批件复印件　《药品注册批件》或《再注册批件》《药品补充申请批件》复印件。

审核要点：《药品注册批件》及《药品再注册批件》有效期为5年，超过有效期的，需要提供新的《药品再注册批件》或《再注册受理通知书》。如果企业地址、企业名称等与该药品有关的其中一项变更时，都要提供《药品补充申请批件》。

3）药品注册批件附件　包括药品质量标准复印件、包装、标签、说明书。

供货单位若为药品生产企业，需要提供药品的包装、标签、说明书实样；供货单位为药品经营企业，需提供药品的包装、标签、说明书实样或者是药品的包装、标签、说明书复印件。药品包装、标签、说明书应符合国家药品监督管理局关于药品标签说明书的相关规定，项目齐全。OTC药品说明书应与国家药品监督管理局网站公布的OTC药品说明书范本相符。

国产药品需核对药品包装、标签、说明书的品名、规格、生产企业、批准文号、药品标准、有效期等信息与《药品注册批件》或《再注册批件》上载明的相关信息是否一致，如不一致的需提供相应的《药品补充申请批件》或其他证明文件。标签、说明书上的成分、性状、功能主治、用法用量、规格、贮藏等应与质量标准相符。药品标准变更需提供《药品标准修订颁布件》及新的标准。

4）法定检验机构或本生产企业的检验报告书复印件。

5）国家的药品价格批文复印件或省级物价部门的登记证明资料。

6）实行批签发管理的生物制品，需提供《生物制品批签发合格证》。

（2）首营品种属于进口药品的（除进口中药材）

1）药品注册证明文件复印件　《进口药品注册证》或《医药产品注册证》或者《进口药品批件》复印件。审核证明文件是否超过有效期。

2）药品注册批件附件　包括药品质量标准复印件，包装、标签、说明书实样等资料。

3）进口麻醉药品、精神药品除提供上述资料外，还应提供《进口准许证》。

进口药品需核对药品包装、标签、说明书的药品名称、商品名、规格、包装规格、生产企业、注册证号、药品标准、有效期等信息与《药品注册批件》《药品补充申请批件》《进口药品注册证》或《医药产品注册证》《进口准许证》上载明的相关信息是否一致，如不一致应重新提供正确的资料。

4）加盖“已抽样”的进口药品通关单或“进口药品检验报告书”复印件。

5）物价批文复印件。

6）实行批签发管理的进口生物制品，需提供《进口生物制品批签发合格证》。

（3）首营品种属于进口药材

要有《进口药材批件》复印件、进口药材质量标准、进口药品检验报告书及药材的包装、标签、说明书实样等资料。进口中药材还需核对产地是否与《进口药材批件》一致。

企业采购首营品种时，采购部门向供货企业索取以上加盖供货单位公章原印章的资料，并进行初步的审核。

3. 首营品种审批流程　见图6-3。

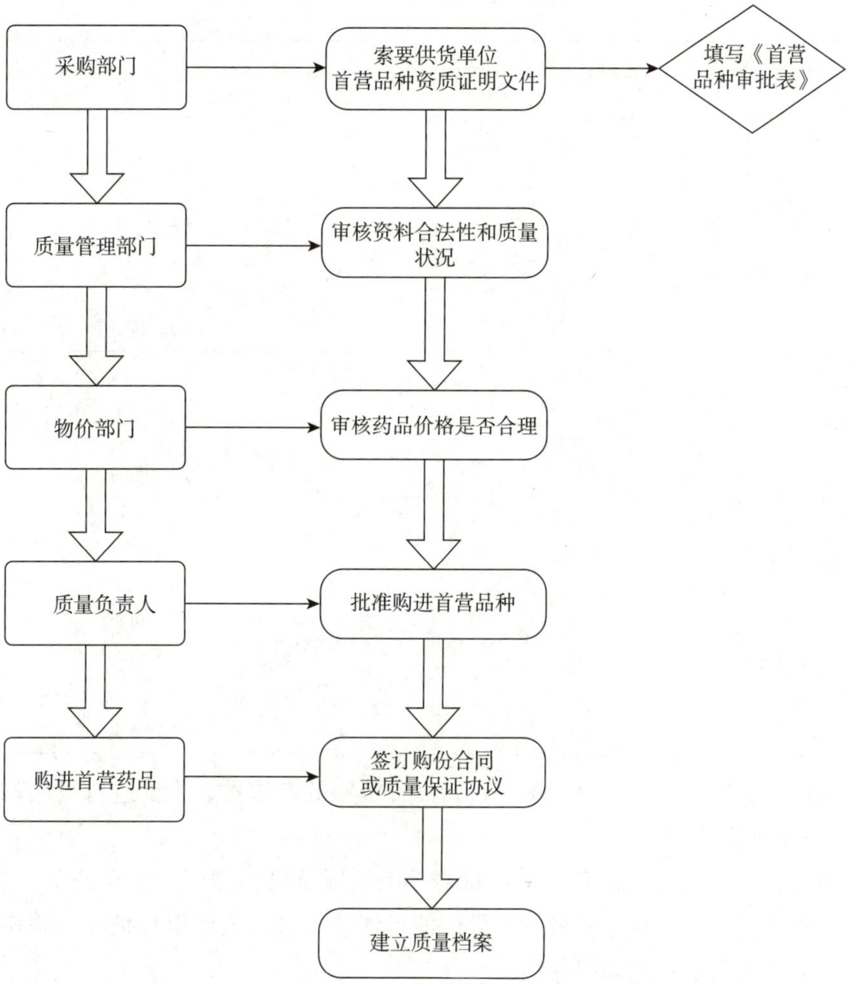

图6-3 首营品种审批流程

（1）采购员索取资料 药品采购人员根据市场需要购进药品时，应向供货单位完整索取以上资料。

（2）填写“首营品种审批表” 采购员将首营品种资料收集后审核资料的完整性，并填写“首营品种审批表”（表6-2），经本部门采购负责人签署意见，随后连同上述有关资料，交质量管理部门进行真实性、合法性审核审批。

表6-2 首营品种审批表

编号：

药品通用名		商品名		剂型			
英文名或拼音		单位		规格			
主要成分及功能主治				储存条件			
质量标准		有效期		批准文号			
生产企业				生产许可证			
详细地址				营业执照			
销售人员姓名		委托范围		身份证号			
GMP证书号				认证时间			
出厂价		采购价		批发价		零售价	

续表

药品分类	非处方药：甲类□ 乙类□ 处方药□
申请原因	申请人： 年 月 日
业务部门意见	负责人： 年 月 日
质量管理部门意见	负责人： 年 月 日
物价部门意见	负责人： 年 月 日
经理审批意见	同意采购□ 不同意采购□ 负责人： 年 月 日

（3）合法性审核　质量管理部门负责审核首营品种资料的合法性，主要进行资质审核、质量信誉审核、资料的真实性、有效性审核。

资料审查合格后，审核人在“首营品种审批表”上签署意见，注明“资料齐全，符合要求”。质量管理部负责人、企业质量负责人根据质量管理部门的具体意见进行最后审核把关，并在“首营品种审批表”上签署意见，资料转质量管理部门存档。

（4）建立药品质量档案　药品质量档案，是指企业按所经营药品建立的以该药品质量信息为主要内容的档案资料，其内容主要包括药品的基本信息、质量标准、合法性证明文件、质量状况记录等。建立药品质量档案是在对药品质量信息、资料进行收集、汇总、分析的基础上，为药品质量管理工作提供可靠的裁决、处理依据的有效形式。

质量管理部门将“首营品种审批表”、首营品种资料等存档，建立药品质量档案。药品质量档案包括初次提供的材料和所有变更的材料。质量档案中的合法资质和证明文件应保证持续有效。

四、任务实施 微课1

1.索取资料　判断购进品种为首营品种，根据购进品种类型向供应商索取相应资料。

2.填写首营审批表　根据提供的首营品种资料填写“首营审批表”。

3.审核资料　根据审核要点审核资料的合法性。

4.建立药品质量档案　将“首营品种审批表”、首营品种资料等有关资料存档，建立药品质量档案。

知识拓展

药品经营质量管理规范（2016年修订）（节选）

第六十三条　采购首营品种应当审核药品的合法性，索取加盖供货单位公章原印章的药品生产或者进口批准证明文件复印件并予以审核，审核无误的方可采购。以上资料应当归入药品质量档案。

五、任务评价

序号	步骤	评价标准	评价结果
1	索取资料（20分）	索取首营品种资料正确、完整	
2	填写首营审批表（30分）	填写首营品种审批表正确、完整	
3	审核资料（30分）	审核资料合法性、有效性、真实性准确无误	
4	建立药品质量档案（20分）	建立药品质量档案正确、有条理	

书网融合……

微课1　思维导图　习题　岗课赛证

项目三　收货与验收

项目导读

按照药品经营质量管理规范，药品入库前需要对药品进行收货与验收，现企业采购了一批药品，包含普通药品、冷藏冷冻药品等，为了防止不合格药品入库，需要企业收货人员与验收人员对到货药品进行收货与验收。通过对收货与验收流程及异常情况处理的学习，能对到货药品进行收货与验收操作。

项目目标

通过本项目的学习，学生能掌握收货与验收的具体操作流程及注意事项，熟悉药品收货员与验收员的职责。能根据收货与验收流程，完成到货药品的收货与验收。

任务一　药品收货

PPT

一、任务情境

×××国药馆欲采购一批药品，拟供货单位和采购的品种均已通过首营审核。现供货单位已将药品送达指定地点，请按照GSP相关要求对到货药品进行收货，将药品放置到指定的区域，并填写收货记录。

二、任务目标

1.知识目标　①掌握各类药品收货的具体操作流程及注意事项。②熟悉药品收货员职责。

2.能力目标　能根据企业具体要求进行药品收货操作。

3.素质目标　①具有良好的药品质量意识。②具有良好的职业道德和行为规范。③提升发现问题与解决问题的能力。④培养团结合作能力。

三、知识储备

（一）核心概念

收货是指药品经营企业对到货药品，通过票据的查验，对货源和实物进行检查和核对，并将符合要求的药品按照其特性放入相应待验区的过程。

冷链药品是指对药品贮藏、运输有冷藏、冷冻等温度要求的药品。如血液制品、胰岛素、抗生素等。

（二）基本知识

1.药品收货类型

（1）采购到货收货　一般是指药品经营企业基于销售而采购的药品，由供货单位或委托物流企业送货至指定地点时的收货。

（2）销后退回药品的收货　主要依据销后退回的相关审批手续，核对销售记录，审核药品退回来源，目的是核实退回渠道。

2.药品收货流程 见图6-4。

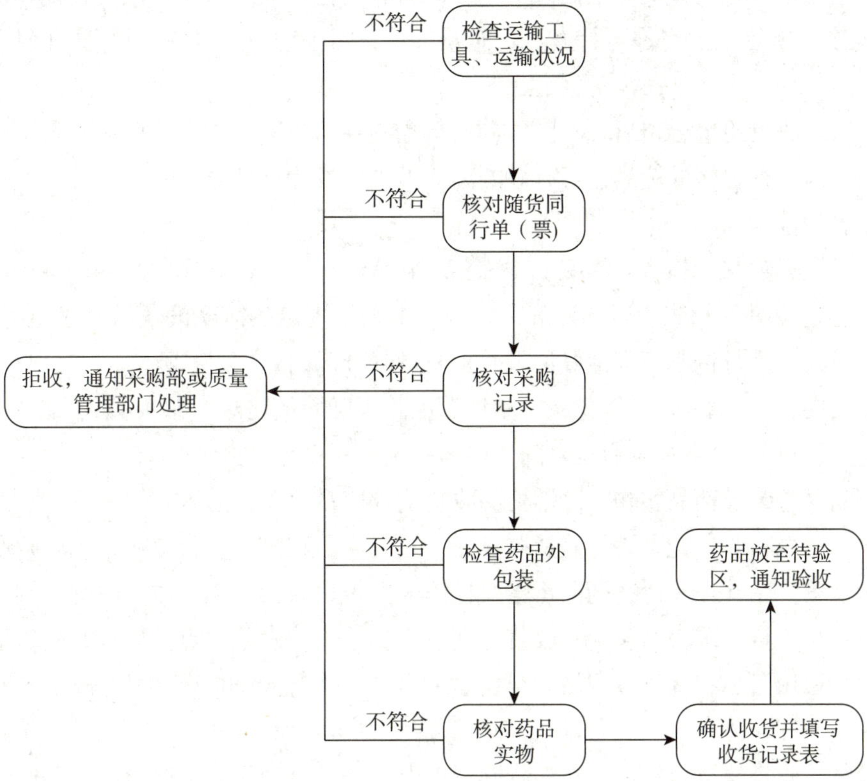

图6-4 药品收货流程

3.一般药品收货步骤

（1）运输工具及运输状况检查

1）检查运输工具是否密闭，如发现运输工具内有雨淋、腐蚀、污染等可能影响药品质量的现象，及时通知采购部门并报质量管理部门处理。

2）根据运输单据所载明的启运日期，检查是否符合协议约定的在途时限，对不符合约定时限的，报质量管理部门处理。

3）供货方委托运输药品的，企业采购部门要提前向供货单位索要委托的承运方式、承运单位、启运时间等信息，并将上述情况提前通知收货人员；收货人员在药品到货后，要逐一核对上述内容，内容不一致的，通知采购部门并报质量管理部门处理。

（2）核对随货同行单（票） 没有随货同行单（票）或随货同行单（票）与备案样式不符的，不得收货。

（3）核对采购记录

1）对照随货同行单（票）查询采购记录，没有采购记录的不得收货。

2）随货同行单（票）与采购记录内容进行核对，如随货同行单（票）中供货单位、上市许可持有人、药品的通用名称、剂型、规格、数量、收货单位、收货地址等内容与采购记录内容不符的，不得收货，并通知采购部门进行处理。

（4）检查药品外包装 收货人员应当拆除药品的运输防护包装，检查药品外包装是否完好，对出现破损、污染、标识不清等情况的药品，应当拒收。

（5）核对药品实物 随货同行单（票）中记载的药品信息（通用名称、剂型、规格、批号、数量、药品上市许可人等内容）与药品实物不符的，应当拒收，并通知采购部门进行处理。

（6）确认收货并填写收货记录表　确认收货后，收货人员在随货同行单（票）客户联签字，交给送货单位或委托运输单位送货人员。根据收货情况填写收货记录表，包括：收货日期、供货单位、通用名称、剂型、规格、单位、上市许可持有人、批准文号、收货数量、批号、生产日期、有效期、收货员等。

（7）通知验收　收货检查合格后，在随货同行单上签字后将药品放至待验区，移交验收员验收，检查不合格的药品应与检查合格的药品进行有效隔离并报告质量管理部处理。

4. 冷链药品收货步骤

（1）运输工具及运输状况检查　冷藏、冷冻药品到货时，查验冷藏车、车载冷藏箱或保温箱的温度状况，核查并留存运输过程和到货时的温度记录：对未采用规定的冷藏设备运输或温度不符合要求的，应当拒收，同时对药品进行控制管理做好记录并报质量管理部门处理。

（2）核对随货同行单（票）、采购记录　冷链药品除了随货同行单（票）、采购记录以外，还应提供《冷链药品运输交接单》，重点检查启运时间、启运温度。

（3）检查药品外包装及药品实物　冷链药品收货全程应在冷库待验区。

（4）确认收货并填写收货记录表　确认收货后，收货人员在随货同行单（票）客户联签字，交给送货单位或委托运输单位。并在《冷链药品运输交接单》上填写收货日期、收货时间、到货温度。根据收货情况填写冷链药品收货记录表，包括：收货日期、供货单位、发运地点、启运时间、运输工具、到货时间、到货温度、通用名称、剂型、规格、单位、上市许可持有人、批准文号、收货数量、批号、生产日期、收货员等。

（5）通知验收　收货检查合格后，在随货同行单上签字后将药品放至待验区，移交验收员验收。

5. 销后退回药品收货　对销后退回药品，收货员调取该药品的销售记录及出库复核记录，对销后退回药品进行核对，确认为本企业销售的药品后，同时核对计算机系统内经过审批的退货申请及药品实物，检查符合后方可收货，填写《退货药品收货记录》。

6. 异常情况处理

（1）货单不符　随货同行单（票）或到货药品与采购记录的有关内容不相符的，通知采购部门，由采购部门负责与供货单位核实情况，做如下处理。

1）对于随货同行单（票）内容中，除数量以外的其他内容与采购记录、药品实物不符的，经供货单位确认并提供正确的随货同行单（票）后，方可收货。

2）对于随货同行单（票）与采购记录、药品实物数量不符的，经供货单位确认后，应当由采购部门确定并调整采购数量后，方可收货。

3）供货单位对随货同行单（票）与采购记录、药品实物不相符的内容，不予确认的，应当拒收，存在异常情况的，报质量管理部门处理。

（2）资料不全

1）对于到货药品无随货同行单（票）的，或在计算机系统中无与随货同行单（票）相关的采购记录的，应当拒收。

2）随货同行单（票）中供货单位、上市许可持有人、药品的通用名称、剂型、规格、批号、数量、收货单位、收货地址、发货日期等内容不齐全，或未加盖供货单位药品出库专用章原印章，收货人员应通知采购部门处理，资料补齐无误后方可收货。

3）随货同行单（票）上“出库专用章”与企业备案的票样不一致，报质量管理部门处理，更换备案资料后方可收货。

（3）运输条件不符

1）发现运输工具内有雨淋、腐蚀、污染等可能影响药品质量的现象，及时通知采购部门并报质量管理部门处理。

2）根据运输单据所载明的启运日期，在途时限不符合协议约定的，报质量管理部门处理。

3）供货方委托运输药品的承运方式、承运单位、启运时间等信息，与企业采购部门事先通知的内容不一致，收货人员应通知采购部门并报质量管理部门处理。

4）运输冷藏、冷冻药品未采用规定的冷藏设备运输或温度不符合要求的，应当拒收，同时对药品进行控制管理，将药品隔离存放于符合温度要求的环境中，做好记录并报质量管理部门处理。

5）对销后退回的冷藏、冷冻药品，退货方不能提供温度控制说明文件和售出期间温度控制的相关数据，或温度控制不符合规定的，应当拒收，做好记录并报质量管理部门处理。

（4）外包装异常　对外包装出现破损、污染、标识不清等情况的药品，应当拒收。

四、任务实施

1.检查运输工具、运输状况　检查运输工具是否密闭、是否符合协议约定的在途时限。

2.核对票据　核对随货同行单与采购记录，确认随货同行单合法性。

3.检查药品实物　检查药品外包装，核对随货同行单据与实物。

4.确认收货，通知验收　将核对无误药品按照其特性放置相应待验区域内，通知验收。

情景问答

【问题情景一】随货同行单常见问题有哪些？

答：内容不全、无原印章、手写、品名不符、规格不符、数量不符、批号不符等。随货同行单（票）必须随货物同行，在途过程中必须保证票货相符。

【问题情景二】收货时遇见票货不同行怎么办？

答：收货时遇见票货不同行的情况分两种：①随货同行单先到而无货。②货物先到而随货同行单后到。出现第一种情况时需将随货同行单交予手续不全记录员保管。第二种情况时应将药品放置待验区并记录该品种的明细（包括商品名、规格、产地、数量、批号、生产日期、有效期及所缺的资料），将所记明细交予手续不全记录员保管，并挂上相应的待验标识。

知识拓展

药品经营质量管理规范（2016年修订）（节选）

第七十三条　药品到货时，收货人员应当核实运输方式是否符合要求，并对照随货同行单（票）和采购记录核对药品，做到票、账、货相符。

随货同行单（票）应当包括供货单位、生产厂商、药品的通用名称、剂型、规格、批号、数量、收货单位、收货地址、发货日期等内容，并加盖供货单位药品出库专用章原印章。

第七十四条　冷藏、冷冻药品到货时，应当对其运输方式及运输过程的温度记录、运输时间等质量控制状况进行重点检查并记录。不符合温度要求的应当拒收。

第七十五条　收货人员对符合收货要求的药品，应当按品种特性要求放于相应待验区域，或者设置状态标志，通知验收。冷藏、冷冻药品应当在冷库内待验。

五、任务评价

序号	步骤	评价标准	评价结果
1	检查运输工具、运输状况（10分）	检查流程、检查结果、处理方式正确、全面	
2	核对票据（40分）	核对流程、核对结果、处理方式正确、全面	
3	检查药品实物（40分）	检查流程、检查结果、处理方式正确、全面	
4	确认收货，通知验收（10分）	收货流程正确、记录表填写完整、正确	

书网融合……

思维导图　　习题

任务二　药品验收

PPT

一、任务情境

××国药馆欲采购一批药品，拟供货单位和采购的品种均已通过首营审核。现供货单位已将药品送达指定地点并完成收货，请按照GSP相关要求对到货药品进行验收，将药品放置到指定的区域，并填写验收记录。

二、任务目标

1.知识目标　①掌握各类药品验收的具体操作流程及注意事项。②熟悉药品验收员职责。

2.能力目标　能根据企业具体要求进行药品验收操作。

3.素质目标　①具有良好的药品质量意识。②具有良好的职业道德和行为规范。③提升发现问题与解决问题的能力。④培养团结合作能力。

三、知识储备

（一）核心概念

验收是指验收人员依据国家药典标准、相关法律法规和有关规定，以及企业验收标准对采购药品的质量状况进行检查的过程。包括查验检验报告、抽样、查验药品质量状况、记录等。

（二）基本知识

1.药品验收类型

（1）根据药品购销方式不同　根据药品购销方式不同分为普通购销验收和直调药品验收两种。其中直调药品验收是指药品经营企业将已采购的药品不入本企业仓库，直接发送到购货单位的一种购销方式。

（2）根据药品来源渠道不同　根据药品来源渠道不同分为采购到货验收和销后退货验收两种。

（3）根据药品的性质和管理要求不同　根据药品的性质和管理要求不同分为一般药品验收、冷链药品验收、特殊管理药品验收。

2.药品验收流程

3.一般药品验收步骤 见图6-5。

（1）核对药品 验收人员按照随货同行单再次核对药品实物。核对内容包括：品名、规格、批号、有效期、数量、上市许可持有人等，并检查随货同行单是否加盖供货单位“出库专用章”原印章。

（2）查验合格证明文件 核对材料的种类及要求。

1）普通药品 验收药品应当按照批号查验同批号的检验报告书。供货单位为生产企业的，检验报告书应为原件；供货单位为批发企业的，检验报告书应是加盖其质量管理专用章原印章的原件或复印件。检验报告书的传递和保存可以采用电子数据形式，但应当保证其合法性和有效性。印章应与备案样章一致。

2）实施批签发管理的生物制品 查验加盖供货单位药品检验专用章或质量专用章原印章的《生物制品批签发合格证》复印件。

3）进口药品 ①《进口药品注册证》或《医药产品注册证》。②进口麻醉药品和精神药品应当有《进口准许证》。③进口药材应当有《进口药材批件》。④《进口药品检验报告书》或注明“已抽样”字样的《进口药品通关单》。⑤进口国家规定的批签发管理的生物制品要有批签发证明文件和《进口药品检验报告书》。

验收药品应当按照批号逐批查验药品的合格证明文件，对于相关证明文件不全或内容与到货药品不符的，不得入库，并交质量管理部门处理。

（3）抽样 抽样方法：同一批号的整件药品按照堆码情况随机抽样，非整件药品逐箱检查（表6-3）。

表6-3 药品抽样方法

整件数量（N）	抽样数量	备注
N≤2件	全抽	
2<N≤50件	3件	
N>50件，每增加50件	在3件的基础上+1	不足50件，按50件算

应当对每次到货的药品进行逐批抽样验收，抽取的样品应当具有代表性，对于不符合验收标准的，不得入库，并报质量管理部门处理。

1）对到货的同一批号的整件药品按照堆码情况随机抽样检查。整件数量在2件及以下的，要全部抽样检查：整件数量在2件以上至50件以下的，至少抽样检查3件：整件数量在50件以上的，每增加50件，至少增加抽样检查1件，不足50件的，按50件计。

2）对抽取的整件药品需开箱抽样检查，从每整件的上、中、下不同位置随机抽取3个最小包装进行检查，对存在封口不牢、标签污损、有明显重量差异或外观异常等情况的，至少再增加一倍抽样数量，进行再检查。

3）对整件药品存在破损、污染、渗液、封条损坏等包装异常的，要开箱检查至最小包装。

4）到货的非整件药品要逐箱检查，对同一批号的药品，至少随机抽取一个最小包装进行检查。

5）在保证质量的前提下，如果生产企业有特殊质量控制要求或打开最小包装可能影响药品质量的，可不打开最小包装：外包装及封签完整的原料药、实施批签发管理的生物制品，可不开箱检查。

（4）查验样品 验收人员应当对抽样药品的外观、包装、标签、说明书以及相关的证明文件等逐一进行检查、核对，确定是否符合验收标准。验收结束后，应当将抽取的完好样品放回原包装箱，加封并标示。出现问题的，应及时通知质管部门处理。

检查验收结束后，应当将检查后的完好样品放回原包装并在抽样的整件包装上标明抽验标志，对已经检查验收的药品，应当及时调整药品质量状态标识或移入相应区域。

对验收合格的药品，应当由验收人员与仓储部门办理入库手续，由仓储部门建立库存记录。

（5）填写验收记录　验收药品应当做好验收记录，验收人员应在验收记录上签署姓名和验收日期。

1）验收记录应包括药品的通用名称、剂型、规格、批准文号、批号、生产日期、有效期，上市许可持有人、供货单位、到货数量、到货日期、验收合格数量、验收结果、验收人员姓名和验收日期等内容。

2）中药材验收记录包括品名、产地、供货单位、到货数量、验收合格数量等内容，实施批准文号管理的中药材，还要记录批准文号。

3）中药饮片验收记录包括品名、规格、批号、产地、生产日期、生产厂商、供货单位、到货数量、验收合格数量等内容，实施批准文号管理的中药饮片还要记录批准文号。

4）建立专门的销后退回药品验收记录，记录包括退货单位、退货日期、通用名称、规格、批准文号、批号、生产厂商（或产地）、有效期、数量、验收日期、退货原因、验收结果和验收人员等内容。

5）验收不合格的药品，需注明不合格事项及处置措施。

验收记录应保存至药品有效期后1年，不得少于5年。冷藏冷冻药品运输过程中的温度记录应作为验收记录保存。

（6）确认入库　验收完成的药品应及时更换药品质量状态标识。验收不合格药品经质量管理部门确认后放入不合格药品区（库）。

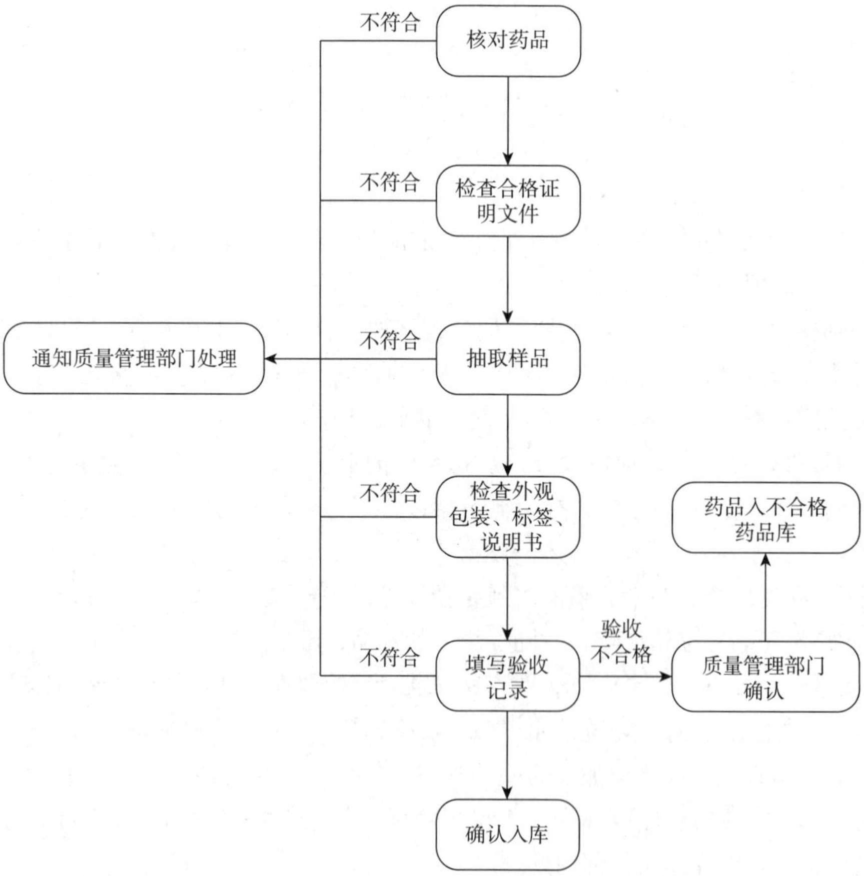

图6-5　药品验收流程

4.冷链药品验收步骤 冷链药品验收除了按照一般药品验收的流程外，还需要注意以下几点。

（1）冷链药品的待验区必须设置在冷库内，验收人员应在冷库内完成验收任务。

（2）验收应快速及时，随到随验，60分钟内完成验收。如不能按时完成验收操作，必须将冷链药品放至冷库待验区。

5.销后退回药品验收 销后退回药品的验收除按照一般药品验收流程外，还需注意以下几点。

（1）销后退回药品验收的抽样 药品验收人员应逐批检查验收销后退回药品，并开箱抽样检查。

1）整件包装完好的，应按照常规药品验收原则加倍抽样检查。

2）抽样检查应当从每整件的上、中、下不同位置随机抽取6个最小包装进行检查，对存在封口不牢、标签污损、有明显重量差异或外观异常等情况的，至少再加一倍抽样数量进行检查。

3）对无完好外包装的销后退回药品，每件应当抽样检查至最小包装，零货药品应逐个包装检查，必要时应抽样送检验部门检验。

（2）核实退货原因 药品验收人员应根据销售部门确认的销后退回药品通知单进行验收，对于质量原因的退货，应查看药品实货是否与审批的退货原因相符。

（3）销后退回药品验收记录内容 药品验收人员应按规定建立专门的销后退回药品验收记录，记录包括退货单位、退货日期、通用名称、规格、批准文号、批号、生产厂商（或产地）、有效期、数量、验收日期、退货原因、验收结果和验收人员等内容。

6.特殊管理药品验收 特殊管理药品应当按照相关规定在专库或专区内验收。特殊管理药品的验收除了按照一般药品验收的流程外，还需要注意以下几点。

（1）特殊管理药品应在待验区（专库或专区内）进行双人验收。

（2）验收应及时，货到即验。

（3）进口精神药品、麻醉药品验收时，应查验是否有加盖供货单位质量专用章原印章的《进口许可证》。

7.直调药品的验收 GSP对药品直调的定义为：将已购进但未入库的药品，从供货方直接发送到向本企业购买同一药品的需求方。形式有以下几种：厂商直调（企业从药品生产企业购进药品后，直接将药品发运到销售客户的经营形式）、商商直调（企业从药品经营企业购进药品后，直接将药品发运到销售客户的经营形式）。

进行药品直调的，可委托购货单位进行药品验收。购货单位应当严格按照本规范的要求验收药品，并建立专门的直调验收记录。直调药品电子监管码的扫码数据上传应按规定要求进行，执行“有码必扫，扫后即传”验收当日应当将验收记录相关信息传递给直调企业。

验收结束后，验收员在验收交接单上签字。在计算机系统上进行验收记录的输入和确认，确认后生成入库验收记录。

8.异常情况处理

（1）药品合格证明文件不全或与到货药品不符 若出现合格证明文件上未加盖供货单位药品检验专用章或质量管理专用章原印章，或印章与备案不符；注册证、准许证不在有效期内；缺少部分批号药品检验报告书或批号与检验报告书不符的；有检验报告没有合格结论等合格证明文件不符合要求的情况，药品验收人员不得确认入库，需报告质量管理部门处理。由质量管理部门通知供货企业，补全相关资料后方可验收入库。若无法补齐材料按拒收处理。未退货前药品可暂存于待处理区。

若合格证明文件上的信息如药品名称、规格、批号、上市许可持有人名称、批准文号等与药品实物不符时，需报告质量管理部门处理。由质量管理部门通知供货企业，更换正确的合格证明文件后方可验收。

（2）包装、标签和说明书异常　对药品包装、标签、说明书等内容不符合药品监督管理部门批准的，将药品移入不合格药品区，不能退货，需上报药品监督管理部门进行处理。

包装封条损坏、最小包装封口不严、有破损、污染或渗液，包装及标签印字不清晰，标签粘贴不牢固等情况，属于供货方质量违约责任，将药品移入退货区，办理拒收退货手续。

无包装、标签、说明书的药品，视同不合格药品，应直接拒收。

（3）药品质量状况有异常　根据药品各类剂型外观性状检查标准，药品验收人员在验收过程中发现药品外观性状不符合规定的，或其他质量可疑的情况，药品验收人员应报告质量管理部进行处理。如对内在质量有怀疑时，还可送县级以上药品检验机构检验确定。经质量管理部门复检确认为不合格药品的，按拒收或入不合格品库处理。

四、任务实施

1.核对药品　按照随货同行单再次核对药品实物。

2.查验合格证明文件　逐批查验药品合格证明文件。

3.抽样并检查样品　按照验收规定抽取样品，按照验收标准检查样品。

4.填写验收记录，确认入库 将核对无误药品按照其特性放置相应区域内，填写验收记录。

情景问答

【问题情景】不合格药品的情况有哪些？

答：1.质量验收、保管养护、出库验发时发现的外观质量及包装质量不符合法定质量标准的药品。

2.国家或各级药品监督管理部门发文通知禁止销售的品种，或质量公报中的不合格药品。

3.法定的药品检验机构的报告书所示的不合格品。

4.《药品管理法》中规定的假、劣药。

知识拓展

药品经营质量管理规范（2016年修订）（节选）

第七十六条　验收药品应当按照药品批号查验同批号的检验报告书。供货单位为批发企业的，检验报告书应当加盖其质量管理专用章原印章。检验报告书的传递和保存可以采用电子数据形式，但应当保证其合法性和有效性。

第七十七条　企业应当按照验收规定，对每次到货药品进行逐批抽样验收，抽取的样品应当具有代表性：

（一）同一批号的药品应当至少检查一个最小包装，但生产企业有特殊质量控制要求或者打开最小包装可能影响药品质量的，可不打开最小包装；

（二）破损、污染、渗液、封条损坏等包装异常以及零货、拼箱的，应当开箱检查至最小包装；

（三）外包装及封签完整的原料药、实施批签发管理的生物制品，可不开箱检查。

第七十八条　验收人员应当对抽样药品的外观、包装、标签、说明书以及相关的证明文件等逐一进行检查、核对；验收结束后，应当将抽取的完好样品放回原包装箱，加封并标示。

第七十九条　特殊管理的药品应当按照相关规定在专库或者专区内验收。

五、任务评价

序号	步骤	评价标准	评价结果
1	核对药品（10分）	核对随货同行单与药品实物正确、全面	
2	查验合格证明文件（40分）	核对流程、核对结果、处理方式正确、全面	
3	抽样并检查样品（40分）	抽样方式、检查流程、检查结果、处理方式正确、全面	
4	填写验收记录，确认入库（10分）	验收、入库流程正确、记录表填写完整、正确	

书网融合……

思维导图　　习题　　岗课赛证

项目四　药品储存与养护

项目导读

药品在储存过程中由于内外因素的影响，随时可能出现质量问题。药品零售企业应当根据药品的质量特性对药品进行合理储存、养护，规范化管理，保证药品质量。本项目主要介绍药品储存要求，药品养护方法和内容。

项目目标

通过本项目的学习，学生能按药品经营质量管理规范要求储存药品，能按药品特性进行养护。

PPT

任务一　药品储存管理

一、任务情境

有一批已经收货检查合格的药品放置于收货区，需要按照药品特性和贮存条件，将药品转移到待验区，经验收检查合格（无须检查，默认验收合格），再将药品转移到合格品区，按照货位摆放，同时填写药品入库通知单。

二、任务目标

1. 知识目标　掌握药品储存分类分区管理、色标管理；药品储存防护措施；药品堆码要求、特殊管理药品储存管理。

2. 能力目标　能按药品经营质量管理规范要求储存药品。

3. 素质目标　①具有依法从事药事活动的意识。②具有保障药品质量，为公众健康服务的意识。

三、知识储备

（一）储存的分类与分区

1. 按库房温度不同划分　根据药品对温湿度要求不同，库房分为：冷库，温度2~10℃；阴凉库，温度不超过20℃；常温库，温度10~30℃。三种库房相对湿度控制在35%~75%。药品按包装标示的温度要求存放在冷库、阴凉库或常温库，包装上没有标示具体温度的，按照《中国药典》规定的贮藏要求进行储存。

2. 按药品储存状态划分　根据药品质量管理状态分为合格库（区）、不合格库（区）、待验库（区）、待处理药品库（区）、退货库（区）、待发货（区），并悬挂有明显的标识。

3. 根据药品包装状态不同划分　根据药品是否拆箱，分为整库（区）、零库（区）。

（二）色标管理

1. 绿色标识　发货区、合格品储存区为绿色。

2. 红色标识　不合格区为红色，破损、过期、确认质量不合格等药品必须放置于红色色标标识的区域。

3.黄色标识 待验区、退货区、待处理区为黄色，有质量疑问、质量不明确等状态待确定的药品，应当放置于黄色色标标识的待处理药品区域。

（三）防护措施

除温度、湿度要求以外，库房应根据实际情况采取有效的避光、遮光、通风、防潮、防虫、防鼠设施。有避光要求的药品，应将药品储存于阳光不能直射的地方；有遮光要求的，应采用窗帘、遮光膜或黑纸包裹等措施：应有促进空气流通的通风设备，如空调、换气扇等；应有防潮设施设备，如除湿机、地垫、货架、门帘、风帘等；应有防止昆虫、鸟类、鼠类进入库房的设备，如纱窗、灭蝇灯、电子猫、挡鼠板、捕鼠笼、粘鼠胶等。

（四）堆码要求

1. 药品堆码应尽量做到合理、牢固、定量、整齐，其基本原则是安全、方便、节约；堆码要做到"三不倒置"，即轻重不倒置，软硬不倒置，标志不倒置；堆码要求保持"三条线"，即上下、左右、前后成线，并且严格按照外包装标示要求规范操作，如堆码高度要符合包装图示要求，应轻拿轻放，避免损坏药品包装。

2.药品按品种、批号堆码，便于先产先出、近期先出、按批号发货，近效期药品应有明显标志。不同批号的药品不得混垛。

3.药品货垛与仓库地面、墙壁、顶棚、散热器之间应有相应的间距或隔离措施，设置足够宽度的货物通道，防止库内设施对药品质量产生影响，保证仓储和养护管理工作的有效开展。

4.垛间距不小于5cm，与库房内墙、顶、温度调控设备及管道等设施间距不小于30cm，药品应置于地垫、货架上，与地面间距不小于10cm。冷库内制冷机组100cm范围内，以及高于冷风机出口的位置，不得码放药品。

5.药品堆码之前要对药品进行垫垛，有与地面之间的隔离设备，如地垫、货架，保持药品与地面间距离不小于10cm，防止药品受到侵蚀。

（五）分类储存要求

1.药品与非药品分开存放，药品与保健品、医疗器械等分开存放，严禁存放员工生活日用品、食品等物。

2.外用药单独存放，与其他药品分库或分区储存。

3.中药饮片应分库存放。对于易虫蛀、霉变、泛油、变色的品种，应设置密封、干燥、凉爽、洁净的库房；对于经营量较小且易变色、挥发及融化的品种，应配备避光、避热的储存设备，如冰箱、冷柜。

4.拆零药品由于在储存过程中容易遗漏、造成混乱，同一品种、同批号的拆零药品需集中储放，放置于零货区，并有明显标识。

5.容易串味、性质相互影响的药品应分开存放。品名、外包装相似，容易混淆的药品需分开存放。

（六）特殊管理药品储存要求

1.第二类精神药品在库房中设立独立的专库或者专柜，专柜应当使用保险柜，由专人管理。

2.医疗用毒性药品和药品类易制毒化学品，设置专库或专柜存放。

3.蛋白同化制剂（胰岛素除外）、肽类激素应设立专区存放。

4.特殊管理药品应专账记录，记录保存期限应当自药品有效期满之日起不少于5年。

四、任务实施

1.转移到待验区 阴凉库待验区、冷库待验区、特殊管理库待验区

2.转移到合格品区 常温库整库、零库，阴凉库整库、零库，冷库，特殊管理库

3.填写入库通知单（“/”内容无须填写）

药品名称	规格	剂型	批准文号	生产企业	仓库名称	货位号	生产日期	批号	有效期至	单位	数量
	/	/	/	/		/	/	/	/	盒	
	/	/	/	/		/	/	/	/	盒	

五、任务评价

序号	评分步骤	评分标准	评价结果
1	将药品放置于正确仓库的待验区（25分）	每放置错误1个品种扣5分	
2	将药品放置于正确仓库（25分）	每放置错误1个品种扣5分	
3	填写药品入库通知单（50分）	仓库名称每错1处扣5分，其他每错1处扣2.5分	

书网融合……

思维导图　　习题

任务二　药品养护管理

PPT

一、任务情境

你是××大药房有限公司的一名养护员。今天，你按照养护工作要求，从计算机系统中导出并打印出今日的养护计划表，到库房内对表中的品种逐一进行养护检查，并填写养护记录。

二、任务目标

1.知识目标 掌握常见西药、中成药、中药饮片药品的养护措施，重点养护品种及其养护方法。

2.能力目标 能按药品特性进行养护。

3.素质目标 ①具有依法从事药事活动的意识。②具有保障药品质量，为公众健康服务的意识。

三、知识储备

（一）药品的养护措施

1. 避光措施 对光敏感的药品在养护过程中应采取相应的避光措施。药品在库贮存期间应尽量置于阴暗处，对门、窗、灯具等可采取相应的措施进行遮光，特别是一些大包装药品，在分发之后剩余部分的药品应及时遮光密闭，防止漏光，以免造成药品氧化分解、变质失效。

2. 降温措施

（1）通风降温　当库内温度高于库外时，可开启门窗通风降温。在夏季，对于不易吸潮的药品可进

行夜间通风。通风时应注意要结合湿度一起考虑，当库外温度和相对湿度都低于库内时，就可以适当通风降温。

（2）设备降温　当采用通风自然方式仍然无法降温时，通过空调、冷风机组等设备降温方式进行降温。

3.保温措施　一般可采用统一供暖、空调等方法，提高库内温度，保证药品安全过冬。统一供暖时应注意暖气管、暖气片与药品间隔一定距离，并防止暖气漏水情况。一些特别怕冻的药物，在严寒季节也可存放在保温箱内。

4.降湿措施

（1）通风降湿　通风降湿要注意室外空气的相对湿度，正确掌握通风时机，一般应在库外天气晴朗、空气干燥时，才能打开门窗进行通风，使地面水分、库内潮气散发出去。

（2）密封防潮　密封防潮是阻止外界空气中的潮气入侵库内。一般可采取措施将门窗封严，必要时，对数量不多的药品可密封垛堆货架或货箱。

（3）人工吸潮　吸潮是利用物理或化学方法，将库内潮湿空气中的部分水分除去，以降低空气湿度。目前，吸潮的主要方法是吸潮剂吸潮和机械吸潮。

5.升湿措施　升湿一般采用使用加湿器或者用湿拖把拖地等方法。

6.防鼠措施　认真观察，堵塞一切可能窜入鼠害的通道；库内无人时，应随时关好库门、库窗，特别是夜间；加强库内灭鼠，可采用电猫、鼠夹、鼠笼等工具；加强库外鼠害防治，仓库四周应保持整洁，不要随便乱堆乱放杂物，同时要定期在仓库四周投放灭鼠药，以消灭害鼠。

7.防火措施　在库内四周墙上适当的地方要挂有消防用具和灭火器，并建立严格的防火岗位责任制。对有关人员进行防火安全教育，进行防火器材使用的培训，使这些人员能非常熟练地使用防火器材。库内外应有防火标记或警示牌，消防栓应定期检查，危险药品库应严格按危险药品有关管理方法进行管理。

（二）常见西药、中成药的养护

1.应避免阳光直射药品，防止药品因光照而致变色、变质。

2.应保持药品清洁卫生，定时用干的纯棉布轻轻擦拭药品的表面，不可弄湿、弄脏药品的封面和标价签。

3.除了设置养护条件外，养护员应定期进行检查的药品如下。

（1）质量稳定的品种　如片剂、胶囊剂、丸剂、酒剂等，应根据情况定期进行循环检查，一般每月检查1次。

（2）质量相对不稳定的品种　如颗粒剂、溶液剂、栓剂、软膏剂和近期药品、需要冷藏的药品，要缩短检查时间，至少每周检查1次。

（3）夏季重点检查品种　如糖浆剂、栓剂、颗粒剂、胶囊剂、软膏剂、溶液剂。因夏季气温高，糖浆剂易生霉、酸败、有异臭、产生气体；栓剂易融化、酸败、有异臭；颗粒剂易吸潮、软化、结块、潮解；胶囊剂易吸潮、变软、黏结；软膏剂易酸败、有异臭、变色、油水分离；溶液剂容易酸败、有异臭、变色。

（4）冬季重点检查品种　如片剂、栓剂、胶囊剂、软膏剂。因冬季气温低，气候干燥，如片剂易出现风化和裂片的现象。

4.因冰箱内湿度过大，必须冷藏的药品应密封存放，如活菌制剂。

5.近有效期药品养护应责任到人，密切注意质量变化。

（三）中药饮片常规养护

1.中药饮片的养护通则　养护中药饮片，要特别注意温度和湿度。避免阳光直射，对贵细、蜜炙、酒炙、盐炙、醋炙的饮片应增加质量检查次数，定期查看饮片的质量情况。

2.贵细中药的养护

（1）应注意防止质脆易碎品种残损，如人参、燕窝、牛黄等。

（2）应用塑料袋密封冬虫夏草、蛤蟆油、人参（西洋参）、西红花等药材，并陈列在不易受潮受热的地方，多余部分可放冰箱冷藏。

（3）可以用10%的花椒或者细辛一起对抗养护海马、海龙等动物类药材，花椒或细辛应用纱布包好与药材隔开存放。

（4）易生霉的贵重中药如蛤蟆油、海马、海龙、地龙等，可用高浓度白酒轻轻擦拭，然后晾干；人参、天麻可用半干布擦拭外表后再烘干水分，烘干时应注意温度，烘好后应先放凉再封装。

（5）本类中药检查养护周期为2~4天。

3.易生虫中药的养护

（1）应勤查柜斗。柜斗应保持干净，杜绝害虫，控制其传播途径，消除其繁殖条件，从而保证易生虫中药不受虫害。

（2）对已生虫的中药，应用75%酒精或高浓度白酒喷涂生虫柜斗，从而达到彻底清洁的目的，待柜斗晾干后再放置中药。

（3）陈货较新货更易生虫，应按照“先进先出”的原则，合理安排销售。

4.易生霉中药的养护

（1）勤加检查，严格控制中药水分和环境的温度、湿度。

（2）中药饮片受潮时可放于烘箱内烘干或晾干，再装入塑料袋扎紧袋口并保持干燥，防止再次受潮。

5.易变色、散失气味饮片的养护　用塑料袋包装并扎紧袋口，调剂完毕后要及时恢复包装或关上柜斗，尽量减少其与空气或阳光的接触时间、如丹参、黄芩、薄荷等。

6.易燃中药的养护　应放入玻璃坛或罐中，同时加强检查，如海金沙等。

7.易泛油中药的养护　应放在密封、干燥或者阴凉处，切记不可放于烤箱里烘烤，如柏子仁、苦杏仁、郁李仁等。

（四）重点药品的养护

1.重点养护品种　重点养护品种范围一般包括主营品种、首营品种、质量性状不稳定的品种、有特殊储存要求的品种、储存时间较长的品种、近期内发生过质量问题的品种及药监部门重点监控的品种。质量性状不稳定的品种包括：

（1）易氧化的药物　如溴化钠、碘化钙、硫酸亚铁、硫代硫酸钠、亚硝酸钠苯甲醇、麻醉乙醚、肾上腺素、水杨酸钠、吗啡类、左旋多巴、维生素E、磺胺、对氨基水杨酸钠、盐酸普鲁卡因、盐酸肼屈嗪、半胱氨酸、盐酸异丙嗪、盐酸氯丙嗪、奋乃近、酒石酸锑钾、松节油、维生素A、维生素D、维生素C、叶酸等。

（2）易水解的药物　如硝酸甘油、阿司匹林、丙酸睾酮、氯化琥珀胆碱、盐酸普鲁卡因、氯霉素、四环素类、青霉素类、头孢菌素类、巴比妥类、洋地黄毒苷等。

（3）易吸湿的药物　如蛋白银、枸橼酸铁铵、氯化钙、山梨醇、甘油、乳酸、胃蛋白酶、淀粉酶、青霉素类等。

（4）易风化的药物　如硫酸钠、咖啡因、磷酸可待因等。

（5）易挥发的药物　如麻醉乙醚、乙醇、挥发油、樟脑、碘仿、酊剂、十滴水等。

（6）具有升华性的药物　如碘、碘仿、樟脑、薄荷、麝香草酚等。

（7）具有熔华性的药物　如以香果脂、可可豆脂为基质的栓剂，易发生共熔现象的药物（水合氯醛、樟脑、薄荷脑）等。

（8）易发生冻结的药物　如含有药物的水剂、以稀醇作溶剂的制剂、鱼肝油乳、松节油搽剂、镁乳、氢氧化铝凝胶等。

（9）具有吸附性的药物　如淀粉、药用炭、白陶土、滑石粉等。

2.重点养护品种的养护

（1）对于遇光易变质的品种，应置于遮光容器内，在阴凉干燥处存放，防止日光照射。

（2）对于受热易变质的品种和易挥发的品种，应密闭置于凉爽处或冷藏库内储存。

（3）对于易风化的品种，不宜储存于干燥处，以免失去结晶水，影响剂量的准确性。

（4）对于怕冻的品种、在低温下易变质的品种以及容器易被冻裂的品种，应在0℃以上的仓库保存。

（5）对于易吸潮引湿的品种和易霉变虫蛀的品种，应在干燥的凉处保存，梅雨季节应采取措施。

（6）对于易串味的品种，应储存于阴凉处，与一般品种特别是具有吸附性的品种隔离存放。

（五）养护管理

应对库存药品定期进行循环质量检查，一般品种每季检查一次，对于重点养护的品种应酌情增加检查次数，并认真填写“库存药品养护检查记录”。发现商品质量问题时，应挂黄牌暂停发货，同时填写“药品质量复检通知单”，转质管部门。质管部门一般在两个工作日内复检完毕，如不合格应填写“药品停售通知单”，转仓储、业务等部门。

建立健全药品养护档案，内容包括“药品养护档案表”和养护记录、台账、检验报告书、查询函件、质量报表等。

四、任务实施 微课2

1. 查看上个月养护记录和今日导出的养护计划表，按照重点养护品种确定原则，在今日养护计划表中找出需要重点养护的品种。

2. 按照养护检查内容要求，手持养护计划表到现场对药品进行养护检查。

3. 在今日养护计划表上填写养护问题。若有问题，如实填写问题情况，并写出处置措施；若没有问题，养护问题和处置措施处填“无”。

4. 将养护中发现的质量异常品种信息填入药品移库单。

五、任务评价

序号	步骤	评分标准	评价结果
1	确定重点养护品种（20分）	每判断错1个品种扣10分	
2	养护检查操作（30分）	手持《今日养护计划表》	
		药箱逐一检查，多面验看	
		动作流畅无失误	
3	填写《今日养护计划表》（30分）	全部正确得30分 1~3处错误得20分 4~8处错误得10分 大于8处错误不得分	
4	填写《药品移库单》（20分）	全部正确得20分 有1~3处错误得10分 大于3处错误不得分	

书网融合……

微课2　　思维导图　　习题

项目五　药品陈列

项目导读

在药店工作中，药品的正确陈列是必不可少的一个环节。良好的药品陈列对于药品的销售有很好的助力效果。社会药房门店通过有效地利用资源，将药品合理地摆放与展示，创造理想的购药空间，最大限度地方便顾客购买，从而使药房效益最大化。通过对社会药房药品分类陈列、陈列原则和技巧的学习，能对药品进行合理陈列。

项目目标

通过本项目的学习，学生能掌握药品陈列的概念、药品的分类、陈列的原则与技巧，熟悉药品陈列要求。能根据药品分类、陈列流程与要求，完成门店药品的陈列工作。

任务一　药品分类陈列

PPT

一、任务情境

作为某社会药房的一名营业员，现你所在门店新进了一批药品，店长安排你将药品根据其适应证及管理要求完成陈列。

二、任务目标

1. 知识目标　①掌握药品陈列的概念及药品的分类。②熟悉药品陈列要求。

2. 能力目标　能根据药品的分类完成陈列。

3. 素质目标　①具有良好的药品质量意识。②具有良好的职业道德和行为规范。③具备用药安全意识。④具备总结归纳能力。

三、知识储备

（一）核心概念

药品陈列是指以药品为主体，按照《药品经营质量管理规范》（GSP）相关规定，利用药品本身的形状、色彩、性能等特点，同时运用一定的艺术方法和技巧，借助一定的道具，有规律地摆设、展示药品，以方便顾客购买。

（二）基本知识

1. 药品分类　详见图6–6。

2. 药品陈列的基本要求　药品作为一种特殊商品，关系到人类生命健康，所以不能像其他商品一样陈列，必须按照我国的《药品管理法》和《药品经营质量管理规范》等相关规定进行陈列。在我国《药品经营质量管理规范》中规定药品陈列应当符合以下要求。

（1）按剂型、用途以及储存要求分类陈列，并设置醒目标志，类别标签字迹清晰、放置准确。

（2）放置于货架（柜），摆放整齐有序，避免阳光直射。

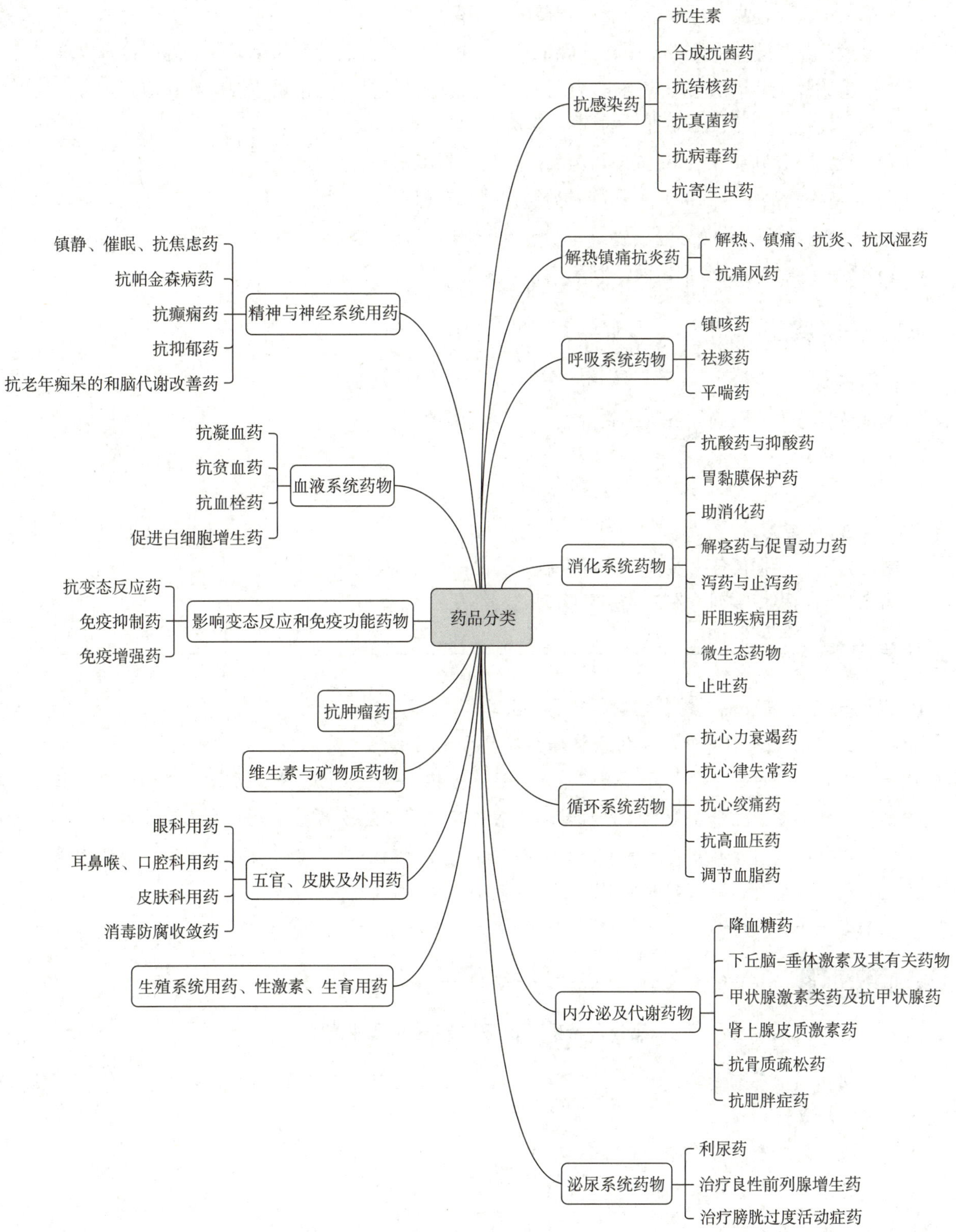

图6-6　药品分类方式

（3）处方、非处方分区陈列，并有专用标识。

（4）处方药不得采用开架自选的方式陈列和销售。

（5）外用药与其他药分开摆放。

（6）拆零销售的药品集中存放于拆零专柜或专区。

（7）第二类精神药品、毒性中药品种和罂粟壳不得陈列。

（8）冷藏药品放置在冷藏设备中，按规定对温度进行监测和记录，并保证存放温度符合要求。

（9）中药饮片柜斗谱的书写应当正名正字；装斗前应当复核，防止错斗、串斗；应当定期清斗，防止饮片生虫、发霉、变质；不同批号的饮片装斗前应当清斗并记录。

（10）经营非药品应当设置专区，与药品区域明显隔离，并有醒目标志。

（11）含特殊药品复方制剂、含麻黄碱类复方制剂专柜（区）摆放。

（12）包装易混淆药品应分隔摆放。

（13）药品不得倒置，多剂量液体制剂应直立放置。

四、任务实施

1. 资料查询

（1）识读任务书，明确任务完成关键点。

（2）查询资料

1）药品分类方式。

2）药品陈列要求。

2. 制定方案 根据任务书及任务关键点制定药品陈列方案。

3. 药品陈列 根据陈列方案完成药品陈列。

情景问答

【问题情景】零售含麻含特复方制剂有哪些要求？

答：药品零售企业不得开架销售含特殊药品复方制剂，处方药应当严格执行处方药与非处方药分类管理有关规定，处方药严格凭处方销售。应当设置专柜由专人管理、专册登记，登记内容包括药品名称、规格、销售数量、生产企业、生产批号。销售含麻醉药品复方制剂、含精神药品复方制剂类非处方药一次销售不得超过5个最小包装。销售含麻黄碱类复方制剂还应登记购买者姓名和身份证号码，除处方药按处方剂量销售外，一次销售不得超过2个最小包装。

知识拓展

部分含特殊药品复方制剂的品种范围

1. 口服固体制剂每剂量单位：含可待因≤15mg的复方制剂；含双氢可待因≤10mg的复方制剂；含羟考酮≤5mg的复方制剂。

2. 复方地芬诺酯片。

3. 复方甘草片、复方甘草口服溶液。

4. 含麻黄碱类复方制剂。

5. 其他含麻醉药品口服复方制剂。

6. 含曲马多口服复方制剂。

五、任务评价

序号	步骤	评价标准	评价结果
1	资料查询（30分）	①准确识读任务书 ②查询信息完整、全面	
2	制定方案（30分）	制定药品陈列方案合理、全面	
3	药品陈列（40分）	药品陈列准确无误	

书网融合……

思维导图　　习题

任务二　药品陈列检查

PPT

一、任务情境

作为某社会药房的一名营业员，最近门店的销售额有所下降，现需要你对门店内货架上药品、非药品的陈列方式进行检查，及时调整从而促进销售。

二、任务目标

1. 知识目标　掌握药品陈列的原则、基本规范及技巧。

2. 能力目标　能结合陈列原则与技巧完成药品陈列。

3. 素质目标　①具有良好的药品质量意识。②具有良好的职业道德和行为规范。③提升发现问题与解决问题的能力。④培养团结合作能力。

三、知识储备

（一）核心概念

POP海报是Point of purchase的简称，中文译为“卖点广告”。其目的是要吸引消费者的注意，使他们进入店内，进而激发其购买欲望。

（二）基本知识

1. 药品陈列原则

（1）易见、易取原则　易见，是使药品陈列容易让顾客看见。通常以水平视线下方20°为中心，此位置的上10°与下20°之间的范围是易见区域。药品陈列时，注意药品应正面面向顾客，药品之间不能相互遮挡视线；对门店主推的药品要重点突出陈列，应将其陈列在顾客最容易看到的位置。如黄金位置、端架、堆头等。易取，即药品陈列让顾客容易拿到、容易挑选，因此药品陈列要讲究合理的高度与距离。合适的位置利于取也利于放。

（2）丰满陈列原则　即药品陈列品种丰富，数量充沛。通过视觉上的量感和新鲜度来吸引顾客，从而刺激顾客的购买欲。因此，在药品的销售过程中，要注意“勤清货，勤上货”，避免出现脱销的局面。

（3）先进先出、先产先出、近有效期先出原则　只有在有效期范围内的药品才能保证其安全性和有效性，门店必须保证所销售给顾客的药品在有效期内。药品陈列要按药品的生产批号、来货日期、生产日期先后进行合理摆放，先生产的药品或近有效期的药品应陈列在层板最前端，以利于先销售，在销售中及时依次向前移动补缺；必要时，将近有效期的药品销售之后再将有效期远的药品陈列上货架。

（4）关联性原则　关联性陈列的药品通常是种类不同但是效用方面互相补充的药品。根据联合用药的特点及顾客的购买习惯，尤其是自选区（OTC区和非药品区）非常注重药品之间的关联性陈列，如感冒药常与清热解毒消炎药或止咳药相邻、维生素类药和钙制剂相邻等。

（5）同一品牌垂直陈列原则　垂直陈列是指将同一品牌的药品沿上至下以垂直方向陈列在不同高度的货架层位上。相比于横式陈列，垂直陈列优势如下：一方面，顾客在挑选药品时视线上下移动比横向移动方便，垂直陈列既能满足顾客观看的方便性，又达到了促销的效果；另一方面，摆在不同高度的货架上的药品有不同的销售效果，采用垂直陈列可使不同药品平等享受到货架高度不同的促销效果，不至于某药品占据好的层次销量就很好，而其他药品在比较差的层次销量又很差。

垂直陈列时，销量大或包装大的药品可以采用从最上一层到最下一层全部垂直陈列，或者是部分垂直陈列，采取主辅结合陈列原则。

（6）主辅结合陈列原则　根据周转率和毛利率的高低可以分为四种，分别是高周转率、高毛利率商品，高周转率、低毛利率商品，低周转率、高毛利率商品及低周转率、低毛利率商品。高周转率、高毛利率的商品是主力商品，要在卖场显眼位置进行量感陈列，主辅陈列主要是用高周转率的商品带动低周转率商品销售，从而提高卖场的利润。

（7）季节性陈列原则　在不同季节将当季商品陈列在醒目的位置，其商品陈列面、量较大，并悬挂POP，吸引顾客，促进销售。

2.陈列技巧　陈列是终端卖场最具实效的营销手段之一，合理有效的陈列方式，将会刺激顾客的购买，以下是一些常用的陈列技巧。

（1）端架陈列　是指具有双面的中央陈列架的两头货架。主要是展示利润高、季节性、广告支持、特价、新药品及重点促销的药品。

（2）橱窗陈列　是指采用具体药品或空包装盒，以不同的组合排列方法，展示季节性、广告支持、新药品或重点促销的药品。

（3）“黄金”位置陈列　“黄金”位置指通常与顾客视线相平、直视可见位置是最好的位置。门店在这样的位置主要陈列重点推荐的药品。如高毛利率、需要重点培养的品种、重点推销的药品。

（4）悬挂陈列　是将一些细长型、扁平型无立体感的药品悬挂起来陈列。通过悬挂陈列，不但可以使药品产生立体效果，还能增添其他陈列方法所没有的变化，让顾客入店即刻看见药品信息，刺激顾客的购买欲望。

（5）量感陈列　常应用于堆头陈列、多排面陈列与岛式陈列中。量感陈列通过“数量大”“便宜”“丰富”的视觉感和信号来刺激顾客购买的冲动。量感陈列适用于高毛利、重点推荐、季节性或近有效期药品。

（6）专柜陈列　即一个柜上全部陈列同一厂家的商品或同一系列的商品。比如按功能设立，即将具有相同或相关联功能的药品陈列为同一专柜，如女性专柜等。

（7）主题陈列　是给药品陈列设置一个有主题的陈列方式。可以依据季节或特殊节日的要求而更换主题，如抗击流感和清热解暑等。

（8）比较陈列　是将相同药品依不同规格或不同数量予以分类并排列在一起。通过不同规格包装的药品的价格差异来刺激购买欲望。

（9）灵活运用POP广告　门店的橱窗里、走道旁、货架、柜台、墙面，甚至是天花板上，可以设计各种以海报、吊旗、挂旗、挂牌等形式出现的POP广告，从而达到传递信息、促进销售、美化陈列、塑造形象的目的。

3.陈列易错点

（1）含麻含特复方制剂

序号	药品名称
1	氨麻美敏片（Ⅱ）
2	布洛伪麻片
3	复方磷酸可待因口服溶液
4	复方磷酸可待因糖浆
5	氨酚双氢可待因片
……	……

（2）冷藏药品

序号	药品名称
1	甘精胰岛素注射液
2	金双歧片
3	脾氨肽口服冻干粉
4	两性霉素B
5	鲑降钙素注射液
……	……

（3）易混药品

1）包装易混　如图6-7。

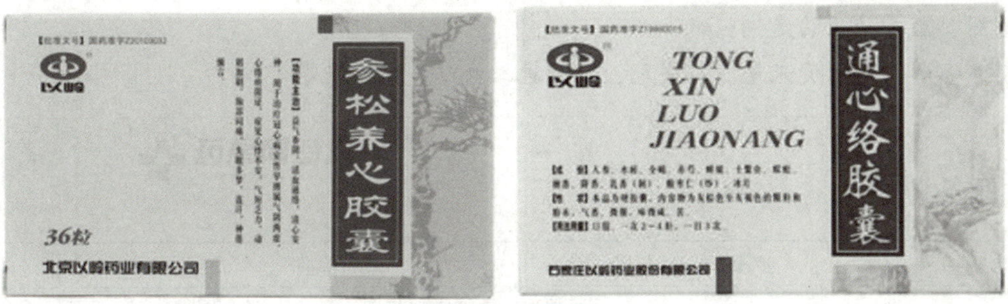

图6-7　包装易混药品

2）读音相似

序号	药品名称
1	尼群地平
2	尼莫地平
3	奥美拉唑
4	泮托拉唑
……	……

3）一品多规

序号	药品名称	规格	厂家
1	阿司匹林肠溶片	25mg/片	石家庄康力
2	阿司匹林肠溶片	0.1g/片	拜耳
3	瑞格列奈	0.5mg	江苏豪森
4	瑞格列奈	1mg	诺和诺德
……	……	……	……

四、任务实施

1.资料查询

（1）识读任务书，明确任务完成关键点。

（2）查询资料

1）药品陈列原则。

2）药品陈列技巧。

2.制定方案 根据任务书及任务关键点制定药品陈列方案。

3.药品陈列 根据陈列方案完成药品陈列。

情景问答

【问题情景】如何制作POP广告？

答：1. POP广告的结构包括主标题、副标题、正文、插图、指示文。

2.手绘POP广告的字体包括正文、活体字、变体字三态。

3.手绘POP广告的工具如下。

（1）马克笔。

（2）纸张：最常使用的是铜版纸。

（3）其余各种工具：荧光笔、勾线笔、记号笔、剪刀、涂改液等。

五、任务评价

序号	步骤	评价标准	评价结果
1	资料查询（30分）	①准确识读任务书 ②查询信息完整、全面	
2	制定方案（30分）	制定药品陈列方案合理、全面	
3	药品陈列（40分）	药品陈列准确无误	

书网融合……

思维导图　　习题　　岗课赛证

项目六　药品销售

项目导读

药品零售是营业人员与顾客沟通，了解顾客需求，直接提供质量合格的药品和开展药学服务的过程。药品零售企业应以消费者为中心，诚信经营，严格遵守国家法律、法规和有关规定，履行有关管理制度和服务规程，确保公众用药安全有效。

项目目标

通过本项目的学习，学生能按国家法律法规从事药品销售，能合理处理顾客投诉。

任务一　药品零售管理

PPT

一、任务情境

一位顾客前往药店欲购买阿莫西林胶囊和白加黑，店员应如何合规销售这两种药品？

二、任务目标

1.知识目标　掌握药品零售销售基本要求；处方药、非处方药、拆零药品、特殊管理及国家有专门管理要求药品的销售原则。

2.能力目标　能按国家法律法规从事药品销售。

3.素质目标　①具有依法从事药事活动的意识。②具有为顾客提供专业药学服务的意识。

三、知识储备

（一）药品零售基本要求

1.悬挂证照　按照GSP要求，药品零售企业应当在店堂显著位置悬挂《药品经营许可证》《营业执照》及《执业药师注册证》等有关资质证件，作为药品零售企业合法经营的重要标志。《药品经营许可证》所载明的行政许可事项应与企业实际情况一致，包括企业的名称、企业法定代表人、企业负责人、质量管理负责人、经营方式、经营范围、注册地址、仓库地址（包括增减仓库）、许可期限。许可事项各项内容不能擅自变更，许可证应按规定在效期到期前依法定程序履行换证手续。

药品经营范围是依法核准经营的药品种类。《营业执照》上载明的市场监督管理部门核准的企业名称地址、人员等信息应与《药品经营许可证》对应一致。《执业药师注册证》注册的执业单位应与执业药师实际执业企业一致，并在执业期限内执业。

2.挂牌执业　药品零售企业相关岗位人员应明确岗位职责，定期接受相关培训，强化岗位职责与责任。

营业人员应佩戴有照片、姓名、岗位等内容的工作牌，明示岗位和技术资质情况，如值班经理、收银员、调剂员、营业员等。执业药师和药学技术人员还应当标明技术资质，如执业药师、主管药师、药师，工作牌上应有本企业的统一标识。企业对工作牌发放情况应登记存档，工作牌的内容应与人员档案中的相应内容保持一致。

执业药师应在岗，不得兼职。营业场所应挂牌明示执业药师在岗或不在岗。

（二）药品零售原则

1.处方药的销售 按照GSP要求，处方药应经执业药师审核后方可调配；对处方所列药品不得擅自更改或代用，对有配伍禁忌或超剂量的处方，应拒绝调配，但经处方医师更正或重新签字确认的，可以调配；营业员调配处方后，应经其他营业员或执业药师核对方可售出处方药。

处方审核、调配、核对人员应在处方上签字或盖章，并按照有关规定保存处方或其复印件。普通处方保存期限不低于1年，医疗用毒性药品、二类精神药品处方保存期限不低于2年。处方保存期满后，经主要负责人批准、登记备案，方可销毁。

销售近效期药品应向顾客告知有效期，应告知顾客在有效期内使用。

2.非处方药的销售 非处方药必须按GSP要求陈列于货架之上。非处方药不得采用有奖销售、附赠药品或礼品等销售方式。普通商业企业销售乙类非处方药时，应设立专门货架或专柜，并按规定摆放药品。

销售药品要严格遵守有关法律、法规和制度，正确介绍药品的性能、用途、禁忌及注意事项。药店营业员在介绍非处方药时，必须准确、如实介绍并解答顾客的问题，不得夸大药品的功效，不得隐瞒药品的不良反应。

3.中药饮片的销售 销售中药饮片应做到计量准确，应经计量管理部门检定合格。中药饮片称量应按重量选用量程合适的戥称，做到计量准确。

调配中药饮片应遵守有关调剂规程，处方中应先煎、后下、包煎、烊化、另煎、冲服及鲜药品种，应按剂单包并注明用法，每剂调配后应经复核人员复核无误后方可发给患者，并详细告知煎服方法及注意事项。提供中药饮片代煎服务的，应符合国家有关规定。

4.拆零药品的销售 药品零售企业应当建立相关的拆零药品管理制度、操作规程及岗位职责，对负责拆零销售的人员进行岗前培训，内容包括相关法规、药品拆零管理制度、药品拆零程序、药品拆零销售记录及有关销售知识，要有培训记录和档案。

（1）有药品拆零的专用工作台或区域 药品拆零工具应保持清洁、卫生。对不同品种拆零时，应对拆零场所、工具进行清洁，防止交叉污染。多品种药品拆零销售时，不应同时操作，每个品种操作结束应进行清场，内容包括核对药品原包装、拆零药品包装、拆零药品数最与拆零记录是否相符，多余的拆零包装应按规程管控。

（2）药品拆零要有销售记录，并做到真实、完整、准确、可追溯 拆零销售记录内容应包括拆零起始日期、药品的通用名称、规格、批号、生产厂商、有效期、销售数量、销售日期、分拆及复核人员等。

（3）有药品拆零销售专用包装 拆零销售专用包装应洁净、卫生，不得污染拆零药品。拆零销售专用包装上应注明药品名称、规格、数量、用法、用量、批号、有效期以及药店名称等内容。

（4）拆零销售药品时，应向顾客提供药品说明书原件或复印件 拆零销售期间，应保留拆零药品的原包装和说明书。

5.特殊管理及国家有专门管理要求药品的销售

（1）不得零售的药品类别 麻醉药品、放射性药品、一类精神药品、终止妊娠药品（包括含有“米非司酮”成分的所有药品制剂）、蛋白同化制剂、肽类激素（胰岛素除外）、药品类易制毒化学品（单方制剂和小包装麻黄素）、疫苗、罂粟壳（中药材）、中药配方颗粒、医疗机构制剂、A型肉毒素，以及我国法律法规规定的其他禁止零售的药品，不得在零售企业出售。

（2）限制出售的药品类别 医疗用毒性药品、二类精神药品、按兴奋剂管理的药品（其他列入兴奋剂目录的药品单方制剂，一律按处方药销售；对含兴奋剂药品复方制剂，按处方药和非处方药分类管理制度执行）、含麻醉药品的复方口服溶液等，必须凭处方销售，并将处方保存2年备查。禁止超剂量或无处方销售第二类精神药品，不得向未成年人销售第二类精神药品。

含可待因复方口服溶液、含麻黄碱类复方制剂、复方地芬诺酯片、复方甘草片一次不得超过2个最小包装，登记购买者的姓名和身份证号码；单位剂量麻黄碱类药物含量大于30mg（不含30mg）的含麻黄碱类复方制剂，必须凭处方销售。

药品零售企业不得开架销售含麻黄碱类复方制剂，应当设置专柜由专人管理、专册登记，登记内容包括药品名称，规格、销售数量、药品上市许可持有人、生产企业、生产批号、购买人姓名、身份证号码等。

（三）药品零售销售凭证

1.销售凭证 药品零售企业要有药品销售票据管理制度或规程，为确保消费者权益和销售药品的可追溯性，按照GSP要求，企业销售药品应当开具销售凭证，内容包括药品名称、药品上市许可持有人、生产厂商、数量、价格、批号、规格等。

2.销售记录 企业应做好药品销售记录。销售票据应当依据计算机系统基础数据生成，销售凭证打印后，系统自动生成销售记录。销售记录内容包括药品的通用名称、规格、剂型、批号、有效期、药品上市许可持有人、生产厂商、销售数量、单价、金额、销售日期、销售人员等。国家专门管理药品的销售记录内容应有顾客身份证号码、姓名、联系电话等。

中药材销售记录内容应包括品名、规格、产地、销售数量、单价、金额、销售日期、销售人员等。

中药饮片销售记录内容应包括品名、规格、批号、产地、生产厂商、销售数量、单价、金额、日期、销售人员等。实施批准文号管理的中药饮片还应记录批准文号。

销售记录应保存至药品有效期后1年，不得少于5年。

四、任务实施 微课3

1.处方药销售 收处方→审核→调配→发药及指导用药，处方保存。

2.特殊管理及国家有专门管理要求药品的销售 医疗用毒性药品、二类精神药品、按兴奋剂管理的药品、含麻醉药品的复方口服溶液：凭处方，处方保存2年。

含可待因复方口服溶液、含麻黄碱类复方制剂、复方地芬诺酯片、复方甘草片：一次不得超过2个最小包装，登记购买者的姓名和身份证号码。

含麻黄碱类复方制剂：不得开架销售，专柜、专人、专册。

五、任务评价

序号	评价要素	评价标准	评价结果
1	处方药销售（50分）	必须凭处方销售 按处方名称、剂型、规格、数量销售 处方保存符合规定	
2	含麻复方制剂销售（50分）	一次销售量符合规定 做登记且登记内容符合要求	

书网融合……

微课　思维导图　习题

任务二　药品售后管理

PPT

一、任务情境

一位顾客来药店反映买的药品距到效期只有五个月了，要求调换。

二、任务目标

1.知识目标　①掌握药品售后质量管理要求。②熟悉处理顾客投诉的原则和策略。
2.能力目标　能合理处理顾客投诉。
3.素质目标　①具有尊重患者、为公众健康服务的意识。②具有坚持质量第一的意识。

三、知识储备

（一）售后质量管理要求

1.除药品质量原因外，药品一经售出，不得退换。

2.企业应当在营业场所公布药品监督管理部门的监督电话，设置顾客意见簿，及时处理顾客对药品质量的投诉。

3.企业应当按照国家有关药品不良反应报告制度的规定，收集、报告药品不良反应信息。社会药房发现药品不良反应可以通过不良反应报告监测管理平台上报，也可以报给药品生产企业由生产企业进行上报。

4.企业发现已售出药品有严重质量问题，应当及时采取措施追回药品并做好记录，同时向药品监督管理部门报告。

5.企业应当协助药品生产企业履行召回义务，控制和收回存在安全隐患的药品，并建立药品召回记录。

（二）顾客投诉处理

1.顾客投诉的类型

（1）对商品的投诉　顾客对商品的投诉意见主要集中在以下几个方面。

1）价格过高　顾客往往会因为药品的定价较商圈内其他竞争店的定价高而向药房提出意见，要求改进。

2）商品质量差　如药品买回去之后，顾客发现有瑕疵，如包装破损；顾客发现所购买的药品临近有效期；使用后发现药品疗效不如承诺的好。

3）药品缺货　有些药房因为热销药品和特价药品售完而没有及时补货，从而造成供应不及时，致使顾客空手而归，造成顾客对该药房失去信心。

（2）对服务的投诉

1）店员服务态度不佳　不尊敬顾客，缺乏礼貌；用词不准，引起顾客误解；员工有不当的身体语言，如对顾客表示不屑的眼神、无所谓的手势、面部表情僵硬等。

2）缺乏正确的推销方式　缺乏耐心，对顾客的提问或要求表示烦躁，不情愿，不够主动；对顾客爱搭不理，独自忙自己的事情，言语冷淡，似乎有意把顾客赶走。

3）专业知识不足　无法回答顾客的提问或者答非所问。

4）过度推销　过分夸大药品的好处，引诱顾客购买，或有意设立圈套让顾客中计强迫顾客购买。

5）服务不规范　顾客填写药房发出的顾客意见表未得到任何回应；顾客的投诉意见未能得到及时妥善的解决；营业时间短，缺少一些便民的免费服务。

2. 处理顾客投诉的原则

（1）礼貌接待投诉顾客，安抚投诉者愤怒的情绪。

（2）在僻静处，耐心倾听投诉者申诉，并做好记录。不与顾客发生争执，若错误出自自身，应立即致歉。

（3）处理事件的速度要快、及时、合理。

（4）合理补偿投诉者的损失。

（5）不让事态扩大，以免影响药房商誉。

（6）同类事件处理原则保持一致，在处理抱怨时要注意适当利用先例。

（7）确实调查事件原因，并拟订改善对策，踏实执行。

（8）检讨结果，注意勿再发生同类投诉。

3. 不同投诉方式的应对策略

（1）电话投诉的处理方式

1）有效倾听　仔细倾听顾客的抱怨，站在顾客的立场分析问题，同时可利用温柔的声音及耐心的话语表示对顾客不满情绪的支持。

2）掌握情况　了解顾客所投诉事件的基本信息。内容包括：什么人来电投诉，该投诉事件发生在什么时候，在什么地方，投诉的主要内容是什么，其结果如何。

3）存档　如有可能，可把顾客投诉电话的内容予以录音存档，尤其是顾客投诉情况较特殊或涉及纠纷的投诉事件。

（2）信函（邮件）投诉的处理方式

1）转送店长　药房工作人员收到顾客的投诉信时，应立即转送药房店长，并由药房店长决定该投诉的处理事宜。

2）告知顾客　药房应立即联络顾客，通知其已收到信函，表达药房对该投诉意见极其尊重和想认真解决问题的意愿。

（3）当面投诉的处理方式

1）将投诉的顾客请到接待室，以免影响其他顾客的购物情绪。

2）不可在处理投诉过程中离席，让顾客在会客室等候。

3）耐心倾听投诉者投诉，认真填写“顾客投诉记录表”。对表内的各项记载，尤其是顾客的姓名、住址、联系电话以及投诉的主要内容必须复述一次，并请对方确认。

4）如有必要，可亲赴顾客住处访问、道歉、解决问题，体现出药房解决问题的诚意。

5）所有的投诉处理都要制定最后的期限，善意的让步可以让投诉适当结束。

6）顾客投诉意见处理完毕，书面通知投诉人，确定每一个投诉内容均得到解决及答复。

7）由消费者协会移转的投诉事件，在处理结束后须与该协会联系以便让对方知晓整个事件的处理过程。

8）谨慎使用各项应对措辞，不让事态扩大，以免影响药房商誉。

9）检讨结果，注意避免同类事件的投诉。

（4）线上投诉的处理方式

1）客服人员应联系顾客，进行投诉内容确认。

2）记录投诉内容。

3）判断顾客投诉问题，请顾客出示相关照片或截图作为处理依据。

4）权限内的投诉问题，客服人员应及时解决，并尽量满足顾客要求；权限外不能立即解决的问题，承诺解决时间，请顾客等候通知，填写顾客投诉处理单，交由客户经理或由其他相关部门协助解决。

5）客服及时将处理意见反馈给顾客，并确认结果，跟踪后续进展。

四、任务实施

1. 礼貌接待投诉顾客。
2. 耐心倾听投诉者申诉，并做好记录。
3. 合理处理事件。
4. 检讨结果。

五、任务评价

序号	评价要素	评价标准	评价结果
1	接待礼仪（30分）	礼貌、耐心	
2	处理措施（40分）	及时、合理	
3	做好记录并检讨（30分）	记录全面，检讨深刻	

书网融合……

思维导图　　习题

附录

附录 1　行业常见术语

1. 新特药　新药和针对某种病特效药的合称。新药系指未曾在中国境内上市销售的药品。

2. 原研药　指原创性的新药，经过对成千上万种化合物层层筛选和严格的临床试验才得以获准上市。

3. 仿制药　与原研药具有相同的活性成分、剂型、给药途径和治疗作用的药品。

4. 处方药　必须凭执业医师或执业助理医师处方才可调配、购买和使用的药品。

5.OTC　非处方药，不需要凭医师处方即可自行判断、购买和使用的药品。

6. 仿制药一致性评价　对已经批准上市的仿制药，按与原研药品质量和疗效一致的原则，分期分批进行质量一致性评价。

7. 基药　基本药物，能够满足基本医疗卫生需要，剂型适宜、保证供应、基层能够配备，国民能够公平获得的药品。

8. ADR　药品不良反应，合格药品在正常用法用量下出现的与用药目的无关的或意外的有害反应。

9. DTP 药房　直接面向患者提供更有价值的专业服务的药房。

10. 院边店　开设在医院周边的药店。

11. POP 广告　在各种营业现场设置的各种广告形式。凡是在商业空间、购买场所、零售商店的周围、内部以及在商品陈设的地方所设置的广告物，都属于 pop 广告。

12. 端头　双面货架的两端，面对着店面的主要通道。适合陈列一些高毛利的商品。

13. 堆头　为提高商品销售所形成的商品陈列。有时是一个品牌产品单独陈列，有时会是几个品牌的组合堆头。

14. DM 单　药店在做大型促销活动时将促销活动方案印刷在 A4、B3 等大小的纸张上的印刷物品。

附录2 常见药品通用名与别名

通用名	别名	通用名	别名
普萘洛尔	心得安	阿替洛尔	氨酰心安
硝酸异山梨酯	消心痛	硝苯地平	心痛定
曲克芦丁	维脑路通	沙丁胺醇	舒喘灵
醋酸甲羟孕酮	安宫黄体酮	甲氧氯普胺	胃复安（灭吐灵）
甲硝唑	灭滴灵	去甲肾上腺素	正肾
肾上腺素	副肾	消旋山莨菪碱	654-2
喷托维林	咳必清	诺氟沙星	氟哌酸
呋喃唑酮	痢特灵	洛贝林	山梗菜碱
尼可刹米	可拉明	吲哚美辛	消炎痛
吡罗昔康	炎痛喜康	复方氨基比林	安痛定
去痛片	索密痛	酚氨咖敏	扑感敏
利巴韦林	病毒唑	阿昔洛韦	无环鸟苷
小檗碱	黄连素	异烟肼	雷米封
胞磷胆碱	胞二磷胆碱	罗通定	颅痛定
苯海索	安坦	苯妥英钠	大伦丁
苯巴比妥钠	鲁米那	吡硫醇	脑复新
吡拉西坦	脑复康	维拉帕米	异搏定
间羟胺	阿拉明	酚妥拉明	利其丁
氟桂利嗪	脑益嗪	去乙酰毛花苷	西地兰
普罗帕酮	心律平	美西律	慢心律
倍他司汀	培他啶	卡托普利	巯甲丙脯酸
复方甘草合剂	棕色合剂	复方愈创木酚磺酸钾	非那根合剂
碳酸氢钠	小苏打	西咪替丁	甲氰咪肌
干酵母	食母生	复方氢氧化铝	胃舒平
多潘立酮	咪呱酮、胃得灵	氯己定	洗必泰
葡醛内酯	肝泰乐	氢氯噻嗪	双克、双氢克尿噻
呋塞米	速尿	螺内酯	安体舒通
缩宫素	催产素	肾上腺色腙	安络血
氨甲苯酸	止血芳酸	酚磺乙胺	止血敏
亚硫酸氢钠甲萘醌	维生素K_3	甲萘氢醌	维生素K_4
利可君	利血生	双嘧达莫	潘生丁
异丙嗪	非那根	马来酸氯苯那敏	扑尔敏
地塞米松	氟美松	泼尼松龙	强的松龙
泼尼松	强的松	丙酸睾丸素	丙酸睾酮
甲基睾丸素	甲睾酮	己烯雌酚	乙底酚（求偶素）
格列本脲	优降糖	苯乙双胍	降糖灵

续表

通用名	别名	通用名	别名
甲巯咪唑	他巴唑	丙硫氧嘧啶	丙基硫氧嘧啶
多柔比星	阿霉素	表柔比星	表阿霉素
他莫昔芬	三苯氧胺	地芬尼多	眩晕停
维生素C	抗坏血酸	0.9%氯化钠注射液	生理盐水（N.S）
葡萄糖注射液	G.S	葡萄糖氯化钠注射液	G.N.S
地西泮	安定	艾司唑仑	舒乐安定
氯硝西泮	氯硝安定	可待因	甲基吗啡
布桂嗪	强痛定	哌替啶	杜冷丁
汞溴红溶液	红药水	过氧化氢	双氧水
高锰酸钾粉	P.P粉	乙酰唑胺	醋氮酰胺
阿米卡星	丁胺卡那霉素	苄星青霉素	长效青霉素
头孢噻嗪	先锋1号	头孢噻啶	先锋2号
头孢氨苄	先锋4号	头孢唑林	先锋5号
头抱拉定	先锋6号	头孢羟氨苄	先锋9号
头孢哌酮	先锋必	复方磺胺甲噁唑	复方新诺明（SMZ-TMP）
维生素AD胶丸	鱼肝油丸	维生素B_2	核黄素

参考文献

［1］国家食品药品监督管理局执业药师资格认证中心．国家执业药师资格考试应试指南．药学专业知识（二）［M］.北京：中国医药科技出版社，2023.

［2］国家食品药品监督管理局执业药师资格认证中心．国家执业药师资格考试应试指南．药学综合知识与技能［M］.北京：中国医药科技出版社，2023.

［3］国家药典委员会．中华人民共和国药典临床用药须知（化学药和生物制品卷）［M］.北京：中国医药科技出版社，2020.

［4］陈地龙，姚晓敏.药学服务实务［M］.2版.北京：中国医药科技出版社，2021.

［5］王梅.药房工作实务［M］.2版.北京：化学工业出版社，2023.

［6］张宁.零售药店实务［M］.北京：化学工业出版社，2021.

［7］向敏，缪丽燕.基础药学服务［M］.3版.北京：化学工业出版社，2021.